U0275886

國醫典藏影印系列

外臺秘要

上册

唐·王燾 撰

人民衛生出版社
·北京·

圖書在版編目（CIP）數據

外臺秘要：全 3 册 /（唐）王燾撰 . —北京：人民衛生出版社，2022.11
（國醫典藏影印系列）
ISBN 978-7-117-33976-6

Ⅰ. ①外… Ⅱ. ①王… Ⅲ. ①《外臺秘要》 Ⅳ. ①R289.342

中國版本圖書館 CIP 數據核字（2022）第 202472 號

人衛智網	www.ipmph.com	醫學教育、學術、考試、健康，購書智慧智能綜合服務平臺
人衛官網	www.pmph.com	人衛官方資訊發布平臺

國醫典藏影印系列
外臺秘要
Guoyi Diancang Yingyin Xilie
Waitai Miyao
（全 3 册）

撰　　者：王　燾
出版發行：人民衛生出版社（中繼綫 010-59780011）
地　　址：北京市朝陽區潘家園南里 19 號
郵　　編：100021
E - mail：pmph @ pmph.com
購書熱綫：010-59787592　010-59787584　010-65264830
印　　刷：三河市宏達印刷有限公司（勝利）
經　　銷：新華書店
開　　本：787 × 1092　1/16　　總印張：79.5　　總插頁：3
總 字 數：1694 千字
版　　次：2022 年 11 月第 1 版
印　　次：2022 年 12 月第 1 次印刷
標準書號：ISBN 978-7-117-33976-6
定價（全 3 册）：388.00 元
打擊盜版舉報電話：010-59787491　E-mail：WQ @ pmph.com
質量問題聯系電話：010-59787234　E-mail：zhiliang @ pmph.com
數字融合服務電話：4001118166　E-mail：zengzhi @ pmph.com

中國的傳世古籍浩如烟海，汗牛充棟，其中中醫藥古典醫籍占有重要的地位。據不完全統計，存世的中醫藥古籍超過一萬種，若包括不同版本在内，數量更多。中醫藥古籍是傳承中華優秀文化的重要載體，是中醫文化寶庫中之瑰寶。這些珍貴的中醫文化遺産是當代中醫藥學繼承和創新的源泉，藴藏着精深的無可替代的學術價值和實用價值。保護和利用好中醫藥古籍，是弘揚中華優秀傳統文化、傳承中醫學術的必由之路。大凡古今醫家，無不是諳熟中醫藥古籍，并在繼承前人經驗的基礎上而成爲一代宗師。步入新時代，中醫的發展創新仍然離不開繼承，而繼承的第一步必須是學習古籍，奠定基礎，在此基礎上創立新説，真正做到傳承精華，守正創新。

人民衛生出版社自一九五三年成立以來即開始承擔中醫古籍出版工作。先後出版了影印本、點校本、校注本、校釋本等數百種古籍著作。通過近七十年的積澱，人衛社形成了中醫古籍整理規範，爲中醫藥教材、專著建設做了大量基礎性工作；并通過古籍整理，培養了一大批中醫古籍整理人才；同時，造就了一批治學嚴謹，并具有中醫古籍編輯職業素養的專業編輯隊伍，形成了編輯、排版、校對、印製各環節成熟的質量保證體系。多個項目獲得國家古籍整理出版資助，榮獲中國出版政府獎、國家科技進步獎等殊榮，并且形成了「品牌權威、名家雲集」「版本精良、校勘精準」「讀者認可、歷久彌新」的特點，贏得了讀者和行業内的一致認可與高度評價。

讀經典、跟名師、做臨床、成大醫是中醫人才成長的重要路徑。中醫古籍的影印最忠實於原著，也是中醫古籍整理的重要方法之一，具有較高的學術價值和文獻價值。爲了更好地貫徹落實中共中央辦公廳、國務院辦公廳於二〇二二年四月印發的《關於推進新時代古籍工作的意見》精神，滿足讀者學習和研究中醫古籍需要，我們精選了十種曾在我社二十世紀六十年代先後影印出版，頗受廣大讀者歡迎的中醫經典古籍影印本，作爲《國醫典藏影印系列》出版。其内容涉及中醫理論、中醫臨床、中藥等；所選版本，均爲傳世之本，部分品種現已成爲市場稀有的收藏之作。爲便於讀者研習和收藏，本次影印在版式上進行了擴印，對於影印本中不清楚的字進行描修等，并以精裝版面世。本次影印出版不僅具有實用價值，更具有珍貴的版本價值與文獻價值，期待本系列的出版，能真正起到讀古籍、築根基、做臨床、提療效的作用，爲推動我國中醫藥事業的發展與創新做出貢獻。

《國醫典藏影印系列》（十種）

《黄帝内經素問》
《黄帝内經靈樞》
《黄帝内經太素》
《注解傷寒論》
《金匱玉函經》
《神農本草經》
《本草綱目》（全二册）
《備急千金要方》
《千金翼方》
《外臺秘要》（全三册）

人民衛生出版社
二〇二二年八月

新安程敬通訂梓

重校唐王燾先生外臺秘要

此書肇集于唐再鐫于宋自元迄今未有刻板不佞購得寫本訛舛頗多殫力校讐付諸剞劂期以流傳宇內用爲醫家考古者之一助云

歙西槐塘經餘居藏板

序

論周官者曰先王於民物皆有醫而不及王后世子公卿大夫則何也曰萬民之疾治於已然由王而下力足致醫唯是編戶齊民不幸有風霜雨露之感力難自醫是官可以無備梁陶景序肘後百一方亦云夫生民之所大患莫急乎疾疢疾疢而不治猶救火而不以水也今夫師業之往郊郭已希況窮村迥陌遥山絕浦其間夭枉焉可勝

言葛氏所謂其書可以施於貧家野居然而搢紳君子或從祿於邑將命遠途或祖佐整闈武幕東戎陣驚急倉卒唯閒拱手熟若探之枕笥而隨在醫師若夫虞摯之詠疾愈別曰講和緩之餘論君越人之遺方考究同以求中稽東術以濟良藥合之財它貨散則又曰余乃酌證標散齊量部分逐不付蒐古今之顧問偉斯業之通神建殊功於今世夫疾不愈於無

方而一散著夫神贖洵陸贄扁不就高太尉之辟而專精於方業至以淺允銖兩假程量蓋微玄奥之旨不可告語人若新安地無高士無豈耕必出至傳如程君衍道者以良醫之以代良宰於至鳳頭已丙子客過我藉之頌之章季尤病脾虐而借客以一葦遥討不盡下榻信宿遂霍於一巳於薑蘋門墻外無所濃煙至以尤以至下多半而渡于庸人而疾痊為最

朔渡見巫岐面目使人仍以晝年姑以王司馬秘要方為振領刻而布之海內令天下事之待斃淺多之待補救伊耆作方書有熊究息脈陶唐用之以平洚孔首虞用之以殄凶人却渴除毒無至義一也刻集而拉余弁至若集無暇盡讀秘要程君刻秘要之意則余得而明之況乎治已然之治未然凡抱多體而存民命之意者又烏可不知至以講求之哉

東閣大學士禮部尚書
方逢年撰

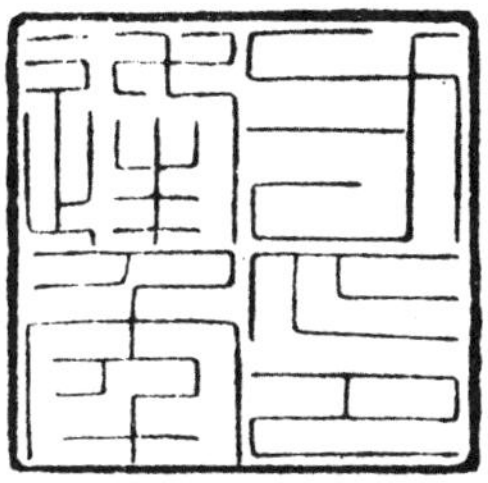

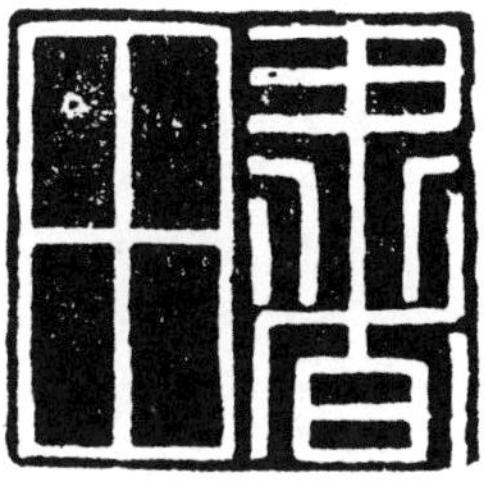

外臺秘要序

余沐休林下習程公敬通公之里先有玠公者成進士于軒岐之術靡不精公尤博學補諸生以餘閒從事于養生家言遂抉其奥得禁方參伍而用之活人甚衆業擅一時四方造廬而請者車塡咽門公以次按行東之西怨南之北怨病者望之如望歲焉間與余論方技言人秉陰陽既薄蝕于寒暑風霾又侵奪于饑飽嗜慾復戕伐于喜怒女謁身非木石何得不病巨室力易于致醫若夫甕牖繩樞之子與逆旅遷客不幸惹恙于時倉皇則簡之笥中而醫師自足是方書重矣外臺秘要已驗之良法不下于肘後百一欲廣布之海內藉余弁首而行余謂病之需良醫猶治之待良相美哉越人之言曰上醫醫國其次醫家其次醫身夫和靜則壽域戾擾則亾徵藥有養命者有養性者察其虚實審其寒熱時其補瀉

能防于未然導養得理性命自盡何夭枉之有觀于身而知國未有不均于哲士而償于庸人者公妙于上池而推重司馬之書因知秘要蓋方畧之善者也推端見委證治較然卓越羣識與素問靈樞合轍推公之志欲使人人得以盡年其仁心爲質乎雖然神而明之存乎其人有不泥于秘要也者斯善讀秘要者也

賜進士第正議大夫太常寺卿吳士奇譔

黃一心刻

重刻外臺秘要方序

程子敬通醇儒也而旁通於醫吾於醫固未之學而一接程子指脉説病則目無全人微言高論疊見層生聞未聞解未解程子之於醫幾乎道又見其醫人也雖極賤貧但一接手則必端問詳審反覆精思未嘗有厭怠之色其疑難者多至盈時惟恐少誤無惑而後動其心行復如是是其人一第而爲宰官推是道也用是心也以往其謀國以善萬里生民之寄豈可及哉有唐王刺史外臺秘要一書更五代至宋孫中丞一較正行之及今而絶程子不忍圖今其流布人間而爲余言余因問程子如欲知醫何道而能精曰必好學將何學曰先讀書讀書可以醫乎曰讀書而不能醫者有之矣决未有不讀書而能醫者也嗚呼天下事皆然耳獨醫也乎余因

問程子以子之道醫世之人當吾世而既日不暇給及身後而書不盡言言不盡意吾懼其不傳也盍得其人而傳之何以書程子曰師之求弟甚於弟之求師有來學者吾願盡所學焉爾而無如今之來學者未嘗求學徒以求行也是道也非苦心十年不可得而今之學者來輒問曰欲就師授十日足乎一若是其亟也吾雖欲傳其何從而傳

嗚呼天下之學大抵然耳獨醫也乎古之君子其於道也其始也急求人而已及其求人不可得則不得不有事於書以冀其長存天地之間其於書也不必自著書而章隱繼絕圖存古人之書古人之書其賴有心之後人以獲行世者多矣初不必後人之盡有心盡好學而能讀也而其書則不忍以不存以爲萬有一人焉有心好學而一能讀

是書也則是一書爲遂不虛
存也更百世而當有人焉出
而視今日之敬通程子亦猶
程子之視唐宋王刺史孫中
丞兩先生也則今日之及程
子之門而欲以十日盡學其
所學者程子其亦可以謝之
而無所負矣

賜進士出身翰林院庶吉士
奉
命叅佐軍務
欽授山東道監察御史
郡人金聲撰

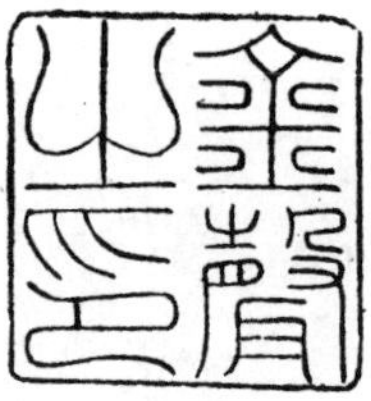

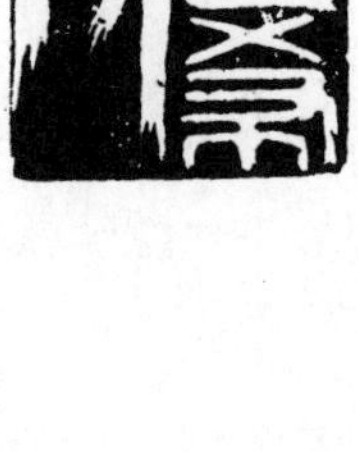

黄一心刻并書

重刻外臺秘要方序

語有之運千刃者可以發硎操千曲者可以聽聲醫亦云然上古之世方不如醫中古之世醫不如方世愈降而方愈揉方者防也防于未然驗于已試譬之輪輳輻轂合軸而致遠檣帆樓櫓合楫而乘風醫不習方與瞽趨冥蹈等昔者宓犧画卦炎農嘗草本造化以開人事而吉凶悔吝宰命造物率繇之五運六氣非卽陰陽順逆之指乎五味五色非卽水火風雷之辨乎君臣佐使非卽君一民二之徵乎牛溲馬渤非卽雞豕犬羊之象乎喜忌温凉非卽損益剥復之義乎繫辭所謂危者使平易者使傾思過半矣聖人之心無非易聖人之易無非醫神而守之變而通之日乾夕惕而時保之則又宣尼無過之旨有恒之占也聖王惟以易觀醫故不規術而

規道軒轅素問先彔象以闡微周官政令掌之醫師隸之冢宰天道好生醫道承天謹人事以體天道綦重矣術云乎哉自太史公斥爲不祥九流置之然而周之嬌之俞之盧秦之和之緩宋之文摯鄭之扁鵲漢之樓護陽慶倉公其人九京其方千古存什一於千百後世率遵塗而問徑焉垂之天寶王司馬燾有外臺秘要方四十卷縷析條分

探撫幾備沿及政和有聖濟總録二伯卷迄元大德重加訂梓金匱玉版之藏桐君雷公之秘巳無遺義夫以哲后鉅卿修舉靡間爰注精一七寸指之末何哉要亦承天規道之極思而德洽好生仁壽一世雖和緩倉扁復起吾知不能出大宗而外象帝矣惜貯之內府不落人間新安程生衍道購得家藏善本輒閉戶却軌皈禮藥王矢願訂讐

不計歲月且謀棗梨以公海內而力有未逮請先從王司馬秘方始粵稽司馬有至性嘗藥事母窮究方冊薈萃成編令程生名藉菰林腹笥經庫不啻籠挫萬象旁燭衆有凡所拯療直可却二豎識分銖猶復研究不遺則又仁孝深情寧止爲道術分解也程伊川曰事親者不可不知醫不佞亦云善醫者不可不攷方敬諾程生之請爲前導

賜進士出身中憲大夫江西等處提刑按察司副使奉勅提督學政當湖陸錫明序

重刻外臺秘要序

嘗謂良醫與良相功齊揔之能爲民生造命耳予武夫也不知相亦不知醫惟是人之有疾不啻己出值此滄桑變故之際民遭兵火若患熱烈之症予濫任撫綏尤當視民如傷恨不能人人而投以清涼之劑自入新安以來每問民間疾苦見程生衍道者業儒而通醫博施濟衆久矣更攜唐時王刺史外臺秘要四十卷詳訂而剞劂之蓋醫之有方猶兵之有法也說者曰功在一隅者小而功在四海者大又曰功在一時者小而功在千古者大是程生傳流方略意也若然則程生志在要功矣而非也程生恐匹夫匹婦疾病而無告又恐良醫良相世代不全有不能須病於無病之先尚可瘳病於

有病之後繼宗而鐫壽民曰以壽國大有深心文王畫卦使人知吉凶孔子作春秋使人知君臣即此意也程生一士子藉醫而行相道然與予撫民一念默相脗合又以醫而兼將兵曷可與庸人道也天下後世能按此而擴充之又何病民之與有

欽命提督徽寧池太等處地方總兵官都督同知榆林張天祿題

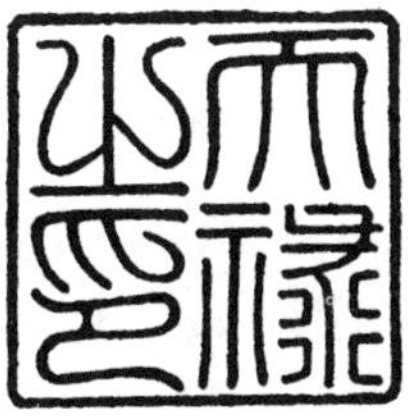

重刻外臺秘要方序

程敬通氏名儒也語輒破的以文雄兩浙間亦名醫也所活無算都人士走其門如鶩敬通氏亦挾刀圭而走四方以日出治醫日晡治儒出门治醫入門治儒下車治醫上車治儒分身以應猶不勝其勞憊而乃謀之余不佞不佞曰子儒者余請以儒儒醫宣尼有言博施濟衆不如為仁之方方術也醫方仁術也以身生人與以言生人孰仁孰廣其為仁孰約子試辯之敬通氏乃窮寒暑日夜之力購集唐王燾外臺秘要四十卷為方六千九百有奇縷分嚴訂以付剞劂夫敬通氏斷葷少飲雖不佞佛寔大得西來意故其言曰醫有秘要猶佛有秘密藏也大醫王隨病發藥集經五千四十八卷開示衆生衆生之學其道者認賊作子不得因賊棄子不得指標為月不得指月廢標亦不得若夫醫之有方正類兵法之有孫吳穰苴離則為野戰執則又為馬服子之讀父書神而

明之存乎其人變而通之存乎至心聖之維摩詰嘿然無語三十二義一時俱隨語不能顯嘿不能藏雖非秘猶秘也旨哉陸井翁之以易詮醫也其理平易至用變易其方又不易明乎易而青囊之訣思過半矣昔長桑君禁方飛秦越人不傳令敬通氏尊王司馬為長桑君而以己當秦越人千年舊本稍經參駁便足褅軒岐而續四氏一旦起而醫國膏肓腠理洞若觀火行使六合之大運于十指萬姓之命起于一匙凡枕中秘藝當與鴻寶金匱並傳兩者寧出唐王司馬下哉

賜進士第中議大夫贊治尹奉
勑巡撫湖廣等處地方提督軍務都察院右僉都御史前太常寺少卿
欽差督催湖廣餉務吏部驗封清吏司郎中文選考功清吏司員外郎典陝西試事里人唐暉撰

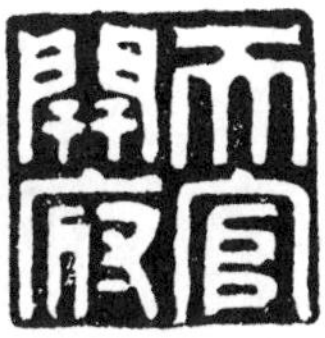

外臺秘要序

天下事久壞于庸人而庸醫均之所謂庸者皆不學無術之人也其遇事也初不晰其受病之源幷不審其對治之方而惑以姑息養癰或以鹵莽嘗試究之鹵莽之為害什居五而姑息之為害什居八迺始藉手以貽後人曰吾姑徐徐

無動為大耳不知邪氣日深元氣日削而大命已隨之所謂庸臣誤國與庸醫誤人其情同其罪均而其原皆本于不學使其學之而窮究古今之病源細致古今之方畧其病之在標在本也其方之宜補宜洩也其病之或傳或變也其方之不執不拘也彼夫三年

耆艾能治之於未病之先與
夫一七回生能治之于已病
之後皆是先聖先賢當日
殫竭之心思皆是醫國醫
人當日素具之方略儒者明
理奈何不亟亟講求而以人
命為戲耶此余友敬通氏
探析性命之微雅抱痌瘝
之痛而以好學不倦之旨
牖人以博施濟衆之方先
梓外臺秘要續補聖濟總
錄壽國壽民具於編矣程
子之功顧不偉歟
旹
崇禎庚辰清和之吉
賜進士及第翰林院編修
國史　講官邑人吴孔嘉撰

自序

蓋聞上古之世方不如醫中古之世醫不如方甚矣醫與方之並重也世世降而方愈変雜莫不各據一家言彼此互相是非間有二三驗方亦惟是父師傳之子弟絕不輕以示人而其鐫行於世者率皆依樣葫蘆時或改頭換面以博名高則已矣余獨取外臺秘要付之剞劂者何請得而備言之蓋自神農氏深明藥性著本草經三卷而未有方也軒轅氏日與岐伯雷公剖析病機著素問靈樞經各九卷而未有方也商周之間如伊尹如和如緩如跗皆以醫名而未有方也越人受長桑君之禁方所傳於世者八十一難經及治虢太子尸厥耳而其爲帶下醫小兒醫耳目痺醫俱未悉其所以爲方也倉公受公乘陽慶之禁方所可曉者莨菪子湯苦參湯耳其他火齊湯下氣湯陽劑剛石陰劑柔石亦未悉其所以爲

方也若夫刳腸湔胃無論其方不傳卽令華元化方傳至今而亦難乎倣其爲方也惟是仲景氏出有卒病論以治傷寒著方乙百一十三有金匱要畧以治雜病著方乙百一十二醫方寔開先焉蓋鼻祖也又得叔和王氏爲之詮次俾仲景之微旨益以彰明叔和氏不更立方卽述仲景之方爲方者也皇甫士安之甲乙經特重鍼刺而無方巢元方之病源每病必有源源必立論而無方覽者咸以無方致憾迨唐有孫真人者初著方三十卷晚復增三十卷自珍其方曰千金醫方較明備焉葢大宗也乃前後乎孫真人者人則有深師崔尚書孫處士張文仲孟同州許仁則吳昇若而人方則有廣濟錄驗刪繁肘後延年小品必効若而方門分派別編帙浩繁從未有綜而輯之者獨刺史王燾先生前居館閣二十年採摭群書彚成方畧上遡炎昊

下及諸家傷寒壹遵仲景發論率冠病源雖置鍼法不言而大唐以前之方靡有遺佚千金則居多焉卷凡四十方餘六千蓋集醫方之大成者題曰秘要悉皆秘帑樞要也自宋皇祐詔諭刊布後無復鋟梓以廣其傳豈非沿習時尚而探源証本者之寡其儔哉夫天下何事不宜師古文則六經之外必追秦漢字則篆籀而後必法鍾王至於醫而何獨不然昔祖訥云辨釋經典小有異同不足以傷風教湯藥小小不達則後人受弊不淺此余亟欲以外臺秘要公諸海內之深意也向購寫本訛缺頗多因復殫力校讐遇有疑義則旁引類証錄于篇側其無文可徵者不敢強釋以俟解人十載始竣厥工客閱而謂余曰奧義之難析也圓机之莫辨也淺識可以漫試乎余曰用其所信闕其所疑可也又謂世代之推遷也風氣之殊尚也陳轍可以適

時乎余曰不師其法而師其意可也且謂同病而異方也同方而異治也毫厘不幾千里乎余曰三部微妙别之在指五藏精華察之在目合色脉而後定方求其曲當可也總之以方爲方方遂一成而不易以矩爲方方乃萬變而不窮誠宄心於平昔會其所以立方之意斟酌于臨時施其確然對症之方果屬熱而當寒何不參之河間濕而宜燥何不參之東垣可汗可吐而可下何不參之子和陰陽爭錯榮衛失調何不參之丹溪博洽前方勿執我見期於寔有拯救不愧前賢濟民利物之心則請以外臺秘要一書爲醫家之筌蹄也亦奚不可

新安後學程衍道敬通父謹識

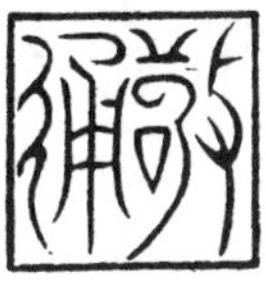

外臺秘要方序

唐銀青光祿大夫持節鄴郡諸軍事兼守刺史上柱國
清源縣開國伯王燾　撰

昔者農皇之治天下也嘗百藥立九候以正陰陽之變診以救性命之昏札俾厥土宇用能康寧廣矣哉洎周之王亦有冢卿格于醫道掌其政令聚毒藥以供其事焉歲終稽考而制其食十全爲上失四下之我國家率由茲典動取厥中置醫學頒良方亦所以極元氣之和也夫聖人之德又何以加于此乎故三代常道百王不易又所從來者遠矣自雷岐倉緩之作彭扁華張之起迨茲厥後仁賢間出歲且數千方逾萬卷專車之不受廣廈之不容然而載祀綿遠簡編虧替所詳者雖廣所略者或深討簡則功倍力煩取捨則論甘忌苦永言筆削未暇尸之余幼多疾病長好醫術遭逢有道遂躡亨衢七登南宮兩拜東掖便繁臺閣二十餘載久知弘文館圖籍方書等繇是覩奧升堂皆探其秘要以婚姻之故貶守房陵量移大寧郡提攜江上冒犯蒸暑自南徂北既僻且陋染瘴嬰痾十有六七死生契闊不可問天賴有經方僅得存者神功妙用固難稱述遂發憤刊削庶幾一隅凡古方纂得五六十家新撰者向數千百卷皆研其總領覈其指歸近代釋僧深崔尚書孫處士張文仲孟同州許仁則吳昇等十數家皆有編錄並行於代美則美矣而未盡善何者各擅風流遞相矛盾或篇目重雜或商較繁蕪今並味精英鈐其要妙俾夜作晝經之營之捐衆賢之砂礫掇群才之翠羽皆出入再三伏念旬歲上自炎昊迄於聖唐括囊遺闕稽考隱秘不愧盡心焉客有見余此方曰嘻博哉學乃至於此邪余荅之曰吾所好者壽也豈進於學哉至於遁天倍情懸解先覺吾常聞之矣投藥治疾庶幾有瘳乎又謂余曰禀生受形咸有定分藥石其如命何吾甚非之請論其目夫喜怒不節飢飽失常嗜慾攻中寒溫傷外如此之患豈由天乎夫爲人臣爲人子自家刑國由近兼遠何談之容易哉則聖人不合啟金縢賢者曷爲條玉版斯言之玷竊爲吾子羞之客曰唯唯嗚呼齊梁之間不明醫術者不得爲孝子曾閔之行宜其用心若不能精究病源深探方論雖百醫守疾衆藥聚門適足多疑而不能一愈之也　主上尊賢重道養壽祈年故張王李等數先生繼入皆欽風請益貴而遵之故鴻寶金匱青囊綠帙往往而有則知日月所照者遠聖人所感者深至於畜神養和休老補病者可得聞見也余敢採而錄之則古所未有今並繕緝而能事畢矣若乃分天地至數別陰陽至候氣有餘則和其經渠以安之

志不足則補其復溜以養之溶溶液液調上調下吾聞其語矣未遇其人也不誣方將請俟來哲其方凡四十卷名曰外臺秘要方非敢傳之都邑且欲施於後賢如或詢謀亦所不隱是歲天寶十一載歲在執徐月之哉生明者也

較正唐王燾先生外臺秘要方序

夫外臺者刺史之任也秘要者秘密樞要之謂也唐王燾臺閣二十餘年久知弘文館得古今方上自神農下及唐世無不採摭集成經方四十卷皆諸方秘密樞要也以出守于外故號曰外臺秘要方凡一千一百單四門以巢氏病源諸家論辨各冠其篇首一家之學不爲不詳王氏爲儒者醫道雖未及孫思邈然而採取諸家之方頗得其要者亦崔氏孟詵之流也且古之如張仲景集驗小品方最爲名家今多亡逸雖載諸方中亦不能別白王氏編次各題名號使後之學者皆知所出此其所長也又謂鍼能殺生人不能起死人其法云亡且久故取灸而不取鍼亦醫家之蔽也此方撰集之時或得缺落之書因其闕文義理不完者多矣又自唐歷五代傳寫其本訛舛尤甚雖鴻都秘府亦無善本國家詔儒臣較正醫書臣承命㠯其書方證之重者刪去以從其簡經書之異者註解以著其詳魯魚豕亥煥然明白臣謂三代而下文物之盛者必曰西漢止以侍醫李柱國較方技亦未嘗命儒臣也臣雖濫吹儒學但盡所聞見以偹正之有所闕疑以待來哲總四十卷并目錄一卷恭惟　主上盛德承統深仁流化頒此方論惠及區宇賛天地之生育正萬物之性命使歲無疵癘人不夭橫熙熙然歌樂於聖造者也前將仕郎守殿中丞同較正醫書臣孫兆謹上

重訂唐王燾先生外臺秘要方

宋皇祐三年五月二十六日
内降劄子臣寮上言臣昨南方州軍連年疾疫瘴癘其尤甚處一州有死十餘萬人此雖天令差舛致此扎瘥亦緣醫工謬妄就增其疾臣細曾詢問諸州皆闕醫書習讀除素問病源外餘皆傳習僞書舛本故所學淺俚詿誤病者欲望
聖慈特出秘閣所藏醫書委官選取要用者較定一本降付杭州開板模印庶使
聖澤及於幽隱民生免於夭横奉
聖旨宜令逐路轉運司指揮轄下州府軍監如有疾疫瘴癘之處於聖惠方内寫録合用藥方出牓曉示及遍下諸縣許人抄劄仍令秘閣簡外臺秘要三兩本送國子監見校勘醫書官子細校勘聞奏劄付孫兆准此至治平二年二月二日准中書劄子校正醫書所狀醫書内有外臺秘要一項令訪聞前校正官孫兆較對已成所有浄草見在本家欲乞指揮下本家取赴本局脩寫進冊所貴早得了當候指揮奉
聖旨依所申施行至四年三月　日
進呈訖

重訂唐王燾先生外臺秘要方目録

卷第七 心痛心腹痛及寒疝三十二門

卷第八 痰飲胃反噎鯁等二十門

卷第九欬嗽二十三門

卷第十 肺痿肺氣上氣欬嗽二十八門

卷第十三 骨蒸傳屍鬼疰鬼魅二十六門

卷第十六 虛勞上四十九門

卷第十七　虚勞下二十九門

卷第二十四 癰疽發背九門

卷第二十五 痢三十三門

卷第二十六 痔病陰病九蟲等三十五門

卷第二十七 淋并大小便難病二十七門

卷第三十 惡疾大風癩瘡等二十三門

卷第三十三 婦人上三十七門

卷第三十五 小兒諸疾上三十六門

卷第三十七 乳石論上一十九門

新安程季友是友父總校

重訂唐王燾先生外臺秘要方目錄終

重訂唐王燾先生外臺秘要方第一卷目錄傷寒上一十二門

唐王燾先生外臺秘要方第一卷

宋朝散大夫守光祿卿直秘閣判登聞簡院上護軍臣林億等　上進

中憲大夫徽州府知府當湖玉井陸錫明校閱

新安後學程衍道敬通父訂梓

諸論傷寒八家合一十六首

陰陽大論云。春氣温和。夏氣暑熱。秋氣清涼。冬氣凜冽。此則四時正氣之序也。冬時嚴寒。萬類深藏。君子周密。則不傷於寒。觸冒之者。乃名傷寒耳。其傷於四時之氣。皆能爲病。以傷寒爲毒者。以其最成殺厲之氣也。中而即病者。名曰傷寒。不即病者。寒毒藏於肌膚中。至春變爲温病。至夏變爲暑病。暑病者。熱極重於温也。是以辛苦之人。春夏多温熱病者。皆由冬時觸冒寒冷之所致。非時行之氣也。凡時行者。春時應暖而反大寒。夏時應熱而反大冷。秋時應涼而反大熱。冬時應寒而反大温。此非其時而有其氣。是以一歲之中。長幼之病多相似者。此則時行之氣也。仲景病源小品千金同

王叔和曰。傷寒之病。逐日淺深。以施方治。今世人得傷寒。或始不早治。或治不對病。或日數久淹。困乃告醫。醫又不知次第而治之。則不中病。皆以臨時消息制方。無不効也。今搜採仲景舊論。錄其證候。診脉聲色。對病真方。有神驗者。擬防世急也。又土地高下。寒温不同。物性剛柔。飡居亦異。是故黄帝興四方之問。岐伯舉四治之能。以訓後賢。開其未悟。臨病之工。宜須兩審也。小品千金同

又曰。夫表和裏病。一作陽盛陰虛下之而愈。汗之則死。裏和表病。一作陽虛陰盛汗之而愈。下之則死。夫如是則神丹不可以誤發。神丹丸在此卷崔氏部中六味者是也甘遂何可以妄攻。甘遂者水導散也在第三卷天行在語部中甘遂等二味者是也出千金方表裏之治。相背千里。吉凶之機。應若影響。然則桂枝下咽。表和則斃。桂枝湯在此卷仲景日數部中桂枝等五味者是也承氣入胃。裏平則亡。承氣湯在此卷仲景日數部中三味者是也此表裏虛實之交錯。其候至微。發汗吐下之相反。其禍至速。而醫術淺狹。爲治乃誤。使病者隕沒。自謂其分。至令寃魂塞於冥路。死尸盈於曠野。仁者鑒此。豈不痛歟。千金同

又凡兩感病俱作。治有先後。發表攻裏。本自不同。而執迷妄意者。乃云神丹甘遂。合而服之。且解其外。又除其內。言巧似是。於理實違。安危之變。豈可詭哉。夫病發熱而惡寒者。發於陽。無熱而惡寒者。發於陰。發於陽者。可攻其外。發於陰者。宜温其內。發表以桂枝。温裏宜四逆。四逆湯在第二卷傷寒不得眠部中三味者是也　○通按第二卷傷寒不得眠部並無四逆湯三味方惟小便不利部內有四逆散加減法

華佗曰。夫傷寒始得一日在皮。當摩膏火灸即愈。若不解

者至二日在膚可法鍼服解肌散發汗汗出卽愈若不解者至三日在肌復發汗則愈若不解者止勿復發汗也至四日在胷宜服藜蘆丸微吐則愈若更困藜蘆丸不能吐者服小豆瓜蒂散吐之則愈視病尚未醒醒者復一法鍼之藜蘆丸近用損人不錄之瓜蒂散在卷末雜療中范汪方二味者是也五日在腹六日入胃入胃則可下也若熱毒在胃外未入於胃而先下之者其熱乘虛便入胃則爛胃也然熱入胃病要當須復下去之不得留於胃中也胃若實熱致此爲病三死一生此輩皆多不愈胃虛熱入爛胃也其熱微者赤斑出劇者黑斑出赤斑出者五死一生黑斑出者十死一生但論人有強弱病有難易功效相倍耳病者過日不以時下之熱不得泄亦胃爛斑出矣上弱氏曰藜蘆丸見第五卷許仁則療瘧云曾用釋深師一方大效三味者近似

若得病無熱但狂言煩燥不安精采言語與人不相主當者勿以火迫之但以五苓散一方寸匕水和服之五苓散仲景云豬苓散是也在第二卷傷寒中風部中千金翼方五味者是也當以新汲井水強飮一升許若一升半可至二升益佳令以指刺喉中吐之病隨手愈不卽吐者此病輩多不善勿強與水水停卽結心下也當更以餘藥吐之皆令相主當者不爾卽危若此病不急以豬苓散吐解之者其死殆速耳亦可先吐去毒物及法鍼之尤佳

又云春夏無大吐下秋冬無大發汗發汗法冬及始春大寒宜服神丹丸亦可摩膏火炙膏在雜療中黃膏七味白膏四味范汪方是也若末春夏月初秋凡此熱月不宜火炙又不宜厚覆宜服六物青散青散在雜療中范汪方六味者是也若崔文行度障散度障散在雜療中范汪方四味者是也赤散赤散在雜療中范汪方七味者是也本出華佗雪煎亦善雪煎在雜療中古今錄驗方三味者是也若無丸散及煎但單煮柴胡數兩傷寒時行並可服也不但一也至再三發汗不解當與湯實者轉下之其脈朝夕駃者爲實癖也朝平夕駃者非癖也轉下湯爲可早與但當少與勿令下多耳少與當數其間

病有虛煩熱者與傷寒相似然不惡寒身不疼痛故知非傷寒也不可發汗頭不痛脈不緊數故知非裏實也不可下如此內外皆不可攻而師強攻之必遂損竭多死矣諸虛煩但當行竹葉湯竹葉湯在第三卷天行虛煩部中出文仲方是也若嘔者與橘皮湯一劑不愈者可重與也橘皮湯在第二卷傷寒嘔噦部中四味者是也出於深師方此法宮泰數用甚效傷寒後虛煩亦宜服此湯仲景千金方同

陳廩丘云或問得病連服湯藥發汗汗不出如之何荅曰醫經云連發汗汗不出者死吾思可蒸之如蒸中風法蒸濕之氣於外迎之不得不汗出也後以問張苗苗云曾有

人作事疲極汗出臥單簟中冷得病但苦寒蹤諸醫與丸散湯四日之内凡八發汗汗不出苗令燒地布桃葉蒸之即得大汗於被中就粉傳身極燥乃起便愈後數以此發汗汗皆出也人性自有難使汗出者非但病使其然蒸之無不汗出也小品千金同蒸法在此卷崔氏日數部中阮河南法又有桃葉湯熏其法在第三卷天行部中文仲方支太素法是

范汪論黄帝問於岐伯曰人傷於寒而得病何以反更爲熱岐伯曰極陰變陽寒盛則生熱熱盛則生寒諸病發熱惡寒脉浮洪者便宜發汗當發汗而其人適失血及大下利如之何岐伯荅曰數少與桂枝湯使體潤漐漐汗纔出連日如此自當解也千金同

九卷云黄帝曰傷寒熱病死候有九太素云不可刺者九一曰汗不出大灌發者死太素云汗不出大○灌發赤噦者死逼按靈樞熱病論中大顴發赤噦者死二曰泄而腹滿甚者死甚一作黄三曰目不明熱不已者死四曰老人嬰兒熱病腹滿者死五曰汗不出嘔下血者死六曰舌本爛熱不已者死七曰欬而衄汗不出出不至足者死八曰髓熱者死九曰熱而痙者死熱病痙者腰反折瘛瘲齒噤齘也熱病七八日脉微小病者便血口中乾一日半而死熱病七八日脉不躁不數後三日中有汗三日不汗四日死熱病已得汗而脉尚躁盛此陰脉之極也死其得汗而脉静者生熱病脉常盛躁而不得汗者此陽脉之極也死脉盛躁得汗者生甲乙太素同士弱氏曰灌發灌驟也漬也先不出汗後則若灌瀨之驟至而淋滴浸漬亡陽也

小品論曰古今相傳稱傷寒爲難療之病天行温疫是毒病之氣而論療者不别傷寒與天行温疫爲異氣耳云傷寒是雅士之辭云天行温疫是田舍間號耳不説病之異同也考之衆經其實殊矣所宜不同方説宜辨是以畧述其要焉出第十卷中千金同

千金論曰人生天地之間命有遭際時有否泰吉凶悔吝苦樂安危喜怒愛憎存亡憂畏關心之慮日有千條謀身之道時生萬計乃度一日是故天無一歲不寒暑人無一日不憂喜故有天行瘟疫病者則天地變化之一氣也斯蓋造化必然之理不得無之故聖人雖有補天立極之德而不能廢之雖不能廢之而能以道御之其次有賢人善於攝生能知撙節與時推移亦得保全天地有斯瘴癘還以天地所生之物以防備之命曰知方則病無所侵矣然此病也俗人謂之横病多不解療皆云日滿自差以此致枉者天下大半凡始覺不佳即須救療迄至於病愈湯食競進折其毒熱自然而差必不可令病氣自在恣意攻人拱手待斃斯爲誤矣今博採群經以爲上下兩卷廣設備

擬好養生者可得詳焉

又夫傷寒病者起自風寒入於腠理與精氣分爭榮衛否隔周行不通病一日至二日氣在孔竅皮膚之間故病者頭痛惡寒腰背強重此邪氣在表發汗則愈三日以上氣浮在上部填塞胷心故頭痛胷中滿當吐之則愈五日以上氣沉結在藏故腹脹身重骨節煩疼當下之則愈明矣當須消息病候不可亂投湯藥虛其胃氣也經言脉微不可吐虛細不可下又夏亦不可下此醫之大禁也文仲同

又脉有沉浮轉能變化或人得病數日方以告醫雖云時覺視病已積日其病源結成非復發汗解肌所除當診其脉隨時形勢救解求免也不可苟以次第為固失其機要乃致禍矣此傷寒次第病三日以內發汗者謂當風解衣夜臥失覆寒濕所中并時有疾疫賊風之氣而相染易為惡邪所中也至於人自飲食生冷過多腹藏不消轉動稍難頭痛身溫其脉實大者便可吐下之不可發汗也

又凡人有少病苦似不如平常則須早道若隱忍不療冀望自差須臾之間以成痼疾小兒女子益以滋甚若天行不和當自戒勒若有小不和則須救療尋其邪由及在腠理以時早療鮮有不愈者患人忍之數日乃說邪氣入藏則難可制此雖和緩亦無能為也癰疽疔腫尤為其急此自養之至要也

又凡作湯藥不可避晨夜時日吉凶覺病須臾即宜便治不等早晚則易愈矣服藥當如方法若縱意違師不須療之也

又凡得時氣病五六日而渴欲飲水飲不能多不當與也所以爾者腹中熱尚少不能消之便更與人作病矣若至七八日大渴欲飲水者猶當依證而與之勿令極意也能飲一斗者與五升若飲而腹滿小便澀若喘若噦者不可與之飲而忽然汗出者已愈也人得病能飲水者欲愈也出第九卷中

經心錄論曰傷寒病錯療禍及如反覆手耳故諺云有病不治自得中醫者論此疾也其病有相類者傷寒熱病風溫濕病陰毒陽毒熱毒溫疫天行節氣死生不同形候亦別宜審詳也出第二卷中

論傷寒日數病源并方二十一首

素問黃帝曰夫熱病者皆傷寒之類也或愈或死其死皆以六七日間其愈皆以十日以上者何也岐伯曰巨陽者諸陽之屬也其脉連於風府故為諸陽主氣也人之傷於寒也則為病熱熱雖甚不死其兩感於寒而病者必死帝曰願聞其狀岐伯曰一日巨陽受之故頭項痛腰脊強二

日陽明受之陽明主肌肉其脈夾鼻絡於目故身熱目疼而鼻乾不得臥三日少陽受之少陽主膽其脈循脇絡于耳故胷脇痛而耳聾三陽經絡皆受其病而未入於藏者故可汗而已四日太陰受之太陰脈布胃中絡於嗌故腹滿而嗌乾五日少陰受之少陰脈貫腎絡肺繫舌本故口燥舌乾而渴六日厥陰受之厥陰脈循陰器而絡於肝故煩滿而囊縮三陰三陽五藏六府皆受病榮衛不行五藏不通則死矣其不兩感於寒者七日巨陽病衰頭痛少愈八日陽明病衰身熱少愈九日少陽病衰耳聾微聞十日太陰病衰腹減如故則思飲食十一日少陰病衰渴止不滿舌乾已而嚏十二日厥陰病衰囊縱少腹微下大氣皆去病日已矣

帝曰治之奈何岐伯曰治之各通其藏脈病日衰已矣其未滿三日者可汗而已其滿三日可泄而已

又帝曰其病兩感於寒者其脈應與其病形何如岐伯曰兩感於寒病者病一日則巨陽與少陰俱病則頭痛口乾煩滿而渴也二日則陽明與太陰俱病則腹滿身熱不欲食譫語三日則少陽與厥陰俱病則耳聾囊縮厥逆水漿不入不知人則六日而死

帝曰五藏已傷六府不通榮衛不行如是之後三日乃死何也岐伯曰陽明者十二經脈之長也其氣血盛故不知人三日其氣乃盡故死出第九卷中甲乙太素同

病源傷寒一日太陽受病太陽者小腸之經也爲三陽之首故先受病其脈絡于腰脊主於頭項故得病一日而頭項背膊腰脊痛也

又傷寒二日陽明受病陽明者胃之經也主於肌肉其脈絡鼻入目故得病二日肉熱鼻乾不得眠也諸陽在表表始受病在皮膚之間故可摩膏火灸發汗而愈出第七卷中

仲景傷寒論傷寒一二日心中悸而煩小建中湯主之方

桂心三兩　甘草炙二兩　生薑三兩　大棗十二枚擘

膠飴一升　芍藥六兩

右六味切以水七升先煮五味取三升去滓內飴更上火微煮令消解溫服一升日三服如嘔家不可服建中湯以甜故也忌海藻菘菜生葱千金翼同出第三卷中

○張仲景傷寒論傷寒一二日內麻黃湯主之此云小建中湯非也此方但治心中悸而煩

病源傷寒三日少陽受病少陽者膽之經也其脈循於脇上於頭耳故得病三日胷脇痛而耳聾也三陽經絡始相傳病未入於藏故皆可汗而解出第七卷中

仲景傷寒論療太陽病三日發其汗病不解蒸蒸發熱者屬調胃承氣湯方

甘草炙三兩　芒硝半升　大黃四兩

右三味切。以水三升煮二物取一升。去滓內芒硝。更煮微沸。溫溫頓服。以調胃承氣則愈。忌海藻菘菜。經心錄同。出第十卷中　○張仲景傷寒論三日亦可服麻黃湯此云調胃承氣湯非也此方但治三日發汗不解蒸蒸發熱者

病源傷寒四日。太陰受病。太陰者。脾之經也。爲三陰之首。是知三日以前陽受病。訖傳之於陰。而太陰受病焉。其脉絡於脾。主於喉嗌。故得病四日腹滿而嗌乾。其病在胷膈也。故可吐而愈。

又傷寒五日。少陰受病。少陰者。腎之經也。其脉貫腎絡肺繫於舌。故得病五日。口燥舌乾。渴而引飲也。其病在腹。故可下而愈矣。並出第七卷中

仲景傷寒論。傷寒四五日。身熱惡風。頸項強。脇下滿。手足溫而渴者。小柴胡湯主之方。

柴胡半斤　栝蔞根四兩　桂心三兩　黃芩三兩

牡蠣三兩　甘草炙二兩　乾薑三兩

右七味切。以水一斗二升。煮取六升。去滓。更煎取三升。溫服一升。日三服。初服微煩。溫覆汗出者便愈也。忌生葱海藻菘菜。范汪同。出第三卷中　○仲景傷寒論名柴胡姜桂也合用柴胡人參甘草黃芩半夏生薑大棗七味小柴胡湯是也玉函千金翼同

病源傷寒六日。厥陰受病。厥陰者。肝之經也。其脉循陰器絡於肝。故得病六日煩滿而囊縮也。此則陰陽俱受病。毒氣在胷。故可下而愈。

又傷寒七日。太陽病衰。頭痛少愈。傷寒七日病法當小愈。陰陽諸經傳盡故也。今七日以後。病反甚不除者。欲爲再經病也。再經病者。是陰陽諸經絡重受病故也。並出第七卷中

仲景傷寒論。療傷寒不大便六七日。頭痛有熱。與承氣湯。其人小便反清者。知不在裏。仍在表也。當須發汗。若頭痛者必衂血。宜桂枝湯方。士弱氏曰藥非衂後用乃當汗時用則不衂矣先未汗故衂耳

桂枝湯方

桂枝　芍藥各三兩　甘草炙二兩　生姜三兩

大棗十二枚擘

右五味切。以水七升。煮取三升。去滓。溫服一升。須臾啜稀粥一升。助藥力。覆取微汗。忌生葱海藻菘菜。集驗備急文仲范汪同　○仲景傷寒論此方六七日病在表者可服之

又傷寒五六日。嘔而發熱者。柴胡湯證具。而以他藥下之。柴胡證仍在。故可與柴胡湯。此雖已下之。不爲逆。必蒸蒸而振。却發熱汗出而解。

病源傷寒八日。陽明病衰。身熱少愈。傷寒八日。病不解者。或是諸陰陽經絡重受於病。或因發汗吐下之後。毒氣未

晝所以病證猶存也。

又傷寒九日，少陽病衰，耳聾微聞。傷寒九日以上病不除者，或初一經受病，即不能相傳，或已傳三陽訖而不能傳於陰，致停滯累日，病證不罷者，或三陽三陰傳病已畢，又重感於寒，故日數多而病候改變。出第七卷中

仲景傷寒論療傷寒八九日，風濕相搏，身體疼痛而煩，不能自轉側，不嘔不渴，下之脉浮虛而濇者，屬桂枝附子湯。若大便鞕，小便自利者，附子白术湯。

桂枝附子湯方。

桂心四兩　附子三枚炮去皮　生姜三兩　甘草二兩炙　大棗十二枚擘

右五味，切，以水六升，煑取二升，去滓，温分三服。忌生葱、猪肉、海藻、菘菜。

附子白术湯方。

白术四兩　大棗十二枚　甘草一兩炙　生姜二兩　附子二枚炮去皮四破

右五味，切，以水六升，煑取二升，去滓，温分三服。初一服，其人身如痺，半日許復服之，都盡，其人如冒狀者，勿怪。此以附子、术併走皮中，逐水氣未除，故使人如冒狀也。本云附子一枚，今加之二枚，名附子湯。忌葱、豬肉、菘菜、海藻、桃李、雀肉等。千金翼同。出第十一卷中 ○張仲景論法當加桂枝四兩。此本一方二法：以大便鞕、小便自利，故去桂也；以大便不鞕、小便不利，當加桂。附子三枚恐多也，虛弱家及產婦宜減之。此二方但治風濕，非治傷寒也。

病源：傷寒十日，太陰病衰，腹減如故，則思飲食。十一日，少陰病衰，渴止不滿，舌乾已而嚏。十二日，厥陰病衰，囊縱，少腹微下，大氣皆去，病日已矣。出第七卷中 素問、太素、甲乙並同

仲景傷寒論療吐下之後，不大便五六日至十餘日，日晡所發潮熱，不惡寒，獨語如見鬼狀。若劇者，發則不識人，循衣摸床，惕而不安，微喘，但發熱讝讝疾而寤寐自語也語者，屬大承氣湯方。

大黄四兩去皮　陳枳實五枚炙　芒硝三合　厚朴半斤

右四味，切，以水一斗，先煮二物，取五升，去滓，內大黄，煮取二升，去滓，內芒硝，煮一二沸，分為兩服。初一服便得利者止，後服不必盡劑。千金方并翼同。出第五卷中

又太陽病過經十餘日，及二三下之後，四五日柴胡證仍在者，先與小柴胡湯。嘔不止，心下急，一云嘔止小安 鬱鬱微煩者，為未解也，可與大柴胡湯下之，即愈方。

柴胡半斤　黄芩　芍藥各三兩　半夏半斤水洗　大棗十三枚擘　生薑五兩　枳實四枚炙

右七味切。以水一斗二升。煮至六升。去滓。更煎。取三升。温服一升。日三服。一方加大黄二兩。今不加大黄。恐不名爲大柴胡湯也。忌羊肉餳。兼主天行。千金翼肘後同

又傷寒十三日不解。胷脇滿而嘔。日晡所發潮熱。熱畢而微利。此本柴胡證。下之不得利。今反利者。知醫以丸藥下之。此非其治也。潮熱者實也。先宜服小柴胡湯以解其外。後以柴胡加芒硝湯主之方。

柴胡二兩十六銖　黄芩　人參　甘草炙　生薑各一兩　半夏五枚　大棗四枚，擘　芒硝二合

右八味切。以水四升。煮七味。取二升。去滓。下芒硝。更上火煎一二沸。分爲兩服。未解更作。忌海藻菘菜羊肉餳等。出玉函經一方芒硝三合桑螵蛸五個大黄四分煮取一升半温服五合微下愈本云柴胡湯再服以解其外取愈一方外加芒硝大黄桑螵蛸是也

肘後方七首

肘後療傷寒有數種。庸人不能分别。今取一藥兼療者。若初覺頭痛肉熱。脉洪。起一二日。便作此葱豉湯方。

葱白一虎口　豉一升，綿裹

右二味。以水三升。煮取一升。頓服取汗。若汗不出。更作。加葛根三兩。一方更加升麻三兩。水五升。煮取二升。分温再服。徐徐服亦得。必得汗即差。若不得汗。更作。加麻黄三兩。去節。服取汗出爲效。文仲同

又方

葱白一握，切　米三合　豉一升

右三味。以水一斗。煮米少時。下豉。後内葱白。令大熟。取三升。分温三服。則出汗。

又方

豉一升，絺綿裹

右一味。以童子小便三升。煮取二升。分温再服。汗出爲効。集驗方加葱白一升。切。云神良。支太醫文仲備急同

又方

葛根四兩，切

右一味。以水一斗。煮取三升。内豉一升。更煮。取一升半。分温再服。取汗爲差。又方擣生葛根汁一二升。服亦佳。

又療傷寒汗出不歇。已三四日。胷中惡。欲令吐者方。

豉三升，綿裹　鹽一兩

右二味。以水七升。煮取二升半。去滓。内蜜一升。又煮三沸。頓服一升。安卧當吐。如不吐。更服一升。取吐爲效。

又方

苦參三分　甘草炙，一分　瓜蒂　赤小豆各二七枚

右四味切。以水一升。煮取半升。一服之。當吐。吐不止者。

作葱豉粥解之。必息。忌海藻菘菜。

又方

苦參　黃芩各二兩　生地黃半斤

右三味切。以水八升煎取二升。服一升。或吐下毒物。忌蕪荑。

深師方四首

深師療傷寒一日至三日應汗者作此湯方

葛根半斤　烏梅十四枚　葱白一握　豉一升綿裹

右四味切。以水九升煮取三升。分為三服。初一服便厚覆取汗。汗出粉之。

又麻黃解肌湯療傷寒三四日煩疼不解者方。

麻黃三兩去節　甘草一兩炙　杏仁七十枚去皮尖熬　桂心二兩

右四味切。以水九升。先煮麻黃減二升。掠去沫。乃內諸藥合煮取二升半。絞去滓。分服八合。以汗出為度。忌海藻菘菜生葱。本仲景麻黃湯千金翼并同

又黃芩湯療傷寒六七日發汗不解。嘔逆下利。小便不利。胷脇痞滿。微熱而煩方。

黃芩　桂心各三兩　茯苓四兩　前胡八兩

半夏半升洗

右五味切。以水一斗二升煮取六升。分為六服。日三服夜三服。間食生薑粥。投取小便利為差。忌羊肉餳生葱酢物。

又石膏湯療傷寒病已八九日。三焦熱。其脉滑數。昏憒身體壯熱。沉重拘攣。或時呼呻。而已攻內。體猶沉重拘攣。由表未解。今直用解毒湯。則攣急不差。直用汗藥。則毒因加劇。而方無表裏療者。意思以三黃湯以救其內。有所增加以解其外。故名石膏湯方。

石膏　黃連　黃蘗　黃芩各二兩

香豉一升綿裹　梔子十枚擘　麻黃三兩去節

右七味切。以水一斗煮取三升。分為三服。一日併服。出汗。初服一劑小汗。其後更合一劑。分兩日服。常令微汗出。拘攣煩憒即差。得數行利。心開令語。毒折也。忌豬肉冷水。出第十四卷中

小品方四首

小品詔書發汗白薇散療傷寒二日不解方。

白薇二兩　麻黃七分去節　杏仁去皮尖熬　貝母各三分

右四味擣散。酒服方寸匕。厚覆臥。汗出愈。古今錄驗千金同

又雞子湯療發汗後二三日不解頭痛肉熱方。

麻黃一兩去節　甘草一分炙

右二味切。以水二升。加雞子白令置水內。合和令勻。內

藥復攪令和。上火煎之。勿動。煎至一升。適寒温頓服之。蓋覆汗出。粉傅之。有效。忌海藻菘菜。古今錄驗備急同張文仲療天行

又葛根湯。療傷寒三四日不差。身體熱毒方。

葛根八兩　生薑三兩　龍膽　大青各半兩

桂心　甘草炙　麻黃去節各二兩　萎蕤一兩

芍藥　黃芩各二兩　石膏碎　升麻各一兩

右十二味。切。以水一斗。先煮葛根麻黃。取八升。掠去沫。後內餘藥。煮取三升。分三服。日二夜一。忌海藻菘菜生葱。千金同名葛根龍膽湯

又療傷寒六七日。其人大下。寸脉沉遲。手足厥逆。下部脉不至。咽喉痛不利。唾膿血。泄利不止者。麻黃升麻湯方。

麻黃二兩半去節　升麻三分　當歸五分　知母

萎蕤一作菖蒲　黃芩各三分　麥門冬去心一作天門冬

桂心　芍藥　乾薑　石膏碎

甘草炙　茯苓　白朮各一兩

右十四味。切。以水一斗。先煮麻黃。減二升。掠去上沫。內諸藥。煮取三升。去滓。温分三服。相去如炊三斗米頃。令盡汗出便愈。忌海藻菘菜生葱醋桃李雀肉等。並出第六卷中。此張仲景傷寒論方。○通按千金作麻黃知母萎蕤黃芩各三兩餘十味作各二兩爲異耳用此方者當以傷寒論爲正

集驗方五首

集驗療傷寒時氣温疫。頭痛壯熱。脉盛。始得一二日者方。

眞丹砂一兩末

右一味。以水一斗。煮之取一升。頓服之。覆取汗。忌生冷物。千金同

又療疫氣傷寒三日以後不解者方。

好豉一升綿裹　葱白切一升

右二味。童子小便五升。煮取二升。分再服。覆取汗。神效。千金同

又療傷寒五六日斑出以後湯方。

豬膽三合　雞子一枚　苦酒三合

右三物。合和煎。令三沸。強人盡服之。羸人煎六七沸。分爲兩服。取汗出爲効。文仲備急千金同

又療傷寒七八日不解。默默煩悶。腹中有乾糞。譫語。大柴胡湯方。

柴胡　半夏湯洗各八兩　生薑四兩　知母

芍藥　大黃　萎蕤各二兩　甘草炙

一方加枳實四兩　黃芩二兩

右十味。切。以水一斗。煮取三升。去滓。温服一升。日三服。

忌海藻菘菜豬肉餳。范汪加人參三兩餘並同千金用芍藥不用枳實

又療傷寒熱病十日以上發汗不解及吐下後諸熱不除及下利不止斑出方。

大青四兩　甘草炙二兩　阿膠炙珠二兩　豉一升綿裹

右四味切以水八升煮二味取三升半去滓內豉煮三沸去滓乃內膠令烊分溫三服欲盡更作當使有餘渴者當飲但除熱止吐下無毒忌海藻菘菜。肘後深師千金同出第二卷中

千金方六首　合一十一法

千金治傷寒頭痛項強四肢煩疼青膏方。

當歸　芎藭　吳茱萸　附子

烏頭　莽草　蜀椒各三兩　白芷三兩

右八味切以醇苦酒漬再宿以豬脂四斤緩火煎候白芷色黃絞去滓以煖酒服棗核大三枚日三服取汗不知稍增可服可摩如初得傷寒一日苦頭痛背強宜摩之佳忌豬肉。

又少陰病得病二三日口燥咽乾急下之宜承氣湯。

又少陰病六七日腹滿不大便者急下之宜承氣湯。

又陽明證其人善忘必有蓄血所以然者本有久瘀血故令善忘雖大便堅反易色必黑宜抵當湯下之。

又傷寒有熱而少腹滿應小便不利今反利者此爲有血不可餘藥宜抵當丸。

又太陽病身黃脉沉結少腹堅小便不利者此爲無血也小便自利其人如狂者血證諦也宜抵當湯下之。

又陽明病脉遲雖汗出不惡寒體必重短氣腹滿而喘有潮熱者此外欲解可攻裏也手足濈然汗出者此爲大便已堅宜承氣湯主之若汗多而微發熱惡寒爲外未解宜桂枝湯其熱不潮未可與承氣湯若腹大滿不大便可少與承氣湯微和其胃氣勿令致大下。

又陽明病潮熱微堅者可與承氣湯不堅者勿與之若不大便六七日恐胃中有燥糞欲知之法可與小承氣湯若腹中轉失氣者爲有燥糞乃可攻之若不轉失氣者此爲但頭堅後溏不可攻之攻之必脹滿不能食欲飲水者即噦其後發熱者必復堅與小承氣湯和之不轉失氣者慎不可攻之。

夫實則譫語虛則鄭聲鄭聲重語也直視譫語喘滿者死若下利者亦死。

又傷寒四五日脉沉喘滿沉爲在裏而反發汗津液越出大便爲難表虛裏實久則譫語。

承氣湯方。

枳實陳者五枚炙 大黃四兩 芒硝三合 厚朴半斤

右四味切。以水一斗。先煮二味。取五升。內大黃。更煮取二升。去滓內芒硝更上微火一兩沸。分溫再服得下。餘勿服也。

小承氣湯方。

大黃四兩 厚朴二兩炙 枳實大者三枚炙

右三味切。以水四升。煮取一升二合。去滓分溫再服。若一服得利。譫語止。勿服之也。

又抵當丸方。

水蛭二十枚熬 桃仁二十枚去皮尖雙仁 虻蟲二十枚去足翅熬

大黃三兩

右四味末下篩合。分爲四丸。以水一升。煮一丸取七合。頓服。晬時當下血。不下仍須服之。取血下爲效。

又抵當湯方。

水蛭熬三十枚 桃仁二十枚去皮 虻蟲去足翅熬三十枚

大黃三兩

右四味切。以水五升。煮取三升。分爲三服。不下更服。

又療傷寒頭痛壯熱。百節疼痛湯方。

柴胡 芍藥 梔子仁各四兩 知母四兩

香豉一升綿裹 石膏八兩碎 黃芩 大青

升麻 杏仁去雙仁皮尖各三兩

右十味切。以水九升。煮取二升七合。分三服。若熱盛者加大黃。四兩並出第十卷中

千金翼方一十三首合一十三法

千金翼療少陰病一二日。口中和其背惡寒者當灸之服附子湯方。

大附子二枚炮 茯苓 芍藥各二兩 人參二兩

白朮四兩

右五味切。以水八升。煮取三升。溫服一升。日三服。忌豬肉桃李雀肉酢。

又療少陰病二三日咽痛者。可與甘草湯。不差可與桔梗湯方。

甘草湯方。

甘草二兩

右一味切。以水三升。煮取一升半。服七合。日三服。忌海藻菘菜。

又桔梗湯方。

大桔梗一兩 甘草炙三兩

右二味切。以水三升。煮取一升。分兩服。吐膿血差。忌豬

肉海藻菘菜。

又療少陰病二三日至四五日腹痛小便不利下利不止而便膿血桃華湯方

赤石脂一斤一半全用綿裹一半篩末　乾薑一兩切　粳米一升

右三味以水七升煮取米熟去滓取七合內赤石脂末一方寸匕日三服。傷寒論千金崔氏范汪同

又療少陰病得之二三日已上心中煩不得臥者黃連阿膠湯主之方

黃連四兩　黃芩一兩　雞子中黃二枚　芍藥二兩

阿膠三兩炙一云三片

右五味切以水六升先煮三味取二升去滓內阿膠煮烊盡小冷內雞子黃攪令相得溫服七合日三服忌豬肉冷水。并出第十一卷中

又療傷寒五六日中風往來寒熱胸脇苦滿嘿嘿不欲飲食心煩喜嘔或胷中煩而不嘔或渴或腹中痛或脇下痞堅或心下夲悸小便不利或不渴外有微熱或欬小柴胡湯方

柴胡八兩　半夏洗半斤　生薑　黃芩

人參　甘草炙各三兩　大棗十二枚擘

右七味切以水一斗二升煮取六升去滓更煎取三升溫服一升日三服但胷中煩而不嘔者去半夏人參加括蔞實一枚若渴者去半夏加人參合前成四兩半括蔞根四兩若腹中痛者去黃芩加芍藥三兩若脅下痞堅者去大棗加牡蠣六兩若心下夲悸小便不利者去黃芩加茯苓四兩若不渴外有微熱者去人參加桂心三兩溫覆取微汗若欬者去人參大棗生薑加五味子半升乾薑二兩忌羊肉餳海藻菘菜。崔氏深師同

又療傷寒五六日大下之後身熱不去心中結痛此爲未解梔子豉湯方

肥梔子十四枚擘　香豉四合綿裹

右二味以水四升先煮梔子取二升半去滓內豉更煮取一升半去滓溫分再服若一服得吐餘更勿服之若嘔者用後梔子加生薑湯。傷寒論備急同傷寒兼療不得眠

又梔子生薑湯方

肥梔子十四枚擘　香豉四合　生薑五兩切

右三味以水四升煮梔子生薑取二升半去滓內豉更煮取一升半去滓溫分再服若一服安即勿服傷寒論同並療虛煩不得眠耳

又傷寒六七日結胷熱實其脉沉緊心下痛按之如石堅宜陷胷湯主之方

大黃六兩切　甘遂末一錢　芒硝一升

右三味，以水六升，先煮大黃取二升，去滓，內芒硝，煮一二沸，乃內甘遂，小温分再服，得快利止後服。

又傷寒若吐若下後七八日不解，熱結在裏，表裏俱熱，時時惡風，大渴，舌上乾燥而煩，欲飲水數升者，白虎加人參湯主之。

又諸衂血家，不可與白虎湯，虛者亦不可與，卒得之腹痛而利者，但可温之。

又傷寒無大熱，而口乾渴，心煩，其背微惡寒者，白虎湯主之。

又傷寒脈浮，發熱無汗，其表不解者，不可與白虎湯；渴欲飲水，無表証者，白虎湯主之方。

知母六兩　石膏一升碎綿裹　甘草三兩炙　粳米六合

右四味，切，以水一斗二升，煮取米熟，去米，內藥，煮取六升，去滓，分六服，日三服。忌海藻、菘菜。千金、傷寒論、備急、文仲、崔氏、范汪、經心錄同。諸家無療天行之病

又白虎加人參湯方。

石膏　粳米各一升　知母六兩　人參三兩

甘草二兩炙

右五味，切，以水一斗二升，煮米熟，內藥，煮取六升，去滓，分服一升，日三服。此方立秋後、立春前不可行，白虎湯正二三月時尚冷，亦不可與服，與之則嘔利而腹痛。忌海藻、菘菜。

又療傷寒八九日下之後，胷滿煩驚，小便不利，譫語，一身盡重不可轉側，柴胡加龍骨牡蠣湯方。

柴胡四兩　黃芩　生薑　龍骨

人參　牡蠣熬　鉛丹　桂心

茯苓各一兩半　半夏二合半湯洗　大棗六枚擘　大黃二兩

右十二味，切，以水八升，煮取四升，內大黃，切如博碁子，煮取二升，去滓，温分再服。忌羊肉、餳、生葱、酢物。

又陽明病，發熱而汗出，此爲熱越，不能發黃也；但頭汗出，其身無有，劑頸而還，小便不利，渴引水漿，此爲瘀熱在裏，身必發黃，宜服茵蔯湯方。

茵蔯六兩　大肥梔子十四枚擘　大黃二兩

右三味，切，以水一斗二升，先煮茵蔯，減六升，去滓，內諸藥，煮取三升，分三服。小便當利，如皂莢沫狀，色正赤，一宿腹減，黃從小便去。並出第九卷中

崔氏方一十五首

崔氏療傷寒始得一二日方。

便可灸頂三壯，又灸大椎三壯，各加至五壯，益良。用

之驗。大椎平肩斜齊高大者是也。仍不得侵項分取之則非也。上接項骨下肩齊在椎骨節上。是餘穴盡在節下。凡灸刺不得失之毫釐。今崔氏不定高下。是以言之。出黃帝鍼灸經

又療傷寒一日至三日可發汗。度瘴散方。

麻黃十分去節　桔梗　蜀椒汗　細辛

白朮　吳茱萸　防風各四分　烏頭炮

乾薑　桂心各五分

右十味。擣篩爲散。溫酒服方寸匕。溫覆取汗。或數服得汗即止。若得病一二日而輕者。服此藥皆得汗解。若得便重者。頗不能解也。然可以二大豆許著鼻孔中。覺燥涕出。一日可三四著。必愈。兼辟天行病。忌豬肉生葱生菜桃李雀肉等。

又療傷寒勑色惡寒。發熱體疼發汗。神丹丸方。

人參五分　烏頭四分炮　半夏五分洗　茯苓五分

朱砂一分研　附子四分炮

右六味。擣爲末。蜜和丸如大豆。每服三丸。生薑湯下。發汗出。令體中濈濈然。如汗未出。更以熱粥投之。令汗出。若汗少不解。復如前法。若得汗足不解。當服桂枝湯。此藥多毒。飲水解其熱。愈。周護軍子期自說天行用之甚良。故記之。忌豬羊肉大酢生血等物。刪繁范汪同兼主天行

又療傷寒服度瘴散而不汗出者。便作葱豉湯方。

葱十四莖　豉一升綿裹

右二味。以水三升。煮取一升。頓服。溫煖覆取汗出。勝度瘴散也。與前肘後方重

又療傷寒服葱豉湯不得汗。可服葛根湯方。

葱白十四莖　豉一升綿裹　葛根三兩切

右三味。以水五升。煮取二升。分爲再服。溫覆取汗。汗不出更服。余時用此。一服輒汗。略不再服。救數十人甚效。

又療傷寒前軍府直吏周虎服葛根湯。再服不得汗。余更視之甚惡寒而拘急。更思作麻黃湯以解之方

麻黃二兩去節　葛根三兩　葱白十四莖　豉一升綿裹

右四味。切。以水七升。煮取二升半。分三服。虎再服快汗愈。其疹與周虎相似者。服之皆汗。十餘人差。

又療傷寒阮河南蒸法

薪火燒地良久。掃除去火。可以水小灑。取蠶沙若桃葉桑柘葉諸禾糠及麥麩。皆可取用。易得者。牛馬糞亦可用。但臭耳。桃葉欲落時。可益收取乾之。以此等物著火處。令厚二三寸。布席臥上。溫覆用此發汗。汗

皆出。若過熱當細審消息。大熱者可重席汗出。周身輒便止。當以溫粉粉身。勿令遇風。

又療傷寒三五日。疑有黄則宜服此油方。

取生烏麻清油一盞。水半盞。以雞子白一枚和之。熟攪令相得。作一服令盡。

又小前胡湯療傷寒六七日不解。寒熱往來。胷脇苦滿。默默不欲飲食。心煩喜嘔。寒疝腹痛方。胡洽云出張仲景

前胡八兩　半夏半升洗　生薑五兩　黄芩

人參　甘草炙各二兩　乾棗十一枚擘

右七味切。以水一斗。煮取三升。分四服。忌羊肉、餳、海藻、菘菜。古今錄驗同（一）仲景方用柴胡不用前胡今詳此方治寒疝腹痛恐性凉耳合用仲景柴胡桂薑湯今崔氏用之未知其可也

又療傷寒或始得至七八日不大便。或四五日後不大便。或下後秘塞者。承氣湯方。

厚朴炙　大黄各三兩　枳實六片炙

右三味切。以水五升。煮取二升。體強者服一升。羸者服七合。得下必效止。范汪同

又若胃中有燥糞。令人錯語。正熱盛亦令人錯語。若秘而錯語者。宜服承氣湯。通利而錯語者。宜服下四味黄連除熱湯。承氣湯舊用芒消。余以有毒故去之。用之數年安穩。得下良。既服湯。亦應外用生薑兑讀作銳下同使必去燥糞。若服湯兼兑而並不得下者。可依本方加芒消一兩。

又薑兑法

削生薑如小指長二寸。鹽塗之。内下部中立通。

又方

以豬膽灌下部。用亦立通。張仲景傷寒論云豬膽和法醋少許灌穀道中

又前軍督護劉車者。得時疾三日已汗解。因飲酒復劇。苦煩悶乾嘔。口燥呻吟。錯語不得臥。余思作此黄連解毒湯方。

黄連三兩　黄芩　黄蘗各二兩　梔子十四枚擘

右四味切。以水六升。煮取二升。分二服。一服目明。再服進粥。於此漸差。余以療凡大熱盛。煩嘔呻吟。錯語不得眠。皆佳。傳語諸人。用之亦效。此直解熱毒。除酷熱。不必飲酒劇者。此湯療五日中神效。忌豬肉、冷水。

又大前胡湯療傷寒八九日不解。心腹堅滿。身體疼痛。内外有熱。煩嘔不安方。胡洽云出張仲景

前胡半斤　半夏半升洗　生薑五兩　枳實八片炙

芍藥四兩　黄芩三兩　乾棗十二枚擘

右七味切。以水一斗。煮取三升。分四服。日三夜一服。忌羊肉、餳等物。古今錄驗同（一）張仲景用柴胡不用前胡本云加大黄二兩不加大

黃恐不名大柴胡湯

又凡少陰病寒多表無熱但苦煩憒默默而極不欲見光。有時腹痛其脉沈細而不喜渴經日不差舊用四順湯余怪其熱不甚用也若少陰病下利而體猶有熱者可服黃連龍骨湯若已十餘日而下利不止手足徹冷及無熱候者可服增損四順湯方。黃連龍骨湯見第三卷天行中

甘草二兩炙　人參二兩　龍骨二兩

黃連　乾薑各二兩　附子中形者一枚炮去黑皮

右六味切以水六升煮取二升分再服不差復作甚良若下而腹痛加當歸二兩嘔者加橘皮一兩忌海藻菘菜豬肉冷水。

又療少陰病二十日後下不止可服陟釐丸浩京方。

陟釐四兩不用鹹者　當歸四兩　漢防已三兩　黃連三兩

紫石英二兩別搗末細研　豉三升　厚朴二兩炙

苦酒五升

右八味切以二升苦酒漬防已一宿出切炙之燥復內苦酒中盡止又以三升苦酒漬豉一宿小蒸之研絞取汁擣下篩諸藥以酒豉汁和之丸如梧桐子大冷漿水服二十丸丸極燥乃可服之忌豬肉冷水。並出第一卷中

張文仲方一十首

張文仲葛氏療傷寒及溫病頭痛壯熱脉盛始得一二日方。

破雞子一枚著冷水半升中攪令相得別煮一升水令沸以雞子水投其湯中急攪調適寒溫頓服覆取汗。備急同

又療傷寒二三日以上至七八日不解者可服小柴胡湯方。

柴胡半斤　人參　甘草炙　黃芩

生薑各二兩　半夏五合洗　大棗十二枚擘

右七味切以水一斗二升煮取三升分三服微覆取汗半日便差不差更服一劑忌羊肉餳海藻菘菜。備急范汪千金翼方重

又療傷寒溫病等三日以上胸中滿陶氏云若傷寒溫病已三四日胸中惡欲令吐者服酒膽方。

苦酒半升　豬膽一枚

右二味和盡服之吐則愈神驗支云去毒氣妙。胡洽集驗備急千金同

又療傷寒近效方凡胸中惡痰飲傷寒熱病瘴瘧須吐者方。

鹽末一大匙

右一味，以生熟湯調下，須臾則吐，吐不快，明旦更服，甚良。備急同

又瓜蒂散，主傷寒胸中痞塞，宜吐之方。

瓜蒂　赤小豆各一兩

右二味，擣散，白湯服一錢匕，取得吐，去病，差止。備急經心錄、范汪同

又療傷寒已四五日，頭痛體痛，肉熱如火，病入腸胃，宜利瀉之方。

生麥門冬一升，去心　生地黃切，一升　知母二兩

生薑五兩半　芒消二兩半

右五味，以水八升，煮取二升半，內芒消，煎五沸，分五服，取利為度。忌蕪荑。備急同

又療傷寒五日以上，宜取下利，陶氏云：若汗出大便堅而譫語方。

大黃四兩　厚朴二兩，炙　枳實四枚，炙

右三味，以水四升，煮取一升二合，分兩服，通者一服止。此是仲景方，備急、范汪同，與前千金崔氏方重

又療傷寒八九日不差，名為敗傷寒，諸藥不能消者方。

鼈甲炙　蜀升麻　前胡　烏梅

枳實炙　犀角屑　黃芩各二兩　甘草一兩，炙

生地黃八合

右九味，切，以水七升，煮取二升半，分五服，日三服，夜二服。忌海藻、菘菜、莧菜、蕪荑。備急方同

又若十餘日不大便者，服承氣丸方。

大黃　杏人去皮尖，各二兩　枳實一兩，炙　芒消一合

右四味，擣下篩，蜜和丸如彈子，以生薑湯六七合研一丸服之，須臾即通，不通更服一丸，取通為度。備急同

又療晚發傷寒，三月至年末為晚發方。

生地黃一斤，打碎　梔子二十枚，擘　升麻三兩

柴胡　石膏各五兩

右五味，切，以水八升，煮取三升，分五服，頻頻服，若不解更服，若頭面赤，去石膏，用乾葛四兩；無地黃，用豉一升。煮取三升，分三服。忌蕪荑。備急同，並出第二卷中

古今錄驗方八首

古今錄驗陽毒湯，療傷寒一二日便成陽毒，或服藥吐下之後變成陽毒，身重，腰背痛，煩悶不安，狂言，或走，或見神鬼，或吐血下利，其脈浮大數，面赤斑斑如錦文，喉咽痛，唾膿血，五日可療，至七日不可療也，宜服升麻湯方。

升麻二分　當歸二分　蜀椒汗，一分　雄黃研

梔子　桂心各一分　甘草二分，炙　鼈甲大如手一片，炙

右八味切，以水五升，煮取二升半，分三服，如人行五里久再服，温覆手足，毒出則汗，汗出則解，不解重作服，亦取得吐佳。陰毒去雄黄。忌海藻、菘菜、生葱、莧菜。張仲景方無梔子、桂心，陰毒去雄黄、蜀椒。

又陰毒湯，療傷寒初病一二日，便結成陰毒，或服湯藥六七日以上至十日，變成陰毒，身重背強，腹中絞痛，喉咽不利，毒氣攻心，心下堅強，短氣不得息，嘔逆，脣青面黑，四肢厥冷，其脉沈細緊數，一本無數字 仲景云：此陰毒之候，身如被打，五六日可療，至七日不可療，宜服甘草湯方。

甘草炙 升麻 當歸各二分 蜀椒一分，出汗 鼈甲大如手一片，炙

右五味切，以水五升，煮取二升半，分再服，如人行五里頃復服，温覆當出汗，汗出則愈；若不得汗則不解，當重服令汗出。忌海藻、菘菜、莧菜。千金、集驗、備急、文仲、小品、肘後同，並出第二卷中

又還魂丸，療傷寒四五日，及數年諸癖結堅，心下飲食不消，目眩，四肢疼，咽喉不利，壯熱，脾胃逆滿，腸鳴，兩脇裏急，飛尸鬼注，邪氣，或爲驚恐傷瘦，背痛，手足不仁，口苦舌燥，天行發作有時，風温不能久住，吐惡水方。

巴豆去心皮，熬 甘草炙 朱砂 芍藥各二兩 麥門冬去心，二兩

右五味，各擣下篩，合和，以蜜擣三千下，丸如梧桐子大，每服兩丸，葱棗湯下。小兒二歲以上，服如麻子大二丸，日二服。忌海藻、菘菜、野豬肉、蘆笋、生血物。出第三卷中

又麥奴丸，療傷寒五六日以上不解，熱在胷中，口噤不能言，唯欲飲水，爲敗傷寒，醫所不療方。

麻黄去節 大黄 芒消 竈突中墨 黄芩各二分 麥奴 梁上塵 釜底墨各一分

右八味，擣篩，蜜和如彈丸，以新汲水五合研一丸，病者渴欲飲水，但極飲冷水，不節升數，須臾當寒，寒訖汗出則愈。若日移五丈不汗，依前法服一丸，以微利止。藥勢盡乃食，當冷食以除藥勢。一名黑奴丸。小麥黑勃名爲麥奴是也。肘後、胡洽、小品、刪繁、張文仲、深師、范汪、經心錄、廣濟並同

又解肌湯，療傷寒發熱，身體疼痛方。

葛根四兩 麻黄去節 茯苓各三兩 牡蠣二兩，熬

右四味切，以水八升，煮取三升，分三服，徐徐服之，得汗通則止。忌酢物。千金有生薑、甘草

又調中湯，療夏月及初秋忽有暴寒，折於盛熱，熱結四肢則壯熱頭痛，寒傷於胃則下痢，或血或水或赤帶下，壯熱且悶，脉微且數，宜下之方。

大黄 葛根 黄芩 芍藥

桔梗　茯苓　藁本　白朮

甘草各二兩炙

右九味，以水九升，煮取三升，分三服，服別相去二食久，勿以食隔，須取快下，壯熱便歇，其下亦止也。凡秋夏旱熱積日，忽有暴寒折之，熱無可散，喜搏著肌中，作壯熱氣也。胃爲六腑之長，最易得傷，非忽暴寒傷之而下也。虛冷人則不在壯熱，但下痢或霍亂也。少實人有服五石人，喜壯熱，其適與藥吺斷下，則加熱喜悶而死矣。亦有不止，便作壅熱毒，壯熱甚不歇則劇，是以宜此調中湯下之，和其胃氣。其表熱者，宜前胡大黃下之也。忌海藻、菘菜、豬肉、酢物、桃李、雀肉等。

又療往來寒熱，胷脅逆滿，桃人承氣湯方。

大黃四兩清別下　甘草炙　芒消湯成下

桂心各二兩　桃人五十枚去皮尖碎

右五味，以水七升，煮取二升半，去滓，內芒消，更煎一兩沸，溫分三服。忌海藻、菘菜。太醫校尉史脫方，附後傷寒論、千金翼同，並出第二卷中

雜療傷寒湯散丸方八首並是論中所要者

范汪療傷寒勑色，頭痛頸強，賊風走風，黃膏方。

大黃　附子　細辛　乾薑

蜀椒去目　桂心各一兩　巴豆好者五十枚去皮

右七味，各切，以淳苦酒漬藥一宿，以臘月豬脂一斤煎之，調適其火，三上三下，藥成。傷寒勑色發熱，酒服如梧桐子許，又以摩身數百遍，兼療賊風，絕良。風走肌膚，追風所在摩之，已用有效。此趙泉方，千金同。忌野豬肉、生葱、生菜、蘆笋。

又療傷寒白膏，摩體中手當千遍，藥力方行，并療惡瘡、小兒頭瘡、牛領馬鞍皆療之。先以鹽湯洗惡瘡，布拭之，著膏瘡腫上，摩向火千遍，日再，自消方。

天雄　烏頭炮　莽草　羊躑躅各三兩

右四味，各切，以苦酒三升漬一宿，作東向露竈，又作十二聚濕土，各一升許，成煎豬脂三斤，著銅器中，加竈上，炊以葦薪爲火，令膏釋，內所漬藥，炊令沸，下著土聚上，沸定，頃上火煎，如此十二過，令土聚盡遍，藥成，絞去滓。傷寒頭痛，酒服如杏核一枚，溫覆取汗；咽痛，含如棗核，日三咽之。不可近目。千金同。忌豬肉等

又崔文行解散，療傷寒發熱者方。一名皮瘴散

烏頭一斤燒　桔梗　細辛各四兩　白朮八兩

右四味，擣散皆令盡。若中寒，服一錢匕，覆取汗；若不覺，復少增服之，以知爲度。時氣不和，旦服錢五匕，辟惡氣；欲省病，服一服，皆酒服。忌生菜、豬肉、桃李、雀肉等。千金同

又六味青散。療傷寒敕色惡寒者方。（敕通作赤）

烏頭（炮） 桔梗 白朮（各十五分） 附子（炮五分） 防風 細辛

右六味擣篩爲散。溫酒服錢五匕。不知稍增服。後食頃不汗出者。飲薄薄粥一升以發之。溫覆汗出濈濈可也。勿令流離。勿出手足也。汗微出。勿粉。若汗大出不止。溫粉粉之。不得汗者。當更服之。得汗而不解。當服神丹丸。忌生菜、豬肉、桃李、雀肉等。（千金同）

又服桂枝湯大汗出後。脈洪大者。與桂枝湯如前法。若形如瘧。一日再發者。汗出便解。屬桂枝二麻黃一湯主之方。

桂心（一兩十七銖） 杏人（十六枚去尖皮） 芍藥（一兩六銖） 麻黃（一兩十六銖去節） 生薑（一兩六銖切） 甘草（一兩二銖炙） 大棗（五枚擘）

右七味切。以水五升。先煮麻黃一兩沸。掠去沫。乃內諸藥。煮得二升。去滓。溫服一升。日再。本云桂枝湯二分。麻黃湯一分。合爲二升。分再服。今合爲一方。忌海藻、菘菜、生葱。（本張仲景傷寒論方。集驗療天行）

又療傷寒及天行瓜蒂散吐方。

赤小豆（一兩） 瓜蒂（一兩）

右二味擣作散。溫湯二合。服一錢匕。藥下便臥。若吐便且急忍也。候食頃不吐者。取錢五匕散。二合湯和服之。便吐矣。不吐復稍增。以吐爲度。吐出青黃如菜汁者五升以上爲佳。若吐少病不除者。明日如前法復服之。可至再三。不令人虛也。藥力過時不吐。服湯一升助藥力也。吐出便可食。無復餘毒。若服藥過多者。益飲冷水解之。（與前張文仲方重）

又療傷寒熱病辟毒氣疫病七味赤散方。

朱砂 烏頭（炮各二兩） 細辛 躑躅 乾薑 白朮（各一兩） 栝樓（一兩半）

右藥擣散。服半錢匕。用酒調服。汗出解。不解。增至一錢匕。除邪氣。消疫癘。忌桃李、雀肉、生菜、豬肉、生血等物。（出第二十一卷中）

又療傷寒雪煎方。

麻黃（十斤去節） 杏人（四升去雙人尖皮熬擣爲膏） 大黃（一斤十三兩金色者各細剉）

右三味。以雪水五石四斗。漬麻黃於東向竈釜中三宿。入大黃攪調。炊以桑薪。煮至二石。去滓。復於釜中下杏人膏。煎至六七斗。絞去滓。置銅器中。更以雪水三斗合煎。得二斗六升。其藥已成。可丸如彈子大。有病者以三沸白湯五合。研一丸入湯中。適寒溫服。立汗出。若不愈者。復服一丸。密封藥。勿令泄氣也。（此本出第三卷中。千金同）

重訂唐王燾先生外臺秘要方第二卷目録 傷寒下一十一門

唐王燾先生外臺秘要方第二卷

宋朝散大夫守光祿卿直秘閣判登聞簡院上護軍臣林億等　上進
奉政大夫同知嶶州府事祁陽許倜一彦父較
新安後學程衍道敬通父訂梓

傷寒中風方九首

臣億等按傷寒論傷寒中風自是兩疾今云傷寒中風非

病源中風傷寒之狀。太陽中風。陽浮陰弱。陽浮者熱自發。陰弱者汗自出。嗇嗇惡寒。淅淅惡風。翕翕發熱。鼻鳴乾嘔。此其候也。

太陽中風。以火刼發其汗。邪風被火熱。血氣流溢。失其常度。兩陽相熏灼。其身即發黃。陽盛則欲衄。陰虛小便難。陰陽俱虛竭。身體則枯燥。但頭汗出。劑頸而還。腹滿微喘。口乾咽爛。或不大便。久則譫語。荒語也本作譫 甚者至噦。手足躁擾。循衣摸牀。小便利者。其人可療。

陽明中風。口苦而咽乾。腹滿微喘。發熱惡寒。脉浮緊。若下之則腹滿小便難。

陽明病若能食爲中風。不能食爲中寒。

少陽中風。兩耳無所聞。目赤。胷中滿而煩者。不可吐下。吐下之則悸而驚。

太陰中風。四肢煩疼。其脉陽微陰澀而長者。爲欲愈。

少陰中風。其脉陽微陰浮者。爲欲愈。

厥陰中風。其脉微浮者。爲欲愈。不浮爲未愈。仲景傷寒論同並出第七卷中

仲景傷寒論桂枝湯。療太陽中風。陽浮陰弱。陽浮者熱自發。陰弱者汗自出。嗇嗇惡寒。淅淅惡風。翕翕發熱。鼻鳴乾嘔方。

桂枝　芍藥　生薑各三兩　甘草二兩炙
大棗十二枚擘

右五味。切薑擘棗。次切餘藥。以水七升。煮棗令爛。去滓。乃内諸藥。水少者益之。煮令微微沸。得三升。去滓。服一升。日三。小兒以意減之。初一服便得汗出者。後服小小闊其間。如不得汗者。小小促之。令其藥勢相及。汗出自護。如服六物青散法。若病重者。晝夜服。特須避風。若服一劑晬時不解。病證不變者。當更服之。至有不肯汗出。服二三劑乃愈。服此藥食頃。亦當飲熱粥以助藥力。若初得病甚。便以火發汗。火氣太過。汗出不解。煩躁不得寐。因此湯加龍骨牡蠣各三兩。減桂心生薑各一兩。不用芍藥。若虛勞裏急腹中痛者。取前桂枝湯二升。加膠飴一升。適寒溫分再服。若得大汗出者。只用桂枝二兩。發汗後重發汗。亡陽譫語。其脉反和者不死。發汗已解。半日許重發煩。其脉浮數。可復發汗。宜桂枝湯方。忌海

藻生葱菘菜等。在上出第二卷中千金胡洽集驗文仲備急范汪同

又療傷寒頭疼腰痛身體骨節疼發熱惡風汗不出而喘。麻黄湯方。

麻黄三兩去節　桂心二兩　甘草一兩炙　杏人七十枚去皮尖兩人碎

右四味切。以水九升。煮麻黄減二升。去上沫。內諸藥。煮取二升半。去滓。服八合。覆取微汗。不須歠粥。餘如桂枝法。將息忌海藻菘菜生葱。臣億等按張仲景傷寒論麻黄湯惟主傷寒不主中風若中風但可服前桂枝湯

又療太陽病項背强几几反汗不出惡風者屬葛根湯方。

葛根四兩　麻黄四兩去節　甘草二兩炙　芍藥　桂心各二兩　生薑三兩　大棗十二枚擘

右七味切。以水一斗。煮麻黄葛根減二升。去上沫。內諸藥。煮取三升。去滓。温服一升。覆取微似汗出。不須喫熱粥助藥發汗。餘將息依桂枝法。忌海藻菘菜生葱。並出第三卷中張仲景傷寒論治中風汗出用桂枝此證云汗不出亦傷寒之病非中風也

小品葳蕤湯。療冬温及春月中風傷寒則發熱頭眩痛喉咽乾舌强胷內疼。心胷痞結滿腰背强方。

葳蕤二兩　石膏三分末綿裹　白薇二兩　麻黄二兩去節　獨活二兩　杏人二兩去皮尖兩人　芎藭二兩　甘草二兩炙　青木香二兩無可用麝香一分代之

右九味切。以水八升。煮取三升。分三服取汗。若一寒一熱者。加朴消一分及大黄三兩下之。忌海藻菘菜。並出第六卷中古今錄驗同一方有葛根二兩

千金療傷寒中風五六日已上。但胷中煩乾嘔栝樓實湯方。

栝樓實一兩　柴胡半斤　黄芩三兩　甘草三兩炙　生薑四兩切　大棗十枚擘

右六味切之。勿令大碎。吹去末。以水一斗二升。煮得六升。絞去滓。更煎取三升。適寒温服一升。日三服。忌海藻菘菜。出第十卷中

千金翼療中風發熱六七日不解而煩。有表裏證渴欲飲水。飲水而吐。此爲水逆。五苓散主之方。

猪苓三分　澤瀉五分　茯苓三分　桂心二分　白术三分

右五味擣篩。水服方寸匕。日三。多飲煖水。汗出愈。忌桃李醋物生葱雀肉等。

又傷寒中風。醫反下之。其人下利日數十行。水穀不化。腹中雷鳴。心下痞堅而滿。乾嘔心煩。不能得安。醫見心下痞。以爲病不盡。復重下之。其痞益甚。此非結熱。但以胃中虚客氣上逆。故使之堅。甘草瀉心湯主之方。

甘草四兩炙　黄芩三兩　大棗十二枚擘　黄連一兩

乾薑二兩　半夏半升洗去滑

右六味切，以水一斗，煮取六升，分六服。忌海藻、菘菜、豬羊肉、餳。並出第九卷中。一方有人參三兩

古今錄驗療中風傷寒，脉浮，發熱往來，汗出惡風，項頸強，鼻鳴乾嘔，陽旦湯主之方。

大棗十二枚擘　桂枝三兩　芍藥三兩　生薑三兩

甘草三兩炙　黃芩二兩

右六味㕮咀，以泉水六升，煮取四升，分四服，日三。自汗者，去桂心，加附子一枚，炮。渴者，去桂，加栝樓三兩。利者，去芍藥、桂，加乾薑三兩，附子一枚，炮。心下悸者，去芍藥，加茯苓四兩。虛勞裏急者，正陽旦主之，煎得二升，內膠飴半升，分爲再服。若脉浮緊發熱者，不可與也。忌海藻、菘菜、生葱等物。千金同

又大青龍湯，療太陽中風，脉浮緊，發熱惡寒，身疼痛，汗不出而煩躁方。

麻黃六兩去節　桂枝二兩　甘草二兩炙　石膏如雞子大碎綿裹

生薑三兩　杏人四十枚去兩人及尖皮　大棗十枚擘

右七味切，以水九升，先煮麻黃減二升，去沫，乃內諸藥，煮取三升，去滓，分服一升，厚覆取微汗。汗出多者，溫粉粉之。一服汗者，不可再服。若復服，汗多亡陽，遂虛，惡風煩躁不得眠也。忌海藻、菘菜、生葱等物。並出第二卷中張仲景傷寒論云中風見傷寒脉者可服之

傷寒結胷方七首一十二法

病源結胷者，謂熱毒氣結聚於心胷也。此由病發於陽而早下之，熱氣乘虛而痞結不散也。按之痛，其脉寸口浮，關上反自沈是也。脉大，不可下，下之則死。脉浮而大，下之爲逆。若陽脉浮，關上細小沈緊，而飲食如故，時小便利者，名爲藏結。藏結病，舌上白胎滑者，爲難療。不往來寒熱，其人反靜，舌上不胎者，不可攻之。出第七卷中

張仲景傷寒論問曰：病有結胷，有藏結，其狀如何？答曰：按之痛，寸脉浮，關脉沈，名結胷也。問曰：何謂藏結？答曰：如結胷狀，飲食如故，時時下利，寸口脉浮，關上小細而沈緊，名藏結。舌上白胎滑者，爲難治。藏結無陽證，不往來寒熱，其人反靜，舌上胎滑者，不可攻也。病發於陽而反下之，熱入因作結胷；病發於陰而反下之，一作汗之因作痞也。所以成結胷者，以下之太早故也。

結胷證悉具，煩躁者亦死。

結胷證，其脉浮大者，不可下，下之則死。

夫結胷病，項亦強，如柔痓狀，下之則和，宜大陷胷丸方。

蜀大黃半斤　葶藶子半升熬　杏人半升去皮尖熬令赤黑色

芒消半升

右四味擣篩二味杏人合芒消研如泥和散合和丸如彈子大每服一丸用甘遂末一錢匕白蜜一兩水二升同煮取一升温頓服之一宿乃自下如不下更服取下爲效千金翼同

又太陽病脉浮動數浮則爲風數則爲熱動則爲痛數則爲虚頭痛發熱微盗汗出而反惡寒表未解也醫反下之動數變遲膈內拒痛一云頭痛即眩胃中空虚客熱動膈短氣煩躁心內懊憹陽氣內陷心下因堅則爲結胷大陷胷湯主之

若不結胷但頭汗出餘處無汗劑頸而還小便不利身必發黄大陷胷湯方

蜀大黄六兩　甘遂末一錢匕　芒消一升

右三味以水六升先煮大黄取二升去滓內芒消煮一兩沸內甘遂末温服一升得快利止後服千金翼同

又傷寒六七日結胷熱實脉沈緊心下痛按之石堅大陷胷湯主之方依前法

但結胷無大熱者此水結在胷脇也但頭微汗出者大陷胷湯主之方依前法

又傷寒十餘日熱結在裏復往來寒熱者與大柴胡湯

大柴胡湯方

柴胡半斤　枳實四枚炙　生薑五兩　黄芩三兩

芍藥三兩　半夏半升洗　大棗十二枚擘

右七味切以水一斗二升煮取六升去滓更煎取三升温服一升日三服一方加大黄二兩若不加大黄恐不名爲大柴胡湯忌羊肉餳千金翼古今録驗同

又太陽病二三日不能臥但欲起心下必結脉微弱者本有久寒也而反下之若利止者必作結胷未止者四日復下之此作恊熱利也

又太陽病下之其脉促不結胷者此爲欲解也若心下滿鞕痛者此爲結胷也大陷胷湯主之但滿而不痛者此爲痞柴胡不中與之也宜半夏瀉心湯主之方

半夏半升洗　乾薑三兩　人參三兩　甘草三兩炙

黄連一兩　大棗十二枚擘　黄芩三兩

右七味切以水一斗煮取六升去滓温服一升日三若須大陷胷湯服者如前法忌羊肉餳海藻菘菜豬肉冷水等千金翼同一方半夏五兩

又小結胷病正在心下按之則痛脉浮滑者小陷胷湯主之方

黄連一兩上好者　栝樓實一枚大者破　半夏半升洗

右三味切以水六升煮栝樓實取三升去滓內諸藥煮取二升去滓溫分三服忌羊肉餳豬肉千金翼同

又病在太陽應以汗解之反以冷水潠之若灌之其熱却不得去彌更益煩皮上粟起意欲飲水而反不渴者服文蛤散若不差者與五苓散用前篇方士弱氏曰熱得冷水之氣約退而後却也

又寒實結胷無熱證者與三物小陷胷湯方如前法白散亦可服

文蛤散方士弱氏曰龐安常云無熱證者與三物白散小陷胷湯治熱白散治寒旨哉言乎

文蛤五兩

右一味擣篩爲散以沸湯和一方寸匕服之湯用五合千金翼同

又白散方

桔梗三分　貝母三分　巴豆一分去心及皮熬令黑赤別研如脂

右三味擣篩更於臼內擣之以白飲和服强人半錢匕羸人減之病在膈上則吐在膈下則利利不止飲冷粥一杯止忌豬肉蘆笋等並出第四卷中千金翼同

傷寒嘔噦方一十四首

病源傷寒病後胃氣不和此由初受病時毒熱氣盛多服冷藥瀉下及飲冷水病折以後熱勢既退冷氣乃動故使心下堅牢噫噦食臭腹內雷鳴而泄利此由脾胃氣虛冷故也出第八卷中

仲景傷寒論療嘔噦心下悸痞鞕不能食小半夏湯方

半夏一升洗　生薑八兩去皮

右二味切以水七升煮取一升半去滓分再服忌羊肉餳

又療嘔噦心下痞鞕者以膈間有水頭眩悸半夏加茯苓湯方

半夏一升洗　生薑八兩去皮　茯苓三兩

右三味切以水七升煮取一升半去滓溫分再服忌羊肉餳酢等物

又療胷內似喘不喘似嘔不嘔似噦不噦心中憒憒然徹無聊賴者生薑汁半夏湯兼主天行方

生薑汁一升　半夏半升洗切

右二味以水三升煎半夏取一升內薑汁取一升半綿漉小冷分二服一日一夜服令盡嘔噦一服得止者停後服忌羊肉餳救急同

又療乾嘔噦若手足厥冷者小橘皮湯兼主天行方

橘皮四兩　生薑八兩去皮

右二味狹長切以水七升煮取三升去滓小冷服一升下咽則愈救急同出第十六卷中

深師療傷寒病噦不止甘草湯方兼主天行

甘草三兩炙　橘皮三兩

右二味切以水五升煮取一升去滓頓服之日三四服取差忌海藻菘菜崔氏同

又半夏散方

半夏洗焙乾

右一味末之生薑湯和服一錢匕忌羊肉餳等

又赤蘇湯方

赤蘇一把

右一味水三升煮取一升去滓稍稍飲之肘後同

又乾薑丸方

乾薑六分　附子四分炮

右二味擣篩以苦酒丸如梧子服三丸日三服酒飲下皆得忌豬肉肘後同

又療傷寒噦甘竹茹湯方

甘竹茹四兩　生白米一升

右二味以水八升煮之取米熟湯成去滓分服徐徐服療風熱氣噦甚神驗諸噦亦佳

又療傷寒嘔噦胷滿虛煩不安大橘皮湯方

橘皮一兩　甘草一兩炙　生薑四兩　人參二兩

右四味切以水六升煮取二升去滓分三服忌海藻菘菜並出第十四卷中

小品茅根橘皮湯療春夏天行傷寒胃冷變噦方

白茅根一升切　橘皮三兩　桂心二兩切

右三味切以水六升煮取三升去滓溫分三服數數服之盡復合之噦止乃停取微汗有熱減桂心一兩忌生葱文仲同出第六卷中一方有葛根二兩

千金療傷寒後嘔噦及乾嘔不下食生蘆根飲方

生蘆根一升切　青竹茹一升　粳米三合　生薑二兩切

右四味以水七升先煮千里鞋底一隻取五升澄清下藥煮取二升半去滓隨意便飲不差重作

又療傷寒後嘔噦通草湯方

通草三兩　生蘆根一升切　橘皮一兩　粳米三合

右四味切以水五升煮取二升去滓隨意便稍飲不差更作取差止古今錄驗文仲同出第十卷中

千金翼乾嘔吐涎沫而頭痛茱萸湯主之方

吳茱萸一升炒　大棗十二枚擘　生薑六兩切　人參三兩細剉

右四味以水五升煮取二升去滓分服七合日三仲景同出第十卷中此張仲景傷寒論方

傷寒咽喉痛方八首

病源傷寒病過經而不愈，脈反沈遲，手足厥逆者，此爲下部脈不至，陰陽隔絶，邪客於足少陰之經，毒氣上熏，故喉咽不利，或痛而生瘡。出第七卷中

仲景傷寒論少陰病咽喉痛者，半夏散及湯主之方。

半夏洗　甘草炙　桂心

右三味等分，各擣篩畢，更合擣之，以白飲服方寸匕，日三服。若不能服散者，水一升，煮七沸，内散兩匕，更煮三沸，下火令小冷，少少含細嚥之。半夏有毒，不當散服之。忌羊肉、生葱、海藻、菘菜、餳。千金翼同出第六卷中

文仲療傷寒毒攻喉咽腫痛方，兼主天行。

切商陸，炙令熱，以布藉喉，以熨布上，冷復易之。肘後同

又方

真蕳茹爪甲大，内口中，以牙小嚼汁，以漬喉，當微覺異爲佳，亦主天行。肘後同

又附子丸方

附子炮　藜蘆等分

右二味末之，蜜和丸，服如梧子一枚，飲下，含黄蘗亦佳。忌豬肉、狸肉。並出第二卷中

深師貼喉膏療傷寒舌強喉痛方。

蜜一升　甘草四兩　豬膏半斤

右三味，微火煎甘草、豬膏，令數沸，去滓，乃内蜜，温令銷相得，如棗大含化，稍稍咽之。忌海藻、菘菜。出第十四卷中

集驗療傷寒熱病喉中痛，閉塞不通，烏扇膏方。

生烏扇切，一斤　豬脂一斤

右二味合煎，烏扇藥成，去滓，取如半雞子，薄綿裹之，内口中，稍稍咽之，取差。忌酒、蒜等物。張文仲、千金等同

又升麻湯方

升麻三兩　通草四兩　射干二兩　羚羊角三兩，屑

芍藥二兩　生蘆根切，一升

右六味切，以水七升，煮取二升半，去滓，分爲三服，徐徐服。千金、古今錄驗同，並出第三卷中

千金治傷寒熱病後口乾多唾咽痛乾棗丸方。

乾棗二十枚　烏梅十枚

右二味，擣合，蜜和丸，如杏核大，綿裹含化，嚥津自愈。出第十卷中

傷寒吐唾血及下血方三首

病源此由諸陽受邪熱，初在表，應發汗而汗不發，致使熱毒入深，結於五藏，内有瘀積，故吐血。出第八卷中

仲景傷寒論吐血不止者，柏葉湯主之方。

青柏葉三兩　乾薑二兩，切　艾三把

右三味。以水五升煮取一升。去滓别絞取新出馬通汁一升相和合煎取一升。綿濾之温分再服馬通是馬屎汁也。一方有阿膠無艾

又吐血下血黄土湯主之方

釜竈下黄焦土半升綿裹　甘草三兩炙　乾地黄三兩

白术三兩　附子二兩炮破　阿膠二兩炙　黄芩二兩

右七味切。以水八升煮六味取二升。去滓。内膠令烊分三服。忌海藻菘菜蕪荑豬肉桃李雀肉等物。並出第十六卷中

古今録驗蒲黄湯。療傷寒温病天行疫毒及酒客熱傷中吐血不止面黄乾嘔心煩方

蒲黄　桑寄生　桔梗一作桔樓　犀角屑

甘草各二兩炙　葛根三兩

右六味切。以水七升煮取三升。去滓分三服徐徐服之忌海藻菘菜豬肉。出第三卷中

傷寒衄血方四首

病源傷寒病衄血者此由五藏熱結所爲也。心主血。肝藏血。熱邪傷於心肝。故衄血也。衄者。鼻出血也。肺主氣而開竅於鼻。血隨氣行。所以從鼻出。陽明病口燥但欲漱水不欲嚥者。此必衄。衄家不可攻其表。汗出額上脉急而緊直視而不能眴。不得眠。亡血不可攻其表。汗出則寒慄而振。脉浮緊發熱。其身無汗。自衄者愈。出第八卷中

肘後療傷寒大病差後小勞便鼻衄。牡蠣散及丸方。

左顧牡蠣十分熬　石膏五分

右二味擣末。酒服方寸匕。日三四。亦可蜜丸如梧子大。酒服十五丸。集驗千金並同出第二卷中

小品芍藥地黄湯。療傷寒及温病應發汗而不發之。内瘀有畜血者。及鼻衄吐血不盡。内餘瘀血面黄大便黑者。此主消化瘀血。

芍藥三分　地黄半斤　丹皮一兩　犀角屑一兩

右四味切。以水一斗。煮取四升。去滓。温服一升。日二三服。有熱如狂者。加黄芩二兩。其人脉大來遲。腹不滿。自言滿者爲無熱。不用黄芩。

又茅花湯。療傷寒鼻衄不止主之方。

茅花一大把

右以水八升煮取三升。分三服。即差。若無茅花取茅根代之亦可。

又麥門冬湯。療傷寒身熱衄血嘔逆主之方。

麥門冬　石膏　寒水石各三兩　甘草二兩

桂心一兩

右五味切。以水一斗。煮取三升。分三服。

傷寒煩渴方九首

病源此由陰氣少陽氣勝。故熱而煩滿也。少陰病惡寒而踡。時自煩。欲去其衣被者。可治也。病脈已解而反發煩者。病新差。又強與穀。脾胃氣尚弱。不能消穀。故令微煩。損穀即愈。少陰病脈微細而沉。但欲臥。汗出不煩。欲自吐。五六日自利。後煩躁不得臥寐者死。發汗後下之。脈平而少煩。此新虛不勝穀氣故也。又傷寒渴者。由熱氣入於藏。流於少陰之經。少陰主腎。腎惡燥。故渴而引飲。並出第七卷中

仲景傷寒論療傷寒汗出惡寒身熱。大渴不止。欲飲水一二斗者。白虎加人參湯主之方。

知母六兩　石膏　粳米各一升　人參三兩

甘草二兩

右五味。切。以水一斗二升。煮米熟。去米。內諸藥。煮取六升。去滓。溫服一升。日三。忌海藻菘菜。出第十卷中小品同

又若脈浮發熱。渴欲飲水。小便不利者。豬苓湯主之方。

豬苓一兩去皮　茯苓一兩　阿膠一兩炙　滑石一兩碎綿裹

澤瀉一兩

右五味。以水四升。先煮四物。取二升。去滓。內阿膠。令烊銷。溫服七合。日三服。忌醋物。千金翼同出第五卷中

范汪栝樓湯。主渴飲方。

栝樓根內黃脈少者三兩

右一味。切。以水五升。煮取一升。分二服。先以青淡竹瀝一升。合水二升。煮好銀二兩。減半。去銀。先與病人飲之。訖。須臾後乃服栝樓湯。其銀汁須冷服。出第二十卷中

千金療傷寒後結熱在內。煩渴。青葙子丸方。

青葙子五兩　龍膽三兩　黃芩一兩　梔子人一兩

苦參一兩　黃蘗二兩　栝樓一兩　黃連二兩

右八味。擣篩為末。蜜丸。先食服如梧子七丸。飲下。日三。不知稍增。忌豬肉冷水。集驗同出第九卷中

深師黃芩人參湯。療傷寒吐下後。內外有熱。煩渴不安方。

黃芩　人參　甘草　桂心

生薑各二兩　大棗十五枚擘破

右六味。切。以水八升。煮取三升。分三服。徐徐服。忌菘菜海藻生葱等物。

又療傷寒除熱止渴欲飲水。栝樓根湯方。

黃芩三兩　人參二兩　桂心二兩　大黃二兩

栝樓根三兩　芒消二兩　甘草二兩炙

右七味。切。以水八升。煮取三升。去滓。飲一升。須臾當下。不下。復飲一升。得下止。勿復飲湯藥。力勢歇。乃可食糜耳。一方用生薑二兩。忌海藻菘菜生葱油膩等物。

又療傷寒下後。除熱止渴。五味麥門冬湯方。

麥門冬去心　五味子　人參　甘草炙

石膏碎各一兩

右五味擣篩。三指撮水一升二合。煮令沸。得四合。盡服。

忌海藻菘菜。並出第十四卷中

古今錄驗黃龍湯。療傷寒十餘日不解。往來寒熱。狀如溫瘧。渴。胷滿。心腹痛方。

半夏半升洗　生薑三兩　人參三兩　柴胡半斤

黃芩三兩　甘草三兩炙　大棗十二枚擘

右七味切。以水一斗二升。煮取六升。去滓。更煎取三升。溫服一升。日三服。不嘔而渴。去半夏。加栝樓根四兩。服如前。忌羊肉餳海藻菘菜等物。出第三卷中此本張仲景傷寒論方

又高堂丸。療傷寒苦渴。煩滿欲死。令極飲水法方。

大黃二分　消石三分熬　釜底墨一分　竈突中墨一分

黃芩一分　梁上塵一分　竈中黃土一分　麻黃二分去節

胡洽用芒消無黃土。

右八味篩末。蜜和如彈丸大。取一丸著一盞水中。盡用服之。卽自極飲水。汗出得熱除矣。一名黑奴丸。一名駐車丸。幷療溫瘧神良。並出第二卷中此方第一卷用小麥黑奴名黑奴丸

傷寒癖實及宿食不消方二首

病源此謂被下後六七日不大便。煩熱不解。腹滿而痛。此爲胃中有乾糞挾宿食故也。或先患寒癖。因有宿食。又感於傷寒。熱氣相搏。故宿食不消也。出第八卷中

深師駃豉丸。療傷寒留飲宿食不消。一名續命丸方。

黃芩五兩　大黃五兩　梔子人十六枚　黃連五兩去毛

豉一升熬　甘遂三兩太山者　麻黃五兩去節　芒消二兩

巴豆一百枚去皮及心熬研

右九味擣篩。白蜜和丸如梧子。服三丸。以吐下爲度。若不吐利。加二丸。一本有杏人七十枚。忌豬肉冷水蘆筍肉。出第十四卷中范汪同

古今錄驗續命丸。療傷寒及癖實痰飲百病方。

大黃五兩　黃連一兩　麻黃五兩去節　甘遂三兩熬

黃芩二兩　芒消二兩研　杏人七十枚去皮尖熬　巴豆一百枚去心熬研

豉一升熬

右九味擣篩。蜜和丸。得傷寒一日服一丸。如小梧子大。二日二丸。至六七日六七丸。但吐下得汗愈。若水澼及痰實。服三五丸。日二。忌豬肉冷水蘆筍。范汪延年刪繁同出第三卷中

傷寒春冬欬嗽方三首

病源此由邪熱客於肺也。上焦有熱。其人必飲水。水停心下。則肺爲之浮。肺主於欬。水氣乘之。故欬嗽。出第八卷中

小品射干湯主春冬傷寒。秋夏中冷欬嗽。曲拘不得氣息喉鳴啞失聲乾嗽無唾。喉中如哽者方。

射干二兩 半夏五兩洗 杏人二兩去皮尖兩人 乾薑二兩炮

甘草二兩炙 紫菀二兩 肉桂二兩 吳茱萸二兩

當歸二兩 橘皮二兩 麻黃二兩去節 獨活二兩

右十二味。切。以水一斗。煮取三升。去滓。溫分三服。始病一二日者。可服此湯。汗後重服。勿汗也。病久者初服可用大黃二兩。初秋夏月暴雨冷。及天行暴寒。熱伏於內宜生薑四兩代乾薑。除茱萸。用枳實二兩炙。忌羊肉、海藻、菘菜、餳、生葱。出第六卷中

古今錄驗下氣橘皮湯。療春冬傷寒。秋夏冷濕欬嗽。喉中鳴聲。上氣不得下。頭痛方。

橘皮 紫菀 麻黃去節 杏人去皮尖雙人

當歸 桂枝 甘草炙 黃芩各三分

右八味。切。以水七升。煮取三升。分三服。不差重合之。忌海藻、菘菜、生葱。出第三卷中

延年療傷寒。骨節疼。頭痛。眼睛疼。欬嗽。知母湯方。

知母二兩 貝母三兩 乾葛三兩 芍藥三兩

石膏四兩碎裹 黃芩三兩 杏人一兩去皮尖及雙人 梔子人三兩擘

右八味。切。以水七升。煮取二升五合。去滓。分為三服。如人行八九里再服。忌蒜、麪七日。出第九卷中

傷寒攻目生瘡兼赤白瞖方六首

病源目者藏腑之精華。肝之外候也。傷寒熱毒壅滯。熏蒸於肝。上攻於目。則令目赤腫痛。若毒氣盛者。眼生瞖膜。又肝開竅於目。肝氣虛。熱乘虛上衝於目。故目赤痛。重者生瘡瞖白膜息肉。出第八卷中

肘後療傷寒大病後。熱毒攻目方。

煮蜂房以洗之。日六七度。張文仲同

又方

冷水漬青布以掩目。張文仲同

又療熱病後生瞖方。

燒豉二七粒。末。內管中以吹之。並出第二卷中文仲備急同

小品漏蘆連翹湯。療傷寒熱毒變作赤色癰疽、丹瘮、腫毒及眼赤痛生障瞖。悉主之方。兼療天行。

漏蘆二兩 連翹二兩 黃芩二兩 麻黃二兩去節

白歛二兩 升麻二兩 甘草二兩炙 大黃三兩切

枳實三兩炙

右九味。切。以水九升。煮取三升。去滓。溫分三服。相去二食頃更服。熱盛者可加芒消二兩。忌海藻、菘菜等物。千金同

又秦皮湯療毒病衝眼忽生赤瞖或白或腫膚起或赤痛不得視光痛入心肝或眼外浮腫如吹汁出生膜覆珠子方。

秦皮二兩　前胡二兩　常山二兩　黄芩二兩
升麻二兩　芍藥二兩　白薇二兩　枳實二兩炙
大黄三兩　甘草二兩炙

右十味以水八升煮取三升分三服相去二食頃更服若盛熱者可加芒消二兩忌海藻菘菜生葱生菜。出第六卷中一方加梔人一兩梔子人半兩

張文仲秦皮湯主傷寒病熱毒氣入眼生赤脉赤膜白膚白瞖者及赤痛不得見光痛毒煩惱者神効方。

秦皮　升麻　黄連各一兩

右三味切以水洗去塵用水四升煮取二升半冷之分用三合仰眼以綿繞筯頭取湯以滴眼中如屋漏狀盡三合止須臾復用日五六遍乃佳忌豬肉冷水。出第二卷中

傷寒口瘡方二首

病源夫傷寒冬時發其汗必吐利口中爛生瘡以其熱毒在藏心脾煩壅表裏俱熱熱不已毒氣熏於上焦故令口舌乾燥生瘡也。出第七卷中

深師療傷寒熱病口瘡黄蘗蜜方。

黄蘗削去上皮取裏好處薄斜削

右一味以崖蜜半斤極消者以漬蘗一宿唯欲令濃含其汁良久吐之更復如前若胷中熱有瘡時飲三五合尤良。

又療傷寒口瘡爛者升麻湯方。

升麻一兩　甘草一兩炙　竹葉五合切　麥門冬三分去心
牡丹一分　乾棗二十枚擘

右六味切以水四升煮取一升半去滓分五服含稍稍咽之爲度忌海藻菘菜胡荽等。並出第十四卷中

傷寒手足欲脱疼痛方七首

病源此由熱毒氣從内而出循經絡攻於手足也人五藏六腑井榮俞皆出於手足指故毒從藏腑而出也。出第八卷中

范汪療傷寒熱病手足腫欲脱方。

生牛肉裹之腫消痛止。出第三十卷中深師同

崔氏療傷寒手足熱疼欲脱方。

取羊屎煮汁以淋之差止亦療時疾陰囊及莖腫亦可煮黄蘗洗之。肘後深師集驗千金備急並同出第一卷中

集驗療毒熱攻手足腫疼欲脱方。

濃煮虎杖根適寒温以漬手足入至踝上一尺。兼療天行范汪肘後千金同

又方

酒煮苦參以漬之。范汪千金集驗同並出第二卷中

千金療毒熱病攻手足腫疼痛欲脫方。

煮馬糞若羊糞汁漬之豬膏和羊糞塗之亦佳。范汪集驗肘後同

又方

取常思草絞取汁以漬之。一名蒼耳。范汪集驗肘後同出第十卷中

備急療熱病手足腫欲脫者。方兼主天行。

以稻穰灰汁漬之佳。集驗千金肘後同出第一卷中

傷寒虛羸方四首

病源其人血氣先虛復爲虛邪所中。發汗吐下之後經絡俱損傷。陰陽竭絕熱邪始散真氣尚少。五藏猶虛穀神未復。無津液以榮養故虛羸而生病焉。出第八卷中

集驗療傷寒虛羸少氣氣逆若嘔吐方。

石膏一斤碎綿裹　竹葉一把　麥門冬一升去心　人參二兩
半夏一升洗　生薑四兩　甘草二兩炙

右七味切。以水一斗二升。煮取六升。去滓。內粳米一升。米熟去米飲一升。日三服。忌海藻菘菜羊肉餳。出第三卷中

又生地黃湯療傷寒有熱虛羸少氣。心下滿胃中有宿食大便不利方。

生地黃三斤　大黃四兩　大棗二十枚擘　甘草一兩炙
芒消二合

右五味合擣令相得蒸五升米下熟絞取汁分再服。忌海藻菘菜。出第二卷中

千金療傷寒虛羸少氣嘔吐竹葉石膏湯方。

石膏一斤碎綿裹　竹葉一把　麥門冬一升去心　人參二兩
半夏半升洗　甘草二兩

右六味。以水一斗。煮取六升去滓內粳米一升。煮米熟。去米飲一升。日三服。忌海藻菘菜羊肉餳。此張仲景傷寒論方

張文仲梔子豉湯療吐下後虛羸欲死方。

梔子十四枚　豉四合綿裹

右二味以水五升。先煮梔子取二升。內豉又煮三四沸去滓。分再服。支同此出姚萬第二卷中集驗備急同各用梔子十四枚

傷寒不得眠方四首

病源夫衛氣晝行於陽。夜行於陰。陰主夜夜主臥。謂陽氣盡。陰氣盛。則目瞑矣。今熱氣未散。與諸陽并。所以陽獨盛。陰偏虛。雖復病後仍不得眠者。陰氣未復於本故也。出第八卷中

仲景傷寒論療傷寒發汗若吐下後。虛煩不得眠。劇則反

覆顛倒。心內苦痛懊憹者。屬梔子豉湯證方。

肥梔子十四枚擘 香豉四合綿裹

右二物。以水四升。先煑梔子取二升半。去滓。內豉更煑取一升半去豉。分温再服。得吐。止後服。

肘後療大病差後虛煩不得眠。腹中疼痛懊憹。烏梅豉湯方。

豉七合綿裹 烏梅十四枚擘

右二物。以水四升。煑烏梅取二升半。內豉更煑。取一升半。去滓。温分再服。無烏梅。用梔子四枚。

又半夏茯苓湯方。

半夏三兩洗 秫米一升 茯苓四兩

右三味。切。以千里流水一石。揚之萬遍。澄取二斗。合煑諸藥得五升。去滓。温分五服。忌羊肉餳酢等物。並出第一卷中

深師酸棗湯。療傷寒及吐下後心煩乏氣。晝夜不眠方。

酸棗人四升 麥門冬一升去心 甘草二兩炙 蝭母二兩知母也

茯苓二兩 芎藭二兩 乾薑三兩

右七味。切。以水一斗六升。煑酸棗取一斗。去棗內藥。煑取三升。去滓。温分三服。忌海藻菘菜大酢。出第十四卷中

傷寒小便不利方九首

病源傷寒發汗後。而汗出不止。津液少。胃中極乾。小腸有伏熱。故小便不通也。出第八卷中

仲景傷寒論少陰病。二三日不已。至四五日。腹痛。小便不利。四肢沈重。疼痛。自下利者。此爲有水氣。或欬。或小便自利。或下利。或嘔者。真武湯主之方。

茯苓三兩 白芍藥三兩 附子一枚炮去皮破八片 白朮三兩

生薑三兩去皮

右五味。切。以水八升。煑取三升。去滓。温服七合。日三。若欬者加五味子半升。細辛一兩。乾薑一兩。若小便自利者。去茯苓。若下利者。去芍藥。加乾薑二兩。嘔者去附子。加生薑。足前成半斤。忌酢豬肉桃李雀肉等。出第六卷中 深師同 兼主天行大効

又傷寒六七日。已發汗而復下之。胷脅滿結。小便不利。渴而不嘔。但頭汗出。往來寒熱。心煩者。此未解也。屬小柴胡桂薑湯主之方。

柴胡半斤 桂心三兩 黃芩三兩 牡蠣二兩熬

甘草二兩炙 栝樓根四兩 乾薑二兩

右七味。切。以水一斗二升。煑取六升。去滓。更煎取三升。温服一升。日三。初一服微煩。後汗出便愈。忌生葱海藻菘菜。出第四卷中

又療傷寒七八日。身黃如橘子色。小便不利。腹微滿者。茵

蔯湯主之方。

茵蔯六兩　肥梔子十四枚擘　大黃二兩去皮酒洗破三片

右三味。以水一斗二升。先煮茵蔯減二升。去滓。內二物煮取三升。去滓。分溫三服。日三。小便當利。尿如皂莢沫。狀色正赤。一宿腹減。黃從小便去。出第五卷中。張文仲千金並同

又服桂枝湯。或下之。仍頭項强痛。翕翕發熱無汗。心下滿微痛小便不利者。桂枝去桂加茯苓白朮湯主之方。

芍藥　生薑切　白朮　茯苓各三兩

甘草二兩炙　大棗十二箇擘

右六味。切。以水八升。煮取三升。去滓。溫服一升。小便利則愈。忌海藻菘菜酢桃李雀肉等。

肘後療小腹滿。不得小便方。兼療天行。

細末雄黃。蜜和爲丸。如棗核。內溺孔中。令入半寸。出第二卷中。文仲同

千金翼療少陰病四逆。其人或欬。或悸。或小便不利。或腹中痛。或洩利下重。四逆散方。

甘草十分炙　枳實十分炙　柴胡十分　芍藥十分

右四味。擣細篩。白飲和服方寸匕。日三服。欬者加五味子乾薑各五分。并主下利。胷中悸者。加桂心五分。小便不利者。加茯苓五分。腹中痛者。加附子一枚。洩利下重者。先以水五升煮薤三升。取三升。以散三方寸匕。內湯中煮之。取一升半。分再服。忌海藻菘菜。仲景范汪同。出第十卷中

崔氏療傷寒熱盛。小便不利。滑石湯方。兼療天行。

滑石二兩屑　葶藶子一合熬

右二物。以水二升。煮取七合。去滓。頓服之。

又方

擣生葱傅臍下。橫文中。燥則易之。

又瞿麥湯方。

瞿麥三兩　甘草三兩炙　滑石四兩　葵子二合半

石韋三兩去毛令盡

右五味。切。以水八升。煮取二升半。分三服。忌海藻菘菜。並出第一卷中。古今錄驗同

傷寒下痢及膿血黃赤方一十六首

病源傷寒病若表實裏虛。熱氣乘虛而入。攻於腸胃。則下黃赤汁。若溫毒氣盛。則腹痛壯熱。下膿血如魚腦。或如爛肉汁。若寒毒入胃。則腹滿身熱下清穀。下清穀者。不可攻表。汗出必脹滿。表裏俱虛故也。

傷寒六七日。下利。便發熱而痢。其人汗出不止者死。但有陰無陽故也。

下利有微熱。其人渴。脉弱者今自愈。脉沈弦者下重。其脉

大者爲未止。脉微數者爲欲自止。雖發熱不死。少陰病八九日。而一身手足盡熱。熱在膀胱。必便血下利。脉反浮數。尺中自濇。其人必圊膿血。少陰病下利。若利自止。惡寒而欲踡。手足温者可療。陽明病下利。其人脉浮大。此皆爲虚弱强下之故也。

傷寒下利日十餘行。其人脉反實者死。出第八卷中張仲景傷寒論陽明無下利證不可下或有云下利其脉浮大者此皆爲虚以强下之故也設脉浮革因爾腸鳴當温之與水卽噦

仲景傷寒論傷寒本自寒下。醫復吐之下之。不解者。寒格更逆吐下。食入還吐出者。屬乾薑黄連人參湯主之方。

乾薑　黄連　黄芩　人參各三兩

右四味切。以水六升。煮取二升。去滓。分再服之。忌猪肉冷水等。出第六卷中

又太陽病桂枝證。醫反下之。利遂不止。脉促者。表未解也。喘而汗出者。屬葛根黄連湯方。

葛根八兩　黄連三兩金色者　黄芩三兩切　甘草二兩

右四味切。以水八升。先煮葛根減二升。掠去沫。内諸藥。煮取二升。去滓。温分再服。忌猪肉冷水海藻菘菜。出第七卷中

肘後療傷寒若下膿血者。赤石脂湯方。

赤石脂二兩碎　乾薑二兩切　附子一兩炮破

右三味。以水五升。煮取三升。去滓。温分三服。後臍下痛者。加當歸一兩。芍藥二兩。用水六升。煮忌猪肉。范汪張文仲同

又主下利不能食者。兼療天行。黄連丸方。

黄連一兩　烏梅二十枚炙燥

右二味擣末。臘如博碁子一枚。蜜一升。於微火煎。令可丸如梧子。一服十五丸。日三。忌猪肉冷水。出第一卷中

又白通湯。療傷寒泄痢不已。口渴不得下食。虚而煩方。

大附子一枚生削去黑皮破八片　乾薑半兩炮　甘草半兩炙

葱白十四莖

右四味切。以水三升。煮取一升二合。去滓。温分再服。渴微嘔。心下停水者。一方加犀角半兩。大良。忌海藻菘菜猪肉。范汪同出第十四卷中張仲景傷寒論白通湯惟主少陰下利厥逆無脉乾躁而煩者白通加猪膽湯主之本無甘草仍不加犀角

范汪療傷寒腹中微痛不止下利。秦皮湯方。

秦皮三兩　黄連四兩　白頭翁二兩　阿膠三兩

右四味㕮咀三味。以水八升。煮得二升。絞去滓。内膠令烊。適寒温。先食飲七合。日二服。忌猪肉冷水。

又豉薤湯。療傷寒暴下及滯利腹痛方。

豉一升　薤白一把寸切

右二物。以水三升。煮令薤熟。漉去滓。分爲再服。不差復

作。

又蕙草湯。療傷寒。除熱止下利方。

蕙草二兩　黃連四兩　當歸二兩

右三味。切。以水六升。煮得二升。適寒溫。飲五合。日三。忌猪肉冷水等物。

又療傷寒下利。脉微。足厥冷。通草湯方。

通草一兩　乾薑一兩　枳實四兩炙　人參一兩　附子一枚炮令裂破

右五味。切。以水六升。煮取二升。適寒溫。飲五合。日三。不差。稍加至七合。忌猪肉。並出第三十卷中

小品犀角湯。療熱毒下黃赤汁。及赤如腐爛血。及赤滯如魚腦。腹痛壯熱。諸藥無效方。

黃蘗一兩半　黃芩一兩半　白頭翁一兩　黃連二兩　當歸一兩　牡蠣一兩半熬　犀角一兩半屑　艾葉半兩　石榴皮一兩半　桑寄生一兩　甘草一兩炙

右十一味。切。以水八升。煮取三升。分三服。忌猪肉冷水海藻菘菜。出第六卷中古今錄驗同

集驗療傷寒後下利膿血。蘗皮湯方。

黃蘗二兩　黃連四兩　梔子人十四枚擘　阿膠一兩炙

右四味。切。以水六升。煮三味。取二升。去滓。內膠令烊。溫分再服。忌猪肉冷水。范汪同出第二卷中

千金翼熱利下重。白頭翁湯主之方。

白頭翁二兩　黃蘗三兩　黃連三兩　秦皮三兩切

右四味。切。以水七升。煮取二升。去滓。分服一升。不愈更服。忌猪肉冷水。范汪同出第十卷中此張仲景傷寒論方

崔氏療傷寒後赤白滯下無數。阮氏桃華湯方。

赤石脂八兩冷多白滯者加四兩　粳米一升　乾薑四兩冷多白滯者加四兩切

右三味。以水一斗。煮米熟湯成。去滓。服一升。不差。復作。熱多則帶赤。冷多則帶白。千金翼方不同加減稍別傷寒論千金范汪同張仲景傷寒論煮湯和赤石脂末一方寸匕服

又療傷寒熱利。黃連丸方。

黃連三兩去毛　當歸三兩　乾薑二兩　赤石脂二兩切

右四味。擣篩。蜜和丸如梧子大。服三十丸。日三。权尚書以療熱痢。是歲傳與東都當方諸軍營。及夏口戍人發者數千餘人。余時亦復用之。亦佳。但時用之。不及諸湯速耳。當服百丸許乃斷。忌猪肉冷水。並出第一卷中

張文仲陶氏傷寒下利。豉薤湯方。

豉一斤綿裹　薤白一握　梔子十四枚擘破

右三味。以水五升。煮取二升半。去滓。溫分三服。小品云此方主溫毒及傷寒內虛。外熱攻腸胃。下黃赤汁。及如

爛肉汁，并去赤滯下伏氣腹痛，諸熱毒悉主之。水四升，先煮梔子薤白令熟，內豉煮取二升，分三服。千金備急方同

又療傷寒下利，惡血不止，犀角湯方。

乾薑一兩 犀角末一兩 地榆一兩 蜜二合

右四味切，以水五升，煮取一升半，去滓，下蜜更煮至一升，分三服，自愈。此治熱毒蠱利。千金同，並出第十五卷中

傷寒䘌瘡方一十首

病源凡得傷寒及天行熱病，日數較多，腹內有熱，又人食少，腸胃空虛，三蟲行作求食，食人五藏及下部也。䘌病之候，齒齗無色，舌上盡白，甚者脣裏有瘡，四肢沉重，忽忽喜眠，如此皆爲蟲食其肛，肛爛見五藏則死。當數看其上脣，內有瘡唾血，脣內如粟瘡者，則心內懊憹痛，此蟲在上食其五藏；下脣內生瘡者，其人不寤，此蟲食下部，皆能殺人也。出第八卷中

肘後若病人齒齗無色，舌上白者，或喜眠，憒憒不知痛痒處，或下利，宜急療下部。不曉此者，但攻其上，不以爲意，下部生瘡，蟲食其肛，肛爛見五藏便死。

燒馬蹄作灰，細末，豬膏和，塗綿，以導下部，日數度，差。

又桃人苦酒湯方。

桃人五十枚，去皮尖及兩人 苦酒二升 鹽一合

右三味，煮取六合，去滓，盡服之。並出第一卷中

深師療䘌食下部，桃皮湯方。

桃皮二兩 槐子二兩 艾二兩 大棗三十枚，擘 一方用黃連

右四味切，以水五升，煮取三升，去滓，溫分三服之。

又療䘌蟲食下部方。

以泥作瓶，以竹筒如指，所橫穿瓶肚，筒一頭內下孔中，內如雞子艾燒之，人就瓶口吹之，常令艾燒，强人可益艾，甚良。千金同

又龍骨湯，治傷寒已八九日至十餘日，大煩渴熱盛，而三焦有瘡䘌者多下，或張口吐舌呵吁，咽爛，口鼻生瘡，吟語不識人，宜服此湯，除熱毒止痢神方。

龍骨半斤，碎

右一味，以水一斗，煮取四升，沉之井底令冷，服五合，餘漸漸進之，恣意如飲，尤宜老少，無味殆如飲水，亦斷下。文仲備急千金等同

又療傷寒及諸病之後，內有瘡出下部煩者，黃連犀角湯方。

黃連一兩，去毛 烏梅十四枚，擘 犀角三兩 青木香半兩

右四味切，以水五升，煮取一升半，分再服，忌豬肉冷水等。並出第十四卷中

范汪療傷寒心中懊憹。下利。穀道中爛傷。當服懊憹散。以䘌藥內穀道中。懊憹散方。

雚蘆十分 乾漆二分 萹蓄二分

右三味。各異擣篩。粉粥飲服一錢匕。先食。日再服。千金同

又療䘌懊憹麝香散方。

麝香一分研 雄黄一分研 丹砂一分研 犀角一分屑

羚羊角一分研 青葙子一分 黄連一分 升麻一分

桃人一分熬 貝齒一分

右十味。並擣合下篩。先食以小麥粥服錢五匕。服藥訖復以錢五匕綿裹。以導穀道中。食頃去之。日三。忌豬肉冷水生血等物。並出第三十三卷中

小品青葙子散。療熱病有䘌。下部生瘡方。

青葙一兩 雚蘆四兩 狼牙三分 橘皮二分

萹蓄二分切之

右五味。擣下篩。粥飲和。合服兩錢匕。日三。不知稍增之出第六卷中 千金同有甘草一分

張文仲療傷寒兼䘌瘡。王叔和云。其候口脣皆生瘡。唾血。上脣內有瘡如粟者。則心中懊憹痛。如此則此蟲在上。乃食五藏。若下脣內生瘡。其人喜眠者。此蟲在下。食下部方。

取雞子一枚。扣頭出白。與漆一合。熟和令調如漆。還內殼中。仰吞之。食頃。或半日。或下蟲。或吐蟲。劇者再服乃盡。熱除病愈。凡得熱病。腹內熱。食少。三蟲行作求食。食人五藏及下部。人不能知。可服此藥。不爾䘌蟲殺人。集驗深師肘後同

又方

豬膽一具

右一味。漬著半升苦酒中。和之。煎三沸。三下三上。藥成可放温。空腹飲一滿口。蟲即死。有人經用之驗。並出第二卷中 千金同

傷寒陰陽易方八首

病源傷寒陰陽易病者。是男子婦人傷寒病新差未平復。而與之交接得病者。名為陰陽易也。其男子病新差未平復。而婦人與之交接得病者。名陽易。其婦人得病新差未平復。而男子與之交接得病者。名陰易。若二男二女。並不相易。所以呼為易者。陰陽感動。其毒度著於人。如換易也。其病之狀。身體重。小腹裏急。或引陰中拘攣。熱上衝胸。頭重不能舉。眼內生䁾。四肢拘急。小腹㽲痛。手足拳。皆即死。其亦有不即死者。病苦小腹裏急。熱上衝胸。頭重不能舉。百節解離。經脉緩弱。血氣空虛。骨髓枯竭。便噓噓吸吸。氣力轉少。著牀不能動搖。起止仰人。或引歲月方死。出第八卷中

深師療婦人得溫病雖差平復。未滿一百日。不可與交合。交合爲陰易之病。病必拘急手足拳皆死。丈夫病以易婦人。名爲陽易。速當療之可差。滿四日不可療也。宜令服此藥方。

乾薑四兩

右一味擣末湯和一頓服。溫覆汗出得解。止手足伸遂愈。范汪同出第十四卷中

范汪豭鼠糞湯療傷寒病後男子陰易方。

薤一大把　豭鼠糞十四枚

右二味。以水五升。煮取二升。盡飲之。溫臥汗出便愈。亦理勞復。豭鼠屎兩頭尖者是也肘後薤作藍

又丹米湯療傷寒病已後男子陰易方。

丹米三兩

右一味末以薄酒和盡飲之。溫覆汗出便愈。亦隨人大小。不必三兩。自以意消息之。

又療交接勞復卵腫腹中絞痛便絕死。竹皮湯方。

刮青竹皮一升

右一味。以水三升。煮五六沸。絞去滓。頓服立愈。肘後同

又療陰陽易栝樓湯方。

栝樓根二兩

右一味。以水五升。煮取一升。分二服。先以青淡竹瀝一升。合水二升。煮好銀二兩。減半去銀。先與病人飲之。訖須臾乃服湯。小便利即差。栝樓湯銀汁須冷服。與前療渴方同

千金曰。昔者有人得傷寒病已差未健。詣華旉視脉。旉曰。雖差尚虛。未復陽氣不足。勿爲勞事。餘勞尚可。御內即死。臨死當吐舌數寸。其妻聞其夫病除。從百餘里來省之。止宿交接。中間三日發病。口舌出數寸而死。病新差未滿百日。氣力未平復。而以房室者。略無不死。有士蓋正者。病愈後六十日。已能行射獵。以房室則吐涎而死。及熱病房室。名爲陰陽易之病。皆難療。多死。近者有士大夫小得傷寒。差以十餘日。能乘馬行來。自謂平復。以房室則小腹急痛。手足拘攣而死。醫者張苗說。有婢得病後數十日。有六人姧之皆死。婦人得病易丈夫。丈夫得病亦易婦人。療之燒裩散方。兼主溫病陰易也。

取女人中裩近隱處燒取灰。

右一物爲散。服方寸匕。日三。小便即利。陰頭微腫。此爲愈矣。女人病可取男子裩。如前法。酒水服。此本仲景方肘後同

又療交接勞復。卵腫縮腹中絞痛。便欲死者方。

取交接婦人衣服以覆男子。肘後同

又方

取女人手足爪二十枚女人衣中裳一尺燒
右二味末以酒服亦可米汁飲服之出第十卷中肘後同

傷寒勞復食復方二十五首

病源傷寒病新差津液未復血氣尚虛若勞動早更復成病故云復也若言語思慮則勞神梳頭澡洗則勞力勞則生熱熱氣乘虛還入經絡故復病也其脉沉緊者宜下之又食復傷寒病新差及大病之後脾胃尚虛穀氣未復若食豬肉腸血肥魚及油膩物必大下利醫所不能治也必至於死若食餅餌粢黍飴脯炙膾棗栗諸果牢強難消之物胃氣虛弱不能消化必更結熱適以藥下之則胃氣虛冷大利難禁不下之必死下之亦危皆難救也大病之後多坐此死不可不慎護也夫病新差後但得食糜粥寧可少食令飢慎勿飽不得他有所食雖思之勿與引日轉久可漸食羊肉糜若羹汁慎不可食豬狗等肉並出第八卷中

廣濟療傷寒因食勞復頭痛壯熱梔子湯方

梔子十四枚擘　香豉一升綿裹　葱白一握切　粟米三合
雄鼠屎二七枚燒令煙絕末

右五味以水八升煮取二升三合去滓內鼠屎分三服服別相去如人行六七里須利內芒消五分忌麪炙肉蒜等物出第一卷中

深師療勞復大青湯方

大青四兩　甘草二兩炙　阿膠二兩炙　香豉二兩

右四味切以水一斗煮取三升去滓溫服一升日五六欲盡復作常使有湯渴便飲無毒除熱止吐下傷寒一二日上至十數日困篤發汗熱不解吐下後熱不除止下痢甚良先煮大青甘草取四升去滓內膠豉膠消盡便漉去勿令豉壞當預漬膠令釋也忌菘菜海藻集驗肘後千金同

又方

取雞子空殼碎之熬令黃黑擣篩熱湯和一合服之溫臥取汗愈雞子殼悉服之肘後崔氏同

又方

取馬糞燒擣爲散冷酒服方寸匕良三炊頃便驗神良

又療傷寒差後勞復葵子湯方

葵子二升　粱米一升

右二味合煮作薄粥飲之多多爲佳取汗立差並出第十四卷中

范汪療傷寒病差語言書疏坐起行步勞復方

劇青竹皮多多煮之令厚濃服三升汁則愈

又傷寒已愈食飲多勞復大黃豉湯方。

豉五合　甘草二兩炙　桂心二兩　大黃四兩

芒消半斤

右五味㕮咀。以水六升。煮得二升。去滓。先食適寒溫飲一升。日再。忌海藻菘菜生葱等物。

又療傷寒差已後飲食勞復梔子湯方。

梔子十四枚　豉一升　桂心二兩　麻黄二兩

大黃二兩

右五味㕮咀。以水七升。先煮麻黄掠去沫。內餘藥更煮取二升。去滓。溫服一升。日再服。當小汗及下利。忌生葱。

並出第三十四卷中

千金療傷寒溫病後勞復。或食飲。或動作。梔子石膏湯方。

梔子人三七枚擘　石膏五兩碎　鼠屎二十枚尖頭者　香豉一升綿裹

右四味。以水七升。煮取三升。分三服。

又療勞復。或因洗手足。或梳頭。或食等勞復方。

取洗足手汁。飲之一合。卽愈。

又方

取頭垢如棗核大。吞一枚。

又方

取飯燒爲末。飲進一升。肘後同

又療大病已差勞復者。枳實梔子湯方。

枳實三枚炙　梔子十四枚擘

右二味。以酢漿一斗。先煎取六升。煮藥取三升。內豉一升。煎五六沸。去滓。分再服。覆取汗。如有宿食者。內大黄如棊子一枚。范汪救急集驗並同出第十卷中張仲景傷寒論內大黃如博棊子五六枚

又療勞復垂死者方。

煖湯三合。洗四五歲女子陰。取汁內口中。服則愈。男兒亦得。起死人方。

又療食勞方。

麴一餅。煮取汁服之。

又療食勞方。

杏人五十枚。酢二升。煎取一升。服之取汗則差。

又方

燒人糞灰。水服之方寸匕。

又療傷寒差後。更頭痛壯熱煩悶者方。

服黄龍湯三合。日三服。

又欲令病人不復者方。

燒頭垢如梧子大。服之。並出第十卷中

崔氏療傷寒勞復鼠屎湯方。

梔子二七枚擘　豉五合　鼠屎二七枚兩頭尖者

右三味。以漿水二升。煮取一升。去滓。頓服。數試異驗。出第一卷中

古今錄驗梔子湯。療傷寒勞復方。

梔子十四枚擘 麻黄二兩去節 大黄二兩 豉一升綿裹

右四味切。以水七升。煮取二升。分爲三服。深師肘後同

又療傷寒勞復鼠屎湯方。

鼠屎二十一枚 豉一升綿裹 梔子七枚擘 大黄三兩切

右四味。以水五升。煎取二升七合。分三服。微取汗。應小鴨溏下。千金同

又療病新差早起及食多勞復鼠屎豉湯方。

鼠屎兩頭尖者二十一枚 香豉一升

右二味。以水三升。煮取一升。盡服之。溫臥令小汗。千金同

又療食不消勞復脉實者鼠屎梔子豉湯方。

豉二升綿裹 鼠屎二十一枚 梔子七枚擘 麻黄三兩去節

右四味。以水五升。煮取二升。分服七合。汗微出。日三服。千金麻黄作大黄

又療傷寒已愈食飲多復發者方。

豉五合綿裹 甘草二兩炙 大黄四兩 芒消半兩

右四味切。以水九升。煮取三升。去滓。飲一升。日再。忌菘菜海藻等。范汪同

又療傷寒差令不復。白芷散方。

白芷十二分 白术十分 防風八分 栝樓五分

桔梗四分 細辛三分 附子二分炮去皮 乾薑二分

桂心二分

右九味。擣篩爲散。以粳米粥清服一錢匕。食已。服二錢。小兒服一錢。常以鷄子羹粳米飯多少與病人食之。亦未必常有鷄子羹粳米飯。如服藥訖。即扶起令行步。仍擲頭洗手面。食輒服之。勞行如前。則不復。浩云數用佳。忌豬肉桃李雀肉胡荽蒜青魚鮓生葱生菜。范汪同出第三卷中 一方有人參三分

傷寒百合病方七首

病源傷寒百合病者。謂無經絡百脉一宗。悉致病也。皆因傷寒虛勞。大病之後不平復。變成斯病也。其狀意欲食。復不能食。常默默欲得臥。復不得臥。欲出行。而復不能行。飲食或有美時。或有不用時。聞飲食臭。或如強健人。而欲臥。復不得眠。如有寒。復如無寒。如有熱。復如無熱。至朝日苦小便赤黄。百合之病。諸藥不能療。得藥則劇而吐利。如有神靈所加也。身形如和。其人脉微數。每尿輒頭痛。其病六十日乃愈。若尿時頭不痛。淅淅然如寒者。四十日愈。若尿時快然。但眩者。二十日愈。其證或未病而預見。或病四五

日而出或病二十日一月日復見其狀惡寒而嘔者病在上焦也二十三日當愈其狀腹滿微喘大便硬三四日一大便時復小溏者病在中焦也六十三日當愈其狀小便淋瀝難者病在下焦也四十三日當愈各隨其證以療之耳 並出第八卷中

仲景傷寒論療百合之病諸藥不能療若得藥則劇而吐痢如有神靈所加也身體仍和脉微數每尿時輒頭痛六十日乃愈尿時頭不痛淅淅然者四十日愈尿時快然但頭眩者二十日愈其證或未病而預見或病四五日而出或病二十日一月復見者悉療之

又發汗已更發者百合知母湯主之方

百合七枚擘 知母三兩

右二味以泉水洗先漬百合經一宿上當白沫瀉却其汁更以好泉水二升煮取一升去滓置之一處別以泉水二升煮知母取一升去滓二味汁相和煮取一升半分溫再服之 小品千金同

又下之已更發者百合滑石代赭湯主之方

百合七枚擘以泉水漬一宿上當白沫出去之 滑石三兩碎 代赭如彈丸一枚碎

右三味先以泉水二升煮百合取一升去滓置一廂又以泉水二升煮和二味取一升去滓合煎取一升半分再服 千金小品同

又吐之已更發者百合雞子湯主之方

百合七枚

右一味依前法泉水二升煮取一升去滓扣雞子一枚取中黃内百合湯中攪令調溫再服之 千金同

又不吐不下不發汗病形如初百合生地黃湯主之方

百合七枚

右一味依前法漬以泉水二升煮取一升生地黃汁一升二味汁相和煮取一升半溫分再服一服中病者更勿服也大便當出惡沫 千金小品並同

又百合病一月不解變成渴者

以漬百合水洗身法其後千金方中一味是後服栝樓牡蠣散其次則是 並出第十七卷中

小品凡百合病見於陰而以陽法攻之其陰不得解也復發其汗此爲逆其病難治見於陽而以陰法攻之其陽不得解也復下之其病不愈

千金百合病經一月不解變成渴者方

百合根切一升

右一味以水一斗漬一宿以汁洗病人身也洗身訖食白湯餅今餺飥也勿與鹽豉也渴不差可用栝蔞根並牡蠣

等分爲散。飲調方寸匕。日三服。小品張仲景方同

又療百合病變而發熱者方。

滑石三兩　百合根一兩炙

右二味末之。飲下方寸匕。日三。微利者止勿服之。熱即除。一本云治百合病小便赤澁。臍下堅急。

又百合病變腹中滿痛者方。

但服百合根。隨多少熬令色黃。末之。飲調方寸匕。日二。滿消痛止。小品同並出第十卷中

傷寒狐惑病方四首

仲景傷寒論狐惑之病。其氣如傷寒。嘿嘿但欲臥。目瞑不得眠。起臥不安。蝕於喉咽者爲惑。蝕於陰者爲狐。狐惑之病。並惡飲食。不欲聞飲食臭。其面乍赤乍黑乍白。蝕於上部其聲嗄。蝕於下部其咽乾。蝕於上部瀉心湯主之。蝕於下部苦參湯淹洗之。蝕於肛外者。雄黃熏之。

又瀉心湯。　兼療下利不止。心中愊愊堅而嘔。腸中鳴者方。

半夏半升洗　黃芩三兩　人參三兩　乾姜三兩

黃連一兩　甘草四兩炙　大棗十二枚擘

右七味切。以水一斗。煮取六升。分服一升。日三服。忌豬肉冷水菘菜海藻羊肉餳。千金同出第六卷中

又雄黃熏法。　兼主䘌病。

雄黃一物研末。以兩筒瓦合之燒。以熏下部。

千金療狐惑。薰草黃連湯方。

黃連四兩去皮　薰草四兩

右二味切。以白漿一斗漬之一宿。煑取二升。去滓分爲二服。忌豬肉冷水。小品同

又其人脈數無熱。微煩。嘿嘿但欲臥。汗出。得之三四日。眼赤如鳩眼者。得之七八日。其四眥黃黑。能食者。膿已成也。療之方。

以赤小豆三升漬之。令生牙足。復乾之。加當歸三兩爲末。漿水服方寸匕。日三。小品同出第十卷中此本仲景方

凡病形不可灸。因火爲邪。散走血脈。傷脈尚可。傷藏則劇。井輸穴腫。黃汁自出。經絡外爛。肉腐爲癰膿。此爲火疽。七居及醫所傷也。凡微數之脈。慎不可灸。因火爲邪。即致煩逆。追虛逐實。血散脈中。火氣雖微。內攻有力。焦骨傷筋。血難復也。

勘

右廸功郎克兩浙東路提舉茶塩司幹辦公事張寔校

重訂唐王燾先生外臺秘要方第二卷終

重訂唐王燾先生外臺秘要方第三卷目錄天行二十一門

唐王燾先生外臺秘要方第三卷

宋朝散大夫守光祿卿直秘閣判登聞簡院上護軍臣林億等　上進

新安後學程衍道敬通父訂梓

男龍錫爲光父仝校

天行病發汗等方四十二首

病源夫天行時氣病者是春時應煖而反大寒夏時應熱而反大凉秋時應涼而反大熱冬時應寒而反大温者此非其時而有其氣是以一歲之中病無長少率多相似者此則時行之氣也從立春節後其中無暴大寒又不冰雪而人有壯熱爲病者此屬春時陽氣發於冬時伏寒變爲温病也從春分以後至秋分節前天有暴寒者皆爲時行寒疫也一名時行傷寒此是節候有寒傷於人非觸冒之過也若三月四月或有暴寒其時陽氣尚弱爲寒所折病熱猶小輕也五月六月陽氣已盛爲寒所折病熱則重也七月八月陽氣已衰爲寒所折病熱亦小微也其病與温及暑病相似但治有殊耳然得時行病一日在皮毛當摩膏火灸愈不解者二日在膚可法鍼服解肌散汗出愈不解三日復發汗若大汗則愈不解者止勿復發汗也四日在胷服藜蘆丸微吐之愈若病固服藜蘆丸不吐者服赤小豆瓜蔕散吐之即愈視病者尚未了了復一法針之當解不愈者六月熱已入胃乃與利湯下之愈百無不如意但當諦視節度與病耳若食不消病亦與時行病俱發熱頭痛食病當速下之時行病當待六七日下之時行病始得一日在皮二日在膚三日在肌四日在胷五日入胃入胃乃可下也熱在胃外而下之則熱乘虚便入胃然病要當復下去之不得留於胃中也胃若實熱致此爲病三死一生此輩皆多不愈胃虚熱入爛胃也其熱微者赤斑出劇者黑斑出赤斑出者五死一生黑斑出者十死一生但論人有彊弱病有難易功效相倍耳病者過日不以時下之熱不得泄亦胃爛斑出矣若得病無熱但狂言煩躁不安精采言語與人不相主當者勿以火迫之但以猪苓散一方寸匕水和服之當以新汲冷水令彊飲一升若一升半可至二升益佳以指刺喉中吐之隨手愈不即吐者此病輩多不善勿彊與水水停即結心下也更當以餘藥吐之皆令相主當者不爾必危若此病不急以猪苓散吐解之者其死殆速矣亦可先以去毒物及法針之尤佳其湯熨鍼石別有正方補養宜導今附於後

養生方導引法云清旦初起以左右手交互從頭上挽兩耳舉又引鬢髮即流通令頭不白耳不聾又摩手掌令熱以摩面從上下二七止去汗氣令面有光又摩手令熱從

體上下名曰乾浴。令人勝風寒時氣寒熱頭痛百病皆愈。

又時氣病。一日太陽受病。太陽爲三陽之首。主於頭項。故得病一日頭項腰脊痛。

又時氣二日陽明受病。陽明主於肌肉。其脉絡鼻入目。故病二日內熱鼻乾不得眠。夫諸陽爲表。表始受病皮膚之間。故可摩膏火灸發汗而愈。

又時氣病三日少陽受病。少陽脉循於脅。上於頸耳。故得病三日胷脅熱而耳聾也。三陽經絡始相傳病未入於藏。故可汗之而愈。

又時氣四日太陰受病。太陰爲三陰之首。是知三日已後諸陽受病訖。即傳之於陰。而太陰受病焉。其脉主於咽嗌。故得病四日腹滿而嗌乾。其病在胷膈。故可吐而愈也。

又云夫得病四日。毒在胷膈。故宜取吐。有得病二三日便心胷煩滿。此爲毒氣已入。或有五六日已上毒氣猶在上焦者。其人有痰實故也。所以復宜取吐也。

又時氣病。五日少陰受病。少陰脉貫腎絡肺。繫於舌本。故得病五日口熱舌乾渴而引飲。其病在腹。故可下而愈。

又時氣病六日厥陰受病。厥陰脉循陰器絡於肝。故得病六日煩滿而囊縮也。此爲三陰三陽俱受病。毒氣入於腸胃。故可下而愈。

又時氣病七日法當小愈。所以然者。陰陽諸經傳病竟故也。今病不除者。欲爲再經病。再經病者。謂陰陽諸經重受病也。

又時氣病八九日以上不解者。或是陰陽諸經重受於病。或已發汗吐下之後。毒氣未盡。所以病不能除。或一經受病未即相傳。致使停滯。累日病證不改者。故皆當察其證候而治之。並出第九卷中士弱氏曰七日傳經盡再傳經必七日蓋剩復之義耳

廣濟天行壯熱煩悶發汗。麻黃湯方。

麻黃五兩去節　葛根四兩　梔子二七枚擘　葱切一升

香豉一升綿裹

右五味㕮咀。以水八升。先煮麻黃葛根三兩。沸去沫。內諸藥煎取二升五合。絞去滓。分爲三服。服別相去如人行五六里。更進一服。不利覆取汗。後以粉粉身。忌風及諸熱食。出第一卷中

肘後療天行一二日。麻黃解肌湯方。

麻黃一兩去節　升麻一兩　甘草一兩炙　芍藥一兩

石膏一兩碎綿裹　杏人三十枚去尖雙人　貝齒三枚末

右七味細切。以水三升。煮取一升。頓服。覆取汗。汗出則愈。便食豉粥補虛也。忌海藻菘菜。千金同

又方

麻黃二兩　黃芩　桂心各一兩　生薑三兩

右四味切。以水六升。煮取二升。分三服。忌生葱。張文仲同

又葛根解肌湯方。

葛根四兩　芍藥二兩　麻黃一兩去節　大青一兩

甘草一兩炙　黃芩一兩　石膏一兩碎　大棗四枚擘

桂心一兩

右九味切。以水五升。煮取二升。分溫三服。相次服之。覆取汗差。忌海藻菘菜生葱炙肉等。張文仲同

又療二三日以上至七八日不解者。可服小柴胡湯方。

柴胡八兩　人參三兩　甘草三兩炙　黃芩三兩

生薑三兩　半夏半升洗　大棗十二枚擘

右七味切。以水一斗二升。煮取六升。去滓。更煎取三升。分三服。微覆取汗。半日便差。如不除。更服一劑。忌海藻菘菜羊肉餳。范汪張文仲同此張仲景傷寒論方

又若有熱實。得汗不解。腹脹痛。煩躁欲狂語者。可服大柴胡湯方。

柴胡半斤　大黃二兩　黃芩二兩　芍藥二兩

枳實四枚炙　半夏五兩洗　生薑五兩　大棗十二枚擘

右八味切。以水一斗二升。煮取六升。去滓。更煎取三升。溫服一升。日三服。當微利。忌羊肉餳。此方四首最第一。急疾須預有幸可得藥處。便不可不營之。保無傷死。諸小療爲以防窮極者耳。忌羊肉餳。出第二卷中同上

刪繁療天行三日外至七日不歇。肉熱令人更相染著。大青消毒湯方。

大青四兩　香豉八合綿裹　乾葛　梔子各四兩

生乾地黃一升切　芒消三兩

右六味切。以水五升。煮諸藥味。取二升五合。去滓。下芒消。分三服。忌蕪荑熱麪酒蒜等物。一方有石膏八兩

又療天行五日不歇。未至七日。皮肉毒熱。四肢疼痛。彊。苦參吐毒熱湯方。

苦參八分　烏梅七枚　雞子三枚取白

右三味。以苦酒三升。煮二物。取一升。去滓。澄清。下雞子白。攪調。溫。去沫。分再服之。當吐毒熱氣出愈。

又療天行七日至二七日。藏腑陰陽毒氣。天行病欲歇而未歇。或因食飲勞復。心下脹滿煩熱。生地黃湯方。

生地黃一升切　黃芩三兩　桂心二兩　甘草二兩炙

竹葉一升切洗　香豉一升綿裹　蕁心一升　芒消三兩

尖鼠屎三七枚　乾葛一兩　麻黃三兩去節　石膏八兩碎綿裹

右十二味切。以水九升。煮取三升。去滓。下芒消。分三服。忌蕪荑海藻菘菜生葱等。

又療天行二七日外至三七日不歇。或寒或熱。來去翕翕。四肢羸瘦。飲食不能。腹中虛满。熱毒不安。生地黄湯方。

生地黄汁一升　生麥門冬汁一升　赤蜜一升　人參二兩

白术三兩　桂心一兩　甘草二兩炙　生地骨皮四兩

升麻三兩　石膏八兩碎綿裹　蓴心一升

右十一味細切。以水九升煮諸藥味。取二升去滓。下地黄汁。更煎三兩沸。分温五服。晝四夜一服。忌蕪荑生葱海藻菘菜桃李雀肉等物。

又療天行三七日至四七日。勞痛不歇。熱毒不止。乍寒乍熱。乍劇乍差。發動如瘧。鼈甲湯方。

鼈甲三兩炙　大青二兩　石膏八兩碎綿裹　牡丹皮一兩

烏梅肉一兩　常山三兩　竹葉切一升　牛膝根三兩

甘草一兩　香豉一升熬綿裹

右十味切。以水九升。煮取三升。分温三服。日三。忌生葱生菜鯉魚海藻菘菜莧菜蕪荑。一方有生天門冬生地黄各切一升

千金療天行熱病五六日以上。宜服苦參湯方。

苦參三兩　黄芩二兩　生地黄八兩

右三味切。以水八升。煎至二升。去滓。温服半升。日再。忌蕪荑。出第九卷中

又凝雪湯。療天行毒病七八日。熱積胷中。煩亂欲死。起死搶湯方。

芫花一升

右一味。以水三升。煮取一升半。漬故布薄胷上。不過再三薄。熱則除。當温四肢。護厥逆也。張文仲備急古今錄驗深師范汪並同出第十卷中　通按搶音臘折也推也又搨也以故布搨方漬而荅胸上也

千金翼療天行脉浮緊。無汗而發熱。其身疼痛。八九日不解。其表證續在。此當發其汗。服藥已微除。發煩目瞑。劇者必衄。衄乃解。所以然者。陽氣重故也。宜服麻黄湯方。千金翼不療天行

麻黄三兩去節　桂心二兩　甘草一兩炙　杏人七十枚去尖皮兩人

右四味切。以水九升。先煎麻黄减二升。去上沫。内諸藥。煮取二升半。分服八合。取汗。不須飲粥。投此湯易得汗。忌菘菜海藻生葱。深師同出第九卷中此張仲景傷寒論方

崔氏療時行數日而大下。熱痢時作。白通諸藥多不得止。吾思舊方多療傷寒後下痢耳。未有尚在數日。便兼除熱止下者也。四順湯熱。白通苦温。故吾思作此湯。以救數十人。兼主傷寒。黄連龍骨湯方。

黄連三兩止利除熱　黄蘗三兩止利除熱　熟艾如雞子一枚除熱毒止利

龍骨二兩止利除熱

右四味切。以水六升。煮取二升半。分三服。無不斷者。忌

豬肉冷水。

又其年時行四五月大下後或不下皆患心中結滿兩脅痞塞脅中氣急厥逆欲絶心脅高起手不得近不過二三日輒便死殁諸醫用瀉心湯余用大小陷脅湯並不得療。重思此或是下後虛逆而氣已不理而毒復上攻毒氣相搏結於脅中縱不下者毒已入胃胃中不通毒還衝上復搏於氣氣毒相激故致此病療之當先理其氣次下諸疾。思與增損理中丸方

人參二兩　白朮二兩　甘草二兩炙　乾薑六分炮

栝樓根二兩　枳實四枚炙　茯苓二兩　牡蠣二兩熬

右八味末之以蜜和爲丸服如彈子一丸熟水下不歇復服余時用此效的神速下喉即折續復與之不過服五六丸胷中豁然矣用藥之速未嘗見此然渴者當加栝樓不渴除之下者當加牡蠣不下勿用余因以告領軍韓康伯右衛毛仲祖光祿王道豫靈臺郎顧君苗著作商仲堪諸人並悉用之咸歎其應速于時枳實乃爲之貴難者曰傷寒熱病理中溫藥今不解之以冷而救之以溫其可論乎余應之曰夫今詠時行始於項彊勑色次於失眠發熱中於煩躁思水終於生瘡下痢大齊於此耳忌海藻菘菜酢物桃李雀肉等深師方同

又阮河南療天行七八日熱盛不解艾湯方

苦酒三升　葶藶子二合熬擣　生艾汁取一升無生艾熟艾乾艾亦可用無艾可艾根擣取汁

右三味煎得一升頓服愈若有牛黃內一刀圭尤良此宜療內有大熱也阮河南曰療天行凡除熱解毒無過苦酢之物故多用苦參青葙艾葶藶苦酒烏梅之屬此其要也夫熱盛非苦酢之物則不能愈熱在身中既不時治治之又不用苦酢之藥如救火不以水必不可得脫免也又曰今諸療多用辛甜薑桂人參之屬此皆貴價難得常有比行求之轉以失時而苦參青葙葶藶子艾之屬所在盡有除熱解毒最良勝於向貴價藥也前後數參並用之得病內熱者不必按常藥次也便以青葙苦參艾苦酒療之但稍與促其間耳無不解千金集驗同並出於第一卷中

又茵蔯丸療瘴氣時氣及黃病痎瘧等方

茵蔯二兩　大黃五兩　豉五合熬　常山三兩

梔子人二兩　鱉甲二兩炙　芒消二兩　杏人三兩去尖皮熬

巴豆一兩去心皮熬

右九味擣篩蜜和爲丸初得時氣三日內平旦飲服每服一丸丸如梧子大如人行十里久或吐或利或汗如

不吐及不利不汗。更服一丸五里久不吐利汗。則以熱飲投之。老小以意量減。黄病。痰澼。時氣傷寒瘖瘧小兒驚熱欲發癇。服之無不差者。療瘴特神驗。有人患赤白痢者服之亦差。春初有宿熱。依上法服之。取吐利。當年不憂熱病。忌莧菜蘆笋野猪肉生葱生菜。出第二卷中千金同

張文仲療天行若已五六日不解。頭痛壯熱。四肢煩疼。不得飲食。大黄湯方。

大黄半兩　黄連半兩去毛　黄蘗半兩　梔子半兩擘

右四味切。以水八升。煮取六七沸。內豉一升。葱白七莖煮取三升。分三服。此許推然方。神良。又療傷寒已五六日。頭痛壯熱四肢煩疼。取汗。竝宜老小。忌猪肉冷水。小品備急同

又支太醫桃葉湯熏身法。

水一石。煮桃葉。取七斗。以薦席自圍。衣被蓋上。安桃湯於牀簀下。取熱自熏。停少時當雨汗。汗遍去湯。待歇。速粉之。并灸大椎則愈。

又廪丘蒸法。

經云。連發汗汗不出者死。可蒸之。如中風法。後以問張苗。苗云。曾有人疲極汗出。臥單簟中冷。但苦寒蜷。四日凡八過發汗。汗不出。苗燒地布桃葉蒸之。則得大汗。被中傳粉極燥便差。後用此法發汗。得出。療之。備急方同

又療天行熱毒垂死。破棺千金湯方。

苦參一兩

右一味㕮咀。以酒二升半。舊方用苦酒。煮取半升。去滓。併服當吐。如烊膠便愈。神驗。肘後同。延年治天行四五日結胸滿痛壯熱身痛。出第二卷中

延年祕錄療天行頭痛壯熱一二日。水解散方。

麻黄四兩去節　大黄三兩　黄芩三兩　桂心二兩

甘草二兩炙　芍藥二兩

右六味擣篩爲散。患者以生熟湯浴訖。以煖水和服方寸匕。覆取汗。或利則便差。丁強人服二方寸匕。忌海藻生葱菘菜生菜。古今錄驗同。千金無黄芩芍藥

又梔子湯。主天行一二日。頭痛壯熱。心中熱者方。

梔子三兩　黄芩三兩　豉一升綿裹　葱白切一升

石膏四兩碎綿裹　乾葛四兩切

右六味切。以水七升。煮取二升六合。去滓。分溫三服。如人行八九里再服。忌麪酒生冷等物。

又解肌湯。主天行病二三日。頭痛壯熱者方。

乾葛四兩　麻黄三兩去節　芍藥二兩　黄芩二兩

甘草一兩炙 大棗十二枚擘 桂心一兩

右七味切。以水八升。煮取二升半。去滓。分三服。得汗愈。忌海藻菘菜生葱等。蔣孝璋處

又療欲似天行四五日熱歇後。時來時往。惡寒微熱。不能食者。知母湯方。

知母二兩 枳實三兩炙 梔子人三兩 豉一升熬別裹

右四味切。以水六升。煮取二升半。去滓。分溫三服。如人行八里。一服。忌蒜麪。

又療天行五日頭痛壯熱。食則嘔者。竹茹飲方。

竹茹二兩 生薑三兩 黄芩二兩 梔子人二兩

右四味切。以水五升。煮取一升六合。去滓。分溫三服。忌蒜熱麪等五日。

又療天行五六日頭痛。骨節疼痛。腰痛兼痢。黄芩湯方。

黄芩三兩 梔子人三兩 芍藥三兩 豉一升綿裹

右四味。水六升。煮取二升半。去滓。分三服。忌物依前。

又柴胡湯。天行五六日壯熱。骨煩疼。兼兩脅連心肋下。氣脹急硬痛。不能食。恐變發黄者方。

柴胡三兩 枳實三兩炙 栝樓三兩 黄芩三兩

梔子人三兩 茵蔯三兩 龍膽二兩 大黄三兩切

右八味切。以水九升。煮取二升七合。去滓。分溫三服。忌熱麪蒜。並出第九卷中

又竹茹飲。主痢後得天行病。頭痛三四日。食即嘔吐者方。

竹茹二兩 橘皮二兩 生薑四兩 人參二兩

蘆根一升切 粳米一合

右六味切。以水六升。煮取二升五合。去滓。分溫五六服。中間任食。忌熱麪生冷。張文仲處

又療天行熱病七八日成黄。面目身體悉黄。心滿喘氣麤氣急者。茵蔯丸方。

茵蔯三兩 大黄五兩 梔子人二兩 黄芩二兩

鼈甲二兩炙 常山二兩 芒消二兩 巴豆一兩去皮心熬

升麻二兩 豉三合熬

右十味擣篩。以蜜和爲丸。如梧子大。患者飲服三丸。以得吐利則差。忌莧菜生葱生菜野猪肉蘆笋。出第十卷中

救急療天行熱氣頭痛。骨肉酸疼。壯熱等疾。若初病一日在毛髮。二日在皮膚。三日在肌肉。必未得取利。且宜進豉尿湯方。

豉一升 葱白一升切 小便三升童子者爲佳

右三味。先熬豉及葱白。令相得。則投小便。煮取一升。澄清及熱頓服。或汗或利。但差則得。如未歇。依前更進一劑。頻用有効。

又如不除。進柴胡湯方。

麻黃二兩，陳者去節 柴胡三兩 黃芩三兩 甘草二兩，炙 乾葛二兩 石膏五兩，碎，綿裹 葱白根切一升，勿令有青處，青即熱，白即冷。一作桑根皮 豉七合，綿裹，三沸出之

右八味，切。以水九升，宿漬藥，明旦先煮麻黃令沸。掠去上沫，然後并諸藥煮取一升七合，分三服，服別相去三食頃，良久覆取汗，汗出以粉拭之。惡寒多加桂心一兩。忌海藻、菘菜等。

又療天行病不即差，經四五日。渴引飲，心上急强，手不得近，又不得眠，荒亂，此則是黃，不必得待刺黃始服藥。凡是心强氣急不得眠臥，服此湯吐，即差，瓜蔕散方。

瓜蔕僅量一合，熬，令似黃，勿令焦 小豆一合，弱量。小通按：小弱量者，量人之强弱而增減也

右二味，擣篩為散。凡有病如前候。及天行病得四五日不歇，皆宜服此方。以漿飲五合，和散一錢七服之。二食久必吐，不吐更與半錢七。服吐畢即差。中男以上量意斟酌服之。

又天行病若大困，患人舌燥如鋸，極渴不能服藥者，宜服乾糞湯。一名破棺湯，解大熱方。

陳久乾人糞一大升

右一味，以沸湯一大升沃此糞，一食久，澄清瀝取一升，頓服。如渴不止者，又依前法更服此，宜灸從心厭骨向下一寸半，名巨闕，取患人中指節為寸，灸三十壯。若無心厭骨，則以中指節前量橫括心上至歧骨上，兩頭藥著骨。當橫量下，以前一寸當中直下，則是巨闕也。士弱氏曰：同身寸以心鳩尾下至臍折算

必効療天行一二日者方

麻黃一大兩，去節

右一味，以水四升，煮去沫，取二升，去滓，則着米一匙及豉，為稀粥，取强一升，先作生熟湯浴淋頭百餘椀，然後服前粥，則厚覆取汗，於夜最佳。

又療天行病經七日以上，熱勢彌固，大便澁秘，心腹痞滿。食飲不下。精神昏亂恍惚，狂言浪語，脉沉細，衆狀之中，一無可救。宜決計服此鼈甲湯方。

鼈甲二兩，炙 細辛二兩 桂心二兩 白术二兩 生薑四兩 吳茱萸一兩 白鮮皮二兩 附子一兩，炮 枳實二兩，炙 茵蔯二兩 大黃三兩，切

右十一味，切。以水八升，煮取二升六合，去滓，分三服，服別相去如人行五里，進一服。忌生葱、生菜、莧菜、豬肉、桃李、雀肉等。

又療天行十日以上，腹微滿，譫語，或汗出而不惡寒，體重

短氣。腹滿而喘。不大便。繞臍痛。大便乍難乍易或見鬼者。

大承氣湯方。

大黄四兩 厚朴半斤炙 陳枳實五枚炙 芒消三合

右四味切。先以水一斗。煮二味取五升。去滓。内大黄。復煮取二升去滓。内芒消。煎令三兩沸。適寒温分再服。得下者止。不下更服之。並出第三卷中此張仲景傷寒論方

古今錄驗八毒大黄丸。療天行病三四日。身熱目赤。四肢不舉。產乳後傷寒。舌黄白。狂言妄語。亦療温病已後。飛尸遁尸。心腹痛。膈上下不通。澼飲積聚。癰腫苦痛。温中摩痛上諸毒病方。

藜蘆二分炙 大黄三分 朱砂五分 蜀椒四分

雄黄四分研 巴豆四分去皮熬 桂心四分

右七味擣篩。蜜和爲丸如麻子大。飲服三丸。當下。不差更服。合時勿令婦人雞犬見之。忌生葱野猪肉蘆笋狸肉生血物。

又牽馬丸。療天行病四五日。下部生瘡。醫所不能療者方。

附子一枚炮 藜蘆一兩炙 桂心一兩 巴豆一兩去心皮熬

右四味擣篩。研巴豆如膏。和散蜜丸。如梧桐子。空腹服二丸。熱在膈上不下。飲半升熱飲投吐之後。下下部瘡自差。神良。病家嘗牽馬買藥。因名牽馬丸。老小半之。以意消息之。忌野猪肉生葱狸肉蘆笋等物。

又療若六七日熱盛心煩狂言見鬼者方。

絞人糞汁飲數合。服良。出第三卷中

近効療天行三日外。若忽覺心上妨滿堅硬。脚手心熱。則變爲黄。不療殺人。秦艽湯方。

秦艽一兩 紫草一兩 白鮮皮一兩 黄芩一兩

梔子一兩

右五味切。以水一大升半。牛乳一大升。煮取七合。分爲二服。老小以意量之。一劑不愈更喫一劑。試有効。

天行病方七首此方兼療傷寒。爲題云天行所以入天行部

許仁則云。此病方家呼爲傷寒。有二種。有陰有陽。陰傷寒者反於陽是也。陽傷寒狀。表裏相應。心熱則口乾苦。肝熱則眼赤暈。脾熱則穀道稍澀。腎熱則耳熱赤。肺熱則鼻乾渴。胃熱則嘔逆。大腸熱則大便秘澀。小腸熱則小便赤少。皮膚熱則脉洪數。身體熱。反此者。乃陰傷寒。夫傷寒者則爲寒所傷也。寒生陰。陰主殺。凡人陰陽調則無病。氣既爲寒所傷。便致斯疾也。

又論陰陽傷寒者。則毒氣傷陰陽氣也。人身中有陰陽之氣。陰陽者則寒熱也。本以陰爲毒所傷。則不能流行。陽熱獨王。故天行多熱者也。以病於諸病之中。最難爲療。陰陽

二病。陰尤可憂耳。時聞有此病而多倉卒死者不少。或由診候不能精審。方藥未達指歸。飲食乖宜。寒溫失節。故致爾。自心不全甄別。他醫難得精妙。與其療也。寧可任之。但能滋味適寒溫。將理中間。冷暖守過七日。此最爲得計。其中事須服藥。不可徒然者。唯多日大便不通。暫須一轉洩耳。病經一二日。覺身體壯熱頭痛。骨肉酸楚。背脊强。口鼻乾。手足微冷。小便黄赤。此是其候。若如是。宜先合煮桃柳等三物湯浴之方。

桃枝細切五斗　柳葉細切五斗　酢漿水一斗

右藥先以水一石。煮桃柳枝葉二物。取七斗汁。去滓。內醋漿水攪。帶熱以浴。浴訖拭身體令乾。以粉摩之。勿觸風。則於密處刺頭眼後兩邊及舌下。血斷。以鹽末厭刺處。則入被臥。

又後服解肌乾葛等五物飲。微覆取汗。如病根輕者。因此或歇方。

葛根切五合　葱白切一升　生薑切一合　豉心一升綿裹

粳米二合研碎

右藥切。以水五升。煮取豉心以上四味。取三升半汁。去滓。內粳米屑。煮令米爛。帶熱頓啜。候盡微覆取汗。無所忌。

又依前浴等法。不覺歇。宜更作雞子湯重洩之方。

新鷇產雞子五枚。

右各破頭瀉置一盞中。別加一雞子水。以筯攪令極渾。別用水一升。煮極沸。則投雞子於湯中。微攪纔似熟。則瀉置椀中。內少醬清。似變腥氣。帶熱啜令盡。覆使汗出。

又依前雞子湯出汗。汗洩當歇。如不覺退。合梔子等六味散以下之方。

梔子三十枚擘　乾葛五兩　茵蔯二兩　蜀升麻三兩

大黄五兩　芒消五兩

右藥切合擣爲散。以飲服三方寸匕。服之須臾當覺轉則利也。如經一兩食頃不利。且以熱飲投。又不利。即斯須臾服一方寸匕。還以飲投。得利爲度。後適寒溫將息。更不須服此也。

又依前梔子等六味散取利。復不覺退。加嘔逆。食不下。口鼻喉舌乾燥。宜合生蘆根八味飲子。細細服之方。

生蘆根切一升　生麥門冬二升去心　生薑五兩　人參二兩

知母二兩　烏梅十顆　白蜜一合　竹瀝三合

右藥切。以水八升。煮取三升。去滓。內蜜瀝等。攪令調。細細飲。不限遍數。冷煖亦不限。食前後服此飲子。雖不能頓除熱病。然於諸候不覺有加。體氣安穩。心腹不冷。意

又欲得此飲任重合但依前服之如熱勢不退心腹妨滿飲食漸少心上痞結則不可重服之

又依前生蘆根等八味飲子飲之諸狀不歇漸不下食心腹結硬不得手近有時觸著痛不可忍旣是熱病體氣合熱骨肉疼痛脉合洪數口合苦爽食合嘔逆體氣反涼脉反沈細飯食反下反不知痛惱大小便秘塞心上如石痛不可近視脣急鼻張手眼孶繹狂言妄語此由熱極將息酷冷飲食寢寐唯冷是求熱結在心無因通洩如有此者十不救二三更不可以常途守之當須作成敗計耳此非半夏等十味湯無奈之何其中有諸狀與此無别但加身體黃眼白睛色如黃蘗此是急黃如有亦不可守常法還宜合後湯救之方

半夏五兩熊州者湯洗去滑汁盡疑熊字　乾薑三兩　吳茱萸二兩
桂心一兩　白术三兩　細辛三兩　柴胡二兩
牡丹皮三兩　大黃五兩　芒消二兩

右藥切以水一斗煮取三升去滓內芒消攪令消盡分溫三服每服如人行十里久若服一服利後須伺候將息勿更進湯藥但研好粟米作汁飲細細與之如覺利傷多可以酢飯止稠酢漿粥亦得忌羊肉餳生葱生菜桃李雀肉胡荽等

又依前成敗計服半夏等十味湯後雖得毒熱勢退利尚不休體力漸弱宜合人參等五味散細細服之方

人參五兩　生犀角末二兩　烏梅肉熬三兩　生薑屑三兩
黃連三兩去毛無亦可以龍骨四兩代之

右藥擣篩爲散以飲服一方寸匕日三服稍加至二匕忌猪肉冷水等吳昇同

天行嘔逆方七首

病源胃家有熱穀氣入胃與熱相并氣逆則嘔或吐下後飲水多胃虛冷亦爲嘔也出第九卷中

廣濟療天行惡寒壯熱食則嘔逆前胡湯方

前胡一兩　麥門冬去心三兩　竹茹二兩　橘皮一兩
甘草炙一兩　生薑二兩　生地黃切四兩

右七味切以水七升煮取二升三合絞去滓分溫三服服如人行六七里進一服忌海藻菘菜蕪荑熱麪猪犬肉油膩出第一卷中

崔氏療天行數日或十許日而表不解心下有水熱毒相搏遂嘔時復有欬者增損阮氏小青龍湯方

麻黃去節二兩　芍藥二兩　桂心一兩　甘草炙二兩
細辛一兩

右五味切以水六升煮取二升溫服七合阮本湯方等

分雖未嘗用，嫌其太温，余增損其分兩，以療十餘人，皆愈。忌海藻、菘菜、生葱、生菜等。出第一卷中

近効療天行壯熱，嘔逆不下食，橘皮湯方。

橘皮三兩　生薑四兩　茯苓三兩

右三味，切，以水五升，煮取一升五合，去滓，分温五六服，中間任食，一日服盡。忌大酢、蒜、麪。李虔儉、張文仲等並同，出第九卷中

必効療天行嘔吐不下食方。

取臘月兎頭并皮毛，燒令煙盡，擘破作黑灰，擣羅之，以飲汁服方寸匕，則下食。不差更服。燒之勿令大耗。無所忌。比用頻効。出第一卷中

救急療天行後嘔逆不下食，食入則出方。

取羊子肝如食法，作生淡食，不過三兩度則止。文仲同

又方

以雞子一枚，於沸湯中煮三五沸，則出，水浸之，外寒内熱則吞之，神効。無所忌。並出第一卷中

集驗療天行後氣膈嘔逆不下食，生蘆根湯方。

燈心一分　生麥門冬十二分，去心　人參四分，切　生蘆根一大握，切

右四味，以水一大升，煎取八合，去滓，分温三服。

天行嘔噦方七首

病源：伏熱在胃，令人胷滿，胷滿則氣逆，氣逆則噦。若大下後，胃氣虚冷，亦令致噦也。出第九卷中

肘後療嘔噦不止，橘皮甘草湯方。

甘草一兩，炙　橘皮三兩　升麻半兩　生薑三兩

右四味，切，以水三升，煮取一升，盡服之，日三四作，甞止。忌海藻、菘菜。文仲同，出第二卷中

文仲近効療嘔逆麥門冬飲子方。

麥門冬去心　蘆根　人參各二兩

右三味，切，以水六升，煮取二升七合，去滓，分温五服，徐徐服，常用有驗。

又方

飲生薑汁三二合，大良。

又方

枇杷葉去毛，煮飲之，作粥亦佳。出第一卷中

又方

研油麻汁，煮菉豆令爛，取半升許，以手掌大猬皮燒作灰，篩之，内豆中，和食。出第二卷中

救急療天行乾嘔若噦，手足逆冷，薤豉粥方。

薤白一升，切　香豉一升　白米四合

右三味，以水一升，煮豉一沸，漉去滓，下薤及米，煮爲稀粥，進兩椀，良。

又療天行後噦欲死，兼主傷寒小半夏湯方。

半夏五兩，洗，去滑　生薑八兩，切令薄細，勿令濕，惡經水浸者爲好

右二味，各以水三升別煮，各取一升半，去滓，二汁相和一處，共煮取二升，分三服，服相去如人行十里久，當令下食，其噦不過俄頃則止。近二公及任理居中屬續得之，明奉御來衆𥳑秘此方，但止煮藥送來，衆與方郎中隣居，後乃方便得之，大良效。忌羊肉、餳。傷寒論同，並出在第一卷中

天行喉咽痛方二首

病源：陰陽隔絕，邪客於足少陰之絡，毒氣上熏，攻於喉咽，故痛或生瘡也。出第九卷中

深師療天行毒病，或下不止，喉咽痛，黃連馬通湯方。

小豆一升　黃連一兩，去毛　馬通汁三升　吳茱萸一兩

右四味，以馬通汁令煮取一升，盡服，不差復作，有効。忌猪肉、冷水。出第十四卷中

古今錄驗青木香湯，療春夏忽喉咽痛而腫，兼下痢方。

青木香二兩　黃連一兩，去毛　白頭翁二兩

右三味，切，以水五升，煮取一升半，分溫三服。小兒若服之，一服一合。忌猪肉、冷水。出第三卷中

天行衄血方四首

病源：天行衄血者，五藏熱結所爲。心主於血，邪熱中於手少陰之經，客於足陽明之絡，故衄血。衄者，血從鼻出也。出第九卷中

深師療天行毒病，鼻衄是熱毒，血下數升者方。

勿療自差，亦無所苦。亦可取好松烟墨擣之，以雞子白和丸，丸如梧桐子大，水下一服十丸，並無所忌。

又黃土湯，療鼻衄，去五藏熱氣結所爲，或吐血者方。

當歸　甘草炙　芍藥　黃芩　芎藭各三兩　桂心一兩　生地黃一斤　釜月下焦黃土如雞子一枚，碎，綿裹　青竹皮五兩

右九味，切，以水一斗三升，煮竹皮減三升，去滓，內諸藥，煮取三升，分四服。忌海藻、菘菜、生葱。

又方

黃芩四兩

右一味，切，以水五升，煮取二升，分三服。亦療婦人漏下血。

又療脉浮大，鼻中燥，如此必去血，鼻衄方。

灸兩臂中脉取止。取臂脉法：以鼻嗅臂，點其鼻尖所著處是穴，兩臂皆爾。出第十四卷中

天行口瘡及口乾苦方四首

病源：發汗下後，表裏俱虛，而毒氣未盡，熏於上焦，故喉口

生瘡也。出第九卷中

深師療天行熱盛。口中生瘡。酪酥煎丸。

酪酥三合 蜜三合 大青一兩

右三味。合煎三沸。稍稍傅口。以差爲度。

又口瘡方。

取蛇莓五升。擣。絞取汁。稍稍飲之。並出第十四卷中

集驗療天行熱病口瘡。升麻湯方。

升麻二兩 通草四兩 射干二兩 羚羊角三兩屑

芍藥三兩 生蘆根切一升

右六味。切。以水七升。煮取三升。分爲三服。如人行五里更服。古今錄驗同

又療天行熱病口苦。下氣除熱。喉中鳴。石膏蜜煎方。

石膏半斤碎 蜜一升

右二味。以水三升。煮石膏取二升。乃內蜜。復煎取一升。去滓。含如棗核許。盡更含。千金同並出第二卷中

天行欬嗽方五首

病源熱邪氣客於肺。上焦有熱。其人必飲水。水停心下。則上乘於肺。故上氣而欬也。出第九卷中

廣濟療天行壯熱欬嗽。頭痛心悶。前胡湯方

前胡 升麻各八分 貝母 紫菀各六分

石膏十二分碎綿裹 麥門冬八分去心 杏人三十枚去尖皮兩人 竹葉切一升

甘草二分炙

右九味。切。以水八升。煮取二升五合。絞去滓。分溫三服。相去如人行六七里。進一服。不吐利。差。忌海藻菘菜油膩猪魚等。

又療天行肺熱欬嗽。喉有瘡。地黃湯方。

生地黃切一升 升麻 玄參 芍藥

柴胡 麥門冬去心各八分 貝母六分 竹葉切一升

白蜜一合

右九味。切。以水九升。煮取三升。絞去滓。內蜜。再上火煎三沸。含咽其汁。勿停。中間不妨食。不利。忌蕪荑熱麪猪大肉油膩。

又療天行後乍寒乍熱。昏昏不省覺。脅下痛。百節骨痛。欬不能下食。兼口舌乾生瘡。柴胡湯方。

柴胡八分 升麻六分 芍藥六分 黃芩六分

甘草五分 石膏十二分碎綿裹 生麥門冬六分去心 葱白半分

香豉六合綿裹 生薑六分 竹葉切一升洗

右十一味。切。以水九升。煮取二升五合。絞去滓。分溫三服。服別相去如人行六七里。進一服。不吐不利。差。忌海藻菘菜熱麪油膩。並出第一卷中

集驗療天行病上氣欬嗽多唾黏涎日夜不定生薑煎方。

生薑三兩去皮切如豆粒大

右一味以餳半斤和微煎令爛每日無問早晚少少含仍嚥薑滓一時嚥之。

必效療天行病後因食酒麪肺中熱擁遂成欬不止方。

桑白皮十二分　桔梗十分　肥乾棗二十一枚擘　麻黃六分去節

曹州葶藶子十分熬令紫色令爲膏湯成珠

右五味切先以水四升煮桑白皮等四味可取一升半去滓下葶藶子膏更煎三五沸去滓分溫五服空心食後服或利勿怪忌猪肉油膩生冷果子等物。

天行發斑方三首

病源大熱病在表已發汗未解或吐下後熱毒氣不散煩躁譫語此爲表虛裏實熱氣燥於外故身體發斑如錦文。凡發斑不可用發表藥令瘡開洩更增斑爛表虛故也。出第九卷中

肘後比歲有病天行發斑瘡頭面及身須臾周匝狀如火瘡皆戴白漿隨決隨生不即療劇者數日必死療得差後瘡瘢紫黯彌歲方滅此惡毒之氣也世人云以建武中於南陽擊虜所得仍呼爲虜瘡諸醫參詳作療用之有効方

取好蜜通身摩瘡上亦以蜜煎升麻數數拭之亦佳。

又方

以水濃煮升麻漬綿洗之苦酒漬煮彌佳但燥痛難忍也。並出第二卷中

文仲陶氏云天行發斑瘡須臾遍身皆戴白漿此惡毒氣方。

云永徽四年此瘡從西域東流于海內但煮葵菜葉蒜虀啖之則止鮮羊血入口亦止初患急食之少飯下菜亦得。出第二卷中

天行發瘡豌豆皰瘡方一十二首

病源夫表虛裏實熱毒內盛攻於藏腑餘氣流於肌肉遂於皮膚毛孔之中結成此瘡重者匝遍其身狀如火瘡若根赤頭白則毒輕若色紫黑則毒重其瘡形如豌豆亦名豌豆瘡脉洪數者是其候也。出第九卷中

千金療人及六畜天行熱氣病豌豆瘡方。

濃煮黍穰汁洗之若是穄穰則不差瘡若黑者擣蒜封之又煮乾芸臺汁洗之。

又方

眞波斯青黛大如棗水服之差。

又熱病後發豌豆瘡方。

黃連三兩去毛水二升煮取八合頓服之忌猪肉冷

水

又若赤黑發如疥大者方。

煎羊脂摩傅之。

又方

青木香二兩。水三升。煮取一升。頓服之効。

又方

小豆屑和雞子白傅之。

又方

以月布拭之。

又療豌豆瘡初發覺欲作者方。

煮大黄五兩服之。延年同

又療瘡出煩疼者木香湯方。

青木香二兩 丁香一兩 薰陸香一兩 白礬一兩

麝香二分

右五味。以水四升。煮取一升半。分再服。熱盛者加一兩生犀角。如無犀角。以升麻代之。如病輕去礬石。大神効。

又方

瘡上以芒消和豬膽塗。勿動痂落無瘢。仍臥黄土末上。艮此病小便澀有血者。中壞瘡皆黑靨不出膿。死不療。

又內發瘡盛方。

醋四合。大豬膽一具。

右二味煎三沸。一服一合。日五服。良驗。並出第十卷中

延年療天行壯熱頭痛。發瘡如豌豆遍身。大青湯方。

大青三兩 梔子二七枚擘 犀角一兩屑 豉五合

右四味切。以水五升。煮取二升。分三服。服之無所忌。

古今錄驗水解散。療天行熱氣。則生疱瘡疼痛。解肌出汗方。出翟世平

麻黄一兩去節 黄芩三分 芍藥二分 桂心一分

右四味。擣篩。煖水解服二方寸匕。覆令出汗。日再服。差者減之。忌海藻菘菜生葱。延年同出第二卷中一方有大黄三分甘草二分

天行虛煩方二首

病源夫天行病。陰氣少。陽氣多。故身熱而煩。其毒氣在於心腑而煩者。則令人悶而欲嘔。若其人胃內有燥糞而煩者。則譫語時繞臍痛腹滿。皆當察其證候也。出第九卷中

文仲療天行表裏虛煩不可攻者。但當與竹葉湯方。

竹葉二把 石膏一升碎綿裹 麥門冬一升去心 半夏半升洗

人參 甘草各二兩

右六味切。以水一斗。煮取六升。去滓。內粳米一升。煮米熟。去之。分五服。嘔者與橘皮湯。湯方在上嘔噦篇中。不

愈者重作此。宫泰數用甚効。若傷寒後虛煩。亦宜服此方。是仲景方。忌羊肉海藻菘菜餳。

又療虛煩不可攻方。

青竹茹二升

右一味。以水四升。煎至三升。去滓。分溫五服。徐徐服之。

天行狂語方三首

病源夫病熱盛則弃衣而走。登高而歌。或至不食數日。踰垣上屋。所上非其素時所能也。病反能者。皆陰陽氣爭而外并於陽。四肢者。諸陽之本也。陽盛則四肢實。實則能登高而歌。熱盛於身。故弃衣而走。陽盛故妄言罵詈。不避親踈。大熱遍身。狂言而妄見妄聞也。出第九卷中

千金水道散。療天行病煩熱如火。狂言妄語欲走方。

白芷一兩　甘遂二兩熬

右二味。擣篩。以水服方寸匕。須臾令病人飲冷水。腹滿則吐之。小便當赤也。一名濯腹湯。此方療大急者。出第十卷中文仲范汪同

又五苓散。主天行熱病。但狂言煩躁不安。精彩言語。與人不相主當方。

猪苓二分　白朮三分　澤瀉五分　茯苓三分

桂心二分

右五味。擣篩為散。水服方寸匕。日三服。多飲煖水。汗出愈。忌大醋生葱桃李雀肉等。張仲景論深師同出第九卷中

古今錄驗療天行壯熱。狂言譫語五六日者方。

雞子三枚　芒消方寸匕　井花水一杯

右三味。合攪。盡服之。心煩下則愈。出第三卷中

天行熱毒攻手足方五首

病源熱毒氣從藏腑中出。攻於手足。則焮熱赤腫疼痛也。人五藏六腑井滎輸。皆出於手足指。故此毒從內而出。攻於手足也。出第九卷中

肘後療天行病毒熱攻手足。疼痛赤腫欲脫方。

鹽豉及羊肉一斤以來。

右三味。以水一斗。煮肉熟。以汁看冷煖。漬手足。日三度差。范汪同

又方

細剉黃蘗五斤許。以水三斗。煮漬之。必効。亦治攻陰腫。

又方

作坎令深三尺。大小容兩足。燒坎中令熱。以酒灌坎中。著屐踞坎上。衣壅勿令氣泄。日再作之。

又方

煮羊桃葉汁漬之。加少鹽尤好。並出第二卷中

崔氏療天行熱毒攻手足方。

猪蹄一具去毛剉碎。合葱白一握切。以水一斗。煮熟去滓。內少鹽以漬之。肘後同出第一卷中

天行大小便不通脹滿及澀方四首

病源天行大小便不通。此由脾胃有熱。發汗大過。則津液竭。津液竭則胃乾燥。結熱在內。故大便不通。又汗後津液虛少。其人小腸有伏熱。故小便不通。出第九卷中

廣濟療天行熱氣惡寒頭痛壯熱。大小便澀。柴胡散方。

柴胡八分 茵蔯十分 青木香十分 黃芩八分
土瓜根十分 白鮮皮八分 梔子人十分擘 大黃二十四分
芒消十二分

右九味擣爲散。平辰空肚。以新汲水服五六錢匕。少時當三兩行微利。利後煮葱豉稀粥食之。熱如未歇。明辰更服四錢匕。熱歇停藥。忌熱食猪犬肉油膩等。

又療天行惡寒壯熱頭痛。大小便赤澀。不下食飲。柴胡湯方。

柴胡七分 茵蔯七分 大黃十二分別漬 升麻七分
梔子四枚擘 芒消四分湯成下 芍藥七分 黃芩十二分

右八味切。以水四升。先漬藥少時。猛火煮取一升五合。分溫三服。服別相去如人行六七里。喫一服。以快利爲度。第二服則利。更不須服之。忌熱食炙肉蒜粘食。並出第一卷中

近効主天行後兩脅脹滿方。

熬鹽熨之。如小便澀。亦用鹽熨臍下。如水腫。以穀枝汁服愈。大効。

集驗療天行病腹脹滿。大小便不通。滑石湯方。

滑石十四分研 葶藶子一合紙上熬令紫色擣 大黃二分切

右三味。以水一大升。煎取四合。頓服。兼擣葱傅小腹。乾即易之。効。肘後崔氏同無大黃

天行熱痢及諸痢方四首

病源此由熱氣在腸胃。挾毒則下黃赤汁也。又熱毒傷於腸胃。故下濃血如魚腦。或爛肉汁。壯熱而腹絞痛。此溫毒熱氣所爲也。並出第九卷中

深師療天行毒病。酷熱下痢。七物升麻湯方。

升麻 當歸 黃連去毛 甘草炙
芍藥 桂心 黃蘗各半兩

右藥切。以水三升。煮取一升。頓服之。忌海藻菘菜猪肉冷水生葱等物。

又天行諸下。悉主黃連湯方。

黃連三兩，去毛　黃蘗二兩　當歸二兩

右三味，以水六升，煮取三升，去滓，內蜜一合，微火煎取二升半，分三服，良驗。忌豬肉、冷水。並出第十四卷中。一方有龍骨一兩

范汪療天行熱毒下痢赤白，久下膿血，及下部毒氣，當下細蟲如布絲縷，大或長四五寸，黑頭銳尾，麝香丸方。

麝香一分　附子二分，炮　雄黃　丹砂　乾薑各二分

右五味，各擣下篩訖，復更合治之，蜜和為丸，如小豆大。飲下一丸，老少半之，効驗。忌豬肉、生血等。出第三十三卷中

甲乙方療天行熱病差後，痢膿血不止方。

龍骨一兩

右一味，擣研為末，米飲下一錢，不計時節，日三服，佳。

天行䘌瘡方八首

病源：毒熱結在腹內，穀氣衰，毒氣盛，三蟲動作，食人五藏，多令泄痢，下部瘡痒。若下脣內生瘡，但欲寐者，此蟲食下部也，重者肛爛見五藏。出第九卷中

深師療天行下部瘡爛方。

烏梅二七枚，去核　大蒜二七枚　屋塵半升，篩取細者

右三味，擣篩為散，苦酒一升和調，於銅器中煎成丸，作長挺，內下部。范汪同，出第十四卷中

范汪療人下部中痒方。

蒸棗取膏，以水銀熟研丸之，令相得，長二三寸，以綿薄裹，內大孔中，蟲出，差。

又療穀道中瘡方。

以水中荇葉細擣，綿裹內下部，日三。肘後同

又療天行䘌蟲食下部生瘡，雄黃兌散方。

雄黃半兩　青葙子三兩　苦參　黃連各三兩　桃人一兩半，去皮尖及兩人，熬

右五味，合擣篩，綿裹如半棗核大，內下部，亦可米汁服方寸匕，日三服。忌豬肉、冷水及熱麫、炙肉、蒜等物。

又桂枝湯療天行䘌病方。

桂心二兩　小藍二兩

右二味，㕮咀，以水一斗，煮取二升半，內豬肝十兩，去上膜，細研，著湯中，和令相得，臨時小溫，若毒悉在腹內，盡服之；在下部者，三分藥中用一分，竹筒內下部中，服藥一時間，當下細蟲如髮，大五六升，小兒半作之。忌生葱。並出第三十三卷中

文仲姚氏療天行病䘌下部生瘡方。

濃煮桃皮煎如糖，以綿合導下部中，若口中生瘡，含之。肘後、范汪同，出第二卷中

甲乙方療天行病有䘌蟲蝕下部生瘡。青葙子散方。

青葙子一兩　雚蘆二兩　狼牙一兩　橘皮一兩

苦參三兩

右五味擣篩爲散。米飲和服方寸匕。日三服。未差更服。以差爲度。

又療天行痢膿血下部生䘌蟲。黄連丸方。

黄連二兩末生用　蠟一兩　烏梅肉三兩熬末

右三味鎔蠟和蜜爲丸如梧子大。空心米飲下三十丸。再服加至四十丸差。忌豬肉冷水。

天行陰陽易方二首

病源天行陰陽易病者。是男子婦人天行病新差未平復。而與交接得病者。名爲陰陽易也。其男子病新差未平復。而婦人與之交接得病者。名爲陽易。其婦人新病差未平復。男子與之交接得病者。名爲陰易。若二男二女並不相易。所以呼爲易者。陰陽相感動。其毒度著於人如換易也。其病狀身體熱衝胷。頭重不能舉。眼中生䁾。四肢拘急。小腹絞痛。手足拳。皆即死。其亦有不即死者。病苦小腹裏急。熱上衝胷。頭重不欲舉。百節解離。經脉緩弱。血氣虚。骨髓竭。便噓噓吸吸。氣力轉少。著牀不能搖動。起止仰人。或歲月方死。出第九卷中

深師療丈夫得婦人陰易之病。若因房室及諸虚勞。少腹堅絞痛。陰縮。困篤欲死方。

灸陰頭一百壯便差。可至三百壯。皆愈。良無比。後生子如故無妨。范汪同無所忌

又療陰陽易病方。

取豚卵二枚。溫令熱。酒吞之則差。出第十四卷中

天行虚羸方二首

病源夫人榮衛先虚。復爲邪熱所中。發汗吐下之後。經絡損傷。陰陽竭絶。虚邪始散。真氣尚少。五藏猶虚。穀神未復。無津液以榮養。故虚羸而生衆病焉。出第九卷中

崔氏療煩躁而渴不止。惡寒仍熱盛者。竹葉湯。常用亦佳。不徒療天行。凡虚羸久病及瘧後胷上痰熱者。服之皆妙方。

甘草二兩炙　棗十五枚擘　半夏一兩洗　芍藥三兩

前胡一兩　黄芩一兩　小麥五合　人參二兩

粳米一升　知母二兩　麥門冬四合去心　栝樓一兩

生薑四兩　竹葉一把須以竹篠飲代水煑湯不用其葉

右十四味切。以竹篠飲一斗五升。煑取五升。分三服。若非天行。而虚羸久病。胷生痰熱。亦可服之。加黄耆二兩。除黄芩。減知母一兩。除栝樓。用之大効。忌羊肉海藻菘

莱餳。出第一卷中 通按蓧乃小竹即箭竹也

千金補虛大病後不足萬病虛勞同此方。

取五歲以上。七歲以下。黃牛新生者乳一升。以水四升。煎取一升如人肌。稍稍飲之。不得過多。十日不住服佳。出第十卷中

天行差後禁忌方二首

集驗云。凡熱病新差及大病之後。食猪肉及腸血、肥魚油膩等。必大下痢。醫不能療也。必至於死。若食餅餌粢黍飴脯鱠炙棗栗諸果。及堅實難消之物。胃氣尚虛弱。不能消化。必更結熱。適以藥下之。則胃中虛冷。大利難禁。不下必死。下之復危。皆難救也。熱病之後。多坐此死。不可不慎也。病新差。但得食糜粥。寧可少食令飢。慎勿飽。不得他有所食。雖思之。勿與。引日轉久。可漸食羊肉糜。若羹汁。兎雉鹿肉。慎不可食猪犬肉也。新差後。當靜臥。慎勿令人梳頭洗面。非但體勞。亦不可多言語。用心使意勞。凡此皆令勞復。故督郵顧子獻得病已差未健。詣華旉視脈。旉曰。雖差尚虛未復。陽氣不足。勿為勞事。餘勞尚可。御內即死。臨死當吐舌數寸。其妻聞其夫病除。從百餘里來省之。止宿交接。中間三日發病。舌出數寸而死。病新差未經百日。氣未平復。而以房室者。略無不死也。益正疾愈後六十日。已能行射獵。以房室則吐涎而死。及熱病房室。名為陰陽易之病。皆難療多死。近者有士大夫。小得傷寒。發汗已十餘日。能乘馬行來。自謂平復。故以房室。則小腹急痛。手足拘拳而死。出第二卷中千金同

深師說天行病未復。羼食黃花菜手足稍重一方云青花 天行病差。食鯉鱠必變成癡又食蟹魚肉結氣不化 天行病差。飲酒合陰陽復必死 天行病損未滿三月日。食鯿鮔肉則復下血食鹽豉令人四肢不舉 天行病差。食諸菜有花者三年肌膚不充 天行病未好時。食生瓜菜三月流腫也 天行病差。食菜合陰陽復必死出第十四卷中 千金天行病差。後未滿五日食一切肉麪者病更發困 天行病差。食芥鱠作疽 天行病差。新起飲酒及食薤菜病更發 天行病新差。食生魚鮓下痢必不止 天行病差。食生菜顏色絕身不平復 天行病新汗解。飲冷水者損心包令人虛不復 天行病未損。食犬肉并葫荽合食之復則死 天行病差。食生棗及羊肉者膈上作熱蒸 天行新差。食犬肉羊肉作骨中蒸熱 天行病差。食魚肉弁瓜生菜令人身腫 天行病差。食蒜膾者病發大困出第十卷中

天行勞復食復方六首

病源夫病新差。血氣尚虛。津液未復。因即勞動。更成病焉。若言語思慮。則勞傷於神。梳頭澡洗。則勞於力。未堪勞而強勞之。則生熱。熱氣既還入經絡。復為病者。名曰勞復。又病新差。脾胃尚虛。穀氣未復。若食肥肉魚膾餅棗栗之屬。則未能消化。停積在於腸胃。使脹滿結實。因更發熱復為病者。名曰食復。並出第九卷中

廣濟療患天行熱氣差後勞發頭痛如初病者。鼠矢湯方。

雄鼠屎二七枚熬末湯成下　乾葛二兩　梔子十四枚擘　葱白一升

豉八合

右五味切。以水三升。煮取一升七合。去滓。內鼠屎末。分溫二服。服别相去如人行六七里。微汗。內消不利。忌如藥法。

又療患數日復勞發者。枳實湯方。

枳實三枚炙　梔子十四枚擘　葱白切一升　香豉半升

鼠屎二七枚

右五味。以水一斗。煎取二升五合。分溫三服。服别相去如人行六七里。進一服。內消不利。忌如藥法。並出第一卷中

深師竹葉湯。療天行後虛熱牽勞食復。四肢沈重。或一臥一起。氣力吸吸羸弱方。

竹葉一把　小麥一升　甘草一兩炙　石膏二兩碎

茯苓二兩　半夏一升洗去滑　前胡二兩　知母二兩

黃芩二兩　人參二兩　生薑四兩　大棗二十枚擘

右十二味切。以水一斗二升。煮竹葉小麥減四升。去滓。內藥。煮取三升。分三服。忌海藻菘菜醋物羊肉餳等物。

備急療勞復方。

以粉三升。以煖飲和服。厚覆取汗。又以水和胡粉少許服之。亦佳。出第一卷中

延年葛根飲。主熱病勞復。身體痛。天行壯熱煩悶。葛根湯方。

葛根一兩　葱白一握　豉半升　米一合

右四味。先切葛根。以水九升。煮取七升。則內葱白。更煮取四升。去葛及葱滓訖。則內豉及少許米。煮取三沸。並濾去米等滓。分四服。當有汗出即差。明旦又更作服。忌豬肉蒜等。並出第九卷中

必效療天行勞復。鼠矢湯方。

雄鼠屎五枚兩頭尖者　豉一升　梔子二十枚擘　枳實三枚中破炙令黃

右四味。以水五升。煮取二升四合。分四服。相去十里久。若覺大便澀。加大黃二兩。出第一卷中

天行差後勞發方五首

許仁則云。此病復發。不但起動勞役。或因飲食稍多。或因言語過分。或緣視聽不節。或爲動轉不常。皆成此復。若復甚者。乃至不救。劇於初得病時。不可以復發而云輕易。勞復狀一如傷寒初有。如此者宜合葱白等七味飲。服之漸覆取汗方。

葱白連鬚切一升　乾葛切六合　新豉一合綿裹　生薑切二合

生麥門冬六合去心　乾地黃六合　勞水八升此水以杓揚之

一千過

右藥用勞水煎之。三分減二。去滓。分溫三服。相去行八九里。如覺欲汗。漸漸覆之。兼主傷寒。忌蕪荑。

又依前葱白等七味飲服之得可。但適寒溫將息。以取安穩。若不覺可。宜合萎蕤等五味飲子服之方。

萎蕤五兩切　葱白一升切　豉心一升綿裹　粳米三合研碎

雄鼠屎七枚末之

右藥以水七升。先煮豉以上取四升汁。去滓。內粳米屑。煮米爛訖。內鼠屎末攪調頓服。覆被安臥。取汗差。

又凡天行病差後。準常合漸健能行履。遂過限不堪起動。體氣虛羸。每覺頭痛脣口乾。乍寒乍熱。發作有時。或雖能行動運轉。然每作時節有前狀者。名天行後不了了。有此宜合地骨白皮等五味飲子。白薇等十味丸方。細細服之。

地骨白皮三兩　知母三兩　麥門冬五兩去心　竹瀝一升

白蜜三合

右藥切。知母以上和麥門冬。然後以水六升。煮取二升。去滓。內竹瀝蜜攪調。分溫三服。服相去如人行十里久。如覺虛。不能空腹頓盡。欲間食服亦佳。兼主傷寒。

又若服前地骨白皮等五味飲子不可。雖可不能全退。宜合白薇等十味丸方。

白薇三兩　知母四兩　地骨皮三兩　乾地黃六兩

麥門冬五兩去心　甘草四兩炙　蜀漆三兩　萎蕤三兩

橘皮二兩　人參三兩

右藥細切。合擣篩。絹羅爲散。蜜和丸如梧桐子大。初服以飲下十五丸。日再服。稍加至三十丸。服經三數日後。自候腹中。若覺熱則食前服。如不能以空飲下藥。宜合烏梅等四味飲下前丸。忌菘菜海藻蕪荑等。

烏梅飲方。

烏梅十枚　萎蕤五兩　生薑五兩　白蜜一合

右藥切。以水六升。煮三味取二升。去滓。內白蜜攪調。細細用下前丸。多少冷煖以意斟酌。縱不下丸。但覺口乾渴則飲之。吳昇同

右從事郎充兩浙東路提舉茶塩司幹辦公事趙子孟較勘

重訂唐王燾先生外臺秘要方第三卷終

重訂唐王燾先生外臺秘方第四卷目録 温病及黄疸二十門

唐王燾先生外臺秘要方第四卷

宋朝散大夫守光祿卿直秘閣判登聞簡院上護軍臣林億等　上進

新安後學程衍道敬通父訂梓

男 聖錫爲希 仁錫爲恕 父仝校

温病論病源二首

病源經言春氣温和，夏氣暑熱，秋氣清涼，冬氣氷寒，此則四時正氣之序也。冬時嚴寒，萬類深藏，君子固密，則不傷於寒。觸冒之者，乃爲傷寒耳。其傷於四時之氣，皆能爲病。以傷寒爲毒者，以其最爲殺厲之氣，中而即病者，名爲傷寒；不即病者，其寒毒藏於肌膚中，至春變爲温病，至夏變爲暑病。暑病者熱極，又重於温也。是以辛苦之人，春夏多温熱病者，皆由冬時觸冒寒氣之所致。以上與傷寒論同

凡病傷寒而成温病者，先夏至日者爲病温，後夏至日者爲病暑。故曰冬三月早卧晚起，必待日光，使志若伏若匿，若有私意，若已有得，去寒就温，無泄皮膚，使氣亟奪，又因於寒。欲如運樞，故冬傷於寒，春必病温也。又有冬時傷非節之暖，名爲冬温之毒，與傷寒大異也。有病温者，乃天行之病耳。其冬月温暖之時，人感乖候之氣，未遂發病，至春或被積寒所折，毒氣不得泄，至天氣暄熱，温毒始發，則肌肉斑爛也。經曰：虚邪賊風，避之有時，恬淡虛無，眞氣從之，精神內守，病安從來。故曰人清淨則肉腠閉拒，雖有大風苛毒，弗之能害。又云四時陰陽者，萬物之根本也。是以聖人春夏養陽，秋冬養陰，以從其根也。從陰陽則生，逆之則死。故曰精者身之本，藏於精者，春不病温也。有病温汗出輒復熱而脈躁疾，不爲汗衰，狂言不能食，病名爲何？曰病名陰陽交，交者死。人所以汗出者，皆生於穀，穀生於精。今邪氣交爭於骨肉之間而得汗者，是邪却而精勝也。精勝則當能食而不復熱。熱者邪氣也，汗者精氣也。今汗出而輒復熱者，是邪勝也。不能食者，精無裨也。病而留者，其壽可立而傾也。汗出而脈尚躁盛者死。今脈不與汗相應，此不勝其病也，其死明矣。狂言者是失志，失志者死。今見三死，不見一生，雖愈必死。凡膚熱，其脈盛躁者，病温也。其脈盛而滑者，汗且出也。凡温病人三二日，身軀熱，脈疾頭痛，食飲如故，脈直疾，八日死。四五日頭痛，脈疾喜吐，脈來細，十二日死。此病不療。八九日脈不疾，身不痛，目不赤，色不變，而反利，脈來牒牒，按不彈手指，時大，心下硬，十七日死。病三四日以下不得汗，脈大疾者生，脈細小難得者死不治也。下利腹中痛者死不治。

辟温方二十首

肘後屠蘇酒辟疫氣，令人不染温病及傷寒，歲旦飲之方。

大黄　桂心各十五銖　白术十銖　桔梗十銖

菝葜　蜀椒十銖汗　防風　烏頭各陸銖

右八味切。絳袋盛。以十二月晦日中懸沉井中。令至泥。正月朔旦平曉出藥。至酒中煎數沸。于東向戶中飲之。屠蘇之飲。先從小起。多少自在。一人飲。一家無疫。一家飲。一里無疫。飲藥酒待三朝。還滓置井中。能仍歲飲。可世無病。當家內外有井。皆悉著藥。辟溫氣也。

又太乙流金散。辟溫氣。

雄黃三兩　雌黃六兩　礬石一兩半　鬼箭羽一兩半

羖羊角燒二兩

右五味治下篩。三角絳袋盛一兩。帶心前。并掛門戶上。若逢大疫之年。以月旦青布裹一刀圭。中庭燒之。溫病人亦燒熏之。

又雄黃散。辟溫氣方。

雄黃五兩　朱砂一作赤木　菖蒲　鬼臼各二兩

右四味擣篩末。以塗五心額上鼻人中及耳門。

又斷溫疫轉相染著。至滅門。延及外人。無收視者方。

赤小豆　鬼箭羽　鬼臼　雄黃各三兩

右四味擣末。以蜜和丸如小豆大。服一丸。可與病人同床。

又辟溫粉。

川芎　蒼朮　白芷　藁本

零陵香各等分

右五味擣篩為散。和米粉粉身。若欲多時。加藥增粉用之。出第十卷中

千金辟溫虎頭殺鬼丸方。

虎頭骨五兩炙　朱砂一兩半研　鬼臼一兩　雄黃一兩半研

皂莢一兩炙　雌黃一兩半研　蕪荑一兩

右七味擣篩。以臘蜜和如彈丸大。絳囊盛。繫臂。男左女右。家中置屋四角。月朔望夜半中庭燒一丸。忌生血物。肘後同

又治瘴氣竹茹湯方。

青竹茹二升

右一味。以水四升。煮取三升。分三服。

又辟溫病粉身散方。

芎藭　白芷　藁本

右三味等分。搗下篩。內米粉中。以粉塗身。延年同

又斷溫疫朱蜜丸方。

白蜜和上等朱砂粉一兩。常以太歲日平旦。大小勿食。向東方立。人吞三七丸。如麻子大。勿令齒近之。并

呑赤小豆七枚。投井泉水中。終身勿忘此法。

又治温病不相涤方。

正旦呑麻子赤小豆各二七枚。又以二七枚投井中。肘後延年同

又方

新布盛大豆一升。内井中一宿出。服七枚。肘後用小豆

又方

切松葉如粟米。酒服方寸匕。日三服。辟五年温。

又方

常以七月七日。合家呑赤小豆。向日呑二七枚。

又方

常以七月七日。男呑大豆七枚。女呑小豆七枚。

又方

神仙教人立春後有庚子日。温蕪菁菹汁。合家大小並服不限多少。

又療温氣蒜豉湯方

蒜五十子并皮研之。豉心一升。

右二味。以三歲小兒小便二升。合煮五六沸。頓服。並出第九卷中

千金翼老君神明白散方。

白术二兩 桔梗一兩 細辛一兩 附子二兩炮

烏頭四兩去黑皮

右五味。擣篩。絳囊盛帶之。所居閭里皆無病。若有得疫癘者。温酒服一方寸匕。覆取汗。得吐則差。若經三四日者。以三方寸匕。内五升水中。煮令大沸。分三服。

又度瘴散方。

麻黄去節 升麻 附子炮 白术各一兩

細辛 防巳 乾薑 桂心

防風 烏頭炮 蜀椒出汗去目 桔梗各二分

右十二味。擣篩為末。蜜封貯之。山中所在有瘴氣之處。旦空腹服一錢匕。覆取汗。病重稍加之。並出第十卷中

古今録驗許季山所撰干敷散。主辟温疫疾惡令不相染著氣方。肘後作敷干抱朴子作敷干

附子一枚炮 細辛一分 乾薑一分 麻子一分研

栢實一分

右五味。擣篩為散。正旦舉家以井華水各服方寸匕。服藥一日。十年不病。二日。二十年不病。三日。三十年不病。受師法但應三日服。歲多病三日一服之。肘後胡洽延年范汪刪繁同出第二卷中

又殺鬼丸去惡毒方。

雄黃五兩研　朱砂五兩研　鬼臼五兩　鬼督郵五兩
雌黃五兩研　馬兜鈴五兩　皂莢五兩炙　虎骨五兩炙
阿魏五兩　甲香一兩　羚羊角一枚屑　桃白皮五兩
白膠香一兩　菖蒲五兩　羖羊角一枚屑　臘蜜八斤鍊
石硫黃五兩研

右十七味，擣篩十六味，臘蜜和之，丸如杏子，將往辟温處燒之，殺鬼去惡毒氣。若大疫家可燒，并帶行。與胡洽方七味不同。出第三卷中

延年秘録辟温方。

正旦取東行桑根大如指長七寸，以丹塗之，懸著門戶上，又令人帶之。出第十卷中

辟温不相染方二首

病源此病皆因歲時不和，温涼失節，人感乖候之氣而生病，則病氣轉相染易，乃至滅門，延及外人，故須預服藥及爲法術以防之。出第十卷中

千金斷温疫主温病轉相染著，乃至滅門，延及外人無收視者。赤小豆丸方。

赤小豆二兩　鬼臼二兩　鬼箭二兩　丹砂二兩研
雄黃二兩研

右五味末之，以蜜和如小豆大，服一丸，可與病人同床傳衣也。出第九卷中

延年主辟温疫疾惡氣，令不相染易，豉湯方。

豆豉一升　伏龍肝三兩研　小兒小便三升

右三味，用小便煎，取一升五合，去滓，平旦服之，令人不著瘴疫天行有瘴之處，宜朝朝服。出第十卷中

温病噦方四首

病源伏熱在胃，令人胷滿，胷滿則氣逆，氣逆則噦。若大下後，胃中虛冷，亦令致噦也。並出第十卷中

小品茅根湯，療温病有熱，飲水暴冷噦者方。

茅根　葛根各切半升

右二味，以水四升，煮取二升，稍温飲之，啘止則停。

又療温病熱未除，重被暴寒，寒毒入胃，熱蘊結不散，變啘者方。

單煮梓皮，稍稍飲之佳。温病積飲冷，冷結胃中，熱入腎中，變壯熱大啘者，服梓皮温啘得止也。夫腎中有熱者，病差後足心皮喜剥脫，去頭髮禿落，是其證也。

又茅根橘皮湯，療春夏天行傷寒，温病干胃冷，變啘方。

白茅根一升切　橘皮三兩　桂心二兩　葛根二兩

右四味，切，以水六升，煮取三升，分温服三合，數連服之，晝夜合啘止乃停耳。微有熱，減桂一兩。文仲、古今錄驗同。出第十六卷中

古今錄驗療温病有熱，飲水暴冷啘，枇杷葉飲子方。

枇杷葉（拭去毛） 茅根（各半升）

右二味切，以水四升，煮取二升，稍稍飲之，啘止則停。出第三卷中

温病渴方二首

病源熱氣入腎藏，腎藏惡燥，熱氣盛則腎燥，腎燥則渴引飲也。出第十卷中

深師療温毒病及吐下後有餘熱渴，芍藥湯神方。

芍藥（五分） 黄連（四分） 甘草（二分，炙） 黄芩（二兩）
桂心（二兩） 栝樓（二分）

右六味切，以水五升，煮取三升，分三服，一日令盡。出第十四卷中

古今錄驗知母解肌湯，療温熱病頭痛，骨肉煩疼，口燥心悶者；或是夏月天行毒，外寒内熱者；或已下之餘熱未盡者；或熱病自得痢，有虚熱煩渴者方。

麻黄（二兩，去節） 知母（三兩） 葛根（三兩） 石膏（三兩）
甘草（二兩，炙）

右五味切，以水七升，煮取三升，分爲三服。若已下及自得下，虚熱未歇者，除麻黄，加知母、葛根；病熱未除，因夢泄者，可除麻黄，加白薇、人參各二兩，則止。小品同。出第二卷中

温病發斑方七首

病源夫人冬月觸冒寒毒者，至春始發病，病初在表，或已發汗吐下，而表證未罷，毒氣不散，故發斑瘡。又冬月天時温暖，人感乖候之氣，未即發病，至春又被積寒所折，毒氣不得泄，至夏遇熱，其春寒解，冬温毒始發出於肌膚，斑爛隱軫如錦文也。出第十卷中

肘後療温毒發斑，大疫難救，黑膏方。

生地黄（半斤） 好豉（一升）

右二味，以猪膏二斤合露之，煎五六沸，令三分減一，絞去滓，末雄黄、麝香如大豆者，内中攪和，盡服之，毒便從皮中出則愈。忌蕪荑。出第二卷中

小品葛根橘皮湯，療冬温未即病，至春被積寒所折，不得發，至夏得熱，其春寒解，冬温毒始發出，肌中斑爛隱軫如錦文，壯熱而欬，心悶嘔，但吐清汁，宜服此湯則静方。大劾

葛根（二兩） 橘皮（二兩） 杏人（二兩，去尖皮） 麻黄（二兩，去節）
知母（二兩） 黄芩（二兩） 甘草（二兩，炙）

右七味切，以水七升，煮取三升，分温三服。嘔悶吐，當先定，便且消息。古今錄驗同。出第六卷中

删繁療肺腑藏熱，暴氣斑點，香豉湯方。

香豉（一升，綿裹） 葱鬚（切，四兩） 石膏（八兩） 梔子人（三兩）

生薑八兩 大青二兩 升麻三兩 芒消三兩

右八味切。以水六升。煮七味。取二升五合。去滓。然後下芒消。分三服。出第十卷中

備急療溫毒發斑。赤斑者五死一生。黑斑者十死一生。大疫難救。黑奴丸方。

麻黃三兩去節 大黃二兩 芒消一兩 黃芩一兩
釜底墨一兩研 竈尾墨一兩研 屋梁上塵二兩研

右七味。擣末。用蜜和如彈子大。新汲水五合。研一丸服之。若渴。但與水。須臾當寒。寒訖便汗則解。日移五丈不覺。更服一丸。此療六日胷中常大熱。口噤。名壞病。醫所不療。服此丸多差。胡洽小品同一名水解丸又一方加小麥黑勃一兩名爲麥奴丸范汪方同

古今錄驗黃連橘皮湯。療冬溫未即病。至春被積寒所折。不得發。至夏得熱。其春寒解。冬溫毒始發出肌中。斑爛隱瘮如錦文而欬。心悶嘔吐清汁。眼赤口瘡。下部亦生瘡。已自得下痢。宜服此方。

黃連四兩去毛 橘皮二兩 杏人二兩去尖皮 枳實一兩炙
麻黃二兩去節 葛根二兩 厚朴一兩炙 甘草一兩炙

右八味切。以水八升。煮取三升。分三服。令盡。且消息。下當先止。

又漏蘆橘皮湯。療冬溫未即病。至春被積寒所折。不得發。至夏熱。其春寒解。冬溫毒始發出肌中。斑爛隱瘮如錦文而欬。心悶嘔吐清汁。眼赤口瘡。下部亦生瘡方。

漏蘆 橘皮 甘遂 麻黃去節
杏人去尖皮 黃芩各二兩

右六味切。以水九升。煮取三升。分四服。得下爲佳。下後餘外證未除。更服葛根橘皮湯。方在前小品方。一方有知母枳實白薇升麻大黃甘草爲十二味出第三卷中

又發斑瘡方。

黃連三兩去毛切

右一味。以水二升。煮取八合。頓服之。忌猪肉冷水。

溫病勞復方四首

病源溫病勞復。謂病新差。津液未復。血氣尚虛。因勞動早。更生於熱。熱氣還入經絡。復成病也。

又凡得溫毒病新差。脾胃尚虛。穀氣未復。若食犬猪羊肉并腸血及肥魚炙脂膩。必大下痢。下痢則不可復救。又食餅餌炙鱠棗栗諸生果難消物。則不能消化。停積在於腸胃。便脹滿結實。大小便不通。因更發熱。復成病也。非但雜食。梳頭洗浴諸勞事等。皆須慎之。如桃李生葱生菜海藻菘菜雀肉等俱在所忌

並出第十卷中

千金論曰。凡熱病新差及大病之後。食猪肉及腸血肥魚

炙臓必大下痢醫所不能療也必至於死若食餅餌粢黍飴脯炙鱠棗栗諸果及堅實難消之物胃氣尚虛弱不能消化必更結熱適以藥下之則胃虛冷大利難禁不下之必死下之復危皆難救也熱病及大病之後多坐此死不可不慎也病新差後但得食糜粥寧可少食令饑慎勿飽不得他有所食雖思之勿與引日轉久可漸食羊肉糜若羹汁雉兔鹿肉不可食猪狗肉也新差後當靜卧慎勿早起勿令人梳頭澡洗非但體勞亦不可多語言用心使意勞凡此皆令人勞復有人得病已差而未健詣華專視脉曰雖差尚虛未復陽氣不足勿爲勞事餘勞尚可御內則死臨死當吐舌數寸其妻聞其夫病除從百餘里來省之止宿交接中間三日發病舌出數寸而死病新差未滿百日氣力未平復而以房室者略無不死及熱病房室名陰陽易之病皆難療多死古今録驗集驗同

又療重病新差早起勞及飲食多致復欲死方

燒鼈甲末服方寸七忌莧菜肘後集驗文仲備急同出第十卷中

深師療温病差愈食復病麻黄散方

麻黄十分去節　大黄十五分炙　附子一分炮　厚朴二分炙

苦參六分　石膏六分碎綿裹　烏頭六分炮

右七味擣篩以酒若米汁和服方寸七日三夜二服出第十四卷中

古今録驗療熱病復麻子湯吳正服効方

麻子一升　豉一升　牡鼠屎十一枚

右三味以水五升煮取二升半分温三服立愈試之有神驗肘後同

又大黄丸方

大黄一兩蒸之二斗米下　巴豆五十枚去心皮熬　消石三分熬無者以芒消代之

桂心二分　乾薑二分炮

右五味擣篩四味別擣巴豆令如泥合和以蜜更擣二千杵丸如梧子一丸湯服之但熱在膈上當吐在膈下當利豫作粥如服他吐下丸法服藥兩食頃不吐下以熱飲動之若不得吐下可更服一丸半能藥壯人可二丸此藥優於他下藥丸故宜大小下多冷粥解之若有瘖綿挺如指蜜和一丸塗挺頭且內瘖中䐑出之不差更作温病不得大便服之得下佳宿食不消亦服之飛尸遁尸漿服半丸日一應須臾止心腹脹滿痛服一丸瘧者依發日先宿勿食清晨服一丸丁壯人服二丸得吐下忍飢過發時乃食婦人產後血結中奔走起上下或絶產無子或月經不調面目青黃服半丸小兒淋瀝寒熱臚脹大腹不欲食食不生肌三四歲者如麻子服

一九日一。六七歲兒服二九。比三十日。心腹諸病差。兒小半之。愈大良。忌野猪肉蘆笋生葱。出第三卷中

諸黃方一十三首

病源黃病者。一身盡疼。發熱。面色洞黃。七八日後。結熱在裏。有血當下。去之如纯肝狀。其人小腹滿急。若其人眼睛澀疼。鼻骨疼。兩膊及項強。腰背急。則是患黃。大便澀。但令得小便快。則不慮死。不用大便多。多則心腹脹不好。此由寒濕在表。則熱畜於脾胃。腠理不開。瘀熱與宿穀相搏。鬱蒸不得消。則大小便不通。故身體面目皆變黃色。凡黃候其寸口近掌無脉。口鼻氣冷。並不可療之。必死。出第十二卷中

仲景傷寒論諸黃。猪膏髮煎主之方。

猪膏八兩　亂髮大如雞子一枚

右二味。内髮膏中煎之。髮消盡。研。絞去膏細滓。分二服。病從小便去也。肘後備急文仲千金古今錄驗深師范汪同云太醫校尉史脫家婢再病胃中乾糞下便差神驗出第十四卷中

刪繁療天行毒熱。通貫藏腑。沈鼓骨髓之間。或為黃疸。黑疸赤疸白疸穀疸馬黃等疾。喘息須臾而絕。瓜蒂散方。

瓜蒂二七枚　赤小豆三七枚　秫米二七粒

右三味。擣篩為散。取如大豆粒。吹於兩鼻之中。甚良。不差。間日復服之。千金范汪集驗同

又方

瓜蒂二七枚

右一味。以水一升。煮取五合。作一服。

又方

鹽一升

右一味。紙裹漬濕。燒之。取通赤。内三升水中。攪令調。手巾漉度。為一服。已前二方服訖。並吐出黃汁。

崔氏療黃。貧家無藥者。可依此方。

取柳枝三大升。以水一斗。煮取濃汁。搦半升。一服令盡。

又療黃兼主心腹方。

蔓菁子一大合揀令淨

右一味。擣碎熟研。以水一升。更和研。濾取汁。可得一大盞。頓服之。少頃自當轉利。或亦自吐。腹中便寬。亦或得汗便愈。備急文仲深師同並出第一卷中

延年秘錄療黃。瓜蒂湯方。

瓜蒂一兩　赤小豆四十九枚　丁香二七枚

右三味。擣末。以水一升。煮取四合。澄清。分為兩度。滴入兩鼻中。出第十卷中

救急療三十六種黃方。

取雞子一顆并殼燒作灰。研酢一合。又溫之。總和頓服。身體眼暗極黃者不過三顆。鼻中蟲出。神効。

又療諸黃闇黃眼闇及大角赤黑黃。先擲手足內黃息渴。疸黃眼赤黃。腎黃小便不通氣急心悶五色黃。瓜蔕散方。

丁香　瓜蔕　赤小豆各十枚

右三味細擣篩。取煖水一雞子許和服。大神驗。並出第十七卷中廣濟同

必効療一切黃。蔣九處得。其父遠使得黃。服此極効。茵陳湯及丸方。

茵陳四兩　大黃三兩　黃芩三兩　梔子三兩

右四味切。以水五升。煮取三升。分爲三服。空肚服之。不然擣篩蜜和爲丸。飲服二十丸。稍稍加至二十五丸。量病與之。重者作湯。勝服丸。日一服。忌羊肉酒麪熱物等。以差爲限。小便黃色及身黃者並主之。

又療諸黃。眼已黃亦差。瓜蔕散方。

丁香一分　赤小豆一分　瓜蔕一分　一方加秫米一分

右三味擣末。溫水食前頓服。使盡則當利。并吐黃水。不差更服。並出第一卷中

千金療黃疸大黃丸方。

大黃二兩　葶藶三兩

右二味擣篩爲末。蜜和爲丸。如梧子大。未食服十丸。日三服。病差便止。

又大黃丸方。

大黃二兩　黃連三兩　黃芩　黃蘗各一兩

麴衣五合

右五味擣篩爲末。蜜和丸如梧子大。食前服三丸。日三服。不知可至五丸。忌猪肉冷水。並出第十卷中

急黃方六首

病源脾胃有熱。穀氣鬱蒸。因爲熱毒所加。故卒然發黃。心滿氣喘。命在頃刻。故云急黃也。有得病即身體面目發黃者。有初不知是黃。死後乃身面黃者。其候得病但發熱心戰者。是急黃也。並出第十二卷中

廣濟療急黃。身如金色。瓜蔕散方。

赤小豆二七枚　丁香二七枚　黍米二七枚　瓜蔕二七枚

麝香　薰陸香等分別研　青布二方寸燒爲灰

右七味擣篩爲散。飲服一錢匕。則下黃水。其黃則定。忌生冷熱麪粘食陳臭等。一方止三味出第一卷中

必効療急黃疸內等黃。大黃湯方。

大黃三兩切　芒消二兩

右二味。以水二升。生漬大黃一宿。平旦絞汁一升半。內

芒消攪服須臾當快利差。出第一卷中

延年秘録療急黄心下堅硬渴欲得水喫氣息喘麄眼黄。但有一候相當卽須宜服此瓜蔕散吐則差方

瓜蔕二小合　赤小豆二合

右二味擣篩爲散年大人煖漿水五小合和散一服。滿一方寸匕。一炊久當吐不吐。更服五分匕水亦滅之若輕病直吹鼻中兩黒豆粒大亦得。當鼻中黄水出卽歇并宜灸心厭骨下一寸名巨闕灸五七炷以來初小作炷在後漸大仍不得大如梧子。

吐訖及灸了計卽渴仍服麥門冬飲子方。

麥門冬四兩去心　栝樓三兩　竹葉一升　茯苓四兩

升麻二兩　生蘆根一升　甘草一兩炙

右七味切。以水七升。煎取二升五合。絞去滓。分温三服服別相去如人行八九里久服此飲渴卽止。出第十卷中

千金療急黄熱氣骨蒸兩目赤脉地黄汁湯方

生地黄汁八合　大黄六分末　芒消一兩

右三味合和一服五合日二服。以利爲度。

近効療急黄方。

取蔓菁子油一盞頓服之臨時無油則以蔓菁子擣取汁水和之喫亦得候顏色黄或精神急則是此病。

韋給事試用之有効

黄疸方十三首

病源黄疸之病此由酒食過度。藏腑不和水穀相并積於脾胃。復爲風濕所搏。瘀結不散熱氣鬱蒸。故食已如饑令身體面目爪甲及小便盡黄而欲安卧若身脉多赤多黒多青皆見者。必寒熱身痛。面色微黄。齒垢黄爪甲上黄。此黄疸也疸而渴者。其病難療疸而不渴者其病可療。發於陰部其人必嘔。發於陽部。其人振寒而發熱。出第十二卷中

仲景傷寒論黄癉。麻黄醇酒湯主之方。

麻黄一大把去節

右一味美清酒五升煮取二升半。去滓。頓服盡古今方云。傷寒熱出表發黄疸宜汗之則愈冬月用酒。春宜用水煮之良。小品古今録驗張文仲經心録同

又黄疸茵蔯蒿五苓散主之方。

茵蔯蒿末十分　五苓散五分

右二味和先食白飲和方寸匕服之日三。深師范汪同

又五苓散利小便治黄疸方。

猪苓三分去皮　白朮三分　茯苓三分　澤瀉五分

桂心二分

右五味擣篩和合白飲和服一方寸匕。日三多飲煖水

以助藥勢。汗出便愈。（千金深師范汪同並出第十四卷中）

肘後療黄疸方。

燒亂髮服一方寸匕。日三。秘驗。酒飲並得。（備急文仲同出第一卷中）

范汪療黄疸散方。

取瓠子白瓤及子熬令黄。擣爲末。服半錢匕。日一服。十日愈。用瓠子數數有吐者。當先詳之。（出第三十四卷中）

集驗療黄疸百藥不差者方。

驢頭一枚煮熟。以薑虀噉之。并隨多少飲汁。（備急崔氏張文仲古今録驗同出第二卷中）

千金療黄疸方。

取生小麥苗擣。絞取汁。飲六七合。晝夜三四飲。三四日便愈。無小麥苗。穬麥苗亦得。范汪云。用小麥勝也。（備急文仲集驗並同出第十卷中）

千金翼療黄疸目黄不除。瓜丁散方。

瓜丁細末如大豆許。内鼻中。令病人深吸取入鼻中。黄汁出。

又黄蒸湯方。（通按黄蒸未詳）

黄蒸一升　麥麪一升　猪屎一升

右三味。以水五升。漬一宿。煮取三升。絞去滓。頓服一升。覆取汗。必効。（同出第十八卷中）

崔氏療黄疸年六十以上方。

茅根一把　猪肉一斤

右二味。合作羹。盡一服愈。當灸臍上下兩邊各一寸半一百壯。手魚際白肉側各一灸。隨年壯。（備急范汪同）

又療黄疸方。

苦胡蘆瓤如大棗許

右一物。以童子小便二合浸之。三兩食頃。取兩酸棗許汁。分内兩鼻孔中。餘節候與上方同。比來常用。乃勝瓜蔕散。

近効療黄疸。瓜蔕散方。

瓜蔕二七枚　赤小豆二七枚　生秫米二七枚　丁香二七枚

右四味。擣篩。重者取如大豆二枚。各著一枚鼻孔中。痛縮鼻須臾。鼻中瀝清黄水。或從口中出升餘則愈。病輕者如一小豆則可。一與不盡。間日復頻用。効。李暠用之立驗。俗人或使人以竹筒極力吹鼻中。無不死者。慎之。

又療男子女人黄疸病。醫療不愈。身目悉黄。食飲不消。胃中脹熱。生黄衣。在胃中有乾屎。使病爾方。

以成煎猪脂一小升。温熱頓盡服之。日三。燥屎下去乃愈。（備急崔氏同）

黄疸遍身方一十一首

廣濟療黄疸遍身面悉黄小便如濃梔子汁茵陳丸方

茵陳四兩 黄芩三兩 枳實二兩炙 大黄三兩

右四味擣篩蜜丸空腹以米飲服如梧子二十丸日二服漸加至二十五丸微利爲度忌熱麪蒜蕎麥粘食陳臭物 一方有升麻三兩出第一卷中

肘後療黄疸者一身面目悉黄如橘柚暴得熱外以冷迫之熱因留胃中生黄衣熱熏上所致方

猪脂一升

右一味成煎者温令熱盡服之日三燥屎當下下則稍愈便止 與前近効方同備急崔氏同出第三卷中

小品療黄疸身目皆黄皮膚麴塵出三物茵陳蒿湯方

茵陳蒿一把 梔子二十四枚 石膏一斤 千金方加大黄三兩

右三味以水八升煮取二升半去滓以猛火燒石膏令正赤投湯中沸定取清汁適寒温服一升自覆令汗出周身遍以温粉粉之則愈若不汗更服一升汗出乃愈也 深師古今録驗千金翼同出第四卷中

集驗療黄疸身體面目皆黄大黄散方

大黄四兩 黄連四兩 黄芩四兩

右三味擣篩爲散先食服方寸匕日三服亦可爲丸服 備急文仲千金同出第二卷中

删繁療黄疸者通身並黄茵陳湯方

茵陳四兩 柴胡四兩 升麻三兩 龍膽草二兩

黄芩 大黄各三兩

右六味切以水九升煮取三升分三服若身體羸去大黄加梔子人五六兩生地黄切一升 古今録驗千金同出第十卷中

千金翼論曰凡遇天行熱病多必内瘀著黄但用瓜丁散内鼻中令黄汁出乃愈即於後不復恐病黄矣常須用心警候病人四肢身面微似有黄氣則須用瓜丁散不得令散漫失候必大危矣特忌酒麪犯者死

又凡人無故忽然振寒便發黄皮膚黄麴塵出小便赤少大便時閉氣力無異食飲不妨已服諸湯餘熱不除久黄者苦參散方

苦參一兩 黄連一兩 葶藶子熬 瓜蔕

黄芩 黄蘗 大黄各一兩

右七味擣爲散飲服方寸匕當大吐者日一服不吐日二亦得下服藥五日知可消息不知更服忌猪肉冷水 古今録驗千金小品同出第十八卷中

崔氏療黄疸身體面目盡黄茵陳湯太醫校尉史脫方

茵陳蒿三兩 黄連二兩 黄芩三兩 梔子十四枚

大黄一兩 甘草一兩炙 人參一兩

右七味切，以水一斗，煮取三升，分三服。千金同出第一卷中

延年秘録梔子湯，療遍身黄如橘，心肋滿急方。

梔子人四兩 黄芩三兩 柴胡四兩 升麻三兩

龍膽草三兩 大黄三兩 栝樓三兩 芒消二兩

右八味切，以水九升，煮取二升八合，去滓，分温三服，相去四五里，進一服。出第十卷中

必効黄疸，身眼皆如金色，但諸黄皆主之方。

取東引桃根細切如筯，若釵股以下者一握，取時勿令見風，及婦人并雞犬等見之，以水一大升，煎取搦一小升，適寒温，空腹頓服。服後三五日，其黄離離如薄雲散，唯眼最後差，百日方平復。身黄散後，可時時飲一盞清酒，則眼中易散，不則散遲。忌食麵、猪魚等肉。此方是徐之才家秘方，其姪珍惠説，密用。出第一卷中

近効療發黄，身面眼悉黄如金色，小便濃如煮黄蘗汁者，衆醫不能療，良驗茵陳湯方。

茵陳四兩 黄芩二兩 梔子三兩 升麻三兩

大黄三兩 龍膽草二兩 枳實二兩炙 柴胡四兩

右八味切，以水八升，煮取二升七合，分温三服。若身絶羸，加生地黄一升，梔子加至七兩，去大黄，如氣力不羸，依前著大黄取驗，忌如法。不差更作，以差爲限，不過三四劑差，隔三五日一劑。經心録同，李暠處得此方神良

癊黄方三首

病源陽氣伏，陰氣盛，熱毒加之，故但身面色黄，頭痛而不發熱，名爲癊黄也。出第十二卷中

廣濟療癊黄，身面眼俱黄，小便如豉汁色，茵陳散方。

茵陳四兩 白鮮皮三分 栝樓四分 黄芩三分

梔子四分 芍藥三分 青木香三分 柴胡三分

枳實三分炙 黄連三分 紫雪八分 土瓜根三分

大青三分 大黄十分

右十四味，擣篩爲散，煮茅根飲，待冷，平旦空腹以茅根飲服五錢匕，一服少間，當一兩行微利，利後煮稀葱豉粥食之，利多以意漸減，常取微洩利，通一兩行爲度，差止。忌猪肉、冷水、魚、蒜、粘膩及諸熱食。出第一卷中

必効療癊黄，眼睛黄，汗染衣，涕唾黄方。

好黄蒸二大升

右一味，每夜以水二大升浸，煆煖令熱，勿令沸，銅器中，平旦絞取汁半升飲之，餘汁須臾則飲。冬日微煖服，夏冷飲。每夜則浸，依前服之亦得。每夜小便中浸白帛片，取色退爲驗。兩方並極効。忌麪、羊肉、猪魚。

又療癃黃汗染衣涕唾黃者方。

取蔓菁子擣細末，平旦以井花水和一大匙服之，日再。漸加至兩匙，以知爲度。每夜小便裏浸少許帛，各書記日，色漸退白則差，不過服五升以來必差。李潤州傳，極効。備急肘後張文仲深師同出第一卷中

黃疸小便不利及腹滿喘方二首

仲景傷寒論黃家腹滿，小便不利而赤，身汗出者，表和裏實也，宜下之，大黃黃蘗皮梔子消石湯方。

大黃四分 黃蘗四兩 梔子十五枚 消石四兩

右四味，切，以水六升，煮三物得二升半，去滓，內消石更煎取一升，先食頓服盡。小品千金翼深師范汪並同

又黃疸小便色不變，欲自利，腹滿而喘者，不可除其熱，熱除必噦，噦者小半夏湯主之方。

半夏五兩，炮 生薑八兩

右二味，以水六升，煮取一升半，去滓，分溫三服，忌羊肉餳。范汪同，並第十四卷中

黃汗方三首

病源黃汗之爲病，身體洪腫，發熱，汗出而渴，狀如風水，汗染衣，色正黃如蘗汁，其脉自沉。此由脾胃有熱，汗出而入水中，若浴水，入汗孔得之。出第十二卷中

仲景傷寒論師曰：黃汗爲病，身體腫，發熱，汗出而渴，狀如風水，汗沾衣，色正黃如蘗汁，脉自沉也。問曰：從何得之？師曰：以汗出水入汗孔，水從外入而得之，宜黃耆芍藥桂心酒湯主之方。

黃耆五兩 芍藥三兩 桂心三兩

右三味，切，以苦酒一升，水七升，和煮取三升，去滓，溫服一升，正當心煩也，至六七日稍稍自除。其心煩不止者，以苦酒阻故也。作阻 一方用美清醢代酒。忌生葱。備急張文仲千金古今録驗深師范汪經心録同

又凡黃汗之病，兩脛自冷，假令發熱，此屬歷節。食已則汗出，又身常夜臥盜汗出者，此勞氣也。若汗出即發熱者，久久身必甲錯也。發熱不止者，必生惡瘡也。若身重汗出已輒輕者，久久必身瞤，瞤則胷中痛。又從腰以上必汗出，下無汗，腰髖弛痛，如蟲在皮中狀，劇者不能食，身疼重煩躁，小便不利者，名曰黃汗，桂枝湯加黃耆五兩主之方。

桂心三兩 芍藥三兩 甘草三兩，炙 生薑三兩

大棗十二枚 黃耆五兩

右六味，切，以水八升，微火煎取三升，去滓，溫服一升，覆取微汗，須臾間不汗者，食稀熱粥一升餘，以助湯力。若不汗者，更服湯也。忌海藻菘菜生葱。古今録驗范汪同 出第十四卷中

療黃疸身腫發熱汗出而渴狀如風水汗出著衣皆黃黃汗吳藍湯方。

吳藍六分 芍藥 麥門冬去心 桑白皮

漢防已 白鮮皮 山梔子各六分

右七味各細切，以水二升，煎取八合，去滓，空腹分二服。未効再合服。此方未詳所出

女勞疸方四首

病源女勞疸之狀，身目皆黃，發熱惡寒，少腹滿急，小便難。因大勞大熱而房室，房室畢入水所致也。出第十二卷中

仲景傷寒論黃家日晡發熱，而反惡寒，此爲女勞得之。膀胱急，小腹滿，身體盡黃，額上反黑，足下熱，因作黑癉。大便必黑，腹臚脹滿如水狀，大便黑溏者，此女勞之病，非水也。腹滿者難療，消石礬石散主之方。

消石熬黃 礬石燒令汁盡

右二味等分，擣篩，以大麥粥汁和服方寸匕，日三，重衣覆取汗，病隨大小便去，小便正黃，大便正黑也。大麥則須是無皮麥者。千金方云消石二分熬令燥，礬石一分熬令燥，故注之。肘後小品崔氏文仲千金范汪深師並同出第十四卷中

千金翼療黃疸之爲病，日晡所發熱惡寒，小腹急，體黃額黑，大便黑溏泄，足下熱，此爲女勞也。腹滿者難療方。

滑石五兩研 石膏五兩研

右二味爲散，以大麥粥汁服方寸匕，日三，小便極利則差。小品千金備急文仲並同出第十八卷中

近効女勞疸黃家日晡發熱，而反惡寒，此爲女勞得之。膀胱急，小腹滿，身體盡黃，額上反黑，足下熱，因作黑疸。其大便必黑，腹臚脹滿如水狀，大便黑溏，此女勞之病，非水也。療與黑疸同。穀疸食則眩，心忪怫鬱不安，久久發黃爲穀疸，並以前茵陳湯主之。方在遍身黃部中

必効女勞之黃，氣短聲沉者，宜服此方。

取婦女月經布和血衣燒作灰，以酒空腹服方寸匕，日再服，不過三日必差。

黑疸方三首

病源黑疸之狀，苦小腹滿，身體盡黃，額上反黑，足下熱，大便黑是也。夫黃疸、酒疸、女勞疸，久久變成黑疸。出第十二卷中

肘後療黃疸變成黑疸者，多死，急治之方。

取土瓜根汁，服一小升，平旦服至食時，病從小便去則愈。不忌。先須量病人氣力，不得多服，力衰則起不得。千金并翼文仲集驗崔氏删繁范汪並同出第一卷中

深師療黑疸，身體及大便正黑，赤小豆茯苓湯方。

赤小豆三十枚 茯苓六銖 瓜蒂四銖 雄黃二銖

甘草半兩，炙　女萎四銖

右六味，切。以水三升，煮小豆、茯苓，取八合汁。擣後四藥爲散。取前汁調半錢匕。適寒溫服之。須臾當吐。吐則愈。一方云。療久黄疸。忌大醋、海藻、菘菜。千金方名赤苓散。千金翼同，出第二十卷中

千金翼茵陳丸。主黑疸。身體闇黑。小便澀。體重方。

茯苓四分　茵陳一兩　枳實五分，炒黄　白术五分，土炒

半夏三兩，洗　甘遂一分　杏人三分，去尖皮　蜀椒二升，汗

當歸二分　葶藶子四分，熬　大黄三分，熬令焦　乾薑四分

右十二味，擣篩。蜜和丸如梧子。空肚飲服三丸，日三服。忌羊肉、餳、酢、桃李、雀肉等。出第十八卷中

酒疸方七首

病源：夫虛勞之人。若飲酒多進穀少者。則胃内生熱。因大醉當風入水。則身目發黄。心中懊痛。足脛滿。小便黄。面發赤斑。若下之久久變爲黑疸。目青面黑。心中如噉蒜虀狀。大便正黑。皮膚抓之不仁。其脉浮弱。故知之。酒疸。心中熱。欲嘔者。當吐之。即愈。小便不利。其候當心中熱。足下熱。是其證明也。若腹滿欲吐。鼻躁。其脉浮者先吐之。沉弦者先下之。出第十二卷中

仲景傷寒論：酒癉者。心中懊憹。或熱痛。梔子枳實豉大黄湯主之方。

梔子七枚　枳實五枚　香豉一升　大黄一兩

右四味，切。以水六升。煮取二升，去滓。温服七合。日三服。肘後、千金同，出第十四卷中

肘後療酒疸者。心中懊痛。足脛滿。小便黄。飲酒面發赤斑黄黑。由大醉當風入水所致。黄耆散方。

黄耆二兩　木蘭皮一兩

右二味，爲散。酒服方寸匕，日三。備急、文仲同

深師酒疸艾湯方。

生艾葉一把　麻黄二兩，去節　大黄六分　大豆一升

右四味，切。清酒五升。煮取二升。分爲三服。出第三十卷中

千金茵陳湯。主黄疸、酒疸、酒癖。身體面目盡黄方。太醫校尉史脫處。

茵陳三兩　大黄二兩，一方一兩　梔子二七枚　黄芩三兩，一方用一兩

人參半兩，一方用一兩　黄連二兩，一方用一兩　甘草一兩，炙

右七味，切。以水一斗。煮取三升。分爲三服。忌猪肉、冷水、海藻、菘菜。文仲、范汪同

又夫人病疸者。或無熱。靜言了了。腹滿欲吐。酒疸。心中熱。欲嘔。吐之即愈方。

取千金翼苦參散吐良。在上通身黄部中七味者是

也。

又肉疸飲少小便多。白如泔色。得之從酒。寒水石散方。

寒水石五分 白石脂五分 栝樓五分 菟絲子三分酒漬

知母三分 桂心三分

右六味擣篩。麥粥服五分匕。日三服。五日知。忌生葱。古今録驗深師等並同

古今録驗療酒癖及飲黄疸散方。

芫花 椒目各等分

右二味擣下篩爲散。平旦服一錢匕。老少半服之。藥攻兩脅則下便愈。間一日復服。使小減如前。又與之使盡根源。深師同出第二十七卷中

穀疸方三首

病源穀疸之狀。食畢頭眩。心忪怫鬱不安而發黄。由失饑大食。胃氣衝熏所致。陽明病脉遲。食難用飽。飽則發煩頭眩者。必小便難。此欲爲穀疸。雖下之。其腹必滿。以其脉遲故也。出第十二卷中

范汪療穀疸茵陳湯方。

茵陳四兩切。以水一斗。煮取六升。以汁煎大黄二兩梔子七枚。得二升。分爲三服。黄從小便去。病出立愈。肘後同出第十四卷中

集驗療勞疸穀疸丸方。

苦參三兩 龍膽草一兩

右二味下篩。牛膽汁和丸。先食以麥粥飲服如梧子大五丸。日三。不知稍增。千金同出第二卷中

刪繁療勞疸。穀疸。苦參丸方。勞疸者因勞爲名也。穀疸者因食而勞。故曰穀疸

苦參三兩 龍膽草二兩 梔子人三七枚

右三味擣篩爲散。若病甚。取猪膽和爲丸。如梧子大。一服五丸。日三四服。以飲汁下之。

許仁則療諸黄方七首

許仁則療急黄病。此病始得。與前天行病不多異。五六日但加身體黄。甚者洟音夷鼻液也下同淚汗唾小便如蘗色。眼白睛正黄。其更重狀。與天行病候最重者無别。如至此困。自須依前救天行最重半夏等分十味湯救之。若未至是者。宜依後法。急黄狀始得。大類天行病經三兩日。宜合麻黄等五味湯服之。發汗以洩黄勢方。

麻黄三兩去節 乾葛五兩 石膏八兩 生薑六兩

茵陳二兩

右藥切。以水八升。煮取二升七合。去滓。分温三服。服相去十里久。服訖當欲汗。則覆被微取汗以散之。

又依前麻黄等五味湯服之。取汗。汗出後未歇。經三五日。

又合梔子等五味湯以取利方。

梔子二十枚 柴胡三兩 黃芩三兩 茵陳三兩

芒消六兩

右藥切。以水八升。煮四味取二升六合。去滓。內芒消攪令消。分溫三服。如人行十里久。更服之効。

又依前梔子等五味湯服之取利。利後病勢不歇。經六七日。又合秦艽牛乳二味湯服之方。

秦艽六兩 牛乳二升

右藥切。秦艽以牛乳煮之。可三分減一。去滓。帶煖頓服令盡。極驗。文仲必効同西域法也

又依前秦艽等二味湯藥服後。不覺病退。漸加困篤。勢如前天行最重狀。則不可更服諸冷物。冷物在心。唯是疾速。宜同前天行用半夏等十味湯以救之。亦可合瓜蔕等三味散吹鼻孔中。并與之服方。

瓜蔕七枚 丁香七枚 赤小豆七枚

右藥擣篩末。取如大豆。分吹兩鼻孔中。須臾當出黃水。正如煮蘗汁。及出黃蟲。亦可以新汲水和一方寸匕。與患人服。或利或吐。吐利所出。亦如煮黃蘗汁。天行用此療。亦與崔氏同。

又論云。此病俗間亦有單煮瓜蔕汁灌鼻孔中者。亦有單服生麻油者。

又療黃疸病。此病與前急黃不同。自外狀與平常無別。但舉體正黃。甚者眼色如蘗。涕涎洟小便及汗。悉如蘗汁。食消多於尋常。稍覺瘦悴乏力。此病不甚殺人。亦有經年累歲不療而差者。此由飲酒多。亦是積虛熱所致。黃疸初得。稍覺心中煩熱。滿身黃色。眼白睛黃。覺如此者。宜合白鮮皮等七味湯以洩之。黃連十味丸以壓之。

白鮮皮三兩 乾葛五兩 黃芩三兩 鬱金三兩

豉五兩 梔子十枚 芒消六兩

右藥切。以水八升。煮取二升半。去滓。內芒消。分溫三服。服相去如人行二十里久。更服此湯。當得利。利後將息一二日。則合後黃連等十味丸服之。

又黃連丸方。

黃連五兩 黃芩五兩 苦參六兩 沙參五兩

乾地黃六兩 乾葛六兩 梔子人三兩 麥門冬一升去心

地骨白皮五兩 茯苓五兩

右十味擣篩為末。蜜和為丸。以米飲下。初服十丸。日三服。稍稍加至三十丸。如梧子大。黃疸亦有單服豬脂得差者。忌豬肉冷水大酢蕪荑等物。吳昇同

雜黃疸方三首

千金濕疸之爲病。始得之。一身盡疼。發熱。面色黃黑。七八日後壯熱。熱在裏有血當下去之如豘肝狀其小腹滿者急下之。亦一身盡黃。目黃腹滿。小便不利。礬石散方。

礬石五兩　滑石五兩

右二味爲散。大麥粥汁服方寸匕。日三服。當先食服。便利如血者。當汗出差。深師古今録驗並同出第十卷中

古今録驗九疸秦王散方。

胃疸食多喜飲。梔子人主之

心疸煩心心中熱。葛根主之

腎疸其人脣乾。葶藶子主之

脾疸溺赤出少。心惕惕若恐。括樓主之

肺疸飲少小便多。秦椒汗瓜蒂主之一云膏疸

舌疸渴而數便。石鍾乳主之

肉疸其人小便白。凝水石主之

髓疸目眶深。多嗜卧。牡蠣澤瀉主之

肝疸胃熱飲多水激肝。白术主之

右十一味名秦王散各等分。隨病所在加二分。擣合下篩。飲服五分匕。日三。稍加至方寸匕。忌桃李雀肉等。

膏疸飲少小便多。秦椒散方。

秦椒一分汗　瓜蒂二分

右二味擣下篩。水服方寸匕。日三服。深師千金同出第二十七卷中

右從事郎充兩浙東路提舉茶塩司幹辦公事趙　子孟較勘

重訂唐王燾先生外臺秘要方第四卷終

重訂唐王燾先生外臺秘要方卷第五瘧病十五門

唐王燾先生外臺秘要方第五卷

宋朝散大夫守光祿卿直秘閣判登聞簡院上護軍臣林億等 上進
新安後學程衍道敬通父訂梓
男晉錫爲昭 坤錫爲載父仝校

療瘧方二十一首

病源夏日傷暑秋必病瘧瘧病之發以時者此由邪氣客於風府循膂而下衛氣一日一夜常大會於風府其明日下一節故其作也晏此先客於脊背也每至於風府則腠理開腠理開則邪氣入邪氣入則病作此所以日作稍益晏者也其出於風府日下一節二十五日下至尾骶二十六日入於脊內注於伏膂之脈其氣上行九日出於缺盤之中其氣日高故作日益早也其間日發者由邪氣內薄於五藏橫連募原其道遠其氣深其行遲不能與衛氣俱行不得皆出故間日蓄積乃作夫衛氣每至於風府則腠理乃發發則邪氣入邪氣入則病作今衛氣日下一節則其氣之發也不當風府其日作者柰何曰此邪氣客於頭項循膂而下者也故虛實不同邪中異所則不得當其風府也故邪中於頭項者氣至頭項而病中於背者氣至背而病中於腰脊者氣至腰脊而病中於手足者氣至手足而病衛氣之所在與邪氣相合則病作故風無常府衛氣之所發必開其腠理邪氣之所合則其府也風之與瘧也相與同類而風獨常在也而瘧得以時休者何也由風氣留其處瘧氣隨經絡沈以內薄故衛氣應乃作陽當陷而不陷陰當升而不升爲邪所中陽遇邪則蹠陰遇邪則緊蹠則惡寒緊則爲慄寒慄相薄故名曰瘧弱則發熱浮乃汗出旦中旦發晚中晚發夫瘧其人形瘦皮必粟起問曰病瘧以月一日發當以十五日愈設不愈月盡解 出第十一卷中

廣濟療瘧常山散方

常山五分 升麻二分 蜀漆一分

右三味擣篩爲散一服二錢匕和井華水煮米半合頓服少間則吐吐訖則差忌生葱生菜及諸菓子生冷油膩等物

又療瘧常山湯方

常山三兩

右一味切以漿水三升浸經一宿煎取一升欲發前頓服之後微吐差止忌生葱生菜 近效療瘧間日或夜發者張文仲備急同並出第一卷中

張仲景傷寒論辨瘧病師曰夫陰氣孤絕陽氣獨發而脉微者其候必少氣煩滿手足熱而欲嘔也名曰癉瘧若但熱不寒者邪氣在心藏外舍分肉之間令人消爍脫肉

又辨瘧脉。夫瘧脉自絃。絃數者多熱。絃遲者多寒。絃小緊者下之差。絃遲者温藥愈。弦緊者可發汗針灸也。浮大者吐之差。脉絃數者風疾也。以飲食消息之。

又辨瘧歲歲發至三歲。發連日發不解者。以脅下有痞也。療之不得攻其痞。但虚其津液。先其時發汗。其服湯已。先小寒者。漸引衣自覆。汗出小便利則愈。瘧者病人形瘦皮上必粟起。

又問病瘧以月一日發。當以十五日愈。設不差者。當月盡解也。如期不差當云何。師曰。此結爲癥瘕。名曰瘧母。宜急療之。大鼈甲煎方。

鼈甲十二分炙　烏扇三分　黄芩三分　柴胡六分
鼠婦三分熬　乾薑三分　大黄三分　芍藥五分
桂心三分　葶藶二分熬　石韋二分　厚朴三分炙
牡丹皮五分　瞿麥二分　紫葳三分　半夏一分洗
人參一分　䗪蟲五分熬　阿膠三分炙　蜂窠四分炙
赤消十二分　蜣蜋六分炙　桃人三分去皮尖熬

右二十三味末之。取鍛竈下土一斗。清酒一斛五升。淩土候酒盡一半。著鼈甲於中。煑令泛爛如膠漆。絞取汁。下諸藥煎爲丸。如梧子大。空心服七丸。日三服。忌莧菜生葱胡荽羊肉餳等物。千金有海藻大戟䗪蟲無赤消鼠婦用鍛竈灰一斛

又瘧發渴者。與小柴胡去半夏加栝樓湯方。

柴胡八兩　黄芩三兩　人參三兩　大棗十二枚擘
甘草三兩炙　生薑三兩　栝樓根四兩

右七味切。以水一斗二升。煑取六升。去滓。更煎取三升。温服一升。日三。忌海藻菘菜。經心錄療勞瘧並出第十五卷中

肘後療諸瘧方。

取青蒿一把

右一味。以水一升漬。絞取汁盡服之。備急張文仲同

又方

鼈甲三兩炙

右一味擣末。酒服方寸匕。至發時令服三服。兼用火灸。無不斷者。忌莧菜。

又方

牛膝莖葉一把切。以酒三升漬一宿。分三服。令微有酒氣。不卽斷。更作。不過三服止。文仲備急集驗同並出第一卷中

深師療瘧膈痰不得吐。宜吐之常山烏梅湯方。

烏梅半兩　桂心半兩　芫花半兩　豉五合綿裹
半夏半兩　常山半兩

右六味切。以酒三升水四升合煮取二升。分三服。必得吐。一方取三升。忌生葱羊肉餳生菜。一方無半夏常山

又療瘧丸神方。

人參三分　鈆丹三分　天雄十分熬

右三味擣合下篩蜜和。初服二丸如梧子。臨發服二丸。中當温熱四肢淫淫痹爲知服藥忌飽飯食瘧斷後食如常萬不失一。備急文仲同

又療瘧撩膈湯方。

常山三兩　甘草三兩炙　松蘿二兩　烏梅十四枚

黄芩二兩　瓜蔕十四枚　梔子人十四枚擘

右七味切以酒二升漬一宿明旦以水四升煮取三升。分三服忌海藻生葱生菜菘菜等。

又瘧結實積熱煩擾迷冒。寒熱但多綿惙困篤常山大黄湯方。

常山三兩　甘草三兩炙　前胡二兩　大黄三兩

右四味切以水一斗。煮取三升半下大黄煎取三升。分澄令冷初服七合中服八合比欲發服九合王文州大子因瘧危困服此皆愈忌海藻菘菜生葱生菜等。

又療瘧醇醨湯方。

生薑三兩　烏梅三七枚擘一方十四枚　甘草三兩炙

桂心二兩　常山三兩　蘘荷根三兩

右六味切以水六升煮取一升曰醇。未發時湏頓服更以水三升。煮取一升曰醨。至發不斷。復頓服甚良。别方說發日平旦服醨一升以醇著頭邊。若欲發便服醇神良二說不同也忌海藻菘菜生葱生菜。出第二十二卷中

千金麻黄湯療瘧湏發汗方。

麻黄四兩去節　大黄四兩　栝樓四兩　甘草一兩炙

右四味切以水七升煮取二升半分三服。未發前食頃服。臨發更服服後皆覆取汗。忌海藻菘菜。集驗同出第十卷中

千金翼療瘧病醫不能救者方。

以繩量病人脚圍繞足跟及五指一匝訖。截斷繩取所量得繩置項上著反向背上當繩頭處中脊骨上灸三十壯則定。候看復惡寒急灸三十壯則定比至過發一炊久候之雖飢勿與食盡日。此神驗男左足女右足。出第十八卷中

崔氏療瘧會稽賴公常山湯方。

常山三兩　石膏八兩碎綿裹　甘竹葉一把切　糯米一百粒

右四味切以水八升明旦欲服今晚漬於銅器中露置星月下高淨處横刀其上向明取藥於病人房門前於銅器裏緩火煎取三升分三服日欲出一服臨發又一服若即定不湏後服取藥滓石膏裹置心上餘四分置左右手足心甚驗忌生葱生菜。出第四卷中

備急華佗常山桂心丸神良方。

甘草炙　常山　大黄　桂心各四分

右四味末之。蜜和。平旦服如兔屎。每欲發服六丸。飲下之。欲服藥時。先進少熱粥。忌海藻、菘菜、生葱、生菜。文仲同。出第二卷中

延年療瘧常山丸方。裴右庶送

常山四分　青木香四分，南者　蜀漆一分　牡蠣二分，煆

大黄二分　烏梅肉一分，熬　丹砂二分，研　豉二分，熬

知母二分　鼈甲二分，炙　麻黄一分，去節

右十一味。擣篩。蜜和爲丸。丸如梧子。未發前粥飲服五丸。訖。微吐後。須臾任食。至欲發更服十丸。忌莧菜、生血物、生葱、生菜、油膩。崔氏同

又療瘧丸方。

常山三兩　甘草二分，炙　知母四分

右三味。擣篩。蜜和爲丸。丸如梧子。未發前飲服十五丸。臨發服十五丸。得快吐則愈。忌海藻、生葱、生菜、菘菜。並出第十五卷中

必効療瘧雞子常山丸方。

取雞子一枚。斷開頭。出黄及白。令盡。置小鐺子中。又取常山細末。量滿前空殼。又傾鐺子中。又量白蜜。還令滿殼。復傾鐺子中。三味同攪。微火煎之。勿停手。微冷可丸。則停丸如梧子。如病人午時發。巳時服三十丸。欲至發時。又服三十丸。用飲汁下。欲吐任吐。亦如前服訖。更不發者。不須服。服後禁脂膩、油麪、生菜、瓜果七日。此方敕賜喬將軍。服之立効。小品、崔氏、文仲、延年、支家、備急並同

又療瘧不差虎骨常山丸方。

虎頭骨炙　常山　甘草炙　鼈甲炙

烏梅熬　萎蕤　白薇　升麻

茯苓　石膏研　知母　麥門冬去心

豆豉熬　地骨白皮

右十四味。各等分。合擣。蜜和丸如梧子大。未發前日晚空肚服二十丸。至發日平旦服四十丸。如人行十里。食白粥一椀。欲發時亦服三十丸。三日內慎生冷。萬無一觸。不吐自差。魏右史處得云奇効。忌海藻、菘菜、大酢、生葱、生菜、莧菜。

又療瘧常山酒方。

常山一兩，切　獨頭蒜一顆，去根莖，横切　糯米一百粒

烏豆一百粒　清酒一升

右五味。病未發前一日。以酒浸藥於椀中。以白紙一張

覆之椀。上橫一刀。欲發時三分飲一分。如未吐更服一分。得吐則差。忌生菜生葱。並第一卷中

古今錄驗療瘧豉心丸方。

香豉五合熬令色變 常山二兩 大黃三分 附子二分炮

右四味擣篩蜜和丸服如大豆十丸。當勿食比至發來。令服三十丸。瘧不止亦可至四十丸。瘧必止。若膈上有停痰。欲吐聽之。若腹中實欲下亦無妨。常有驗。忌生葱生菜等。楊孔思方出第四卷中

又烏梅丸。療瘧無問温瘴痰瘧。悉皆主之方。

烏梅肉二兩 常山二兩 鼈甲二兩炙 香豉二兩

蜀漆二兩生用 人參一兩 肉蓯蓉二兩 桂心二兩

知母二兩 桃人二兩去尖皮別擣如稀餳

右十味擣篩爲末蜜和丸如桐子。空心以酒飲任下三十丸。忌生葱生菜莧菜海藻菘菜。一方有升麻甘草各二兩爲十二味

五藏及胃瘧方六首

病源肺病爲瘧者。乍來乍去。令人心寒。寒甚則熱發善驚。如有所見。此肺瘧證也。若人本來語聲清雄。忽爾不亮。拖氣用力。方得出言。而反於常人。呼共語。直視不應。雖曰未病。勢當不久。此則肺病聲之候也。察病觀疾。表裏相應。依源審療。乃不失也。

心病爲瘧者。令人心煩甚。欲飲清水。多寒少熱。若人本來心性和雅。而忽卒急。反於常倫。或言未訖便住。以手剔腳爪。此人必死。禍雖未及。呼曰行尸。此心病聲之候也。虛則補之。實則瀉之。不可療者。明而察之。

肝病爲瘧者。令人色蒼蒼然。氣息喘悶。戰掉狀如死者。若人本來少於悲恚。忽爾嗔怒。出言反常。乍寬乍急。言未訖以手向眼。如有所思。若不即病。禍必至矣。此肝病聲之候也。其人若虛則爲寒風所傷。若實則熱氣所損。陽則瀉之。陰則補之。

脾病爲瘧者。令人寒。則腹中痛。熱則腸中鳴。鳴已則汗出。若其人本來少於喜怒。而忽反常。嗔喜無度。多言自笑。不荅於人。此是脾病聲之候也。不盈旬日。禍必至矣。

腎病爲瘧者。令人悽悽然。腰脊痛而宛轉。大便澀。身掉不定。素問作目眴眴然 手足寒。若人本來不喜不怒。忽然謇而好嗔怒。反於常性。此腎已傷。雖未發覺。是其候也。見人未言而前開口笑。還閉口不聲。舉手爪掤腹。此腎病聲之候也。虛實表裏。浮沈清濁。宜以察之。逐以療之。

夫瘧脉者自弦。弦數者多熱。弦遲者多寒。弦小緊者可下之。弦遲者溫藥已。若脉數而緊者可發汗。針灸之。脉浮大者不可針灸之。凡瘧先發食頃乃可以療之。過之則失時。

足太陽之瘧令人腰痛頭重寒從背起先寒後熱熇熇嬌虐切瞤瞤然熱止汗出難已刺郄中出血

足少陽之瘧令人身體解㑊寒不甚熱不甚惡見人見人心惕惕然熱多汗出甚刺足少陽

足陽明之瘧令人先寒洒洒淅淅寒甚久乃熱熱去汗出喜見日月光火氣乃決然刺足陽明跗上

足太陰之瘧令人不樂好太息不嗜食多寒熱汗出病至則善嘔嘔已乃衰則取之

足少陰之瘧令人悶吐嘔甚多寒熱熱多寒少欲閉戶而處其病難止

足厥陰之瘧令人腰痛少腹滿小便不利如癃狀非癃也數小便意恐懼氣不足腹中悒悒刺足厥陰

肺瘧者令人心寒寒甚發熱熱間善驚如有所見者刺手太陰陽明

心瘧者令人煩心甚欲得清水反寒多不甚熱刺手少陰

肝瘧者令人色蒼蒼然太息其狀若死者刺足厥陰見血

脾瘧者令人病寒則腹中痛熱則腸中鳴鳴已汗出刺足太陰

腎瘧者令人洒洒腰脊痛宛轉大便難目眴眴然手足寒刺足太陽少陰

胃瘧者令人且病也善飢而不能食食則支滿腹大刺足陽明太陰橫脉出血竝出第十一卷中

千金療肝邪熱爲瘧顏色蒼蒼戰掉氣喘或熱久勞動如瘧積年不差烏梅丸方

烏梅肉四分　蜀漆四分　石膏八分研　鼈甲四分炙

常山六分　香豉一合熬　知母四分　甘草三分炙

細辛三分　苦參四分　萎蕤五分

右十一味擣篩蜜和丸如梧子大酒服十丸日再飲下亦得忌莧菜生菜生葱海藻菘菜

又療心瘧令人煩心甚欲得清水多寒少熱者常山湯方

常山四兩　淡竹葉切二升　梔子人三七枚擘　石膏五兩碎綿裹

烏梅三七枚擘　鼈甲四兩炙　甘草一兩炙　香豉一升綿裹

蜀漆三兩

右九味以水九升煮取三升分溫三服忌生葱生菜菘菜人莧海藻刪繁同

又療脾熱或渴或不渴熱氣內傷不洩轉爲脾瘧令人病寒則腹中痛熱則腸中鳴轉汗出常山丸方

常山三兩　甘草半兩炙　知母一兩　鼈甲一兩炙

右四味擣篩蜜和丸如梧子大未發前酒服十丸臨發又一服正發又一服忌生葱生菜海藻菘菜人莧等

又療肺熱，痰聚胷中，來去不定，轉爲瘧，其狀令人心寒，甚卽發熱，熱間善驚，如有所見，常山湯方。

常山三兩　秫米三百粒　甘草一分，炙

右三味，切，以水七升，煮取三升，分三服，至發時令三服盡。忌生葱、生菜、海藻、菘菜等。刪繁同。

又療腎熱發爲瘧，令人悽悽然，腰脊痛，宛轉，大便難，目眴眴然，手足寒，常山湯方。

常山三兩　烏梅三七枚，碎　香豉八合，綿裹　淡竹葉切，一升　葱白一握，除青令盡

右五味，切，以水九升，煮取三升，去滓，分溫三服，至發令盡。忌生葱、生菜等。並出第十卷中。

刪繁療胃腑瘧者，令人善飢而不能食，四肢脹滿，氣喘，藜蘆丸方。

藜蘆一兩　皂莢一兩，去皮子　常山一兩　巴豆三十枚，去皮，熬　牛膝一兩

右五味，擣藜蘆、皂莢色令黃，合擣爲末，蜜丸如小豆。旦服一丸，未發前一丸，正發一丸，一日勿食飲。忌野猪肉、蘆笋、生葱、生菜、貍肉等。六腑唯胃有瘧，不可別列，故附於後。千金同，出第六卷中。

溫瘧方五首

病源：夫溫瘧與寒瘧安舍。溫瘧得之冬，中於風寒，寒氣藏於骨髓之中，至春則陽氣大發，邪氣不能出，因遇大暑，腦髓鑠，肌肉消釋，腠理發泄，因有所用力，邪氣與汗偕出，此邪氣先藏於腎，其氣先從內出之於外，如是則陰虛而陽盛，盛則病矣；陽衰則氣復反入，入則陽虛，陽虛則寒矣。故先熱而後寒，名曰溫瘧。瘧先寒而後熱者，此由夏傷於大暑，汗大出，腠理開發，因遇夏氣淒滄之小寒，寒迫之，藏於腠理皮膚之中，秋傷於風，則病成矣。夫寒者，陰氣也；風者陽氣也。先傷於寒而後傷於風，故先寒而後熱，病以時作，名曰寒瘧。先傷於風而後傷於寒，故先熱而後寒，亦以時作，名曰溫瘧。夫病瘧六七日，但見熱者，溫瘧也。出第十一卷中。

甲乙經黃帝曰：夫瘧皆生於風，夏傷於暑，秋爲痎瘧。

黃帝問：瘧先寒而後熱，何也？岐伯對曰：夫寒者，陰氣也；風者，陽氣也。先傷於寒而後傷於風，故先寒而後熱也，名曰寒瘧。

又問曰：先熱而後寒者，何也？對曰：先傷於風而後傷於寒，故先熱而後寒也，名曰溫瘧。

其但熱而不寒者，陰氣先千金作孤絕，陽氣獨發，卽少氣煩冤，手足熱而欲嘔，名曰癉瘧。

又曰：溫瘧者，得之冬，中於風寒，寒氣藏於骨髓之中，至春卽陽氣大發，邪氣不能出，因遇大暑，腦髓鑠，肌肉消釋，腠理

理發洩因有所用力。邪氣與汗偕出。此邪氣先藏於腎。其氣先從內出之於外。如是者陰虛而陽盛。盛則病矣。陽衰則氣復反入。入則陽虛。陽虛則復寒矣。故先熱而後寒。名曰温瘧。

又曰。癉瘧者。肺素有熱。氣盛於身。厥氣逆上。中氣實而不外泄。因有所用力。腠理開。風寒舍於皮膚之內。分肉之間而發。發則陽氣盛。陽氣盛而不衰則病矣。其氣不及於陰。故但熱不寒。熱氣內藏於心。外舍分肉之間。令人銷鑠脫肉。故名曰癉瘧。出庚卷第七　千金同

廣濟療温瘧漸漸羸瘦欲成骨蒸常山湯方。

常山三兩　車前葉一握　甘草二兩炙　獼猴骨三兩炙

烏梅肉二兩　天靈蓋一兩燒作灰末　驢糞汁三合

右七味切。以水六升。煮五味。取三升。去滓。下糞汁天靈蓋末。分三服。微吐不利。忌生葱生菜海藻菘菜麫粘食等。

又療温瘧常山丸方。

常山　烏梅肉熬　豉　天靈蓋燒各六分

知母　朱砂　蜀漆　大黄各四分

右八味擣篩。蜜和丸如梧子。空肚以温酒下二十丸至三十丸。日三服。並未發前服。不吐利。忌生葱生菜生血等物。並出第十卷中

千金論曰。癉瘧者。陰氣孤絶。陽氣獨發。其候也少氣煩滿。手足熱欲嘔。熱而不寒。氣藏在心。

又曰。有温瘧者。其脉如平人。無寒時熱。其候骨節疼煩。時嘔。朝發暮解。暮發朝解。皆白虎加桂心湯主之方。

知母六兩　甘草二兩炙　石膏一斤碎　粳米六合

右四味切。以水一斗二升。煮取米爛。去滓。加桂心三兩。煎取三升。分温三服。覆令汗。先寒發熱汗出者愈。忌海藻菘菜生葱。傷寒論云。用秕粳米。不熟稻米是也。出第十卷中

備急竹葉常山湯。療温瘧壯熱微寒。温瘧之候也。壯熱後如覺微寒。或癉瘧依時手足冷。少時便壯熱。亦有手足煩熱乾嘔者。痻瘧先大寒後大熱者。並主之。神効。尤宜乳下小兒。亦差方。

常山三兩切　淡竹葉一握　小麥一升

右三味。以水五升。漬一宿。明旦煮取二升。温分三服。忌生菜生葱。支小品文仲並同　出第三卷中

延年療温瘧壯熱不能食。知母鼈甲湯方。

知母　鼈甲炙　地骨皮各三兩　常山二兩

竹葉一升切　石膏四兩碎

右六味切以水七升煮取二升五合去滓分三服忌蒜豬肉莧菜生葱生菜出第十七卷中

山瘴瘧方一十九首

病源此病生於嶺南帶山瘴之氣也其狀發寒熱休作有時皆由挾溪源嶺瘴溫毒氣故也其病重於傷暑之瘧矣出第十一卷中

小品療山瘴瘧陵鯉甲湯南方山嶺溪源瘴氣毒作寒熱發作無時痿黃腫滿四肢痺弱皆山毒所爲也並主之方

陵鯉甲十片炙千金用十四片　烏賊魚骨去甲　鼈甲炙各一兩
常山三兩　附子一枚炮

右五味切以酒三升漬之一夕先瘧發前稍稍服之勿絕藥味兼以塗身體斷雜人勿食飲過時乃得通人進飲食忌莧菜生葱生菜豬肉千金文仲備急經心錄並同出第六卷中

千金療乍寒乍熱乍有乍無山瘴瘧酒方

常山三兩　鼈甲炙　升麻　附子
烏賊魚骨去甲各二兩

右五味並切絹袋盛以酒六升漬之小令近火轉之一宿成一服一合比發可數服或吐忌豬肉生葱生菜莧菜肘後療老瘧久不斷出第十卷中

備急夫瘴與瘧分作兩名其實一致或先寒後熱或先熱後寒嶺南率稱爲瘴江北總號爲瘧此由方言不同非是別有異病然南方溫毒此病尤甚原其所歸大略有四一山溪毒氣二風溫痰飲三加之鬼癘四發以熱毒在此之中熱毒最重故所用藥物須審病源患瘧瘴之後特須防瘴而發痢死不旋踵所以然者瘴體先虛虛不宜痢又瘴宜冷差痢宜溫斷斷痢則益瘴斷瘴則益痢大率如此不可不慎非直藥療亦須宜加將息取適若能用一色藥兼二種病冷而止痢溫而斷瘧最其妙也如不然先須斷痢然後療瘴瘴緩痢急故也仍率須作挾毒防之不得專醫其痢又服瘴藥皆在發前必須平旦空腹服服藥之後勿洗手面漱口勿通外人勿喫食勿勞力既過發時久小進糜粥如此將療無不即斷又當發熱之時慎勿多飲冷水及多服冷藥若心下冷結更是難療得瘧之後復成癥癖亦有即發氣者死不救若熱渴者豉汁煖服取足得吐彌善水煮豉研犀汁與服兼時進生葛根汁其大熱盛者與紫雪如兩棗許大水和飲之并燒豬糞人糞作黃龍湯亦善各可服三二升又擣一大鼠絞汁與服大止熱毒瘴熱病服此俱効其鼠并頭皮五藏等全擣若汁少著少許水和絞亦不難服常用立驗也

又療瘴瘧服藥後灸法

灸大椎三四十壯無不斷若先寒者將欲寒預前以

炭火安床下。令背煖。幷炙鼈甲末一方寸匕。煖酒和服。至發時令得三服。被覆過時無不斷。此是陶氏法。比欲寒時。但以火炙其背。亦乃卽差者。縱發亦輕。効驗。

又療瘴瘧。常山丸方。

常山　黄連　豉各三兩　附子二兩炮

右四味擣篩爲末。蜜和丸如梧子。發前空腹服四丸。欲發更服三丸。飲下之。自旦至暮。乃食三日。勿雜食豬肉魚肥膩及生冷生葱生菜。桂廣州家傳已用有効此方兼痢者差

又麻黄散方。

麻黄去節　常山　杏人去尖皮熬　人參

乾漆熬　甘草炙　鼈甲各二兩炙

右七味作散。平旦空腹溫酒三合服方寸匕。日再。宜七日連服。服後七日不得食雜物。此許仁則五方。元比部云在嶺南服得力大驗。年時常服一劑。按此兼補虛羸者。忌莧菜生葱生菜海藻菘菜。

又若患瘴熱實兼吐痢者。大黄湯方。

大黄　常山　升麻　甘草炙各三兩

右四味切。以水七升。煮取二升半。分三服。發前盡服。別取吐利。此蔣家傳。忌海藻菘菜生葱生菜。

又若瘴熱兼痢苦渴者。烏梅飲方。

烏梅二十枚取好者擘破

右一味。以水一大升。煮取一大盞。去梅和一匙蜜。細細啜之。近方驗。並出第二卷中

延年蜀漆丸。主嶺南瘴氣發乍熱乍寒。積勞似瘧。皆主之。千金翼方云。兼主瘖瘧連年不差方。

蜀漆　知母　升麻　白薇

地骨皮　麥門冬各五分　烏梅肉　鼈甲炙

萎蕤各四分　石膏八分　甘草三分炙　常山六分

豆豉一合熬

右十三味擣篩爲末。蜜和丸如梧子大。飲下十丸。日再服。加至二十丸。此方用無不差。加光明砂一兩。神良。忌海藻菘菜人莧生葱生菜。千金亦療勞瘧崔氏千金翼集驗並同出第十七卷中

救急療瘧瘴癘。經百日或一年以上。諸藥不能差。進此方無不損者。蜀漆湯方。

白薇　蜀漆　知母　甘草炙

苦參　升麻　龍膽各二兩　常山

大黄各四兩別漬後下　鼈甲炙　石膏碎

茯苓　黄芩各三兩　香豉二合裹　獨蒜七顆切

淡竹葉切一升

右十六味切，以水一斗漬之，并春酒二升合煮取三升，去滓，分三服，未發前一服，欲至發時又一服，皆溫之，當發日勿見人，在一靜房臥，藥滓置病兒頭邊，仍以藥汁塗手面，過時任出，忌肥膩腥臊滑物、生冷、海藻、人莧、大酢、菘菜、生葱、生菜。

又朱砂丸方。

朱砂光明者 牛膝 常山各等分

右三味擣篩爲末，蜜和丸如梧桐子，候瘧發日，平明服七丸，飲下，欲覺發時，更服七丸，當日不斷，更作一服，即差。忌生葱、生菜、生血物、油膩、牛肉等。

又敕賜長孫祥極効常山湯方。

常山八分 橘皮六分 牡蠣四分熬 桂心二分

右四味擣篩爲散，發日平旦酒服一方寸匕，臨發又一匕，發後又一匕，二日不得洗手面，七日忌食雜物，唯藥用酒，餘皆斷，或吐或不吐，皆差。忌生葱、生菜。

又方

取五六歲兒小便一升，內白蜜二大匙，攪使相得，去白沫訖，即頓服，當大吐碧綠痰，然後食。若不得吐，但數小便亦佳，以前兩方吐碧痰外，更吐白沫出後可喫食，不然瘴氣終不除。

又常山湯方。

常山苗一握無苗取根五兩代之 獨蒜七顆 淡竹葉二握

豉一合累 鼈甲三兩炙

右五味切，以苦酒三升煎取一升，臨發隨性多少服之，盡服之訖，當大吐便愈。忌人莧、生葱、生菜。

古今錄驗瘴瘧及嶂氣常山湯方。

常山三兩細切

右一味擣碎，虛弱者二兩，蒜七瓣去皮中切，以酒一小升半漬一宿，旦去滓，煖服盡，須臾當吐，令盡好，過時食。一日不得漱口及洗手面，三七日慎生葱、生菜、生冷肉、麪、油膩。若早發者，半夜服，要令吐。出第四卷中

近効療瘧瘴，孟補闕嶺南將來極効常山丸方。

常山 豉熬 桃人去尖皮熬等分

右三味各擣末，先以豉和桃人擣如泥，然後下常山末細攪，蜜丸如梧桐子，候欲發前一食時，酒下四十丸，須臾更服二十丸，如不差，更服，遠不過三服。能信用者無不差。忌生葱、生菜。

又凡跋涉江山，防諸瘴癘及蠱毒等，常服木香犀角丸方。

青木香 犀角屑 羚羊角屑各六分 升麻

玄參 豬苓 檳榔各十分 鼈甲炙

甘草炙，各八分　豉二十分，熬

右十味擣篩爲末，蜜和丸如梧子。酒飲服三十丸，日二服。若體熱，即去甘草、檳榔，加大黄二十分。忌海藻、菘菜。

又主瘧兼痢，無問赤白水穀鮮血，瘴皆差。黄連犀角丸方。

黄連　犀角屑　香豉熬，各二兩　龍骨四兩

牡蠣熬，二分

右五味擣篩爲末，蜜和丸如梧子，米飲下三十丸，日三服。差止。忌豬肉、冷水、油膩等。

又瘴瘧不差，蜀漆丸方。

蜀漆　青木香　升麻　鼈甲炙

牡蠣熬　朱砂　豬苓　香豉各四分

常山　大黄各八分

右十味擣篩爲末，蜜和爲丸如梧子，米湯下十二丸，日二服。漸漸差至平復止。忌人莧、油膩、陳臭、生血等物。

十二時瘧方一十二首

千金翼：黄帝問岐伯曰：瘧多方少，愈者何？岐伯荅曰：瘧有十二種。帝曰：瘧鬼字何？可得聞乎？岐伯曰：但得瘧鬼字便愈，不得其字，百方不愈。黄帝曰：瘧鬼者十二時，願聞之。岐伯曰。

寅時發者，獄死鬼所爲，療之。

右以瘧人著窑上，灰火一周，莫令火滅，即差。

卯時發者，鞭死鬼所爲，療之。

右用五色衣燒作灰，三指撮著酒中，無酒用清水服之。

辰時發者，墮木死鬼所爲，療之。

右令瘧人上木高危處，以棘子塞木根間，立差。

巳時發者，燒死鬼所爲，療之。

右令瘧人坐，師以周匝然火，差。

午時發者，餓死鬼所爲，療之。

右令瘧人持脂火於田中無人處，燒脂香，假拾薪去，即差。

未時發者，溺死鬼所爲，療之。

右令瘧人臨發時，三渡東流水，即差。

申時發者，自刺死鬼所爲，療之。

右令瘧人欲發時，以刀刺塚上，使得姓名字，咒曰：若差，我與汝拔却，即差。

酉時發者，奴婢死鬼所爲，療之。

右令瘧人碓梢上捧上卧，莫令人道姓字，即差。

戌時發者，自絞死鬼所爲，療之。

右令索繩繫其手脚腰頭，即差。

亥時發者，盗死鬼所爲，療之。

右以刀子一口、箭一枝、灰一周，刀安瘧人腹上，其箭橫著底下差。

子時發者。寡婦死鬼所爲。療之。

右令瘧人脫衣東廂床上臥。左手持刀。右手持杖。打令聲不絕。瓦盤盛水著路邊。即差。

丑時發者。斷死鬼所爲。療之。

右令瘧人當户前臥。頭東向。血流頭下。即差。並出第十八卷中

發作無時瘧方二首

病源夫衛氣者。陽氣也。一日一夜。大會於風府。則腠理開。腠理開則邪氣入。邪氣入則病作。當其時陰陽相并。隨其所勝。則生寒熱。故動作皆有早晏。若府藏受邪。內外失守。邪氣妄行。所以休作無時也。出第十一卷中

肘後療瘧發作無常。心下煩熱者。常山湯方。

常山二兩　甘草一兩，半炙　豉五合，綿裹

右三味。切。以水六升。煎去滓。取二升。再服。當快吐。仍節飲食。忌海藻、菘菜、生葱、生菜。文仲同

又雞子常山丸。療諸瘧。並經服諸藥法術不斷。發無復定時。不可復斷者。宜服此丸。忌食物。勿勞力。即斷方。

常山三兩

右一味。擣篩爲散。以雞子白和併手爲丸。如梧桐子大。令圓。調丸訖。分置銅鏂子中。以湯煮銅鏂令熱。殺得雞子腥氣即止。以竹葉清飲服三十丸。欲吐但吐。比至發時。令得三服。時早可食者斷。若晚不可斷食者。當作竹葉汁糜食之。忌生葱、生菜。經心錄同，並出第一卷中

痻瘧方五首

病源夫痻瘧者。夏傷於暑也。其病秋則寒甚。冬則寒輕。春則惡風。夏則多汗。然其畜作有時。以瘧之始發。先起於毫毛伸欠。乃作寒慄鼓頷。腰脊俱痛。寒去則外內皆熱。頭痛而渴。唯欲冷飲。何氣使然。此陰陽上下交爭。虛實更作。陰陽相移也。陽并於陰。則陰實而陽明虛。陽明虛則寒慄鼓頷。太陽虛則腰背頭項痛。三陽俱虛則陰氣勝。陰氣勝則骨寒而痛。寒生於內。故中外皆寒。陽盛則外熱。陰虛則內熱。外內皆熱。則喘而渴。故欲冷飲也。此皆得之夏傷於暑。熱氣盛藏於皮膚之內。腸胃之外。此營氣之所舍也。此令人汗出空疏。腠理開。因得秋氣。汗出遇風。乃得之。及得以浴水氣舍於皮膚之內。與衛氣并居。衛氣者晝日行陽。夜行於陰。此氣得陽而外出。得陰而內薄。內外相薄。是以日作。其間日作者。謂其氣之舍深。內薄於陰。陽氣獨發。陰邪內著。陰與陽爭不得出。是以間日而作。出第十一卷中

小品常山湯。療痎瘧先寒戰動地。寒解壯熱。日日發。及間日發。並斷方。

鱉甲一兩炙　淡竹葉切三升洗　常山二兩　甘草三兩炙

久酒三升

右五味切。以酒漬藥。刀置上。覆頭。安露地。明旦以水七升。煮取三升。分五服。比未發前令盡。當吐。吐極傷多。不必盡劑。但斷人禁飲食。得吐過時乃佳。忌人莧海藻菘菜生葱生菜。出第六卷中

集驗夫瘧必從四肢始療方。

先其時一食頃。用細左索繩緊束其手足十指。過發時乃解之。千金同

又方

先作羊肉臛餅。飽食之。其進少酒。隨所能。令其欣欣有酒氣。入一密室裏。然炭火。厚覆取大汗則差。燕國公說此方常見用有驗。並出第二卷中方土弱日虛者得効實者彌甚

又療温瘧勞瘧。烏梅飲子方。

烏梅七顆　桃柳心各七莖　葱白七莖　豆豉一合

甘草四分　柴胡四分　知母四分　大黃三分

右八味各細剉。以童子小便兩茶椀。宿浸。明旦早煎三兩沸。去滓。頓服。差。未差更作服。三服永差。忌海藻菘菜。

又療温瘧痰瘧久不差。黃連散方。

宣州黃連二兩

右一味。擣篩末。以濃酒一盞。調三錢。空心頓服。相次更服三錢。更飲三兩盞酒。任意醉。却睡。候過時方得食。如渴。枳實煎湯。併三日服。差。忌豬肉冷水。

間日瘧方二首

病源此由邪氣與衛氣俱行於六腑。而有時相失不相得。故邪氣內薄五藏。則道遠氣深。故其行遲。不能與衛氣偕出。是以間日而作也。出第十一卷中

備急療間日瘧方。

燒黑牛尾作灰。酒服方寸匕。日三服。出第十卷中

又桂廣州法醇醨湯方。

大黃三分　甘草一分半炙　常山一分半

右三味。以水三升。煮取一升。去滓。更以水二升。煮滓取一升。未發服醨。醨是後煮者。相次服醇。醇是前煮者。差。忌菘菜海藻生葱生菜等。支云極驗文仲經心錄方無甘草用石膏三銖餘同一方有桂心一分半出第二卷中

久瘧方八首

病源夫瘧皆由傷暑及傷風所為。熱盛之時。發汗吐下過度。腑藏空虛。榮衛傷損。邪氣伏藏。所以引日不差。仍故休作也。瘧歲歲發。至三歲發。連日發不解。脅下有痞。療之不得攻其痞。但得虛其津液。先其時發其汗。服湯已。先寒引

衣自覆汗出。小便自利。則愈也。出第十一卷中

深師療久瘧難斷香豉丸方

香豉一分熬 常山七分 蜀漆十分 附子一分炮

大黄二分好者

右五味擣下篩。蜜和。發日早服五丸如梧子。須臾又服五丸。發晚者。至發可三四服。令其得吐爲佳。欲不即斷畏吐者。但則長將久服。無不差也。忌生葱生菜豬肉。

又療三十年瘧。常山湯方。

常山三兩 黄連三兩

右二味切。以酒一斗宿漬之。向曉以瓦釜煮取六升。一服八合。比發時。令得三服。有熱當吐。有冷當下。服之者千百無一不斷。亦可半合。無服全劑者。忌豬肉冷水生葱生菜。並出第二十二卷中

千金梔子湯。主瘧經數年不差者。兩劑差。一月以來一劑差方。

梔子十四枚 常山三兩 車前葉二十枚炙乾 秫米十四粒

右四味切。以水九升。煮取三升。分三服。未發一服。發時一服。發後一服。以吐利四五行爲差。不止。冷飲止之。忌生葱生菜。出第十卷中

崔氏療瘧。縱久患者不過五六服以來亦差。常山散方。

常山三兩 乾漆三兩熬煙盡 牡蠣一兩半熬 桂心三兩

橘皮二兩 杏人二兩去皮尖熬

右六味擣篩爲散。一服方寸匕。先發熱飲和服。若先寒清酒和服之。時取未發前一食頃服。服藥日唯須晚食。七日内慎如藥法。忌生葱生菜。出第四卷中

備急龍骨丸療久瘧不斷者方。

龍骨一兩 常山三兩 大黄二兩 附子二分炮

右四味擣末。以雞子黄丸如梧子。大先發臨發各飲服五丸。無不斷。長將服之。支云神驗。療三十年瘧。忌生葱生菜豬肉等。張文仲支方同。出第二卷中

備急療瘧連綿積日不差常山散方。

常山三兩 羚羊角三兩炙令焦 烏梅肉三兩

黄芩二兩 甘草一兩半炙

右五味擣爲散。以竹葉煮飲取六七合。飲及熱用調常山散三方寸匕。未發前一服。若差停。不差臨欲發又進二寸匕。老小以意量之。忌海藻菘菜生葱生菜。

又療瘧無問年月遠近並差烏梅丸方。

烏梅肉三兩熬 蓯蓉三兩 桃人三兩去皮熬 常山三兩熬

升麻二兩炙 桂心二兩 甘草二兩炙

右七味擣篩。蜜和丸如梧子大。未發時酒服二十丸。欲

至發時更服二十丸，百無所忌，唯觸之則難差。飲服亦得。此藥或吐利，或不吐利，勿怪。五六日頻進佳。忌海藻、菘菜、生葱、生菜。一方有豉三兩熬。文仲、備急同。並出第一卷中

近効療久難差瘧常山酒方

常山三兩 鱉甲二兩炙 鮻鯉甲一兩炙 烏賊魚骨一兩炙 烏梅肉七枚 桃人四十九枚去皮尖別擣如泥 竹葉切一升 豉三合熬令香 葱白切一升

右九味細切，以酒三升漬經再宿，空腹早朝溫服一合，良久取吐。如不吐，至齋午以來服之，四服。如不差，隔日更依前服，必差。差後十日內不得喫冷水、粘滑、人莧、生菜，餘如常。梁顥處

勞瘧方三首

病源凡瘧積久不差者，則表裏俱虛，客邪未散，真氣不復，故疾雖暫間，小勞便發也。出第十一卷中

肘後療勞瘧鱉甲酒方

鱉甲二兩炙黃 常山三兩 蜀漆二兩 烏賊魚骨一兩炙 附子一兩 知母二兩 椒一兩汗

右七味切，以酒三斗漬一宿，平旦服一合，稍稍加至二合，日三四服。忌莧菜、生葱、生菜、豬肉。並出第一卷中

千金勞瘧積久不斷，衆療無効，此方療之。

長生大牛膝一虎口，切，以水六升，煮取二升，分再服。第一服取未發前一食頃服，第二服臨發服。張文仲、肘後同。出第十卷中

集驗療一切瘧勞瘧無問年月深遠阿魏散及丸方

阿魏 安息香 蘿蔔子各二兩 蕪荑一合

右四味擣篩爲散，以煖水服半錢。如不能散服，蜜丸，熟水下三十丸，須臾吐。忌冷水。如吐不止，喫蒜虀餺飥。仍以貼子盛散一錢，男左女右繫臂上，立差。出第三卷中

牝瘧方二首

仲景傷寒論牝瘧多寒者，名牝瘧，牡蠣湯主之方。

牡蠣四兩熬 麻黃四兩去節 甘草三兩炙 蜀漆三兩若無用常山代之

右四味切，以水先洗蜀漆三遍，去腥，以水八升煮蜀漆及麻黃，去沫，取六升，內二味，更煎取二升，去滓，溫服一升，即吐，勿更服則愈。忌海藻、菘菜。

又療牝瘧蜀漆散方

蜀漆洗去腥 雲母 龍骨

右三味等分，擣篩爲散，先未發前一炊，以清酢漿水和半錢服，臨發時更服一錢。溫瘧者加蜀漆半分。雲母炭火燒之三日三夜用。雲母一作雲實。並出第十五卷中

一切瘧方四首

崔氏療一切瘧大黄丸方。

大黄三兩 朴消二兩 巴豆一兩去皮熬令黑研如泥

右三味，擣篩大黄朴消，然後内巴豆，以蜜和擣二千杵。丸如梧桐子大，米飲下兩丸，日二服，不斷再服，即差。忌蘆笋、野豬肉等物。

救急療一切瘧常山湯方。

常山三兩 石膏八兩打破綿裹 白秫米一百二十粒 淡竹葉一握

右四味，以水八升漬一宿，煮取二升五合，去滓，分温三服，清旦一服，欲發一服，正發時一服，三服訖，静室中卧。莫共人語，過時後，洗手面與食，七日禁勞、生葱、生菜、酒及熱麪、毒魚，久瘧不過再劑，一方加烏梅二七枚熬之。集驗療瘧間日或夜發出姚大夫 出第一卷中

古今録驗療一切瘧大有驗朱砂丸方。

朱砂一兩 蜀常山三兩

右二味，各擣下篩畢，別取朱砂，瓷器中細研，可一日研如麪，白蜜和，童兒擣一萬七千杵，訖，作丸如梧子大。一服三丸，用清酒下，行五十餘步，隨意坐卧，無酒湯下亦得，唯須暖將息，病人氣力强，仍不廢行動者，則須於當發日服之，如似日西發者，臨發之日，勿食，平旦服三丸。巳時服三丸，午後更服三丸，則差。若不差，必定輕微，更服則差。餘時發者，準此，日西一時，任意消息。其病人氣力微弱者，不得臨發日服，應預前一日服之，如似明日發者，今日平旦空腹服三丸，至齋時食一椀粥，至日西更服三丸，至日暮復食一椀淡粥，並不得飽食，至一更盡更服三丸，至平明食粥一椀，至齋前更進三丸，不得食，至午時更進三丸，必差。差後三日以來，唯得食甜粥飲漿，忌生冷、酢滑、膩麪及飽食。七日以來，特忌生血物、生葱、生菜。若後七日餘者，漸食生冷二種，須復日禁。若如百日來患差後，還須百日禁忌生冷，乃至七日患者差還復禁七日生冷。患來雖經多年，但得百日以來禁生冷，過百日後，得食無妨。若不禁者，必還重發。患來日久極重者，不過十服差，近者三五服則差。病人十五以上者，一服三丸，十五以下、七歲以上者，一服兩丸，七歲以下者，一服一丸，如小者分此一丸，丸作二小丸服之。出第四卷中

近効加減療一切瘧無不効，比用不過再服，人口如神，萬不一失，桃人常山丸方。

桃人二兩不熬亦不去雙人尖皮 常山二兩 豆豉三兩

右三味，各別擣五六百杵，又和更擣六七百杵，然後點

好酒如黑泥自成丸。不飲酒事。須酒下三十丸如梧子。未發前服。臨發更服三十丸。以手捧之於鼻下嗅取氣便定。如不得平復。更服三十丸或吐或微利。勿怪。亦有不吐利差者。吐了仍不得漱口。亦不得喫生葱生菜果子苺物油膩等。却發則難差此來者。不過再三服便差。一服差者多。其常山須蜀者始堪使用。桃人須是毛桃人。餘者即無効。豉須新美。不用陳者。渴者取烏梅三枚作漿。稍稍咽三五咽。其藥唯一人患則少合。不堪預合。無力不効。今方有常山一兩。桃人五七枚。豉一合。恬多者佳。擣常山作散訖。次研桃人作泥。別擣豉。點酒擣三五百杵。次一處和擣又六百杵以來。如法服之。醫人夏侯拯錄之

灸瘧法一十三首

千金療瘧灸法。

灸上星及大椎。大椎穴在背從第一椎上節陷中是也 至發時令滿一百壯。艾炷如黍粒。俗人不解取穴務大炷。

又法

覺小異。則灸百會七壯。若後更發。又灸七壯極難愈者。不過三灸。

又法

以足蹋地。以綖圍足一匝中。折從大椎向百會。灸綖頭三七壯。炷如小豆許大。

又法

灸風池二穴各三壯。

又法

從手發者灸三間。穴在虎口第二指節根下一寸 三年痎瘧。欲發。慘慘則下火。

又法

從頭項發者。未發前預灸項大椎尖頭。漸灸過時止。

又法

從腰發者。灸腎俞百壯。穴在第十四椎下兩傍各一寸半是

又療一切瘧無問遠近法。

正仰臥。以綖量兩乳間中屈從乳向下灸度頭隨年壯。男左女右灸。

又療五藏瘧及一切諸瘧法。

灸尺澤七壯。穴在肘中約紋動脉是也

又療痎瘧法。

上星主之。穴在鼻中央直入髮際一寸陷容豆是也 灸七壯。

又療瘧日西而發者法。

臨泣主之。穴在目眥上入髮際五分陷者中是也 灸七壯。

又療瘧多汗腰痛不能俛仰。目如脫。項如拔者法。
崐崘主之。穴在足外踝後跟骨上陷中是也 灸三壯。
又療瘧實則腰背痛。虛則鼻衄法。
飛揚主之。穴在外踝上七寸 灸七壯。並出第十卷中

禳瘧法六首

千金療瘧法。
未發前抱大雄雞一隻著懷中。時時驚動。令雞懷中作大聲無不差。肘後同出第十卷中

崔氏書瘧法。
平旦日未出時。閉氣書之。先書額上則戴九天。次書兩手心作把九江。又書背上。從右髀骨下向左。分作兩行書之。一如後法。南山有一木。木下不流水。水中有一魚。三頭九尾。不食五穀。唯噉瘧鬼。急急如律令。
又書兩脚心下作履九江。
右以前法既不損人。又無不差者。其有一度書不甚差。可更書之。書符必不得脫錯。亦不可重點畫不成也。又勿食五辛。書瘧法潞州滿上人傳云妙不可道以下二法余用俱効

又法
令所患人未發前。正南北眠。頭向南。五心并額及舌上七處。閉氣書鬼字。則差。隨意任東西。肘後同

又法
總書八行。其下七行。一準前行。通而爲八山題子。山題子。山題子。山題子。準前計更有七行。通前爲八行。
此符厭瘧鬼。一去千里外。急急如律令。某年某月某州某縣某鄉某里姓名牒。姓名則所患人也。右以手把符勿開。男左女右。待過時久。然後任開。其符仍以火燒却。

呪瘧法。
候病者發日。日未出時。自執一石於水濱。一氣呪云。胥胥團團。行路非難。捉取瘧鬼。送與河官。急急如律令。即投石沈於水中。勿反顧而去。並出第四卷中

元希聲侍郎集驗書瘧法。
額上書兩金字。重疊前書兩火字。並背上書兩水字。並兩手書木字。單兩足下各書土字。齊下作四口字重右含水閉氣用朱書。未發前書之有驗。

許仁則療瘧方四首

許仁則此病之候。乃有數種。亦有宿患痃癖。飲食失宜。因節氣初交。亦生此病。亦有痰澼積聚。久不通散。冷熱相攻。亦生此疾。亦有地居卑濕。時屬暑熱。內有宿病。外感惡氣。亦生此疾。亦有盛夏蒸熱。飲冷冷熱間隔。秋夏氣交。亦生

此疾以要言之，終由飲食失常，寒暑乖宜，上熱下虛，將療之方，吐下爲本。人有強羸，病有輕重，自須臨時斟酌，不可一槩言之。此病別有祈禱厭禳而差者，自是人心妄識，畏愛生病，亦猶弓影成蠱耳。必有不諳此法，專意信之，亦任其從禳禱之道。雖然，必須資藥以救之。比見用藥攻療，無不差者，以法禳之，則有不効者。以此言之，明知病在於內，徒勞於外耳。此病之始，與天行不多別，亦頭痛骨肉酸楚，手足逆冷，口鼻喉舌乾，好飲水，毛聳，腰脊強，欲反拗，小便赤，但先寒後熱，發作有時，可不審察。其發作日有準，凡經七日以後，先服鼈甲等五味散，取快吐方。

鼈甲三兩，生用　常山二兩　甘草二兩，炙　松蘿二兩
桂心一兩

右藥擣篩爲散，煮烏梅湯下，初服一方寸匕，日二服，稍稍加之，以得吐爲限。忌人莧、生葱、生菜、海藻、菘菜。

又審其候，若體力全強，日再服，每服皆取吐。自覺氣力不甚強，則每一服取吐，晚不須服。如全綿惙，事須取吐，則三兩日一服，經五六度吐訖，但適寒温將息，并食飲，使體氣漸強。若知病雖輕吐，根本未似得除，事須利之，以洩病勢，宜合當歸等六味散服之取利方。

當歸五兩　白朮五兩　細辛四兩　桂心三兩
大黃五兩　朴消四兩

右藥擣篩爲散，平旦空肚以酒飲下，初服一方寸匕，日再服，稍稍加之，得利爲度，候氣力強羸，取利多少，一一如前取吐法。忌桃李、雀肉、生葱、生菜。

又依前鼈甲等五味散取吐，當歸等六味散利後，雖經吐下，其源尚在，如更吐利，又慮尪羸，宜合鬼箭羽等十味丸服之方。

細辛四兩　橘皮四兩　鬼箭羽折看之如金色者，二兩
白朮五兩　桂心四兩　地骨皮四兩　蜀漆二兩
甘草三兩，炙　當歸五兩　丁香三兩

右藥擣篩，蜜和丸如梧子，煮烏梅飲下之，初服十五丸，日再，稍稍加至三十丸，服經三五日後，若覺熱甚，每服藥後，良久任喫三兩口粥飲壓之。忌海藻、菘菜、桃李、雀肉、生葱。

又療此病，曾用釋深師一方，大有効，其方有巴豆、皂莢、藜蘆三味作丸服，雖經困苦，一服永斷。吳昇同，出第一卷中

右從事郎充兩浙東路提舉茶鹽司幹辦公事趙子孟較

重訂唐王燾先生外臺秘要方第五卷終

重訂唐王燾先生外臺秘要方卷第六目録霍亂及嘔吐二十九門

唐王燾先生外臺秘要方第六卷

宋朝散大夫守光祿卿直秘閣判登聞簡院上護軍臣林億等 上進

新安後學程衍道敬通父訂梓

門人鄭康宸奠乙父仝校

霍亂病源論三首

病源霍亂者由人温涼不調。陰陽清濁二氣有相干亂之時。其亂在於腸胃之間者。因遇飲食而變發。則心腹絞痛。其有先心痛者則先吐。先腹痛者則先痢。心腹並痛者。則吐痢俱發。挾風而實者。身發熱頭痛體疼而復吐痢。虛者但吐痢心腹刺痛而已。亦有飲酒食肉。好飡腥膾。生冷過度。或居處不節。或露卧濕地。或當風取涼。而風冷之氣歸於三焦。傳於脾胃。脾胃得冷則不磨。不磨則水穀不消化。亦令清濁二氣相干。脾胃虛弱。便生吐痢。水穀不消。則令心腹脹滿。皆成霍亂。霍亂有三名。一名胃反。言其胃氣虛逆。反吐飲食也。二名霍亂。言其病揮霍之間。便致撩亂也。三名走哺。言其哺食變逆者也。診其脉來代者霍亂。又脉代而絕者亦霍亂。霍亂脉大可療。微細不可療。霍亂吐下。脉微遲。氣息劣。口不欲言者。不可療也。養生方云。七月食蜜。令人暴下發霍亂。出第二十二卷中

千金論曰。原夫霍亂之為病也。皆因食飲。非關鬼神。飽食肫膾。復飡乳酪。海陸百品。無所不啖。眠卧冷席。多飲寒漿。胃中諸食結而不消。陰陽二氣擁而反戾。陽氣欲降。陰氣欲升。陰陽乖隔。變成吐痢。頭痛如破。百節如解。遍體諸筋。皆為廻轉。論證雖小卒病之中。最為可畏。雖臨深履危不足以喻之也。養生者宜達其旨趣。庶可免於天橫者矣。

又凡霍亂務在温和將息。若冷則遍體轉筋。凡此病定已後。一日不食為佳。仍須三日少少喫粥。三日以後乃可恣意食息也。七日勿雜食為佳。所以養脾氣也。出第二十卷中

霍亂吐痢方一十二首

廣濟療霍亂吐痢。扁豆湯方。

扁豆葉一升　香薷葉一升　木瓜一枚　乾薑一兩

右四味。以水六升。煮取二升五合。絞去滓。分温三服。服別相去如人行六七里。並無所忌。

又療冷熱不調。霍亂吐痢宿食不消。理中丸方。

人參八分　白术八分　甘草八分炙
乾薑六分　高良薑八分　桂心六分

右六味。擣篩。蜜丸。空腹以飲下梧子大三十丸。日二服。漸加至四十丸。老小以意減之。忌生冷油膩生葱海藻菘菜桃李雀肉等物。

又療霍亂冷熱不調吐痢。高良薑湯方。

高良薑五兩 木瓜一枚 杜梨枝葉三兩

右三味切。以水六升煮取二升。絞去滓。空腹溫三服。服別如人行六七里。無所忌。並出第四卷中

小品霍亂吐痢。心煩亂髮湯主之方。

亂髮一握燒焦 人參一兩 吳茱萸一升 甘草一兩炙

右四味切。以水三升。酒二升。煮取二升。絞去滓。溫服五合。忌海藻菘菜。

又療霍亂吐痢。已服理中及四順湯不解者。以竹葉湯方。

竹葉一虎口 小麥一升 生薑十兩 甘草一兩炙

人參一兩 附子一兩炮 肉桂二兩 當歸二兩

芍藥一兩 白朮三兩 橘皮二兩

右十一味。以水一斗半先煮小麥竹葉。取八升汁。去滓。內諸藥。煮取二升半。分三服。吐痢後腹滿。加厚朴二兩炙。上氣加吳茱萸半升。差。理中四順則大熱。熱毒霍亂宜竹葉湯。忌生葱海藻菘菜豬肉桃李雀肉等。千金古今錄驗並同

又霍亂吐痢而汗出。小便復利。或下利清穀。裏外無熱。脈微欲絕。或惡寒。四肢拘急。手足厥逆。四逆加豬膽湯主之方。

甘草二兩炙 乾薑半兩炮 附子一枚生 豬膽汁半合

右四味切。以水二升。煮取一升四合。溫分再服。無豬膽。以羊膽代之。強人可與大附子一枚。乾薑加至三兩。若吐之後。吸吸少氣者。及下而腹滿者。加人參一兩。諸藥皆減爲一兩。如證者。亦宜與理厥人參湯。佳。忌海藻菘菜豬肉。刪繁千金經心錄同

又四順湯。與前療同。常用此方。

人參三兩 乾薑三兩 甘草三兩 附子二兩

右四味切。以水六升。煮取二升。絞去滓。溫分三服。轉筋肉冷。汗出嘔噦者。良。忌海藻菘菜豬肉。千金同刪繁范汪方云利甚者加龍骨二兩妙

又白丸。療霍亂嘔吐及暴痢良方。

半夏三兩洗 附子四兩炮 乾薑四兩炮

人參三兩 桔梗二兩

右五味作散。臨病和之。若吐痢不止者。以苦酒和之。飲服二丸如梧子。不差復服。耐藥者加之以意。下者用蜜和丸亦得。忌豬羊肉餳。范汪同並出第四卷中

崔氏理中丸。療三焦不通。嘔吐不食。并霍亂吐逆下痢。及不得痢。悉主之方。

人參三兩 乾薑二兩炮 白朮三兩 甘草三兩炙

右四味擣篩。蜜和丸如梧子。平旦取粥清服五丸。日再

服一方乾薑三兩。忌海藻菘菜桃李雀肉等。出第二卷中

延年理中丸療霍亂吐痢宿食不消方。

白朮二兩 乾薑二兩炮 人參二兩

甘草二兩炙 大麥糵二兩炒黃

右五味擣篩，蜜和為丸，以飲服十五丸如梧子大，日再服，稍加至二十丸。忌海藻菘菜桃李雀肉等。出第十六卷中

必効理中散主霍亂及轉筋吐痢不止方。

青木香六分 桂心八分炙 厚朴八分炙

甘草八分炙 白朮八分 乾薑十分炮

附子六分炮

右七味擣篩為散，飲服兩錢匕，如人行五六里不定，更服一錢匕，差止。忌海藻菘菜生葱猪肉桃李雀肉等。

又方

若熱霍亂則渴，心煩欲得冷水喫，則宜恣意飲冷水及土漿，取足定止。

霍亂臍上築方三首

病源霍亂而氣築悸者，由吐下之後，三焦五藏不和，而水氣上乘於心故也。腎主水，其氣通於陰，若吐下則三焦五藏不和，故脾氣亦虛，不能制水，水不下宣，與氣俱上乘心，其狀起臍下，上從腹至心，氣築築然而悸動不定也。出第二十二卷中

仲景論霍亂臍上築者，腎氣動也，先療氣，理中湯去朮加桂。凡方加朮者，以內虛也；加桂者，恐作奔豚也。理中湯方。

人參二兩 甘草三兩炙 白朮三兩 乾薑三兩炮

右四味切，以水八升，煮取三升，去滓，溫服一升，日三夜一。若臍上築者，腎氣動也，去朮加桂心四兩；吐多者，去朮加生薑三兩；若下多者，復用朮；悸者，加茯苓二兩；若先時渴喜得水者，加朮合前成四兩半；若腹中痛者，加人參合前成四兩半；若惡寒者，加乾薑合前成四兩半；若腹滿者，去朮加附子一枚，炮去皮，破六片。服湯後一食頃，飲熱粥一升許，汗微出，自溫，勿發揭衣被也。忌海藻菘菜桃李雀肉等。千金備急文仲崔氏集驗必効小品古今錄驗並同

又霍亂臍上築者，以吐多故也。若吐多者，理中湯主之，方如前法加減。霍亂四逆，吐少嘔多者，附子粳米湯主之方。

附子一枚炮 半夏半升洗 甘草一兩炙

大棗十枚 粳米半升

右五味切，以水八升，煮米熟，去滓，溫服一升，日三。忌羊肉猪肉海藻菘菜餳。一方有乾薑一兩。小品千金同。出第十七卷中

范汪療霍亂臍上築而悸茯苓理中湯方。

茯苓二兩 甘草三兩炙 乾薑一兩炮

人參三兩　木瓜三兩

右五味。㕮咀。以水六升。煮取三升。去滓。適寒溫。分爲四服。忌海藻菘菜酢物。出第四卷中

霍亂腹痛吐痢方七首

廣濟療霍亂腹痛吐痢方。

取桃葉切三升。以水五升。煮取一升三合。分溫二服。出第四卷中

范汪理中加二味湯。療霍亂胷滿腹痛吐下方。

人參三兩　乾薑三兩炮　甘草三兩炙

白朮三兩　當歸二兩　芍藥二兩

右六味。㕮咀。以水七升。煮取三升。絞去滓。溫服一升。日三。甚良。忌海藻菘菜桃李雀肉等。

又主霍亂腹痛吐下方。

取桃葉。冬取皮。煎汁。服一酒㧡。有效。千金云擣絞取汁一升服立止出第四卷中

千金理中湯。療霍亂吐下。脹滿食不消。心腹痛方。

人參三兩　白朮三兩　甘草三兩炙　乾薑三兩

右四味。以水六升。煮取三升。絞去滓。溫分三服。不差。頻進兩三劑。遠行防霍亂。作丸如梧子。服二十丸。散服方寸匕。酒亦得。若轉筋者加石膏三兩。忌海藻菘菜桃李雀肉等。與前仲景方同加減別備急集驗小品文仲古今錄驗同出第二十卷中

備急療霍亂吐痢高良薑酒方。

高良薑火炙令焦香。每用五兩。打破。以酒一升。煮取三四沸。頓服。亦療霍亂腹痛氣惡。崔氏延年同出第一卷中

救急療霍亂初覺不好。則用此方。主腹痛吐痢香葇湯方。

生香葇切一升　小蒜一升碎　厚朴六兩炙　生薑十兩

右四味。切。以水一斗。煮取三升。分三服。得吐痢止。每服皆須溫。如吐痢不止。用後方。

又蘆根湯方。

生蘆根切一升　生薑一斤　橘皮五兩

右三味。切。以水八升。煮取二升。分二服。服別相去。以意消息之。並出第一卷中

霍亂不止及洞下洩痢方八首

病源霍亂而下痢者。是冷氣先入於腸胃。腸胃之氣得冷則交擊而痛。故霍亂若先腹痛者。則先下痢也。出第二十二卷中

廣濟療霍亂不止方。

取酢漿水三升。煮取一升五合。內米粉一抄。攪調。分二服。服別相去如人行三四里。出第四卷中

小品霍亂卒吐下不禁。脉暴數者。人參湯主之方。

人參二兩　茯苓二兩　葛根二兩　橘皮二兩

麥門冬（去心，二兩）　甘草（二兩，炙）

右六味，切，以水五升，煮取二升，絞去滓，溫分三服。忌海藻、菘菜、酢物。（出第四卷中）

删繁療霍亂洞泄不止，臍上築築，腎氣虛，人參理中湯方。

人參　乾薑　甘草（炙，各三兩）　茯苓（四兩）
橘皮（四兩）　桂心（三兩）　黄耆（二兩）

右七味，切，以水九升，煮取三升，去滓，分溫三服。忌海藻、菘菜、生葱、醋物。（肘後云洞者宣瀉也。出第四卷中）

又療中焦虛寒洞泄，人參湯補虛泄方。

人參（三兩）　甘草（二兩，炙）　黄芩（二兩）　當歸（三兩）
茯苓（四兩）　乾薑（四兩）　厚朴（四兩，炙）　芎藭（三兩）
粟米（二升）

右九味，切，以水一斗五升，煮米取熟，去米澄取七升，下諸藥，煎取三升，分三服。忌海藻、菘菜、大酢等物。

又療中焦洞泄下痢，或因霍亂後瀉黄白無度，腹中虛痛。黄連湯方。

黄連（四兩）　黄檗（三兩）　當歸（三兩）　厚朴（二兩）
石榴皮（四兩）　乾薑（三兩）　地榆（四兩）　阿膠（四兩）

右八味，切，以水九升，煮取三升，去滓，下阿膠更煎取烊，分三服。忌猪肉、冷水。（並出第四卷中）

千金療霍亂洞下不止方。

取艾一把，水三升，煮取一升，頓服之。（備急同。出第二十卷中）

延年增損理中丸，主霍亂下氣能食，止洩痢方。

人參（六分）　白术（六分）　厚朴（六分，炙）
茯苓（六分）　甘草（炙，六分）　薑屑（二分）

右六味，擣篩，蜜和爲丸如梧子大，一服十丸，飲下，酒下亦得。加至十五二十丸。忌生冷、海藻、菘菜、桃李、雀肉、大醋。（出第六卷中）

必効療霍亂水痢，腹中雷鳴，無不差，烏梅黄連散方。

烏梅肉（三兩）　黄連（三兩）　熟艾葉（三兩）　赤石脂（二兩）
當歸（三兩）　甘草（炙，三兩）　附子（二兩，炮）　阿膠（三兩，炒）

右八味，擣篩爲散，有患者每服二方寸七，疑熱則飲下，疑冷則酒下。忌海藻、菘菜、猪肉、冷水。（出第二卷中）

霍亂後脉絶手足冷方四首

病源霍亂而大吐下後，其腸胃俱虛，乃至汗出，其脉欲絶，手足皆冷，名爲四逆。四逆者，謂陰陽卒厥絶也。（出第二十二卷中）

仲景傷寒論既吐且痢而大汗出，小便復利，或下利清穀，裏寒外熱，脉微欲絶，或發熱惡寒，四肢拘急，手足厥逆者，四逆湯主之方。

甘草（二兩，炙）　附子（一枚，生）　乾薑（一兩半）

右三味切以水三升煮取一升二合去滓溫分二服加減依後法忌海藻菘菜猪肉千金同

又吐已下斷汗出厥冷四肢拘急不解脉微欲絕者通脉四逆湯主之方

甘草二兩炙　大附子一枚　乾薑三兩炮

右三味以水三升煮取一升二合去滓溫分二服其脉即出愈若面色赤者加葱九莖若腹中痛者去葱加芍藥二兩若嘔者加生薑二兩若咽痛者去芍藥加桔梗一兩若利止脉不出者去桔梗加人參二兩病皆與方相應乃合服之若吐利止身疼痛不休者消息和其外傷寒論中又有療諸發熱霍亂者審取之忌海藻菘菜猪肉仲景傷寒論上證合用通脉四逆加猪膽湯又吐利止身痛不休者消息和解其外宜桂枝湯小和之並出第十七卷中

小品扶老理中散并作丸長服亦得療羸老冷氣惡心食飲不化腹虛滿拘急短氣及霍亂嘔逆四肢厥冷心煩氣悶流汗悉主之方

人參五兩　乾薑六兩　白朮五兩　麥門冬三兩去心

附子三兩炮　茯苓三兩　甘草五兩炙

右七味作散臨病煮取三合白湯飲和方寸匕一服不効又服常將蜜丸酒服如梧子二十丸忌海藻菘菜猪肉桃李雀肉大醋千金同出第四卷中

千金四逆湯主多寒手足厥冷脉絕方

吳茱萸二升　當歸三兩　桂心三兩

芍藥三兩　細辛二兩　通草二兩

生薑八兩　甘草二兩炙　大棗十二枚

右九味切水六升清酒六升合煮取三升分溫四服舊方棗二十五枚今以霍亂法多痞故除之若除棗入葛根二兩佳忌生葱生菜海藻菘菜小品同仲景傷寒論此方名當歸四逆加吳茱萸生薑湯

霍亂煩躁方八首

病源霍亂之後煩躁卧不安者由吐下之後腑藏虛極陰陽未理血虛氣亂故血氣之行未復常度內乘於腑藏故煩躁而不得安卧也出第二十二卷中

肘後霍亂後煩躁卧不安葱白大棗湯方

葱白二十莖　大棗二十枚

右二味以水二升半煮取一升去滓頓服之文仲同

又療霍亂心腹脹痛煩滿短氣未得吐下方

生薑或乾薑一小升

右一味㕮咀以水五升煮三沸頓服若不即愈可更作

又方

桂心屑半升，以煖飲二升和之，盡服。忌生葱。備急同，並出第二卷中

文仲療霍亂煩躁方。

濃煮竹葉飲五升，令灼灼爾，以淋轉筋處。肘後、備急同

又方

服乾薑屑三兩，方寸七。肘後、備急同

又方

小蒜一升，㕮咀，水三升，煮取一升，頓服之。肘後同，並出第二卷中

備急療霍亂煩躁方。

黃粱米粉半升，水一升半，和攪如白飲，頓服。糯米亦得。

又方

燒亂髮如雞子大，以鹽湯三升和服之，不吐復服。出第一卷中

霍亂衆藥療不効方二首

小品療霍亂諸藥不能療亂髮湯方。

亂髮一握，燒灰　小蒜十四枚　附子一兩，炮　甘草二兩，炙

右四味，切，以水六升，煮取三升，去滓，溫分三服。忌豬肉、海藻、菘菜。出第四卷中

千金人參湯療毒冷霍亂吐痢，煩嘔轉筋，虛冷汗出，手足指浮腫，氣息垂死，絕語音聲不出，百方不効，脉不通者，服此湯取差乃止，隨吐者續更服勿住方。

人參　附子炮　厚朴炙　茯苓

甘草炙　橘皮　當歸　葛根各二兩

桂心　乾薑炮，各三兩

右十味，以水七升，煮取二升半，分溫三服。忌海藻、菘菜、生葱、大酢。出第二十卷中

乾濕霍亂及痰飲方五首

病源霍亂者，多吐痢也。乾霍亂者，冷氣搏於胃，飲食不消，但腹滿煩亂絞痛短氣，其腸胃先挾實，故不吐痢，名爲乾霍亂也。出第二十二卷中

救急療霍亂無問乾濕冷熱等，木香湯方。

青木香長三寸　高良薑二兩　豆蔻子二枚

右三味，㕮咀，以水一大升，煮取半升，頓服之則定。

又方

取烏牛屎二兩，以水二升，煮沸絞濾，頓服之，大良。

又生薑湯方

以東壁土一把，生薑一大兩碎之。

右二味，用水一大升，煮取半升，澄清，熱飲之，如渴依前進。並出第一卷中

必効療上吐下痢者。名爲濕霍亂方。

黄牛屎半大升許。取水一大升。煮三兩沸。和牛屎濾取汁。服半升即止。犁牛子屎亦佳。無牛處。常將乾者相隨。亦好用。備急崔氏范汪同出第三卷中

又四神丸。主霍亂冷實不除。及痰飲百病無所不主方。

乾薑一兩　桂心一兩　附子一兩炮　巴豆六十枚熬

右四味。末之。蜜和爲丸如小豆大。飲服二丸。取快下。不下又服一丸。忌生葱野猪肉蘆笋。胡洽同出第四卷中

霍亂心腹痛方三首

病源霍亂而心腹痛者。是風邪之氣。客於藏府之間。冷氣與眞氣相擊。或上攻心。或下攻腹。故心腹痛也。出第二十二卷中

廣濟療霍亂心腹痛。煩嘔不止。厚朴人參湯方。

厚朴四兩炙　橘皮二兩　人參二兩

高良薑一兩　當歸一兩　藿香一兩

右六味。以水七升。煮取二升五合。絞去滓。分温三服。服別相去如人行六七里。忌生冷粘膩。出第四卷中

肘後療霍亂苦絞痛不止方。

薑二累　豉二升　合擣。中分爲兩分。手捻令如粉。熬令灼灼爾。更番以熨臍中。取愈。並第一卷中

千金霍亂蠱毒宿食心腹痛。冷氣鬼氣方。

極鹹鹽湯三升一味。霍亂心腹暴痛。宿食不消。積冷煩滿者。熱飲一升。以指刺口。令吐宿食使盡。不盡更刺。吐訖復飲。三吐住靜止。此法大勝諸藥。俗人以爲田舍淺近法。鄙而不用。守死而已。凡有此疾。即須先用之。備急崔氏集驗文仲並同出第二十卷中

霍亂煩渴方四首

病源霍亂而煩渴者。由大吐逆。上焦虚。氣不調。氣乘於心則煩悶也。大利則津液竭。津液竭則藏燥。藏燥則渴也。煩渴不止則引飲。引飲則利亦不止。出第二十二卷中

肘後療霍亂吐下後。大渴多飲則殺人方。

黄粱米五升。水一斗。煮之令得三升汁。澄清。稍稍飲之。勿飲餘飲。備急同糯米亦得出第二卷中

備急近効療霍亂不吐不下。食氣急而渴方。

木瓜一枚切。以水四升。煮取二升。細細飲盡。更作。吐不止者亦差。若渴唯飲此湯佳。根莖亦可用。此湯令人吐。崔氏張文仲同出第一卷中

必効霍亂渴方。

糯米二升。濤取泔飲。訖則定。若不渴不須。一方渴者服之并當飽。又云研糯米取白汁。恣意飲之。以差爲度。涇陽崔尉云奇効偏主乾霍亂出第三卷中

又療霍亂後渴。口乾腹痛不止者。厚朴桂心湯方。

厚朴四兩炙　桂心二兩

右二味切。以水四升。煮取一升二合。絞去滓。內分六合。細細飲之。服了如其渴欲得冷水。盡意飲之。長安傅少府常服忌生葱。出第二卷中

霍亂乾嘔方五首

病源霍亂而乾嘔者。由吐下之後。脾胃虛極。上焦不理。氣痞結於心。下氣時逆上。故乾嘔。乾嘔者。謂欲嘔而無所出也。若更遇冷。冷折胃氣。胃氣不通。則變噦也。出第二十二卷中

肘後療苦嘔不息方。

取薤白一虎口。切。以水三升。煮令得一升半。服之不過三度。備急同

又乾薑茱萸湯方。

乾薑切　茱萸各二兩熬

右二味。以水二升。煮取一升。頓服之。下不止。手足逆冷者。加椒百粒。附子一枚炮。水三升。煮取一升。頓服。出第二卷中

删繁療霍亂後不欲食。胃弱嘔吐不止。厚朴湯方。

厚朴四兩炙　乾扁豆葉二兩　茯苓三兩

白朮五兩　人參三兩

右五味切。以水七升。煮取二升。分三服。忌桃李大醋雀肉等。出第二卷中

千金療霍亂引飲後輒乾嘔方。

生薑五兩。水五升。煮取二升半。分二服。又煮高良薑飲之。大佳。延年祕錄備急小品崔氏張文仲同出第二十卷中

經心錄療霍亂後煩嘔。厚朴湯方。

厚朴二兩炙　生薑三兩　枳實三兩炙

右三味切。以水六升。煮取二升。分三服。出第二卷中

霍亂轉筋方一十四首

病源霍亂而轉筋者。由冷氣入於筋故也。足之三陰三陽之筋。起於足指。手之三陰三陽之筋。起於手指。並循絡於身。夫霍亂大吐下之後。陰陽俱虛。血氣虛極。則手足逆冷而榮衛不理。冷搏於筋。則筋為之轉。冷入於足之三陰三陽。則腳筋轉。入於手之三陰三陽。則手筋轉。隨冷所入之筋。筋則轉。轉者由邪冷之氣擊動其筋而移轉也。又轉筋者由榮衛氣虛。風冷搏於筋故也。手足之三陰三陽之筋皆起於手足指。而並絡於身。若血氣不足。陰陽虛者。風冷邪氣中其筋。隨邪所中之筋。筋則轉。轉者謂其轉動也。經云。足太陽下血氣皆少。則喜轉筋。若踵下痛者。是血氣少則陽虛。虛而風冷乘之故也。診其左手關上。肝脈也。沉為陰。陰實者肝實也。苦肉動轉筋。左手尺中名神門以後脈

足少陰經也浮爲陽陽虛者病苦轉筋其湯熨針石別有正方補養宣導今附於後養生方導引法云偃卧展兩脛兩手外踵者相向令鼻内氣自極七息除兩膝寒脛骨疼轉筋又云覆卧傍視立兩踵伸腰鼻内氣去轉筋又云張脛兩足指號五息止令人不轉筋極自用力張脚痛挽兩足指號言寬大去筋節急攣躄痛久行身開張又云覆卧傍視立兩踵伸腰以鼻内氣自極七息除脚中弦痛轉筋酸疼一本云療脚弱 出第二十二卷中

廣濟療霍亂吐痢轉筋欲入腹高良薑湯方

高良薑四兩 桂心四兩

右二味切以水七升煮取二升去滓分三服如人行四五里一服忌生冷生葱

又療霍亂轉筋不止茱萸湯方

吴茱萸一升 甘草二兩炙 乾薑二兩炮
蓼子一把 亂髮一兩燒 桂心二兩

右六味切以水七升煮取二升三合絞去滓分温三服服别相去如人行六七里忌生葱海藻菘菜生冷粘膩等

又療轉筋方

取故綿多取釅醋甑中蒸及熱用裹病人脚冷更易勿停差止 千金同並出第四卷中

肘後療兩臂脚及胷脅轉筋者方

取鹽一升半水一斗煮令熱灼灼爾漬手足在胷脅者湯洗之轉筋入腹中到擔病人令頭在下腹中平乃止若劇者引陰陰縮必死猶在到擔之可與活耳

又方

煮苦酒三沸浸氈裹轉筋上合少粉尤佳又以綿纏膝下至足 崔氏集驗備急同

又若轉筋入腹中轉者方

取雞屎白一方寸匕水六合煮三沸温頓服勿令病者知 仲景經心録備急集驗必効同

又若霍亂注痢不止而轉筋入腹欲死者方

生薑三兩擣破以酒一升煮三四沸頓服之 肘後小品備急同出第二卷中

删繁療舌強筋縮牽陰股引胷腹脹痛霍亂黄龍藤湯方

黄龍藤切一升 此樺木上藤也斷以吹氣從中貫度者好也

右一物以水四升煮取八合爲一服一劑不止更至一劑良驗或宿食不消霍亂或乾霍亂或吐痢不止或不吐痢並悉療之 出第三卷中

千金霍亂轉筋入腹不可奈何方

極鹹作鹽湯，於槽中煖漬之，則差。小品集驗同

又方

以醋煮青布搨脚膝，冷復易之。備急文仲崔氏小品集驗救急同

又方

蓼一把，去兩頭，以水二升，煑取一升，頓服。一方云梨葉文仲小品備急同並出第二十卷中

救急霍亂脚轉筋絕，四肢已冷，強氣絕，心上微暖者，猶可救之方。

取朱砂二兩熟研，蠟三兩和之爲丸，待冷著火籠中，如熏衣被，厚覆勿令煙洩，兼牀下著火，令腹微暖，徹良久當汗，則漸氣通便活，忌生血物。出第一卷中

必効主霍亂脚轉筋及入腹方。

以手拗所患脚大母指，灸當脚心下急筋上七壯。

又方

木瓜子根皮合煮湯，服之。並出第三卷中

霍亂雜灸法二十六首

肘後療霍亂先腹痛者法。

灸臍上十四壯，名太倉，在心厭下四寸，更度之。千金備急崔氏古今錄驗並同通按銅人經中管一名太倉在臍上四寸胃募也

又療先洞下者法。

灸臍邊二寸，男左女右十四壯，甚者至三十四十壯。

名大腸募也。千金備急崔氏古今錄驗同

又療轉筋者法。

灸脚心下，名湧泉。

又灸當足大母指聚筋上六七壯，神驗。

又灸足大指下約中一壯。千金及翼同

又療轉筋入腹痛者法。

令四人捉手足，灸臍左二寸十四壯。

又灸股中大筋上去陰一寸。

又療苦啘方法。

灸手腕第一約理中七壯，名心主，當中指。

又療下痢不止者法。

灸足大指本節內側一寸白肉際，左右七壯，名大都。千金同通按銅人經大都二穴在足大指本節後陷中

又療吐且下痢者法。

灸兩乳邊連黑外近腹白肉際，各七壯，可至二七壯。

又療苦煩悶急滿法。

灸心厭下三寸七壯，名胃管。文仲同

又法

以鹽內臍中，灸上二七壯。文仲千金翼同

又療苦繞臍痛急者法。
灸臍下三寸三七壯。名關元良。文仲同
又療先吐者方。
灸心下一寸十四壯。又并療下痢不止。上氣。灸五十壯名巨闕。正心厭尖頭下一寸是也。千金翼文仲崔氏備急同通按銅人經巨闕在鳩尾下一寸心之募也
又療霍亂神秘起死灸法。
以物横度病人口中。屈之從心鳩尾度以下灸度下頭五壯。横度左右。復灸五壯。此三處併當先灸中央畢。更横度左右也。又灸脊上以物圍令正當心厭。又夾脊左右一寸各七壯是腹背各灸三處。崔氏文仲同
又華佗療霍亂已死。上屋喚魂者。又以諸療皆至而猶不差者法。
捧病人覆卧之。伸臂對以繩度兩肘尖頭。依繩下夾背脊大骨空中去脊各一寸。灸之百壯。無不活者。所謂灸肘椎空。囊歸已試數百人皆灸畢即起坐。佗以此術傳其子孫。世世皆秘之不傳。千金崔氏備急同並出第一卷中
千金凡得霍亂灸之或時雖未立差終無死憂不可逆灸。或但先腹痛。或先下後吐。當隨病灸之。
又療霍亂灸法。
灸穀門穴在臍傍二寸。男左女右。一名大腸募。灸二七壯。不止。又灸如前數。通按甲乙鍼經天樞一名長谿一名穀門夾臍兩傍各二寸陷者中
又療吐下不禁兩手三陰三陽脉俱疾數者法。
灸心厭骨下三寸。又灸臍下三寸。各六七十壯。
又療乾嘔者法。
灸間使穴在手掌後三寸兩筋間。左右各灸七壯。不差。更灸如前數。翼文仲肘後同
又療手足逆冷者法。
灸三陰交穴在足內踝直上三寸廉骨際陷中。左右七壯。不差。更灸如前數。肘後古今録驗同
又療轉筋不止者法。
灸足踵聚筋上白肉際七壯。立愈。
又療走哺轉筋者法。
灸踝白肉際。左右各二十一壯。
又灸小腹下横骨中央隨年壯。
又療轉筋四厥者法。
灸兩乳根黑際各一壯。
又療轉筋在兩脅及胷中法。
灸手掌白肉際七壯。又灸膻中中府巨闕胃管尺澤

以上并療筋拘頭足攣急肯愈。

又療轉筋不止者法。

若是男子。手挽其陰牽之。女子挽其乳。逐左右邊。

又療轉筋欲死者方。

令四人手持足。灸臍上一寸十四壯。自不動。勿復持之。

又療霍亂泄痢所傷煩欲死者方。

灸慈宮各二十壯。慈宮在横骨兩邊各二寸半。横骨在臍下横門骨是也。並出第二十卷中通按甲乙鍼經衝門一名慈宮上去大横五寸在横骨兩端約中動脉是

救急療霍亂心腹痛脹吐痢。煩悶不止則宜灸之方。

令病人覆臥。伸兩臂膞著身則以小繩正當兩肘骨尖頭。從背上量度。當脊骨中央繩下點之。去度。又取繩量病人口。至兩吻截斷。便中折之。則以度向所點背下兩邊。各依度長短點之。三處一時下火。灸綫便定神驗。艾炷大稍加也。

又療霍亂轉筋不止。漸欲入腹凡轉筋能殺人。起死之法無過於灸。灸法唯三處要穴第一承筋穴。在腨股下際取穴法。

以繩從脚心下。度至脚踵便截斷度。則廻此度。從脚踵縱量向上盡度頭。當腨下際宛宛中是穴。灸三七壯。則定。

又不止則灸涌泉。在足心下。當足大指中節後一寸半。正當大筋上是穴。又灸足跟後黑白肉交際當中央。此三處要穴。灸之不過二三七壯。必定。並出第一卷中

三焦脉病論二首

删繁論曰。夫三焦者。一名三關也。上焦名三管。反射中焦名霍亂。下焦名走哺。合而爲一。有名無形。主五藏六腑往還神道。周身貫體。可聞不可見。和利精氣。決通水道。息氣脾胃之間。不可不知也。凡上焦三管反射者。通三焦名中清之腑也。別號玉海。水道出屬膀胱。合者雖合而不同。上中下三焦同號爲孤之腑也。而榮出中焦。衛出上焦。榮者是絡脉之氣道衛者是經脉之氣道也上焦如霧。霧者霏霏起上也起於胃上管並咽以上。貫膈布胷中。走腋。循足太陰之分而行。還注手陽明。上至舌。下注足陽明。常以榮衛俱行於陽二十五度。行陰亦二十五度爲一周。日夜五十周身。周而復始。大會於手太陰。手少陽也。主心肺之病。內而不出。人有熱則飲食下胃。其氣未定。汗則出。或出於面。或出於背。或出於身。手皆不循衛氣之道而出。蓋外傷於風。內開腠理。毛蒸理泄。衛氣走之。故不得循其道。此氣慓悍滑疾。見開而出。故不得

其道名曰漏泄。其病則肘掌痛，食先吐而後下。氣不續，胸膈間厥悶，所以飲食先吐而後下也。寒則精神不守，泄下便利，語聲不出。若實則上絕於心，若虛則引氣於肺。出第四卷中。千金同

千金論曰：三焦病者，腹脹氣滿，少腹尤堅，不得小便，窘急溢則爲水，留則爲脹，候在足太陽之外大絡，在太陽少陽之間，亦見于脉，取委陽。少腹病腫痛，不得小便，邪在三焦，約取太陽大絡，視其結脉與厥陰小絡結而血者。三焦脹者，氣滿在皮膚，殼殼然而不堅。手少陽之脉，是動則病耳聾煇煇焞焞，嗌腫喉痹，是主氣所生病者，汗出，目鋭眥痛，頰痛，耳後肩臑肘臂外皆痛，小指次指不用。爲此諸病，寒則留之，熱則疾之，陷下則灸之，不盛不虛，以經取之。盛者人迎一倍於寸口，虛者人迎反小於寸口。出第二十卷中

上焦熱及寒吐痢腸鳴短氣方九首

删繁療上焦實熱，飲食下胃，其氣未定，汗出面背身中皆熱，名曰漏氣，通脉瀉熱澤瀉湯方。

澤瀉二兩　生地骨皮五兩　甘草一兩炙　半夏二兩洗

石膏八兩　柴胡三兩　茯苓三兩　生薑三兩

竹葉切五合　人參二兩　桂心一兩　蓴心一升

右十二味，切，以水一斗，煮取三升，分三服。忌海藻、菘菜、羊肉、餳、醋、生葱。千金同

又療上焦熱，腹滿而不欲食，或食先吐而後下，肘脅攣痛，麥門冬理中湯方。

生麥門冬一升　生薑四兩　白朮五兩　甘草二兩炙

人參三兩　茯苓二兩　橘皮三兩　竹茹一升

生薑根一升　蓴心五合　萎蕤三兩　廪粟一升

右十二味，切，以水一斗五升，煮取三升，分三服。忌海藻、菘菜、大醋、桃李、雀肉等。千金同

又療上焦氣不續，胸膈間厥悶，所以飲食先吐而後下，半夏理中續膈破寒湯方。

半夏半升製　生薑四兩　麻黄三兩去節

前胡三兩　澤瀉三兩　竹葉一升

細辛三兩　枳實三兩炙　杏人三兩去皮尖

右九味，切，以水九升，煮取三升，去滓，分三服。忌羊肉、餳、生菜等物。

又療上焦熱，牽肘攣心痛，喘欬短氣，動而好唾，潤肺止心痛大棗湯方。

大棗三十枚　杏人三兩去皮尖　人參三兩　紫菀二兩

萎蕤三兩　麥門冬三兩去心　百部三兩　通草三兩

石膏八兩　五味子一兩　羊腎三枚去膏　麻黄三兩去節

右十二味切。以水一斗。煮取二升五合。去滓。下蜜三合。生薑汁三合。淡竹瀝三合。更上火煎取三升。分三服。

又療上焦虛寒。精神不守。泄下便利。語聲不出。茯苓安心湯方。

茯苓三兩　人參三兩　乾薑三兩
桂心一兩　遠志皮三兩　甘草二兩炙

右六味切。以水九升。煮取三升。去滓。分三服。忌生葱、醋物、海藻、菘菜等物。

又療上焦虛寒。腸鳴下利。心下痞堅。半夏瀉心湯方。

半夏五兩洗　黃芩三兩　甘草三兩炙　人參三兩
乾薑三兩　黃連一兩　桂心三兩

右七味。以水九升。煮取三升。去滓。分三服。忌海藻、菘菜、餳、羊肉、生葱、豬肉、冷水。（此仲景半夏瀉心湯方本無桂心有大棗十二枚出第四卷中）

千金療上焦虛寒。短氣。語聲不出。黃耆理中湯方。

黃耆二兩　桂心二兩　丹參四兩（一作人參）　桔梗三兩
乾薑三兩　五味子三兩　茯苓三兩　甘草三兩炙
杏人四兩去皮尖　芎藭二兩

右十味切。以水九升。煮取三升。絞去滓。溫分三服。忌海藻、菘菜、豬肉、生葱、大醋。（刪繁同）

又療上焦冷。下痢。腹內不安。食好注下。黃連丸方。

黃連八兩　乾薑四兩　檗皮三兩　烏梅肉八兩
附子四兩炮　桂心一兩　芎藭三兩　黃檗三兩
阿膠四兩炙

右九味末之。白蜜和爲丸。如梧子大。飲下二十丸。加至三十丸。忌豬肉、冷水、生葱等。（刪繁同）

又療上焦閉塞。乾嘔。嘔而不出。熱少冷多。好吐白沫清涎。吞酸。厚朴湯方。

厚朴四兩炙　吳茱萸五合　人參三兩　茯苓四兩
桔梗三兩　生薑八兩　玄參三兩　芎藭四兩
白朮四兩　附子三兩　橘皮三兩去赤脈

右十一味切。以水九升。煮取三升。絞去滓。分三服。忌豬肉、桃李、雀肉、大醋。（刪繁同出第二十卷中）

中焦熱及寒洩痢方三首

刪繁論曰。中焦如漚。（漚者在胃中如漚也）起於胃中管。在上焦之後。此受氣泌糟粕。蒸津液。化其精微。上注於肺脈。乃化而爲血。奉以生身。莫貴於此。故獨得行於經隧。名曰榮氣。主足陽明。陽明別號曰豐隆。在外踝上。去踝八寸。別走太陰。絡諸經之脈。上下絡太倉。主熟五穀。不吐不下。實則生熱。熱則閉塞不通。上下隔絕。虛則生寒。寒則洞泄。便痢霍亂。主脾胃之病。夫血與氣異形而同類。衛是精氣。榮是神氣。故血與氣異形而同類焉。奪血無汗。此是神氣奪汗無血。此是精氣故人有一死而無再生也。猶精神之氣隔絕也。若虛則補於胃。實則瀉於脾。調其中和。其源萬不遺一也。千金同

又療中焦實熱閉塞。上下不通。隔絕關格。不吐不下。腹滿彭彭。喘急。大黃瀉熱開關格通隔絕湯方。

大黃三兩切別漬　黃芩三兩　澤瀉三兩
升麻三兩　羚羊角四兩　梔子人四兩
生地黃汁一升　玄參八兩　芒消三兩

右九味切。以水七升。先煮七味。取二升三合。下大黃更煎數沸。絞去滓。下消。分三服。忌蕪荑。千金同

千金療中焦熱。水穀下痢。藍青丸方。

藍青汁三升　黃連八兩　黃蘗四兩　白朮三兩
地榆二兩　地膚子二兩　阿膠五分炙　烏梅肉三兩

右八味下篩。用藍汁和微火上煎。爲丸如杏人大。飲服三丸。日再。七月七日合之良。當併手丸之。忌豬肉冷水桃李雀肉等。

又療中焦虛寒。四肢不可舉動。多汗洞痢方。

炙大橫隨年壯。大橫俠臍傍行相去兩邊各兩寸五分。刪繁同出第二七卷中

下焦熱方六首

刪繁論曰。下焦如瀆。瀆者如溝水决瀆也起胃下管。別廻腸。注於膀胱而滲入焉。故水穀常并居於胃中。成糟粕而俱下於大腸。主足陽明。灌滲津液。合膀胱主出不主入。別於清濁。主肝腎之病也。若實則大小便不通利。氣逆不續。吐嘔不禁。故曰走哺。若虛則大小便不止。津液氣絕。人飲酒亦入胃。穀未熟而小便獨先下者。何也。蓋酒者熟穀之液也。其氣悍以滑。故後穀入而先穀出也。所以熱則瀉於肝。寒則補於腎。千金同

又療下焦熱。大小便俱不通。柴胡通塞湯方。

柴胡三兩　黃芩三兩　橘皮三兩　澤瀉三兩
梔子人四兩　石膏六兩　羚羊角三兩炙　生地黃一升
芒消三兩　香豉一升

右十味切。以水一斗。煮九味。取三升。去滓。下芒消。分三服。忌蕪荑。千金同

又療下焦熱氣逆不續。吐嘔不禁。名曰走哺。止嘔人參湯方。

人參　生蘆根　梔子人　萎蕤
黃芩　知母　茯苓各三兩　白朮四兩
石膏八兩　橘皮四兩

右十味切。以水九升。煮取三升。去滓。分三服。忌桃李雀

肉醋等。千金同

又療走哺不止。或嘔噎。熱氣衝心滿悶。香豉湯方。

香豉一升 生地黄一升 白术三兩 甘草二兩炙

竹葉一升 石膏八兩 茯苓三兩 葱白一升

右八味切。以水七升。煮取二升五合。去滓。分三服。須利下。加芒消三兩。忌蕪荑海藻菘菜桃李雀肉酢物等。

又療下焦熱。毒痢血如鵝鴨肝不止。升麻湯方。

升麻三兩 犀角三兩屑 地榆四兩炙

絳草三兩 蘘荷根四兩 黄芩三兩

巴焦根一升切 桔梗三兩 梔子人七枚

右九物切。以水九升。煮取三升。去滓。分三服。忌猪肉。

出第四卷中

千金療下焦熱。或痢下膿血。煩悶恍惚。赤石脂湯方。

赤石脂八兩 烏梅肉二十枚 梔子人十四枚 白术三兩

乾薑二兩 粟米一升 升麻三兩

右七味切。以水一斗。煮米取熟。去米取七升。下諸藥煮取二升五合。去滓。分三服。忌桃李雀肉等。删繁同

又療下焦熱。毒痢魚腦。雜痢鮮血。臍下少腹絞痛不可忍。欲痢不出。香豉湯方。

香豉一升 梔子四兩 薤白一升

黄連三兩 黄蘗三兩 黄芩四兩

地榆四兩炙 白术三兩 茜根三兩

右九味切。以水一斗。煮取三升。分三服。忌猪肉冷水桃李雀肉等。删繁同。出第二十卷中

下焦虚寒方六首

删繁療下焦虚寒。大便洞泄不止。蘗皮湯止痢方。

黄蘗三兩 黄連五兩 人參三兩

茯苓四兩 厚朴四兩炙 艾葉一升

地榆三兩炙 櫸皮四兩炙 阿膠三兩

右九味切。以水二斗。煮取三升。去滓。下膠煎取二升。分三服。忌猪肉冷水醋等。千金同

又療下焦虚寒。津液不止。氣欲絶。人參續氣湯方。

人參 橘皮去赤脈 茯苓 烏梅皮

麥門冬去心 黄耆 芎藭 乾薑各三兩

白术四兩 厚朴四兩炙 桂心二兩 吴茱萸三合

右十二味切。以水一斗二升。煮取三升。去滓。分三服。忌桃李雀肉生葱醋物。千金同

又療下焦虚寒損。腹中瘀血。令人喜忘。不欲聞人聲。胷中氣塞而短氣。茯苓丸方。

茯苓八分 甘草七分炙 杏人五十枚 人參七分

厚朴五分，炙 乾薑七分 黃耆六分 桂心四分
當歸八分 芎藭五分 乾地黃八分

右十一味，擣篩，下蜜和爲丸如梧子。初服二十丸，加至三十丸，日再服，清白飲進之。忌海藻、菘菜、生葱、酢物、蕪荑等。

又療下焦虛寒損，或先見血後便轉，此爲近血，或利不利，伏龍肝湯方。

伏龍肝五合 甘草二兩，炙 乾薑二兩 黃蘗五兩
黃芩二兩 牛膝根二兩 檞二兩，炙 燒頭髮屑二合
阿膠二兩

右九味，切，以水七升，煮取三升，去滓，下阿膠更煎，取膠烊，下髮屑，分三服。忌海藻、菘菜。千金并翼有乾地黃五兩，無黃蘗。千金并翼同。出第四卷中

千金療下焦虛寒損，或先便轉後見血，此爲遠血，或利下，或不利，好因勞冷而發，續斷止利湯方。

續斷三兩 當歸三兩 乾薑四兩 蒲黃三分
桂心二兩 甘草二兩，炙 乾地黃四兩 阿膠二兩

右八味，以水九升，煮六味，取三升五合，去滓，下阿膠更煎，取膠烊盡，下蒲黃，分三服。忌海藻、菘菜、生葱、蕪荑。

又療三焦虛損，或上下發泄，吐唾血，皆從三焦因起，或熱損發，或虛寒損發，或因勞發，或因酒發，當歸湯方。

當歸三兩 白芍藥四兩 羚羊角三兩，炙 伏龍肝一丸
黃芩二兩 乾地黃二兩 白朮四兩 青竹皮一升
栢枝三兩，炙 小薊三兩 阿膠三兩，炙 乾薑二兩
甘草二兩 蒲黃五合 亂髮一丸，燒灰

右十五味，切，以水一斗二升，煮十二味，取三升五合，去滓，下阿膠煎，取膠烊，下髮灰、蒲黃，分三服。忌海藻、菘菜、蕪荑、桃李、雀肉等。删繁同，並出第二十卷中

許仁則療霍亂方三首

許仁則云：此病有兩種，一名乾霍，一名濕霍。乾霍死者多，濕霍死者少。俱繇飲食不節，將息失宜。乾霍之狀，心腹脹滿，攪刺疼痛，煩悶不可忍，手足逆冷，甚者流汗如水，大小便不通，求吐不出，求痢不下，須臾不救，便有性命之慮。濕霍之狀，心腹亦攪痛，諸候有與乾同，但吐痢無限。此病始得，有與天行相似者，亦令頭痛，骨肉酸楚，手足逆冷，四體發熱。乾霍大小便不通，煩冤欲死，宜急與巴豆等三味丸服之。服取快利方。

巴豆一百枚，熬，去心皮 乾薑三兩，崔氏以芒消五兩代，與千金同 大黃五兩

右藥先擣乾薑、大黃爲散，後別擣巴豆如膏，和前二味同擣，令調，細細下蜜丸，以飲下。初服三丸，如梧子大，服

訖。數按肚。令轉動速下利。良久不覺。則以熱飲投之。又良久不利。更服一丸。須臾當利。利後好將息食飲寒温。以意取適。如渴者煮漿水粥少少啜之。忌野猪肉蘆笋等物。張文仲處

又療濕霍亂吐痢無限。宜合高良薑等三味飲子服之方。

高良薑二兩　豆蔻子十二枚　桂心二兩

右藥切。以水四升。煮取一升。去滓。細細啜之。亦有於此方加乾薑人參二物。忌生葱。

又木瓜桂心二物飲之方。

木瓜一枚濕乾並得　桂心二兩

右藥以水二升。煮取七合。去滓。細細飲之。亦有豆蔻子代桂心者。亦有單煮木瓜汁飲之。忌生葱。吳昇同出第一卷中

雜療霍亂方四首

小品療霍亂嘔噦。氣厥不得喘息。豉湯方。

豉一升　半夏一兩洗　生薑二兩

人參一兩　柴胡一兩　甘草一兩炙

右六物切。以水五升。煮取二升半。温服七合。忌羊肉餳海藻菘菜等。千金有桂心一兩

又療卒道中得霍亂無有方藥。氣息危急醫視捨去。皆云必死。療之方。

蘆蓬蕽一大把。煮令味濃。頓服二升則差。巳用有効。食中魚蟹毒者。服之尤良。蘆蓬蕽蘆花是也備急集驗文仲范汪同並出第四卷中

刪繁療霍亂食不消。腸鳴腹痛。熱不止。桔梗湯方。

桔梗四兩　白术五兩　乾薑三兩

茯苓三兩　倉米一升

右五物切。以水八升。煮倉米熟。去米將汁煮藥。取二升。絞去滓。分服。忌桃李雀肉猪肉大酢。

近効訶梨勒散。療一切風氣痰冷霍亂食不消。大便澁方。

取訶梨勒三顆擣取皮。和酒頓服。三五度則差。

乾嘔方六首

病源乾嘔者。胃氣逆故也。但嘔而欲吐。吐而無所出故謂之乾嘔也。出第二十一卷中

廣濟療卒乾嘔不息方。

破雞子去白。吞中黄數枚則愈。肘後備急張文仲同

又方

生葛根絞取汁。服一升。

又方

甘蔗汁温。令熱服一升。日三服。一云甘草汁張文仲同並出第三卷中

集驗療病人乾嘔方。

取羊乳汁飲一杯。千金同

又療吐逆乾嘔，生薑湯方。

生薑四兩 澤瀉三兩 桂心二兩 橘皮三兩

甘草二兩 茯苓四兩 人參一兩 大黃四兩

右八味，切，以水七升，煮取三升，服五合，日三。忌海藻、菘菜、醋物、生葱。並出第四卷中

崔氏療患嘔，人參湯方。

人參一兩 胡麻人八合，炒，令香 橘皮二兩 枇杷葉半斤，拭毛，蜜炙

右四味，切，以水一斗，煮枇杷葉取五升，汁內人參等三種，煎取三升，稍稍飲之。徐王、張文仲、千金同。出第三卷中

嘔噦方四首

病源嘔噦之病者，由脾胃有邪，穀氣不消所爲也。胃受邪，氣逆則嘔；脾受邪，脾脹氣逆，遇冷折之，氣逆不通則噦也。出第二十一卷

廣濟療嘔噦不止，橘皮湯方。

橘皮一升 生薑八兩 甘草二兩，炙 枇杷葉四兩，拭毛，蜜炙

右四味，切，以水五升，煮取二升五合，絞去滓，分溫三服，每服相去如人行六七里。忌海藻、菘菜。出第一卷中

肘後療嘔噦方。

生蘡薁藤斷之，當汁出，器承，取飲一升。生葛藤尤佳。

又方

枇杷葉一斤，拭毛，蜜炙，水一斗，煮取三升，分再服。備急同。出第一卷中

必効療嘔噦方。

取蘆根五兩，切，以水五升，煮取三升，頓服，兼以童子小便一兩合，不過三服則差。出第二卷中

噦方七首

病源脾胃俱虛，受於風邪，故令新穀入胃，不能傳化，故穀之氣與新穀相干，胃氣則逆，胃逆則脾脹，脾脹則氣逆，因遇冷折之則噦也。右手關上脉沉而虛者，病善噦也。出第十一卷中

肘後療卒啘不止方。

痛抓眉中央，閉氣也。

又方

以物刺鼻中，若以少許皂莢屑內鼻中，令嚏則差。

又方

但閉氣抑引之。

又方

好豉二升，煮取汁，服之。千金同

又方

粢米粉二升，井華水服之。並出第三卷中

集驗療卒噦方。

枳實三枚炙去核㕮咀之。以三家乳一升。以羊脂五兩。煎枳實令沸。復內乳令沸。去滓。含咽之。范汪同出第六卷中

張文仲陶氏噦方。

飲新汲井水數升佳。肘後備急千金同出第六卷中

嘔逆吐方八首

病源嘔吐者。皆由脾胃虛弱。受於風邪所爲也。若風邪在胃則嘔。膈間有停飲。胃內有久寒。則嘔而吐。其狀長大息。心裏澹澹然。或煩滿而大便難。或溏泄。並其候。養生方云。八月勿食薑。一云被霜瓜。向冬發寒熱及溫病。食欲吐。或心中停飲不消。或爲反胃。其湯熨針石。別有正方。補養宣導。今附於後。養生方導引法云。正坐兩手向後捉腕。反向拓席。盡勢使腹弦弦上下七。左右換手亦然。除腹肚冷風宿氣。或胃口冷食飲進退。吐逆不下。又云。偃臥展兩脛兩手。左右蹻兩足踵。以鼻內氣自極七息。除腹中病食苦嘔。又云。坐直舒兩足。以兩手挽兩足自極十二通。愈腸胃不能受食吐逆。以兩手直叉兩脚底。兩脚痛舒。以頭抵膝上。自極十二通。愈腸胃不能受食吐逆。出第二十一卷中

仲景傷寒論。嘔吐病在膈上。後必思水者。急與之。思水與猪苓散方。

猪苓去皮　茯苓　白朮

右三味。各等分擣篩。飲汁和服方寸匕。日三服。欲飲水者極與之。本虛與水則噦。攻其熱亦噦。忌桃李雀肉醋物。千金同出第十六卷中

必効小麥湯。主嘔吐不止方。

小麥一升洗　人參四兩　青竹茹二兩半　茯苓三兩

厚朴四兩炙　甘草一兩炙　生薑汁三合

右七味。以水八升。煮取三升。分三服。忌海藻菘菜酢。千金同

又凡服湯嘔逆不入腹者方。

先單煮炙甘草三小兩。以水三升。煮取二升。服之得吐。但更服不吐益好。消息定然後服餘湯。則流利更不吐也。忌海藻菘菜。千金同並出第二卷中

延年人參飲。主吐方。

人參一兩　橘皮三兩　生薑一兩

右三味。切。以水四升。煮取一升五合。分溫三服。出第六卷中

又麥門冬飲。主風邪熱氣衝心。心悶短氣。吐不下食方。

麥門冬二兩去心　人參一兩　橘皮一兩

生薑三兩　羚羊角一兩屑

右五味。切。以水五升。煮取一升五合。去滓。分溫三服。

又甘草飲。主脾腎冷氣乘心。痛悶吐利。四肢逆冷。或煩疼方。

甘草二兩炙　人參二兩　乾薑四兩

厚朴二兩炙　白朮二兩

右五味。切。以水五升。煮取一升五合。去滓。分溫三四服。如人行八九里。忌海藻菘菜桃李雀肉等。出第六卷中

新附近効療嘔逆方。

白油麻一大合。以清酒半升。煎取三合。看冷熱得所去油麻。以酒頓服之。立驗。無忌。

又方

麻人三合熬。擣。以水研取汁。著少鹽喫。立効。李諫議用有効

嘔逆不下食方八首

廣濟療嘔逆不能多食方。

訶梨勒三兩去核煨

右一味。擣爲散。蜜和丸。空腹服二十丸。日二服。以知爲度。利多減服。無所忌。

又療嘔逆不下食。腹中氣逆。豆蔻子湯方。

豆蔻子七枚碎　生薑五兩　人參一兩　甘草一兩炙

右四味。切。以水四升。煮取一升五合。去滓。分溫二服。相去如人行五六里。忌海藻菘菜。

又療兩脅下妨嘔逆不下食。柴胡湯方。

柴胡八分　茯苓八分　橘皮六分　人參六分

厚朴八分炙　桔梗六分　紫蘇五分　生薑十六分

訶梨勒七枚去核煨　甘草五分炙

右十味。切。以水八升。煮取二升五合。絞去滓。分溫三服。服別相去如人行六七里。進一服。不吐利。忌海藻菘菜醋物猪肉等。

又療患身體煩疼。頭痛。喫食嘔逆不得食。柴胡湯方。

柴胡十分　茯苓八分　枳實八分炙　白朮八分

生薑八分合皮切　麥門冬八分去心　甘草六分炙

右七味。切。以水六升。煮取二升三合。絞去滓。分溫三服。每服相去如人行六七里。忌海藻菘菜酢物桃李雀肉熱麪炙肉油膩。

又療虛熱嘔逆不下食。食則煩悶。地黃飲子方。

生地黃汁六合　蘆根一握　生麥門冬一升去心　人參八分

白蜜三合　橘皮六分　生薑八分一方云生薑汁一合

右七味。切。以水六升。煮取二升。去滓。下地黃汁。分溫三服。如人行四五里。進一服。不利。忌蕪荑生冷麪炙肉蕎麪猪肉蒜粘食。

又療煩熱。嘔逆不下食。食則吐出。麥門冬湯方。

生麥門冬三兩去心　青竹茹三兩　茅根五兩

甘草一兩炙　生薑五兩　人參一兩

右六味切。以水七升。煮取二升五合。去滓。分温三服。如人行六七里。進一服。不吐利。忌海藻菘菜。並出第一卷中

備急療吐逆。水米不下。乾薑甘草湯方。

乾薑二分炮　甘草一分炙

右二味切。以水二合。煎取一合。去滓。頓服則定。少間與粥則不嘔。神驗。忌海藻菘菜。張文仲同出第三卷中

延年人參飲。主嘔不能食方。

人參八分　厚朴六分炙　橘皮六分

白术八分　生薑八分

右五味切。以水四大升。煮取一升五合。分温三服。忌桃李雀肉等。蔣孝璋處出第六卷中

許仁則療嘔吐方四首

許仁則。療嘔吐病有兩種。一者積熱在胃。嘔逆不下食。一者積冷在胃。亦嘔逆不下食。二事正反。須細察之。必其食飲寢處將息傷熱。又素無冷病。年壯力強。膚肉充滿。此則是積熱在胃。致此嘔逆。如將息食飲寢處不熱。又素有冷病。年衰力弱。膚肉瘦悴。此則積冷在胃。生此嘔逆。若是積冷嘔逆。經久急須救之。不爾甚成反胃病。積熱在胃。嘔逆不下食。宜合生蘆根五味飲服方。

生蘆根切一升　生麥門冬一升去心　青竹茹一升

生薑汁五合　茯苓五兩

右藥切。以水八升。煮取二升半。去滓。加竹瀝六大合。攪調分三服。相去如人行十里久。始服一劑。忌醋物。

又依前生蘆根等五味飲服之。雖可。然未能全除者。宜合茯苓等五味丸服之方。

茯苓五兩　人參三兩　麥門冬一升去心

生薑屑六兩　青竹茹一升

右藥擣篩。蜜和爲丸。煎蘆根飲下之。初服十五丸。日二服。稍稍加至三十丸。丸如梧子大。忌醋物。

又積冷在胃。嘔逆不下食。宜合半夏等二味丸服之方。

半夏一升製　小麥麫一升

右擣半夏爲散。以水溲麫丸如彈子大。以水煮令麫熟。則是藥成。初吞四五丸。日二服。稍稍加至十四五丸。旋煮旋服。服此覺病減。欲更重合服亦佳。忌羊肉餳。救急同

又依前半夏等二味丸。雖覺漸損。然病根不除。欲多合前丸。又慮毒藥不可久服。欲不服藥。又恐病滋蔓。宜合人參等七味丸服之方。

人參五兩　白朮五兩　生薑屑八兩　厚朴四兩炙
細辛四兩　橘皮三兩　桂心二兩

右藥擣篩爲末。蜜和爲丸如梧子。飲下之。初服十丸。日二服。稍稍加至二十丸。欲與前半夏丸間服亦得。忌桃李雀肉生葱生菜。吳昇同。並出第一卷中

雜療嘔吐噦方三首

仲景傷寒論。夫嘔家有癰膿者。不可療也。其嘔膿盡自愈。若先嘔後渴者。爲欲解也。先渴後嘔者。爲水停在心下。此屬飲家。

嘔家本渴。今反不渴者。以心下有支飲故也。此屬支飲。張仲景雜方此證當用小半夏加茯苓湯。方在支飲門中

嘔脉弱。小便復利。身有微熱。見厥者難療。四逆湯主之方。

甘草二兩炙　附子一枚　乾薑一兩半

右三物。㕮咀。以水三升。煮取一升二合。去滓。溫分再服。強人用大附子一枚。乾薑三兩。忌海藻菘菜豬肉。

又嘔。心下痞堅者。大半夏湯主之方。

半夏三升洗　人參三兩切　白蜜一升

右三味。以泉水一斗二升。并蜜和揚之二百四十遍。煮藥取二升半。溫服一升。日再服。忌羊肉餳。本論治反胃支飲

又乾嘔下利。黃芩湯主之方。

黃芩三兩　人參三兩　桂心二兩
大棗十二枚　半夏半升洗　乾薑三兩

右六味。切。以水七升。煮取三升。溫分三服。忌羊肉餳生葱。出第十六卷中

噫醋方七首

病源。噫醋者。由上焦有停痰。脾胃有宿冷。故不能消穀。穀不消。脹滿而氣逆。所以好噫而吞酸。氣息酸臭也。出第二十一卷中

廣濟療吐酸水。每食則變作醋水吐出。檳榔散方。

檳榔十六分　人參六分　茯苓八分
橘皮六分　蓽撥六分

右五味。擣篩爲散。平晨空腹。取生薑五大兩。合皮擣。絞取汁。溫內散方寸匕。攪調頓服之。日一服。漸加至一匕半。若利多減。以微通洩爲度。忌酢物生冷油膩豬魚等。

又療常吐酸水。脾胃中冷。茯苓湯方。

茯苓十二分　橘皮十二分　白朮八分
人參六分　桂心六分　甘草八分炙
紫蘇十分　生薑十二分　檳榔七枚

右九味。切。以水九升。煮取二升半。絞去滓。分溫三服。每服如人行七八里。未好差。三兩日更服一劑。老小取微利。忌生葱酢物桃李雀肉海藻菘菜。

又療嘔吐酸水結氣築心。白术散方。

白术八分　茯苓八分　吴茱萸四分

橘皮六分　蓽撥四分　厚朴八分炙

檳榔十分　人參六分　大黄十分

右九味擣篩爲散。空腹煮薑棗湯服方寸匕。日二服。漸加至二匕半。覺熱服少。飲食三兩口壓之。忌酢物桃李雀肉等。

又療心頭結氣連胷背痛。及吐酸水日夜不止。茯苓湯方。

茯苓四兩　厚朴四兩炙　橘皮二兩

白术二兩　生薑十兩

右五味切。以水九升。煮取二升七合。絞去滓。分温三服。每服相去如人行七八里。須利加檳榔末一兩半。湯欲熟時内之。甚安穩。三日服一劑。頻服五六劑可則停。忌酢物桃李雀肉等。一方有吴茱萸人參各二兩並出第一卷中

延年療食訖醋咽多噫。吴茱萸湯方。

吴茱萸五合　生薑三兩　人參二兩　大棗十二枚

右四味切。以水六升。煮取二升。絞去滓。分爲三服。每服相去十里久。肘後集驗文仲備急千金並同肘後分兩小別

又增損承氣丸。療胷脇支滿。背上時有一答熱則痛。腹脹多噫。醋咽氣逆。兩脅滿。並主之方。

前胡七分　枳實七分炙　桂心五分　乾薑五分

吴茱萸五分　茯苓四分　芍藥六分　厚朴十分炙

橘皮十分　大黄七分　杏人七十枚去皮尖

右十一味擣篩爲末。内杏人脂中研調篩度蜜和丸。每服食後少時。酒飲任性。初服七丸如梧子。以氣宣下洩爲度。忌生葱大醋。並出第十七卷中

必效理中散。主食後吐酸水食羹粥酪劇方。

乾薑二兩　食茱萸二兩

右二味作散。酒服方寸匕。日三温服。勿冷服之。常醋水差。千金同出第二卷中

較勘

右迪功郎充兩浙東路提舉茶塩司幹辦公事張　寔

重訂唐王燾先生外臺秘要第六卷終

重訂唐王燾先生外臺秘要方卷第七心痛心腹痛及寒疝三十二門

唐王燾先生外臺秘要方第七卷

宋朝散大夫守光祿卿直秘閣判登聞簡院上護軍臣林億等 上進

新安後學程衍道敬通父訂梓

門侄林 雲來父仝校

心痛方八首

病源心痛者，由風冷邪氣乘於心也。其痛發有死者，有不死者，有久成疹者。心爲諸藏主而藏神，其正經不可傷，傷之而痛，爲眞心痛，朝發夕死，夕發朝死。心有支別之絡脉，其爲風冷所乘，不傷於正經者，亦令心痛，則乍間乍甚，故成疹不死。

又心爲火，與諸陽會合，而手少陰心之經也。若諸陽氣虛，少陰之經氣逆，謂之陽虛陰厥，亦令心痛，其痛引喉是也。

又諸藏虛受病，氣乘於心者，亦令心痛，則心下急痛，謂之脾心痛也。足太陰爲脾之經，與胃合，足陽明爲胃之經，氣虛逆乘心而痛，其狀腹脹歸於心而痛甚，謂之胃心痛也。腎之經，足少陰是也，與膀胱合，膀胱之經，足太陽是也，此二經俱虛而逆，逆氣乘心而痛者，其狀下重，不自收持，苦泄寒中，爲腎心痛也。

診其心脉急者，爲心痛引背，食不下。

寸口脉沉緊，苦心下有寒，時痛。

關上脉緊，心下苦痛。

左手寸口脉沉，則爲陰，陰絶者，無心脉也，苦心下毒痛。出第十六卷中

備急療心痛方。

桂心末，温酒服方寸匕，須臾六七服，乾薑依上法服之亦佳。忌生葱。文仲集驗肘後同出第一卷中

延年療心痛茱萸丸方。

吴茱萸一兩半　乾薑一兩半　桂心一兩　白术二兩
人參一兩　橘皮一兩　附子一兩半炮　蜀椒一兩出汗
甘草一兩炙　黄芩一兩　當歸一兩

右十一味，擣篩爲散，蜜丸，一服五丸，如梧子大，日三服，稍加至十五丸。忌猪肉、生葱、海藻、菘菜、桃李、雀肉等。藥晝更合酒飲無拘，食前後任意。肘後有桔梗一兩出第十五卷中

救急療心痛方。

取驢糞絞取汁五六合，及熱頓服，立差。肘後同

又方

東引桃枝一握，切，以酒一升，煎取半升，頓服，大效。肘後同出第八卷中

必效療心痛方。

當歸末，酒服方寸匕，頻服。備急文仲同

又方

生油半合。温服差。肘後備急張文仲同並出第五卷中

古今録驗療心痛黄連湯方。

黄連八兩

右一物㕮咀。以水七升。煮取一升五合。絞去滓。適寒温飲五合。日三。忌猪肉冷水。肘後范汪同出第八卷中

九種心痛方三首

廣濟療九種心痛。蛔蟲冷氣。先從兩肋胷背撮痛。欲變吐當歸鶴蝨散方。

當歸八分　鶴蝨八分　橘皮六分　人參六分

檳榔十二分　枳實六分炙　芍藥六分　桂心五分

右八味擣篩爲散。空腹煮薑棗飲服方寸匕。日二服。漸漸加至一匕半。不利。忌生葱生冷物油膩粘食。出第四卷中

千金療九種心痛。一蟲心痛。二注心痛。三氣心痛。四悸心痛。五食心痛。六飲心痛。七冷心痛。八熱心痛。九去來心痛。悉主之。并療冷衝上氣。落馬墮車。附子丸方。

附子一兩炮　巴豆人一兩去心皮熬　人參一兩

生狼毒一兩炙令極香　食茱萸一兩　乾薑一兩

右六味擣末。蜜和。空腹服如梧子三丸。一日一服。弱者二丸。卒中惡心痛。口不能言。連年積冷。流注心胷痛者。亦服之。好好將息神効。忌野猪肉蘆笋。必効經心録同

又療九種心痛方。

取當太歲上新生槐枝一握。去兩頭。水三升。煮一升。頓服之。並出第十三卷中

諸蟲心痛方一十八首

廣濟療諸蟲心痛。無問冷熱。蛔蟲心痛。檳榔鶴蝨散方。

當歸　桔梗　芍藥　橘皮

鶴蝨各八分　人參六分　桂心六分　檳榔十分

右八味擣篩爲散。空腹煮薑棗湯服方寸匕。漸漸加至二匕。不利。忌豬肉生葱油膩小豆粘食等。

又療蛔蟲心痛。積年久不差方。

取苦酒五合。燒青錢二文。令赤。安酒中。則取雞子白一顆。去却錢。瀉著酒中。頓服之。差。無所忌。

又主心腹攪結痛不止。仍似有蛔蟲者。當歸湯方。

當歸　橘皮　細辛　甘草炙

生薑各四分　大黄八分別漬　鶴蝨二分

右七味切。以水六升。煮取二升。分温三服。如人行四五里進一服。不利。未差。三日更作服之。忌海藻菘菜生菜。救急同出第四卷中

小品温中當歸湯。療暴冷心腹刺痛。面目青。肉冷汗出。欲

霍亂吐下。脉沉細者。及傷寒毒冷下清水。變作青白滯下。及白滯後。還復下清水者。悉主之。此方可以調諸冷痛也。

當歸　人參　乾薑　茯苓
厚朴炙　青木香　桂心　桔梗
芍藥　甘草炙各二兩

右十味切。以水八升。煮取三升。分溫三服。日三服。不耐青木香者。以犀角一兩代之。忌海藻菘菜猪肉醋物生葱等。

又凡厥心痛與背相引。喜瘈瘲。如物從後觸其心。身傴僂者。腎心痛也。

厥心痛。腹脹滿不欲食。食則不消。心痛尤甚者。胃心痛也。

厥心痛。痛如錐鍼刺其心。心痛甚者。脾心痛也。

厥心痛。色蒼蒼如死灰狀。不得太息者。肝心痛也。千金同

厥心痛。卧若徒居。痛間動作痛益甚。色不變。肺心痛也。

真心痛。手足清至節。心痛甚。旦發夕死。夕發旦死。

心腹中痛。發作腫聚。往來上下。痛有休止。腹中熱。喜涎出。是蚘蟲咬也。出甲乙經第一卷中

千金療心腹中痛。發作腫聚。往來上下。痛有休止。多熱喜涎出。是蚘蟲咬也。並宜溫中當歸湯。服兩三劑後。若不効有異。宜改方增損湯。其溫中當歸湯在前小品方中。此是增損湯方。

芍藥六兩　黃芩四兩　厚朴四兩　桔梗四兩
柴胡四兩　當歸三兩　升麻三兩

右七味切。以水八升。煮取二升半。分三服。忌猪肉。出第十三卷中

張文仲療蛔蟲心痛。鶴蝨散方。

鶴蝨二分。末。溫酢一盞和服之。蟲當出。備急千金同

又乾漆丸方。

乾漆熬擣。蜜和丸。服十五丸。日再。備急同

又方

取槐上木耳。燒灰末。如棗大。正發。和水服。若不止。飲熱水一升。蛔蟲立出。必効方云酒下。備急同

又方

發時取鹽一匙。內口中。水下。立定。蟲即出。備急同出第一卷中

延年療蛔蟲惡吐水心痛。鶴蝨丸方。

鶴蝨三兩擣篩。蜜和爲丸。用蜜漿水平旦服二十丸。日只一服。古今録驗用十兩。云韋雲患心痛十年不差。令服此便愈

又鶴蝨丸療蛔蟲心痛方。

鶴蝨六兩　吳茱萸五兩　橘皮四兩　桂心三兩
檳榔四兩

右五味擣篩。蜜和爲丸如梧子大。一服二十丸。蜜湯下。日二服。加至三十丸。以蟲出爲度。忌生葱。出第十五卷中

救急療心痛不可忍似蛔者。胡粉丸方。

生眞胡麻一合　胡粉半合，熬擣

右二味。先以猪肉脯一片。空腹啖嚥汁。勿嚥肉。後取胡粉和胡麻搜作丸。以少清酒使成。頓服盡。十歲以上。斟酌增減。忌生冷猪肉魚雞蒜酢滑等七日。若是蛔吐水者是也。出第八卷中

必効療蛕心痛方。士弱氏曰蛕井中小虫蓋痛一處若小虫咬也

取鰻鱺魚淡炙令熟。與患人喫一二枚。永差。飽食佳。

又方

熊膽如大豆和水服。大効。

又茱萸丸方

吳茱萸一升　桂心二兩　當歸二兩

右三味擣篩。蜜和丸如梧子。酒服三十丸。日再服。漸加至四十丸。以知爲度。忌生葱。

又丁香散方

丁香七枚　頭髮灰一棗許

右二味並末。和酒服之。

又鶴蝨檳榔湯方

鶴蝨二兩，小兒用一兩　檳榔二七枚

右二味。以猪肉汁六升。煮檳榔。取三升。去滓。內鶴蝨末。先夜不食。明旦空腹頓服之。須臾病下及吐水。永差。神効。七日禁生冷酢。並出第五卷中

冷氣心痛方五首

廣濟主冷氣心痛肋下鳴轉。喉中妨。食不消。常生食氣。每食心頭住不下。桔梗散方。

桔梗　當歸　芍藥　茯苓

橘皮　厚朴炙　白朮各八分　蓽撥四分

荳蔻子四分　檳榔六分　桂心六分　訶梨勒皮六分，炙

右十二味擣篩爲散。空腹煮薑棗飲服方寸匕。日二服。加至一匕半。不利。忌生葱猪肉酢物桃李雀肉等。一方有枳實不用桔梗出第四卷中

深師療胷滿短氣。心痛吐涎。虛冷。防風茯苓湯方。

防風二兩　茯苓二兩　桂心六兩　甘草二兩，炙

半夏四兩，洗　乾薑四兩，炮　人參三兩

右七味切。以水一斗。煮取三升。絞去滓。分三服。良。忌酢物生葱海藻菘菜羊肉餳。出第十六卷中

崔氏療心痛與冷氣痛者。特相宜烏頭丸方。

烏頭三兩，炮　附子三兩，炮　赤石脂三兩　蜀椒二兩，出汗

桂心二兩　乾薑二兩

右六物擣篩。蜜和爲丸。痛發時溫清酒服三丸如梧子。覺至痛處。痛則止。若不止加至五六丸。以知爲度。若早朝服無所覺。至午時又服三丸。此方丹陽有隱士出山云得華佗法。其療略同。若久心痛。每旦服三丸。稍加至十丸。盡一劑。遂終身不發。忌生葱豬肉。張文仲備急同出第四卷中

延年療冷氣久刺心痛不能食方。

當歸　桂心　桔梗　吳茱萸

人參　白朮　高良薑已上各六分　橘皮三分

右八味擣篩爲散。蜜和爲丸。如梧子大。一服十丸。酒下。日二服。加至十五二十丸爲度。忌生葱桃李豬肉雀肉等、

又療心痛冷痛腹滿如錐針刺。及蟲囓心痛。當歸湯方。

當歸三兩　桔梗二兩　吳茱萸三兩　桂心三兩

芍藥二兩　大黃二兩

右六味切。以水六升。煮取二升三合。去滓。內鶴蝨一兩攪溫一沸。分三服。空腹服之。微利爲度。忌豬肉生葱。出第十五卷中

惡疰心痛方三首

廣濟療惡疰撮肋連心痛。當歸湯方。

當歸八分　青木香六分　檳榔十顆碎　麝香一銖研

右四味切。以小便一大升半。煮取六大合。絞去滓。下麝香末。分溫三服。服別如人行四五里。進一服。微微利。忌生菜熱麪豬犬肉粘食蒜陳臭物。出第四卷中

崔氏療疰在心腹痛不可忍方。

取東引桃枝削去蒼皮。取白皮一握。以水二大升。煮取半升。一服令盡。則差。如不定。更依前服之。無忌。

又療心腹痛不可忍。似疰病者。或暴得惡疰。攪刺欲死。桃人大黃湯方。

鬼箭羽二兩　桃人六十枚去皮尖　芍藥四兩　鬼臼二兩削去皮

橘皮一兩　當歸二兩　生薑五兩　桂心二兩

柴胡一兩　朱砂二兩研湯成下　麝香一分研湯成下　朴消二兩研湯成下

大黃三兩別浸

右十三味切。以水九升。急火煮取三升。溫分三服。如人行相去六七里服。但得快利三四行必差。忌生葱生血物。並出第四卷中

心痛癥塊方二首

廣濟療心痛癥塊硬築心氣欲絶。當歸湯方。

當歸　桔梗　芍藥各八分　厚朴十分炙

橘皮八分　人參六分　高良薑十分　桃人五十枚去皮尖

生薑八分

右九味，切，以水八升，煮取二升五合，去滓，分溫三服，服別相去如人行六七里，進一服，不利，忌猪肉、生冷、油膩、雞魚、粘食、小豆、大蒜。出第四卷中

張文仲療心下堅痛，大如椀，邊如旋柈，音盤名爲氣分，水飲所結方。

枳實七枚，炙　白朮三兩

右二味，切，以水一斗，煮取三升，分三服，腹中軟，即當散也。忌桃李、雀肉等。此張仲景傷寒論方，備急、肘後同，出第一卷中

心背徹痛方四首

仲景傷寒論心痛徹背，背痛徹心，烏頭赤石脂丸主之方。

烏頭二分，炮，去皮　附子一分，炮，去皮　赤石脂二分　乾薑二分

蜀椒一分，汗

右五味，擣篩，蜜和丸，先食服如麻子大一服三丸，少少加之。忌猪肉、冷水。千金、必効、文仲、范汪、經心録等同，出第十五卷中，千金分兩小別

張文仲蜀椒丸，療胷中氣滿，心痛引背方。

蜀椒一升，出汗　半夏一升，洗　附子一兩，炮

右三味，擣篩，蜜和爲丸，如梧子大，一服五丸，日三。忌猪羊肉、餳等。出第三卷中

范汪療心下切痛引背，胷下蓄氣，胃中有宿食，茱萸煎方。

吴茱萸一升　蜀椒五升　甘草二兩，炙

乾地黄一斤

右四味，以清酒三升，漬三宿，絞取汁，銅器中煎，令沸，麥門冬五升，去心，乾漆一斤，内煎中，色黄，絞去之，内石斛五兩，阿膠一斤，白蜜六升，凡九味，以湯煎，令可丸，取如棗大，含，稍稍咽之，日三，甚者日五六服，膝脛重痛者，加石斛，少氣加麥門冬，服藥五日愈，當下癥。忌海藻、菘菜、蕪荑等。奉車都尉陳盖試有驗

又芫花湯，主卒心痛連背，背痛徹心，心腹並懊痛，如鬼所刺，絞急欲死者方。

芫花十分　大黄十分

右二味，擣下篩，取四方寸匕，着二升半苦酒中，合煎，得一升二合，頓服盡，須臾當吐，吐便愈，老小從少起，此療強實人良，若虚冷心痛，恐未必可服。並出第十八卷中

卒心痛方一十四首

肘後療卒心痛方。

先煮三沸湯一升，以鹽一升，合攪，飲之，若無火，以作湯，仍可用水鹽，或半升服之。古今録驗同

又方

吴茱萸二升　生薑四兩，切　豉一升　酒六升

右四味。煮取二升半。分三服。

又方

白艾成熟者三升。以水三升。煮取一升。去滓。頓服之。若爲客氣所中者。當吐蟲物出。范汪同

又方

取竈下熱灰篩去炭。分以布囊盛。令灼灼爾更番以熨痛上。冷者更熬令熱。

又桂心散方

桂心　當歸各一兩　梔子人十四枚

右三味擣爲散。酒服方寸匕。日三五服。亦主久心痛發作有時節者。忌生葱。

又桂心丸方。

桂心一兩　烏頭一兩炮

右二味擣篩。蜜和爲丸如梧子。服三丸。稍增之。忌生葱豬肉。

又療暴得心痛如刺。苦參湯方。

苦參二兩　龍膽二兩　升麻二兩　梔子人三兩

右四味切。苦酒五升。煮取一升。分二服。當大吐乃差。並出第一卷中

集驗卒心痛。桂心湯方。

桂心八兩

右一味。以水四升。煮取一升半。分二服。忌生葱。肘後范汪千金同出第一卷中

張文仲療卒心痛方。

取敗布裹鹽如彈子。燒令赤。末。以酒一杯和服之。肘後備急同出第五卷中

又方

閉氣忍之數十過。并以手大指按心下宛宛中取差。肘後備急同

又方

苦酒一升。破雞子一枚著中。合攪飲之。好酒亦佳。肘後備急范汪同

又方

蒸大豆若煮之。以囊盛。更番熨心上。冷復易之。肘後同並出第十卷中

救急療卒心痛不能起止方。

井華水一大升　蜜半合

右二味相和。婦人患令男子度與飲。男子患令婦人度與飲。必愈。出第八卷中

必効療卒心痛。人參湯方。

人參　桂心　梔子　黃芩
甘草各一兩炙

右五味切。以水六升。煮取二升。分三服。則愈。奇效。忌海藻菘菜生葱。肘後同出第五卷中

中惡心痛方五首

廣濟療卒中惡心腹絞刺痛。氣急脹。奄奄欲絕。瓜蔕散方。

雄黃四兩研　赤小豆四分熬　瓜蔕三分

右三味擣篩爲散。空肚溫漿水服一錢匕。半當吐。止不吐。加至兩錢匕。忌生冷油膩粘食陳臭等。

又療卒中惡心腹刺痛。去惡氣。麝香散方。

麝香一分研　生犀角二分屑　青木香二分

右三味擣篩爲散。空肚以熟水服方寸匕。立愈。未止更服之。不利。忌五辛。並出第四卷中

集驗療卒暴心痛。或中惡氣毒痛不可忍方。

大黃四兩　芍藥四兩　升麻三兩　黃芩三兩
鬼箭三兩　鬼臼二兩　桂心二兩　桔梗三兩
柴胡四兩　朱砂二兩別研　朴消二兩

右十一味切。以水九升。煮取二升七合。分三服。先分朱砂作三分。一服內一分。攪朱砂調服之。此湯快利。若痛不止。宜服後方。忌猪肉生葱生血物。千金云寒氣卒客於五藏六腑中則發心痛方千金同

又方

赤芍藥六兩　桔梗五兩　杏人五兩去尖皮

右三味切。以水六升。煮取二升半。分三服。日三。忌猪肉。千金同出第一卷中

千金療卒中惡心痛方。

苦參三兩切　好醋一升半

右二味。以醋煮苦參取八合。強人頓服。老小二服。出第十三卷中

多唾停飲心痛方二首

病源心痛而多唾者。停飲乘心之絡故也。停飲者。水液之所爲也。心氣通於口。心與小腸合。俱象火。小腸。心之腑也。其水氣下行於小腸。爲溲便。則心絡無有停飲也。膀胱與腎俱象水。膀胱爲腎之腑。主藏津液。腎之液上爲唾。腎氣下通於陰。若腑藏和平。則水液下流宣利。若冷熱相乘。致腑藏不調。津液水飲停積。上迫於心。令心氣不宣暢。故痛而多唾也。出第十六卷中

范汪療胸中寒熱心痛。清唾滿口。數數欲吐。食不化。乾薑丸方。

乾薑一分　桂心一分　礬石一分熬令汁盡　半夏一分

蜀椒一分

右五味擣篩。蜜和丸如大豆許。服二丸。日三。不知稍加。以知爲度。忌生葱羊肉餳。出第十八卷中

集驗療心痛唾多似蟲者方。

取六畜心。隨得生切作四臠。刀縱横各一割破之。內少眞朱砂著中。平旦吞之。蟲死愈矣。無眞朱砂可用雄黄麝香也。肘後云切作十四臠刀縱横各割之以眞丹一兩粉內割中旦悉吞之入雄黄麝香佳肘後經心録同出第一卷中通按生食果安否

心下懸急懊痛方四首

病源心與小腸合爲表裏。俱象於火。而火爲陽氣也。心爲諸藏主。故正經不受邪。若爲邪所傷而痛則死。若支别絡爲風邪所乘而痛。則經久成疹。其痛懸急懊者。是邪迫於陽氣。不得宣暢。壅瘀生熱。故心如懸而急煩懊痛也。出第十六卷中

仲景傷寒論。心下懸痛。諸逆大虛者。桂心生薑枳實湯主之方。

桂心三兩　生薑三兩　枳實五枚炙

右三味切。以水六升。煮取三升。去滓。溫分三服。忌生葱。范汪同出十五卷中

肘後薑附丸方。

附子二兩炮　乾薑一兩

右二味擣篩。蜜和丸如梧子。服四丸。酒飲並得。日三服。忌猪肉冷水。本方云治心肺傷動冷痛出第一卷中

古今録驗療人心痛懊憹悁悶。築築引兩乳。又或如刺。困極。桂心湯方。通按悁音絹躁急也

桂心半兩　茱萸二兩　芍藥三兩　當歸二兩

生薑半斤無生薑以乾薑五兩代之

右五味切。以水一斗二升。煮取四升。服一升。晝三夜一。良有驗。忌生葱。出第八卷中

千金心下痞。諸逆懸痛。桂心三物湯主之方。

桂心二兩　膠飴半斤　生薑二兩

右藥切。以水四升。煮二味。取三升。去滓。內飴。分三服。忌生葱。出第十三卷中

心痛不能飲食方二首

病源心痛而不能飲食者。積冷在内。客於脾而乘心絡故也。心。陽氣也。冷。陰氣也。冷乘於心。陰陽相乘。冷熱相擊。故令痛也。脾主消水穀。冷氣客之。則脾氣冷弱。不勝於水穀也。心爲火。脾爲土。是母子也。俱爲邪所乘。故痛。復不能飲食也。出第十九卷中

廣濟療久心刺肋。冷氣結痛。不能食。高良薑湯方。

高良薑十分 當歸十分 橘皮八分 厚朴十分炙
桔梗八分 桃人五十枚去尖皮 吴茱萸八分 生薑八分
訶梨勒五分
右九味切。以水八升。煮取二升八合。絞去滓。分温三服。服別相去如人行六七里。再服。忌猪肉生冷油膩粘食小豆等。出第四卷中

肘後療常患心痛。不能飲食。頭中疼重。烏頭丸方。
烏頭六分炮 椒六分汗 乾薑四分 桂心四分
右四味擣末蜜丸。酒服如大豆四丸。稍稍增之。忌生葱。出第一卷中

久心痛方六首

病源心爲諸藏主。其正經不可傷。傷之而痛者。則朝發夕死。夕發朝死。不暇展療。其人心痛者。是心之支別絡爲風邪冷氣所乘痛也。故成疹不死。發作有時。經久不差也。出第十六卷中

廣濟療心痛三十年不差。月上旬殺蟲。雷丸鶴蝨散方。
雷丸八分 鶴蝨八分 貫衆八分 狼牙八分
桂心八分 當歸八分 檳榔八分
右七味擣篩爲散。空腹煮蜜水半雞子許。服方寸匕。日二服。若重不過三服則差。不利。忌生葱生冷油膩猪魚小豆大蒜等。出第四卷中

范汪療久心痛。烏頭赤石脂丸方。
赤石脂 乾薑 桂心 椒汗
烏頭炮
右五味等分末之。蜜和丸如梧子。服三丸。日三。以知爲度。赤石脂當取斑斑赤中者。忌猪肉冷水生葱。出第十八卷中

必効療三十年心痛方。
桃人七枚去皮尖
右一味研。湯水合頓服。酒服亦良。肘後經心録同出第五卷中

古今録驗療久心痛腹痛積年。定不過一時間還發。發甚則數日不能食。又便出乾血。窮天下方不差。甄立言爲處犀角丸服之。數日則差方。
犀角二分屑 麝香二分碎 朱砂四分光明者研 桔梗二分
莽草二分炙 鬼臼二分 附子二分炮 桂心二分
貝齒五枚 甘草六分 芫花二分熬 巴豆二十枚去心皮
赤足蜈蚣二枚去足炙
右十三味擣篩。蜜和丸如梧子。飲服一丸。日漸加至三丸。以利爲度。忌生葱猪肉野猪肉蘆笋生血物。一方無附子千金有雄黃二分出第八卷中

療心痛如蟲嚙痛。宛轉欲死不救方。

又濃擣地黃汁和麪作冷淘不用鹽服一頓蟲即出不出再服必出便差正元十年通事舍人崔抗女患心痛垂氣欲絶忽記此方服便吐出一物可方一寸以來狀如蝦蟇無目足微似有口蓋被此物所蝕抗云往年見親表患心痛因偶食地黃餺飥遂吐一蟲猶動其時亦不謂地黃冷淘能害此蟲因盛於小竹筒以數莖地黃冷淘投於竹筒中須臾視之已化爲水然覺此冷淘殺蟲心痛無不永絶抗自得此方救三四人皆如神効出手抄方

經心録療四十年心痛不差方

黍米瀋汁温服隨多少出第一卷中

雜療心痛方三首

廣濟療心痛又心撮肋心悶則吐血手足煩疼食飲不入桃人丸方

桃人八分去皮尖 當歸六分 芍藥八分 訶梨勒六分 甘草六分炙 延胡索四分 人參六分 檳榔十四枚

右八味擣篩蜜丸如梧子以酒空腹下二十丸漸加至三十丸日再服取快利忌海藻菘菜生菜熱麪蕎麥猪犬肉粘食出第四卷中

古今録驗眞心痛証手足青至節心痛甚者旦發夕死夕發旦死療心痛痛及已死方

高其枕柱其膝欲令腹皮蹙柔爪其臍上三寸胃管有頃其人患痛短氣欲令人舉手者小舉手問痛差緩者止出第八卷中

救急療心痛冷熱方

取伏龍肝末煮水服方寸匕若冷以酒和服差范汪經心録同出第八卷中

腹痛方四首

病源腹痛者由腑藏虚寒冷之氣客於腸胃募原之間結聚不散正氣與邪氣交爭相擊故痛其有冷氣搏於陰經者則腹痛而腸鳴謂之寒中是陽氣不足陰氣有餘者也診其寸口脉沉而緊則腹痛尺脉緊臍下痛脉沉遲腹痛脉來觸觸者少腹痛脉陰弦則腹痛凡腹急痛此裏之有病其脉當沉若細而反浮大故當愈矣其人不即愈者必當死以其病與脉相反故也其湯熨針石別有正方補養宣導今附於後養生方導引法云股脛手臂痛法屈一脛臂中所痛者正偃卧口鼻閉氣腹痛以意推之想氣往至痛上俱熱即愈又云偃卧展兩脛兩手仰足指以鼻內氣自極七息除腹中弦急切痛又云偃卧口內氣鼻出之除裏急飽咽氣數十令温中寒乾吐嘔腹痛口內氣七十所

大振腹。咽氣數十。兩手相摩。令熱以摩腹。令氣下。出第十六卷中

張文仲當歸大黃。療冷氣牽引腰背脅下。腹內痛方。

當歸三兩　芍藥八分　桂心三分　乾薑六分

茱萸五分　人參一兩　大黃一兩　甘草二兩炙

右八味切。以水六升。煮取三升。去滓。溫服一升。日三。忌海藻菘菜生葱。出第三卷中

范汪四味當歸湯。主寒腹痛方。

當歸　桂心　乾薑各三兩　甘草二兩炙

右切。以水八升。煮取三升。一服一升。日三服。虛冷激痛甚者。加黃耆。芍藥。各二兩。忌海藻菘菜生葱。千金無甘草有附子一兩出第十五卷中

小品療寒冷腹痛。茱萸湯方。

吳茱萸二兩　甘草炙　人參　桂心各一兩

生薑五兩　半夏一升　小麥一升　當歸二兩

右八味切。以水一斗五升。煮取三升。分溫服一升。日三服。忌海藻菘菜羊肉餳生葱。千金桂二兩生薑切一升出第一卷中

古今錄驗芎藭湯。療卒寒腹中拘急痛方。

芎藭　當歸　桂心　芍藥

甘草炙各一兩　黃芩半兩　乾薑半兩　杏人三十枚去皮尖

右八味切。以水五升。煮取二升。分再服。忌海藻菘菜生葱。出第八卷中

卒腹痛方七首

肘後療卒腹痛方。

粳米二升

右一味。以水六升。煮取六七沸。飲之。

又方

掘土作小坎。以水滿坎中。熟攪取汁。飲之差。並出第一卷中

張文仲療卒腹痛方。

令病人臥高枕一尺許。柱膝使腹皮踧。氣入胷。令人爪其臍上三寸。便愈。能乾咽吞氣數十過者彌佳。亦療心痛。肘後備急同

又方

灸兩足指頭各十四壯。使火俱下。良。備急肘後同並出第一卷中

千金療胷腹中卒痛。生薑湯方。

生薑一斤擣取汁　食蜜八兩　醍醐四兩

右三味。微火上熬。令相得。適寒溫。服三合。日三。出第十六卷中

集驗療卒腹痛葛氏方。

桂末三匕。酒服。人參上好。乾薑亦佳。忌生葱。肘後文仲同

又方

食鹽一大把。多飲水送。取吐。肘後張文仲同並出第一卷中

心腹痛及脹滿痛方一十首

病源心腹痛者。由腑藏虚弱。風寒客於其間故也。邪氣發作。與正氣相擊。上衝於心。則心痛。下攻於腹。則腹痛。上下相攻。故心腹絞痛。氣不得息。診其脉。左手寸口人迎以前脉手少陰經也。沉者爲陰。陰虚者病。苦心腹痛。難以言。心如寒狀。心腹痛不得息。脉細小者生。大堅疾者死。心腹痛。脉沉細小者生。浮大而疾者死。其湯熨針石。别有正方。補養宣導。今附於後。養生方導引法云。行大道。常度日月星辰。清靜。以雞鳴安身卧。漱口三咽之。調五藏。殺蠱蟲。令人長生。療心腹痛。出第十六卷中

廣濟療心腹中氣時時痛。食冷物則不安穩。及惡水。桔梗散方。

桔梗　茯苓各八分　枳實炙　人參

厚朴炙　芍藥　橘皮各六分　桂心五分

檳榔八分　麥門冬去心八分

右十味。擣篩爲散。空肚煮薑棗飲服方寸匕。日三服。漸加至一匕半。熱以茶飲下。不利。忌猪肉酢物生葱生冷油膩小豆粘食熱麵炙肉等物。

又療卒心腹痛。氣脹滿。不下食。欲得瀉三兩行。佳。當歸湯方。

當歸　茯苓　桔梗　橘皮

高良薑　檳榔各八分　生薑八分

右七味。細切。以水七升。煮取二升三合。絞去滓。分温三服。服别相去如人行六七里。服訖利三兩行。宜停後服。忌猪肉酢物生冷油膩魚蒜粘食小豆。並出第十五卷中

肘後療心腹俱脹痛。煩滿短氣。欲死。或已絶方。

梔子十四枚　豉七合

右二味。以水二升。先煮豉。取一升二合。去滓。内梔子。更煎取八合。絞去滓。服半升。不愈者盡服之。備急文仲同

又方

烏梅二七枚。水五升。煮一沸。内青大錢二七文。煮取一升半。強人可頓服。羸人分再服。當下愈。文仲同

又方

茱萸二兩　生薑四兩切　豉三合

右三味。酒四升。煮取二升。分三服。即差。

又療心腹相連常脹痛。狼毒丸方。

狼毒二兩炙　附子半兩炮

右二味。擣篩。蜜和丸。服如梧子。一日服一丸。二日二丸。三日三丸。自一至三。以爲常服。即差。忌猪肉冷水。

又方

吳茱萸一合　乾薑四分　附子二分炮　細辛二分

人參二分

右五味擣末。蜜和丸如梧子。服五丸。酒飲並得。日三。忌豬肉生菜等。並出第一卷中

深師療久寒冷胸膈滿。心腹絞痛。不能食。忽氣吸吸不足。前胡湯方。

前胡一兩　羊脂二兩　大棗二十枚　當歸一兩

茯苓一兩　白术一兩　芍藥六分　桂心一兩

半夏二兩　乾薑一兩　麥門冬六分去心　吳茱萸三百粒

右十二味切。以水八升。煮取三升。分三服。相去如人行十里進一服。忌酢物生葱羊肉餳桃李雀肉等。出第十六卷中

小品當歸湯。療心腹絞痛。諸虛冷氣滿方。

當歸三兩　乾薑四兩　甘草三兩炙　芍藥二兩

厚朴三兩炙　黃耆二兩　蜀椒一兩汗　半夏三兩洗

肉桂三兩　人參三兩

右十味切。以水一斗。煮取三升二合。強人可一升。羸人服八合。大冷者加附子一枚炮。忌海藻菘菜羊肉餳生葱。古今錄驗千金同

古今錄驗通命丸。療心腹積聚。寒中絞痛。又心迫滿脅下脹痛方。

大黃　遠志去心　黃芩　麻黃去節

甘草炙已上各四兩　芒消三兩　杏人六十枚去皮尖　豉二合

巴豆五十枚去心皮熬別爲脂

右九味擣合下篩。蜜和丸如梧子大。先食飲服三丸。日三。忌野豬肉蘆笋海藻菘菜。出第八卷中

心腹脹滿及鼓脹方一十四首

病源心腹脹者。藏虛而邪氣客之。乘於心脾故也。足太陰脾之經也。脾虛則脹。足少陰腎之經也。其脉起於足小指之下。循行上絡膀胱。其直者從腎上入肺。其支者從肺出絡於心。藏虛邪氣客於二經。與正氣相搏。積聚在內。氣并於脾。脾虛則脹。故令心腹煩滿。氣急而脹也。診其脉遲而滑者。脹滿也。其湯熨針石。別有正方。補養宣導。今附於後。

養生方導引法云。伸右脛。屈左膝內壓之。五息。引脾去心腹寒熱。胸臆邪脹。依經爲之。引脾中熱氣出。去心腹中寒熱。胸臆中邪氣脹滿。久行之。無有寒熱時節之所中傷。名爲眞人之方。出第十六卷中

廣濟療心腹脹滿。臍下塊硬如石。疼痛不止。芍藥丸方。

芍藥　當歸　白术　鼈甲炙各八分

訶梨勒十顆去核　乾薑　人參各六分　豆蔻

雄雀屎各四分　郁李人十分去皮

右十味擣篩。蜜和爲丸。如梧子大。空肚以酒下二十丸。漸加至三十丸。日再服。不吐不利。忌生菜熱麵葱莧桃李雀肉蒜粘食等物。

又療鼓脹氣急衝心硬痛鼈甲丸方。

鼈甲炙　芍藥　枳實炙　人參

檳榔各八分　訶梨勒　大黄各六分　桂心四分

橘皮四分

右九味擣篩爲末。蜜和爲丸。空肚以酒服。如梧子大二十丸。漸加至三十丸。日二服。微利爲度。忌生葱莧菜炙肉蒜麵等。

又療鼓脹氣急通草湯方。

通草　茯苓　玄參　桑白皮

白薇　澤瀉各三兩　人參二兩　郁李人五兩

澤漆葉切一升

右九味切。以水一斗。煮取三升。去滓。分温四服。服別相去如人行六七里進一服。不利。忌熱麵油膩酢粘食等。

又療鼓脹上下腫。心腹堅强。喘息氣急。連陰腫。坐不得。仍下赤黑血汁。日夜不停者。茯苓湯方。

茯苓二兩　防已一兩半　橘皮一兩　玄參一兩

黄芩一兩半　澤瀉一兩半　杏人二兩半去尖皮　白术一兩半

大豆一升半　郁李人二兩半　桑白皮二兩半　澤漆葉切一升

豬苓一兩半

右十三味切。以水一斗。先煮桑白皮大豆澤漆葉取五升。去滓。澄去下淀。内諸藥。煎取二升。絞去滓。分三服。欬者加五味子二兩。停二日服一劑。忌酢物桃李雀肉熱麵蒜炙肉粘食油膩等。茯苓一云茯神　防已一云防風

又療患久心痛腹滿并痰飲不下食。人參丸方。

人參　白术　枳實各六分　茯苓八分

厚朴六分炙　青木香六分　橘皮五分　大黄六分

檳榔六分

右九味擣篩。蜜和丸。空腹煮生薑棗湯下。如梧子二十丸。日二服。漸加至三十丸。不利。忌酢物桃李雀肉等。

又療心腹脹滿。柴胡厚朴湯方。

柴胡　厚朴炙各十分　茯苓　橘皮

紫蘇各八分　生薑十二分　檳榔五分末

右七味切。以水七升。煮取二升五合。絞去滓。分温三服。服別相去如人行六七里進一服。微利。忌酢物生冷油膩粘食。

又療心腹脹滿。腹中有宿水。連兩脇滿悶。氣急衝心。坐不得。郁李人丸方。

郁李人八分 牽牛子六分熬 甘遂四分熬 防葵三分
菴蔄子 桑白皮 檳榔各四分 橘皮
澤瀉各二分 茯苓 澤漆葉炙 杏人各三分去皮尖
右十二味擣篩。蜜和丸。空肚飲服如梧子五丸。日二服。服到十丸。微利爲度。忌酢物生冷油膩熱麪炙肉蒜等。
又療患氣發心腹脹滿。兩肋氣急。紫蘇湯方。
紫蘇一握 訶梨勒皮 當歸 生薑各八分
人參六分 檳榔十顆 生地黄汁半升
右七味切。以水六升。煮六味。取二升。絞去滓。下地黄汁。分温三服。服別如人行四五里。温進一服。利三兩行。忌蕪荑生菜熱麪炙肉魚蒜粘食陳臭等。並出第二卷中
深師療腹脹滿彭彭。逆害飲食。熱不得卧。流汗。厚朴湯方。
厚朴炙 桂心 芍藥 半夏各三兩洗
枳實三枚炙 甘草二兩炙 麥門冬四兩去心 黄芩一兩
乾薑二兩
右九味切。以水一斗。煮取二升半。絞去滓。服八合。日三。小便難。加朮三兩。人參四兩。忌生葱海藻菘菜羊肉餳。出第十六卷中
千金厚朴七味湯。主腹滿氣脹方。
厚朴半斤炙 甘草炙 大黄各三兩 大棗十枚
枳實五枚 桂心二兩 乾薑五兩
右切。以水一斗。煮取五升。去滓。内大黄。取四升。服八合。日三。嘔者加半夏五合。利者去大黄。寒加生薑至半斤。忌海藻菘菜生葱羊肉餳。此本仲景傷寒論方並第十六卷中
集驗療胷滿有氣。心腹脹中冷。半夏湯方。
半夏一升 桂心四兩 生薑八兩切
右三味切。以水七升。煮取二升。絞去滓。適寒温。飲七合。忌羊肉餳生葱等。出第六卷中
古今録驗消化丸。療人腹脹心滿。腸胃結食不消化。嘔逆頭痛。手足煩疼。此方出太醫院。藥常用芫花丸方。
芫花一兩熬 大黄 葶藶子熬 甘遂
黄芩各二兩 巴豆四十枚去皮熬別研 消石一兩
右七味擣合。蜜和丸如梧子。先食服三丸。日再服。一方無消石。忌野猪肉蘆笋等。出第十卷中
必效青木香丸。主氣滿腹脹不調。不消食。兼冷方。
青木香六分 檳榔六分 大黄十二分 芍藥五分
訶梨勒五分 枳實五分炙 桂心四分
右七味擣篩。蜜和丸如梧子。飲服十五丸。漸漸常加。以利爲度。不限丸多少。不利者。乃至五十六十丸亦得。忌生葱。韓同識頻服大効古今常用

又療腹脹滿堅如石。積年不損者方。

取白楊東南枝。去蒼皮護風細剉五升。熬令黄。酒五升淋訖。則以絹袋盛滓還内酒中。蜜封再宿。每服一合日三。並出第二卷中

卒心腹脹滿方六首

肘後療卒心腹煩滿方。

剉薏苡根濃煮取汁服三升

又方

黄芩一兩 杏人二十枚去尖皮 牡蠣一兩熬

右三味切。以水三升。煮取一升。頓服之。

又方

灸兩手大拇指内邊爪後第一文頭各一壯。又灸兩手中央長指爪下一壯愈。肘後此方本治卒吐逆

此本在雜療中。其病亦是痰飲霍亂之例。兼宜依霍亂條中法療之。人平居有患者亦少。皆因他病兼爲之耳。或從傷寒後未復。或從霍亂吐下後虚躁。或是勞損服諸補藥痞滿。或觸寒熱邪氣。或食飲協毒。或服藥失度。並宜各循其本源爲療。不得專用此法也。並出第一卷中

備急療卒心腹脹滿。又胷脅痛欲死方。

熱煮湯。令灼灼爾以漬手足。冷則易。秘之。肘後張文仲同

又桂心散方。

枳實炙 桂心

右二味等分下篩。以米汁服一匕。忌生葱。肘後張文仲同並出第一卷中

救急療卒患心腹脹滿刺痛方。

生薑大有功能。遠行宜將自隨。煮汁服良。患久痢虚損嘔逆不下食。見食則吐。取三兩細切。擣絞取汁。微煖點少多蜜。頓一服則下食。大効。出第七卷中

腹脹雷鳴方三首

范汪療腹中寒氣脹。雷鳴切痛。胷脅逆滿。附子粳米湯方。

附子一枚炮 半夏半升洗 甘草一兩炙 大棗十枚

粳米半升

右五味切。以水八升煮米取熟。去米内藥。煮取三升。絞去滓。適寒温飲一升。日三。忌海藻菘菜猪羊肉餳。仲景傷寒論同集驗加乾薑二兩出第十五卷中

延年療患腹内氣脹雷鳴。胷背痛方。

丹參三兩 枳實炙各三兩 桔梗 白术

芍藥各二兩 生薑四兩 檳榔七枚

右七味細切。以水九升。煮取二升七合。去滓。分温三服。忌猪肉桃李雀肉生冷油膩魚蒜等。出第十五卷中

又丹參湯療腸鳴發則覺作聲方

丹參 茯苓各三兩 桔梗二兩 生薑四兩

細辛 厚朴炙 食茱萸各二兩

右七味切以水八升煮取二升五合去滓分溫三服每服如人行七八里忌生菜猪肉酢物出第四卷中

腹內諸氣及脹不下食方一十一首

廣濟療腹內諸氣脹滿昆布散方

昆布 海藻 人參 玄參

橘皮 升麻各三兩 芎藭 桂心

乾薑各二兩 小麥一升半醋一升半漬之一宿出暴醋盡止

右十味擣篩爲散別擣小麥作散合藥散一處更擣千杵酒服方寸匕日三服漸加至二七不利忌熱麪炙肉生葱蒜粘食等物

又療冷氣薏苡人飯粥方

細伐薏苡人炊爲飯氣味欲匀如麥飯煮粥亦好豉漿粥並任意無所忌

又療氣蘇子粥方

蘇子不限多少研如麻子作粥依食法著葱豉薑並得無所忌

又療氣膀胱急妨宜下氣方

蕪荑擣和食鹽末令調以綿裹如棗大內下部久時或下惡汁并下氣佳無所忌通按膀胱急妨謂小便急不得出而妨悶也

又療氣昆布臛法

高麗昆布一斤白米泔汁浸一宿洗去鹹味以水一斗煮令向熟擘長三寸闊四五分仍取葱白一握二寸切斷擘之更合熟煮令昆布極爛仍下鹽酢豉糝調和一依臛法不得令鹹酸以生薑橘皮椒末等調和宜食粳米飯粳米粥海藻亦依此法極下氣大效無所忌

又療心頭冷硬結痛下氣檳榔湯方

檳榔十顆 生薑 青木香各三兩 橘皮

枳實炙 甘草炙 大黃各二兩

右七味切以水六升煮取二升半絞去滓分溫三服服別如人行四五里進一服取微利忌生菜熱麪炙肉海藻菘菜等

又療一切氣妨悶不能食檳榔丸方

檳榔七箇 芍藥五分 枳實七枚炙 人參五分

大黃十六分 青木香六分 桂心四分

右七味擣篩蜜和丸空腹服如梧子二十丸日再服漸加至二十五丸微洩爲度忌生菜熱麪炙肉蒜粘食生

葱等物。

又療氣小芥子酒方。

小芥子一升擣碎。以絹袋盛。好酒二升浸之七日。空腹温服三合。日二服。漸漸加之。以知爲度。酒盡旋旋添之。無所忌。

又療久患氣脹烏牛尿方。

取烏牛尿空心温服一小升。日一服。氣散則止。無所忌。並出第二卷中

近効燒鹽通一切氣尤療風方。

取鹽花以生麻油和之。以濕布一片急裹。以繩子繫如打牆鎚許大。置瓦子上。以炭火四面燒。埋之如火氣訖。更勿加炭。待火盡冷訖。吹扇去灰。收取鹽擣破。如患心腹脹滿。氣膈不通。取碁子大含嚥之。立差。如煮訶梨勒檳榔及茶湯。用此鹽療一切病。韋特進用之極効驗

又訶梨勒丸療氣脹不下食。尤除惡氣方。

訶梨勒　青木香

右二味等分擣篩。融沙糖和衆手一時捻爲丸。隨意服之。氣甚者每服八十丸。日再。稍輕者每服四五十丸。則得。性熱者。以生牛乳下。性冷者。以酒下。不問食之前後。

禮部蕭郎中處得云自服大効

灸諸脹滿及結氣法二十二首

千金療臚脹脅腹滿法。

灸膈俞百壯三報。穴在第七椎下兩傍各一寸半。翼同

又療脹滿水腫法。

灸脾俞隨年壯。穴在第十一椎下兩傍各一寸半。翼同

又療脹滿雷鳴酒沸法。

灸大腸俞百壯三報。穴在第十六椎下兩傍各一寸半。翼同

又療脹滿氣聚寒冷法。

灸胃管穴在心鳩尾下三寸。灸百壯三報之。翼同

又療脹滿繞臍結痛堅不能食法。

灸中管百壯。穴在臍上一寸。一名水分。翼同

又療脹滿瘕聚帶下疼痛法。

灸氣海百壯。穴在臍下一寸半。忌不可針。翼同

又療脹滿結氣如水腫狀小腹堅如石法。

灸膀胱募百壯。穴在中極臍下四寸。翼同

又療脹滿腎冷瘕聚泄痢法。

灸天樞百壯。通按銅人經天樞二穴俠臍二寸翼同

又療冷脹胷滿心腹積聚疼痛法。

灸肝俞百壯。穴在第九椎下兩傍各一寸半。翼同

又療五藏六腑積聚脹滿羸瘦不能飲食法。

灸三焦俞隨年壯。穴在第十三椎下兩傍各一寸半。翼同並出第十六卷中

又療結氣法。

扁鵲曰。第四椎下兩傍各一寸半。名闕俞。主胷中膈氣。灸隨年壯。通按闕當作厥四椎兩旁一寸半乃厥陰俞也

又主心腹諸病堅滿煩痛。憂思結氣。寒冷霍亂。心痛吐下食不消腸鳴泄痢法。

灸太倉穴。一名胃募。在心下四寸胃管下一寸。灸百壯。

又主結氣囊裹。鍼藥所不及法。

灸肓募二穴。在從乳頭邪度至臍中。屈去半從乳下行度頭是。灸隨年壯。通按銅人腧穴依法量度乃得日月膽募之穴然主療別肝募期門穴在此穴上五分然主療與此頗同

又凡臍下絞痛。流入陰中。發作無時。此冷氣。療之法。

灸臍下三寸。名關元。百壯。

又療短氣不語法。

灸肘後兩筋間。名天井。百壯。

又方

灸大椎。隨年壯。

又方

灸肺俞穴在第三椎兩傍各一寸半。百壯。

又方

灸肝俞第九椎。百壯。

又方

灸尺澤百壯。

又方

灸手十指頭各十壯。

又方

灸小指第四指間交脉上七壯。

又少年房室多短氣者法。

灸鳩尾頭五十壯。並出第十七卷中

胷脅痛及妨悶方四首

病源胷脅痛者。由膽與肝及腎之支脉。虛爲寒氣所乘故也。足少陽。膽之經也。其支脉從目銳眥。貫目下行至胷循脅裏足厥陰。肝之經也。其支脉起足大指聚毛上循入腹貫膈布脅肋。足少陰。腎之經也。其支脉起肺出絡心注胷中。此三經之支脉並循行胷脅。邪氣乘於胷脅。故傷其經脉。邪氣之與正氣交擊。故令胷脅相引而急痛也。診其寸口脉弦而滑。弦則爲痛。滑則爲實。痛則爲急。實則爲躍。弦

滑相搏。則胷脅搶息痛也。

又卒苦煩滿又胷脅痛欲死候此由手少陽之絡脉虚爲風邪所乘故也手少陽之脉。起小指次指之端上循入缺盆布膻中。散絡心包。風邪在其經邪氣迫於心絡心氣不得宣暢故煩滿乍上攻於胷或下引於脅故煩滿而又胷脅痛也若經久邪氣留連。搏於藏則成積搏於腑則成聚也。並出第十六卷中

廣濟療氣結築心胷脅悶痛。不能喫食訶梨勒散方。

訶梨勒四顆炮去核　人參二分

右二味擣篩爲散。以牛乳二升。煮三四沸。頓服之。分爲二服亦得。如人行三二里。進一服。無所忌。

又療胷脅不利腹中脹。氣急妨悶。半夏湯方。

半夏一升洗　生薑一斤　桂心六兩　檳榔二兩末

右四味細切。以水八升。煮取二升四合。絞去滓。分溫五服。服别相去如人行六七里進一服。快利爲度。忌羊肉餳生葱油膩小品有吴茱萸三十顆無檳榔。餘並同。

又療胷脅妨悶胃中客氣。大便苦難。大黄丸方。

大黄十二分　厚朴四分炙　枳實四分炙　芒消八分

杏人六分去皮尖　葶藶子四分熬

右六味擣篩。蜜和丸。空腹以飲服如梧子十丸。日二服。稍稍加以大便微調爲度。忌生冷油膩粘食。出第二卷中

千金療冷氣脅下往來胷膈痛引脅背悶當歸湯方。

當歸　芍藥　吴茱萸　桂心

人參　大黄　甘草各二兩　茯苓

枳實各一兩　乾薑三兩

右十味細切。以水八升。煮取二升半。一服八合。日三服。治尸注亦佳。忌海藻菘菜生葱酢物等。出第十六卷中

胷肋痛方二首

小品療脅下偏痛發熱其脉緊弦。此寒也當以温藥下之大黄附子湯方。

大黄三兩　附子三枚炮　細辛二兩

右三味切。以水五升。煮取二升。分三服。若強盛人煮取三升半。分爲三服。服别如人行四五里。進一服。忌猪肉冷水生菜等。仲景同

又半夏茯苓湯。療胷膈心腹中痰水冷氣。心下汪洋嘈煩。或水鳴多唾。口清水自出。脅肋急脹痛不欲食。此皆胃氣弱受冷故也。其脉喜沉弦細遲。悉主之之方。

半夏五兩洗　生薑五兩　茯苓三兩　旋復花一兩

陳橘皮　人參　桔梗　芍藥

甘草各二兩炙　桂心一兩

右十味切。以水九升。煮取三升。分三服。欲得利者加大黃。須微調者用乾地黃。病有先時喜水下者加白术三兩。除旋復花。若大便不調宜加大黃及乾地黃。並用三兩。忌羊肉餳酢物生葱豬肉海藻菘菜。集驗同出第一卷中

胷膈氣方三首

廣濟療胷膈氣脹滿。喫食心下妨。虛熱。腳手煩疼。漸羸瘦不能食。四肢無力。枳實丸方。

枳實六分　犀角四分　前胡四分　青木香八分

麥門冬八分去心　赤茯苓八分　苦參六分　芍藥六分

右八味擣篩為末。蜜和丸如梧子。以飲空腹下二十丸。漸加至三十丸。日二服。不利。忌生菜熱麪油膩炙肉酢蒜。

又療胷膈滿塞。心背撮痛。走注氣悶。宜服此柴胡湯方。

柴胡六分　當歸六分　青木香六分　犀角六分屑

檳榔十箇　甘草二分炙

右六味切。以水七升。煮取二升半。絞去滓。內麝香末。分溫三服。如人行四五里。微利為度。忌海藻菘菜生菜熱麪蕎麥豬魚蒜。

又療胷膈間伏氣不下。食膈下滿。柴胡湯方。

柴胡三兩　枳實三兩　生薑三兩　白术三兩

甘草一兩炙　檳榔七箇

右六味切。以水六升。煮取二升。絞去滓。分溫二服。服別如人行六七里。進一服。小弱人微利。禁生冷蒜腥海藻菘菜桃李雀肉等。並出第一卷中

寒疝腹痛方一十三首

病源疝者痛也。此由陰氣積於內。寒氣結搏而不散。腑藏虛弱。風冷邪氣相擊。則腹痛裏急。故云寒疝腹痛也。出第二十卷中

廣濟療丈夫虛勞。寒疝腹痛。并主產後方。

生乾地黃三兩　甘草二兩炙　茯苓二兩　人參二兩

當歸二兩　大棗十四枚　白羊肉三斤去脂

右七味切。以水三斗。先煮羊肉取一斗。去羊肉。內諸藥。煮取五升。內葱白一把。煮取四升。絞去滓。分溫五服。服別相去如人行十二三里。後藥消。進少食。食消服藥。忌蕪荑海藻菘菜酢物。餘無忌。出第四卷中

仲景傷寒論寒疝遶臍苦痛。若發則白汗出。手足厥寒。若脉沉弦者。二物大烏頭煎主之方。

大烏頭十五枚　白蜜二斤

右藥以水三升。煮烏頭取二升。去烏頭。內蜜煎。令水氣盡。得二升強。人服七合。弱人五合。一服不差。明日更服。

日止一服。不可再也。忌猪肉冷水。千金同

又寒疝腹滿逆冷。手足不仁。若一身盡痛。灸刺諸藥所不能治者。抵當烏頭桂枝湯主之方。

秋烏頭實中大者十枚　白蜜二斤一方一斤　桂心四兩

右三味。先以蜜微火煎烏頭減半。去烏頭。別一處。以水二升半煮桂。取一升。去滓。以桂汁和前蜜合煎之。得一升許。初服二合。不知更服至三合。又不復知。更加至五合。其知如醉狀得吐者。爲中病也。忌猪肉冷水生葱等。范汪方同

桂心三兩　芍藥三兩　甘草二兩炙　生薑三兩切

大棗十二枚

右五味。切。以水七升。煮取三升。去滓。取五合。和前烏頭蜜。令得一升餘。並同前法服。仲景傷寒論千金同

又療寒疝腹中痛。引脅痛及腹裏急者。當歸生薑羊肉湯主之方。

當歸三兩　生薑五兩　肥羊肉一斤去脂

右三味。切。以水一斗。合煮取三升。去滓。溫服七合。日三。痛卽當止。若寒多者加生薑。足前成一斤。若痛多而嘔者。加橘皮二兩。朮一兩。合前物煮取三升。加生薑者。亦加水五升。煮取三升二合。服之依前。忌經心錄范汪同無

又療寒疝腹中痛者。柴胡桂枝湯方。

柴胡四兩　大棗六枚　黄芩一兩半　人參一兩半

甘草一兩炙　半夏二合半　桂心　生薑各一兩半

芍藥一兩半

右九味。以水八升。煮取三升。去滓。溫服一升。日三服。又云。人參湯作如桂枝法。加半夏茈胡黄芩。復如茈胡湯法。今著人參作半劑。忌海藻菘菜羊肉餳生葱。並出第十五卷中

小品寒疝氣腹中虛痛。及諸脅痛裏急。當歸生薑等四味主之方。

當歸　生薑　芍藥各三兩　羊肉三斤

右藥切。以水一斗二升。煮肉爛熟。出肉。內諸藥。煎取三升。分溫服七合。日三。數有效。古今錄驗經心錄范汪同出第一卷中

集驗療寒疝氣來往衝心腹痛。桂心湯方。

桂心四兩　生薑三兩　吳茱萸二兩

右三味。切。以酒一大升。煎至三合。去滓。分溫三服。如人行六七里。一服。忌生葱。

又療寒疝下牽少腹痛。附子丸方。

附子二兩炮　桃人三兩去皮尖　蒺藜子一升去角尖熬

右三味。擣篩。末蜜和丸梧子大。空腹酒下十丸。漸加至十五丸。及二十丸。日再服。忌生菜熱麪炙肉笋蒜猪魚。

出第六卷中

又療積年腹內宿結疝冷氣。及諸癖癥等。香豉丸方。

香美爛豉暴乾微熬。令香即止。
小芥子去土石微熬。令赤即止。各一升

右二味擣篩。蜜和丸梧子大。空腹酒服二十丸。漸加至三十丸。日二服。初服半劑以來。腹中微絞痛。勿怪之。是此藥攻病之候。

又療疝瘕冷氣方。

㮇鼠李子日乾。九蒸九暴。酒浸服三合。日兩服。漸加至三服。能下血及碎肉積滯物。

古今錄驗楚王瓜子丸。療心腹寒疝。胷脅支滿。食飲不化。寒中腹痛。及嘔痢風痙。頸項强急。不得俛仰方。

桂心五分　茱萸三兩　白薇一分　乾薑四分
烏頭二分炮　蜀椒五分汗　芎藭四分　防葵二分
白芷三分

右九味末之。合蜜和爲丸如梧子。先食服一丸。日三。不知。稍稍增之。以腹中温身中儂儂爲度。忌生葱猪肉冷水。方中無瓜子未詳方名范汪等同出第八卷中

寒疝心痛方三首

病源夫疝者痛也。陰氣積結所生也。陰氣不散則寒氣盛。寒氣盛則痛上下無常處。冷氣上衝於心故令心痛也。出第二十卷中

范汪大茱萸丸療心腹寒疝。胷中有逆氣。時上搶心痛。煩滿不得卧。面目惡風。悸掉惕惕時驚。不欲飲食而嘔。變發寒熱方。

吳茱萸半升　細辛　芍藥　柴胡一方用前胡
旋復花　黃芩　紫菀　人參
白朮　茯苓　乾薑　桂心
附子炮　甘草炙　半夏洗　當歸各半兩

右十六味擣篩。以蜜和爲丸。如梧子。先食服三丸。日三。不知稍加。忌生葱羊肉餳酢物桃李雀肉猪肉生菜海藻菘菜。除此更無所忌。一方有蜀椒無桂心又一方有乾地黃無黃芩深師同出第十四卷中

小品解急蜀椒湯。主寒疝氣。心痛如刺。繞臍腹中盡痛。白汗出。欲絶方。

蜀椒二百枚汗　附子一枚炮　粳米半升　乾薑半兩
半夏十二枚洗　大棗二十枚　甘草一兩炙

右七味切。以水七升。煮取三升。澄清。熱服一升。不差。更服一升。數用療心腹痛困急欲死。解結逐寒。上下痛良。忌猪羊肉餳海藻菘菜。肘後古今錄驗范汪方無甘草餘同經心錄同出第一卷中

古今録驗療心痛寒疝牡丹丸方。

牡丹去心 桂心各二兩 烏頭炮二枚

右三味末之。合蜜和爲丸如大豆。旦起未食服三丸。日二。不知稍增之。藥少急。寧少服。并治遁尸發動。無烏頭。附子亦可用。炮之。忌胡荽猪肉冷水生葱等。出第八卷中

卒疝方三首

集驗療卒疝暴痛方。

灸大敦。男左女右。三壯立已。穴在灸經圖上。出第六卷中

文仲療卒得諸疝。少腹及陰中相引絞痛。白汗出欲死方。

擣沙參下篩。酒服方寸匕立愈。附後備急同

又若不差。服諸利丸下之。走馬湯亦佳。此名寒疝。亦名陰疝。張仲景飛尸走馬湯方。

巴豆二枚去心皮熬 杏人一枚去尖皮

右二味。取綿纒。搥令極碎。投熱湯二合。捻取白汁服之。須臾差。未差更一服。老小量之。通療鬼擊有尸疹者。常蓄此藥。用驗。忌野猪肉蘆笋。備急同出第十卷中

七疝方三首

病源七疝候。七疝者。厥疝。癥疝。寒疝。氣疝。盤疝。胕疝。狼疝也。厥逆心痛足寒。諸飲食吐不下。名曰厥疝也。腹中氣乍滿。心下盡痛。氣積如臂。名曰癥疝也。寒飲食則脅下腹中盡痛。名曰寒疝也。腹中乍滿乍減而痛。名曰氣疝也。腹中痛在臍傍。名曰盤疝也。腹中臍下有積聚。名曰胕疝也。少腹與陰相引而痛。大便難。名曰狼疝也。凡七疝皆由血氣虚弱。飲食寒温不調之所生也。出第二十卷中

文仲小器七疝丸。主暴心腹厥逆不得氣息。痛達背膂。名曰尸疝。心下堅痛不可手迫。名曰石疝。臍下堅痛。得寒冷食輙劇。名曰寒疝。脅下堅痛大如手。痛時出見。若不痛不見。名曰盤疝。臍下結痛。女人月事不時。名曰血疝。少腹脹滿引膀胱急痛。名曰脉疝。悉主之方。臣等看詳七疝已載前序

椒四分汗 桔梗 芍藥 乾薑
厚朴炙 細辛 附子炮各二分 烏頭一分炮

右八味末之。蜜和丸。服如大豆三丸。加至七八丸。日三服。忌猪肉冷水生菜。出第一卷中

古今録驗七疝丸。療疝諸寒。臍傍痛。上支胷中滿。少氣。太醫丞樊之方。

蜀椒五分汗 乾薑 厚朴炙 黄芩
細辛 芍藥 桂心各四分 桔梗二分
烏喙一分炮 柴胡一分 茯苓一分 牡丹皮一分

右十二味。擣篩。蜜和丸梧子大。先餔以酒服七丸。日三。不知漸加。以知爲度。忌猪肉冷水生葱生菜酢物胡荽。

范汪同。出第十卷中

集驗疝氣，桃人湯方。

桃人去皮尖　吳茱萸　橘皮　海藻各三兩

生薑　茯苓　羌活　蒺藜子去角，各三兩

右八味，切，以水三大升，煮取九合，分爲三服，空心服。忌酢物。

寒疝不能食方四首

深師療虛冷心腹寒疝，胷脅支滿，飲食不消，腹中痛，久痢頸強，芎藭丸方。

芎藭七分　烏頭四分，炮　防葵三分　蜀椒九分，汗

白薇二分　桂心十分　白芷五分　茱萸六分

乾薑八分

右九味，擣篩，蜜和丸如梧子，飲服二丸，日三，稍加至五六丸，以知爲度。忌猪肉、冷水、生葱。范汪同

又主虛冷痰澼，疝食不消，心腹痛，氣弱不欲食，虛惙羸瘦，吳茱萸丸方。

吳茱萸十分　紫菀三分　白薇三分　烏頭十分，炮

桂心六分　前胡　芍藥　細辛

芎藭　黄芩各五分

右十味，下篩，蜜和酒服如梧子五丸，日三，稍加之。忌猪肉、冷水、桃李、生葱、生菜等。謹按：別本有此方，元欠五味，按忌法有桃李，卽當用白术，恐後古今録驗治寒疝積聚是全方，出第十六卷中

范汪療手足熱，腹中寒疝，不能食飲，數心腹痛，十一物七熬飯後丸方。

茯苓五兩　乾薑六兩，今倍併十二兩　大黄二斤　柴胡十兩

芎藭七兩　蜀椒一兩，汗　芒消一升，重十兩，今減五合

杏人一升，去皮尖　葶藶子一升　加桂心五兩　附子三兩，炮

右藥乾薑、茯苓不熬，餘皆熬，擣篩，以蜜和丸如梧子，飲服七丸，日三。龍朔元年三月十七日，詔書十一物七熬方。忌猪肉、冷水、醋物、生葱等。出第十四卷中。通按：除乾姜、茯苓，當九熬，今云七者，以桂心、附子蓋加之

集驗療寒疝不能食方。

取馬藺子一升，每日取胡桃許，以麪拌，熟煮吞之，然後依常飯，日再服，服盡必愈。亦除腹內一切諸疾，消食肥肌，仍時燒塼熱，以羖羊毛作氈裹，却氈上熨之，日一度尤佳。

寒疝積聚方四首

病源夫積聚者，由寒氣在內所生也。血氣虛弱，風邪搏於府藏，寒多則氣澁，氣澁則生積聚也。積者陰氣，五藏所生，始發不離其部，故上下有所窮已。聚者陽氣，六府所成也，

故無根本，上下無所留止，但諸藏腑受邪，初未能爲積聚，邪氣留滯不去，乃成積聚。其爲病也，或左右脅下如覆杯，或腑上下如臂，或胃管間覆大如盤，羸瘦少氣，或洒淅寒熱，四肢不收，飲食不爲肌膚，或累累如桃李，或腹滿嘔泄，寒則痛，故云寒疝積聚也。其脉駃所吏反而緊，積聚浮而牢，積聚牢強急者生，虚弱急者死。出第二十卷中 通按脉数爲駃脉遲爲駃

深師破積丸，療寒疝久積聚，周走動摇，大者如鼈，小者如杯，乍來乍去，在於胃管，大腸脹滿不通，風寒則腸鳴，心下寒氣上搶，脅支滿，芫花丸方。

芫花一分　蜀椒汗一分　大黄六分　細辛六分
桔梗五分　烏頭炮四分　茱萸　芍藥
茯苓各三分　龍膽二分　半夏洗一分

右十一味，擣篩，蜜和丸如梧子大，飲服五丸，日三，當下如泥，病愈。忌猪羊肉、餳、酢物、生菜等。

又當歸丸，療心腹勞強，寒疝邪氣往來，堅固結聚，苦寒煩悁於緣切下同，不得卧，夜苦汗出，大便堅，小便不利，流飲在腹中，食不生肌方。

桔梗二分　葶藶子熬五分　藜蘆炙二分　厚朴炙五分
杏人五十枚去尖皮　附子炮五分　桂心　人參各三分
沙參三分　特生礜石一兩燒半日

右十味，擣篩，蜜和如梧子，飲服三丸，日三，稍加之。忌猪肉、生葱、冷水。出第二十二卷中

古今録驗療久寒三十歲，心腹疝瘕積聚，邪氣往來，厥逆搶心痛，久痺羸瘦少氣，婦人産乳餘疾，胷脅支滿，不嗜食，手足悁煩，月水不通，時時便血，名曰破積聚烏頭續命丸方。

食茱萸十分　芍藥五分　細辛五分　前胡五分一云柴胡
乾薑十分　烏頭炮十分　紫菀　黄芩
白术　白薇各三分　芎藭　人參
乾地黄各五分　蜀椒汗十分　桂心十分

右十五味，擣篩，蜜和爲丸如梧子大，先食服三丸，日三，不知，稍加至七丸。忌生菜、生葱、猪肉、冷水、桃李、雀肉、蕪荑等。范汪同　出第十卷中

集驗療腎冷及疼疝氣滯後灌方

鹽花一大合　漿水半大升

右二味，和煖，灌下部，少間即下膿，日一度，再灌之即止。

心疝方四首

病源心疝者，由陰氣積於内，寒氣不散，上衝於心，故使心痛，謂之心疝也。其痛也，或如錐刀所刺，或四肢逆冷，或脣口變青，皆其候也。出第二十卷中

范汪療心疝復繞臍痛，上支脅，心下痛方。

芍藥　桔梗　細辛　蜀椒汗　桂心　乾薑各三分　附子一分，炮

右七味，末之，合蜜和爲丸，如梧子。服七丸，以酒下，日二服。忌猪肉、冷水、生葱、生菜等。

又療三十年心疝神方。

貞射罔徽好者　新好茱萸一名殺子

右二味等分，擣篩，蜜和丸，服如麻子二丸，日三。藥勢盡，乃熱食良，已用得差。劉國英所秘

又主心疝方。

灸兩足大指甲寅之際，甲寅各半炷，隨年壯，良。通按：寅當作肉

又心疝發時，心腹痛欲死方。

灸足心，及足大指甲後橫理節上，及大指岐間白黑肉際，百壯則止。足心者，在足下，偏近大指本節際，不當足心中央也。並出第十八卷中　通按：足心在足下近大指本節，即湧泉穴也

右從事郎充兩浙東路提舉茶塩司幹辦公事趙子孟較勘

重訂唐王燾先生外臺秘要方卷第七終

重訂唐王燾先生外臺秘要方卷第八目録痰飲胃反噎鯁等三十門

唐王燾先生外臺秘要方第八卷

宋朝散大夫守光祿卿直秘閣判登聞簡院上護軍臣林億等 上進

新安後學程衍道敬通父訂梓

痰飲論二首

病源痰飲者由氣脉閉塞津液不通水飲氣停在胸腑結而成痰又其人素盛今瘦水走腸間漉漉有聲謂之痰飲其爲病也胷脅脹滿水穀不消結在腹内兩肋水入腸胃動作有聲身體重多唾短氣好眠胷背痛甚則上氣欬逆倚息短氣不得卧其形如腫是也脉偏弦爲飲浮而滑爲飲其湯熨針石別有正方補養宣導今附于後養生方導引法云左右側卧不息十二通療痰飲不消右有飲病右側卧左有飲病左側卧又有不消氣排之左右各十二息療痰飲（出第二十卷中）

千金痰飲論問曰夫飲有四何謂師曰有痰飲（一云留飲）有懸飲有溢飲有支飲問曰四飲之證何以爲異師曰其人素盛今瘦水走腸間瀝瀝有聲謂之痰飲飲後水留在脅下欬唾引痛謂之懸飲飲水過多歸於四肢當汗出而不汗出身體疼重謂之溢飲其人欬逆倚息短氣不得卧其形如腫謂之支飲凡心下有水者築築而悸短氣而恐其人眩而癲先寒即爲虚先熱即爲實故水在於心其人心下堅築築短氣惡水而不欲飲水在於肺其人吐涎沫欲飲水水在於脾其人少氣身體盡重水在於肝脅下支滿嚔而痛水在於腎心下悸夫病人卒飲水多必暴喘滿凡食少飲多水停心下甚者則悸微者短氣脉雙弦者寒也皆大下後喜虚耳脉偏弦者飲也肺飲不弦但喜喘短氣支飲亦喘而不能眠加短氣其脉平也留飲形不發作無熱脉微煩滿不能飲食脉沉滑者留飲病病有留飲者脅下痛引缺盤欬嗽轉甚（一云輒已）其人欬而不得卧引項上痛欬者如小兒掣瘲狀夫胷中有留飲其人短氣而渴四肢歷節痛心下有留飲其人背寒冷大如手病人胷息上引此皆有溢飲在胷中久者缺盤滿馬刀腫有劇時此爲氣飲所致也膈上之病滿喘欬吐發則寒熱背痛惡寒目泣出其人振振身瞤劇必有伏飲病人一臂不隨時復轉移在一臂其脉沉細此非風也必有飲在上焦其脉虚者爲微勞榮衛氣不周故也（出第十八卷中通按形不發作謂表無病状也）

痰飲食不消及嘔逆不下食方九首

病源夫痰水結聚在於胷腑膀胱之間久而不散流行於脾胃脾胃惡濕得水則脹脹則不能消食也或令腹裏虚滿或水穀不消化或時嘔逆皆其候也（出第二十卷中）

廣濟療心頭痰積宿水嘔逆不下食。前胡丸方

前胡　白朮　甘草炙各五分　旋復花

豆蔻人各三分　人參　麥門冬去心各六分

枳實炙　大黃各四分

右九味擣篩。蜜和爲丸。如梧子大。空肚以酒下二十丸。漸加至三十丸。日再服。不利。忌桃李雀肉海藻菘菜熱麪炙肉魚蒜粘食生冷等物。

又療心胸中痰積氣。噎嘔逆。食不下方。

柴胡　橘皮各六分　茯苓十分　人參

麥門冬去心　雞蘇各八分　生薑二十分　檳榔人四分末湯成下

右八味切。以水八升。煮取二升五合。絞去滓。分溫三服。服別相去如人行七八里。進一服。未差。三日更服一劑。以利爲度。忌酢物生冷油膩粘食。並出第一卷中

千金療痰飲。飲食不消。乾嘔湯方。

澤瀉　杏人去尖皮　枳實炙　白朮各三兩

茯苓　柴胡　生薑　芍藥各四兩

旋復花　人參　橘皮　細辛各二兩

半夏四兩洗

右十三味切。以水九升。煮取二升七合。分爲三服。忌桃李雀肉大酢生菜羊肉餳等物。

又療胸中痰飲。腹中水鳴。食不消。嘔吐水湯方。

大腹檳榔四十枚　生薑八兩　半夏半升洗

杏人四兩去尖皮　橘皮三兩　茯苓五兩　白朮四兩切

右七味切。以水一斗。煮取三升。去滓。分三服。忌羊肉餳大酢桃李雀肉等。古今錄驗同並出第十八卷中

范汪薑椒湯。主胸中積聚痰飲。飲食減少。胃氣不足。欬逆吐嘔方。

半夏三兩洗　生薑汁七合　桂心　附子炮

甘草炙　茯苓　桔梗各一兩　蜀椒二合汗

橘皮二兩切

右九味切。以水七升。煮取二升半。去滓。內薑汁。煎取四升半。分三服。服三劑佳。若欲服大散并諸五石丸。必先服此方。及進黃耆丸輩必佳。忌海藻菘菜羊肉餳生葱豬肉冷水酢物。千金翼深師同

又白朮茯苓湯。主胸中結痰飲澼結臍下。弦滿嘔逆不得食。亦主風水方。

白朮五兩　茯苓三兩　橘皮　當歸

附子炮各二兩　生薑　半夏各四兩切　桂四兩

細辛四兩一作人參

右九味切。以水一斗。煮取三升。分三服。服三劑良。忌羊

肉餳桃李雀肉豬肉冷水生葱生菜醋物等。千金翼同

又旋復花湯。主胷膈痰結唾如膠不下食者方。

烏頭五枚去皮熬　旋復花　細辛　前胡

甘草炙　茯苓各二兩　半夏一兩洗　生薑八兩

桂心四兩

右九味切。以水九升。煮取三升。分爲三服。忌羊肉餳海藻菘菜生葱酢物豬肉冷水等。並出第十六卷中

延年茯苓飲。主心胷中有停痰宿水。自吐水出後。心胷間虚氣滿不能食。消痰氣。令能食方。

茯苓三兩　人參二兩　白术三兩　生薑四兩

枳實二兩炙　橘皮一兩半切

右六味切。以水六升。煮取一升八合。去滓。分温三服。如人行八九里進之。忌酢物桃李雀肉等。仲景傷寒論同出第十七卷中

古今録驗療胷膈痰飲。食啖經日。則併吐出食皆不消。出如初空腹一兩日。聚食還復吐之。極不便。此由痰飲聚下絶不通。服此丸宣通下氣方。

吴茱萸　澤瀉　芍藥　白术

漢防已　赤茯苓各二兩　蜀大黄二兩

右七味擣篩。蜜和爲丸如梧子大。飲服二十五丸。忌桃李雀肉酢物。出第十九卷中

懸飲方二首

病源懸飲。謂飲水過多。留在脅下。令脅間懸痛。欬唾引脅痛。故云懸飲。出第二十二卷中

范汪大甘遂丸。療久澼留水澼飲方。

芫花熬　甘遂　葶藶子熬　大黄

苦參　大戟　芒消　貝母

桂心各一兩　杏人三十枚　巴豆三十枚去心皮熬　烏喙三分炮令折

右十二味擣篩。其巴豆杏人擣如膏。合以蜜和丸。如大豆許。服二丸。日三服。不知稍加。以意將息之。大佳。療大水飲病。忌食蘆笋豬肉生葱等。出第十六卷中

千金療懸飲十棗湯方。

芫花　甘遂　大戟

右三味等分擣篩。以水一升五合。煮大棗十枚。取八合。絞去滓。内藥末。强人取一錢匕。羸人半錢匕。頓服之。平旦不下者。益藥半錢。下後以糜粥自養。此本仲景傷寒論方出第十八卷中

溢飲方三首

病源溢飲。謂因大渴而暴飲水。水氣溢於腸胃之外。在於皮膚之間。故言溢飲。令人身體疼重而多汗。是其候也。出第二十卷中

范汪溢飲者當發其汗。大青龍湯主之方。

麻黄六兩去節　桂心二兩　甘草炙二兩　生薑三兩

石膏如雞子一枚　杏人四十枚去尖皮　大棗十枚

右七味㕮咀。以水九升。先煮麻黄減二升。乃內諸藥。煮取三升。絞去滓。適寒溫。服一升。溫覆令汗。汗出多者。溫粉粉之。一服汗出者。勿復服。汗出多亡陽。逆虛惡風。煩躁不得眠。脉微弱。汗出惡風。不可服。服之則厥逆。筋惕肉瞤。此爲逆也。忌海藻菘菜生葱。此本仲景傷寒論方出第十六卷中

千金溢飲者當發其汗。宜青龍湯方。

麻黄去節　芍藥　細辛　桂心

乾薑　甘草炙各三兩　五味子半升　半夏半升

右八味切。以水一斗。先煮麻黄減二升。乃內餘藥。煮三升。去滓。溫服一升。忌海藻菘菜羊肉餳生菜生葱。此仲景傷寒論小青龍湯也出第十八卷中

千金翼大五飲丸。主五種飲。一曰留飲。停水在心下。二曰澼飲。水澼在兩脅下。三曰痰飲。水在胃中。四曰溢飲。水溢在膈上五藏間。五曰流飲。水在腸間。動搖有聲。夫五飲者。由飲後傷寒。飲冷水過多所致方。

遠志去心　苦參　烏賊魚骨　藜蘆

白朮　甘遂　五味子　大黄

石膏　桔梗　半夏洗　紫菀

前胡　芒消　栝樓　桂心

蓯蓉　貝母　芫花　當歸

人參　茯苓　芍藥　大戟

葶藶　黄芩各一兩　常山　甘草炙

山藥　厚朴　細辛各三分　附子三分炮

巴豆三十枚去皮心

右三十三味。擣篩。蜜和爲丸。如梧子大。酒服三丸。日三。稍加之。忌狸肉桃李雀肉猪肉羊肉餳生葱酢物生菜野猪肉蘆笋等。胡洽同出第十九卷中

支飲方九首

病源支飲。謂水飲停於胷膈之間。支乘於心。故云支飲。其病令人欬逆喘息。身體如腫之狀。謂之支飲。出第二十卷中

深師療心下有支飲。其人喜眩。一作苦冒澤瀉湯方。

白朮二兩　澤瀉五兩

右二味切。以水二升。煮取一升。又以水一升。煮取五合。合此二汁。分爲再服。忌桃李雀肉等。此本仲景傷寒論方

千金療支飲不得息。葶藶大棗瀉肺湯方。

葶藶子熬令紫色擣爲丸如彈丸大　大棗十二枚

右二味。先以水三升。煮大棗得汁二升。內葶藶。煎取一

升頓服。三月一劑。可服三四劑。此本仲景傷寒論方

又嘔家不渴者爲欲解。本渴今反不渴。心下有支飲故也。小半夏湯主之。加茯苓者是也。先渴却嘔。此爲水停心下。小半夏加茯苓湯主之。卒嘔吐。心下痞。膈間有水。目眩悸。

小半夏加茯苓湯方。

半夏二升　生薑半斤　茯苓四兩

右三味。切。以水七升。煮取一升五合。分再服。忌羊肉餳大醋。仲景傷寒論茯苓三兩。餘並同

又假令瘦人臍下有悸者。吐涎沫而癲眩。水也。五苓散主之方。

豬苓去皮　白朮　茯苓各三分　桂心二分去皮　澤瀉五分

右五味。下篩。水服方寸匕。日三。多飲水。汗出愈。忌桃李雀肉生葱醋物等。此本仲景傷寒論方

又心下有痰飲。胸脅支滿。目眩。甘草湯主之方。

甘草二兩炙　桂心　白朮各三兩　茯苓四兩

右四味。細切。以水六升。煮取三升。去滓。服一升。日三。小便當利。忌海藻菘菜生葱桃李醋物等。此本仲景傷寒論方

又夫酒客欬者。必致吐血。此坐以極飲過多所致也。其脈虛者必冒。其人本有支飲在胸中也。支飲胸滿。厚朴大黃湯主之方。

厚朴一兩炙　大黃六兩　枳實四兩炙

右三味。細切。以水五升。煮取二升。去滓。分溫再服之。此本仲景傷寒論方

又夫上氣汗出而欬者。此爲飲也。乾棗湯主之。若下後不可與也。乾棗湯主腫及支滿澼飲方。

大黃　大戟各一兩　芫花炒　荛花各半兩　甘草炙　甘遂　黃芩各一兩　乾棗十枚

右八味。切。以水五升。煮取一升六合。分四服。空心服。以快下爲佳。忌海藻菘菜。

又膈間支飲。其人喘滿。心下痞堅。面黧黑。其脈沉緊。得之數十日。醫吐下之不愈。木防己湯主之方。

木防己三兩　石膏雞子大三枚　桂心二兩　人參四兩切

右四味。以水四升。煮取二升。去滓。分再服。虛者即愈。實者三日復發。則復與。不愈者宜去石膏。加茯苓芒消湯方。

木防己三兩　桂心二兩　人參　茯苓各四兩　芒消三合

右五味。以水六升。煮四味。取二升。去滓。內芒消。分溫再服。取微下利則愈。忌生葱。此本仲景傷寒論方深師同並出第十八卷中

留飲方二首

病源留飲者，由飲酒後飲水多，水氣停留於胷膈之間，而不宣散，乃令人脅下痛，短氣而渴，皆其候也。出第二十卷中

范汪海藻丸，療腹中留飲方。

海藻　木防已　甘遂　蓯蓉　蜀椒去汗　芫花熬　葶藶子熬各一兩

右七味，擣篩，蜜和爲丸如梧子，服十丸，不差，當増之。出第十六卷中

千金療病者脉伏，其人欲自痢，痢者反快，雖利，心下續堅滿，此爲留飲欲去故也，甘遂半夏湯主之方。

甘遂大者三枚　半夏十二枚　芍藥一兩　甘草如指大一枚炙

右四味，以蜜半升，内藥汁及蜜合一升，煎取八大合，頓服之。忌海藻、菘菜、羊肉、餳。此本仲景傷寒論方　出第十八卷中

酒澼飲方三首

病源夫酒澼者，因大飲酒後，渴而引飲無度，酒與飲俱不散，停滯在於脅肋下，結聚成澼，時時而痛，因即呼爲酒澼。其狀脅下弦急而痛。出第二十七卷中

深師消飲丸，療酒澼飲酒，停痰水不消，滿逆嘔吐，目視䀮䀮，耳聾，腹中水聲方。

乾薑　茯苓各三兩　白术八兩　枳實四枚炙

右四味，擣篩，蜜和丸，服如梧子五丸，日三，稍加之。若下，去枳實，加乾薑二兩，名爲五飲丸。忌桃李、雀肉、大酢、生冷之類。大神驗。

又倍术丸，療五飲酒澼方。

白术一斤　桂心　乾薑各半斤

右三味，擣篩，蜜和丸如梧子，飲服十丸，稍加之，取下。先食服之，日再。忌桃李、雀肉、生葱。

又溫脾丸，療久寒宿食酒澼方。

乾薑三兩炒　芍藥三兩　蜀椒二兩汗　小草一兩熬干　芎藭　茯苓　桃人去皮尖　柴胡熬干各三兩　大黄八兩切熬令黄黑

右九味，擣篩，蜜和，更擣萬杵，服如大豆許十丸，日三。忌大酢。並出第二十三卷中

留飲宿食方七首

病源留飲宿食者，由飲酒宿食後，飲水多，水氣停留於脾胃之間，脾得濕氣則不能消食，令人噫氣酸臭，腹脹滿，亦壯熱，或吞酸，所以謂之留飲宿食也。出第二十卷中

深師通草丸，療積聚留飲宿食，寒熱煩結，長肌膚，補不足方。

椒目　附子炮　半夏洗　厚朴炙各一兩

芒消五兩　大黃九兩　葶藶三兩熬　杏人三兩去皮尖

右八味擣篩爲末，別擣葶藶杏人，令如膏。合諸末，以蜜和丸。擣五千杵，服如梧子二丸。忌豬肉、羊肉、餳等。大效。方中無通草，未詳其名。出第二十三卷中

范汪千金丸，療心腹留飲宿食方。

沙參　丹參　苦參　桂心各二分

石膏五分研　人參一分　大黃一分　半夏五分洗

乾薑五分　戎鹽一分　巴豆六十枚去皮心　附子一分炮

右十二味皆擣，合以白蜜和如小豆，吞一丸，日再。令人先食服一丸，不知稍益，以知爲度。忌豬肉、冷水、羊肉、餳、蘆筍、生葱。

又療留飲宿食桑耳丸方。

桑耳二兩　巴豆一兩去皮

右二味擣，和以棗膏，丸如麻子，先食服一丸，不下服二丸，病下即止。忌野豬肉、蘆筍。

又主留飲宿食芫花丸方。

芫花一兩熬　大黃　甘遂　黃連

麻黃去節　杏人去尖皮　甘草炙　附子炮各一兩

巴豆五十枚去皮心

右九味擣篩，杏人巴豆別擣如膏，合和以蜜，丸如小豆。先食服一丸，日再，不知稍增，以知爲度。忌海藻、菘菜、豬肉、冷水、蘆筍等。

又順流紫丸，療百病留飲宿食，心下伏痛，四肢煩疼，男子五勞七傷，婦人産有餘疾等方。

當歸　代赭各一分　烏賊魚骨

桂心各三分　肉蓯蓉二分　藜蘆五分小熬　巴豆六十枚去心皮

右八味擣篩，白蜜和丸，先食服如小豆一丸，日再，不知增之。欲下倍服之。別擣巴豆令如膏。忌生葱、狸肉、酢物、野豬肉、蘆筍。並出第十六卷中

千金療留飲宿食不消，腹中積聚轉下，當歸湯方。

當歸　人參　桂心　甘草炙

芒消　芍藥各二兩　大黃四兩　生薑

黃芩　澤瀉各三兩

右十味切，以水一斗，煮取三升，分三服，空心食後服。忌生葱、海藻、菘菜。出第十八卷中

集驗痰飲積聚嘔逆，兼風虛勞陰疝方。

霜後蒺藜苗子，擣汁一石，先以武火煎減半，即以文火煎攪，勿停手，候可丸止。空腹酒下梧子大三十丸，煎服亦得。出第五卷中

痰飲方二首

病源痰澼者，由飲水未散，在於胷府之間，因遇寒熱之氣相搏，沉滯而成痰也。痰之停聚，流移於脅肋之間，有時而痛，則謂之痰澼。出第二十卷中

延年療左肋下停痰澼飲，結在兩脅，脹滿羸瘦，不能食，食不消化，喜噫乾嘔，大便或澀或利，或赤或黃，腹中有時水聲，腹內熱，口乾好飲水漿，卒起頭眩欲倒，脅下痛，旋復花丸方。

旋復花五分　大黃七分蒸　茯苓三分　澤瀉四分
人參　桂心　皂莢去皮子炙　附子炮去皮各二分
芍藥四兩　蜀椒三分去目汗　乾地黃四兩　防葵取水中浮者
乾薑　枳實炙　杏人去皮尖　葶藶子熬四分

右十六味，擣篩為末，內杏人、葶藶脂中碎研，調篩，度蜜和為丸。每食後少時，白飲服三丸，如梧子，日二服，稍增，以微利為度。禁食豬肉、魚、麪、蒜、生葱、酢。今既在肋下，有澼氣水飲，結聚不散，數發則悶刺心痛，又未曾服如此破澼飲藥，雖服補藥，澼氣不除，終是不損，恐久積聚更急，飲食減少，此方正與澼氣相當。更有三兩種毒藥，今商量除訖，其方內有附子，及別本續命丸有烏頭，此竝破澼疾，不得不用，復聽臨時。不如服烏頭丸，澼氣得減，亦未必須服旋復花丸。忌酢物、生葱、豬肉、蕪荑。出第十六卷中

集驗療痰澼心腹痛兼冷方。

鼈甲炙　柴胡　赤芍藥各八分　甘草炙
枳實炙　生薑　白朮各六分　檳榔七箇

右八味，切，以水六升，煮七味，取二升半，去滓，內檳榔末，分服八合，當利。忌海藻、菘菜、莧菜、桃李、雀肉等。出第五卷中

飲澼方二首

病源飲澼者，由飲水過多，在於脅下不散，又遇冷氣相觸而痛，呼為飲澼也。其狀脅下弦急，時有水聲。出第二十卷中

深師附子湯，療氣分，心下堅，如盤邊如旋柸，水飲所作，此湯主之方。

桂心三兩　生薑三兩　麻黃三兩去節　甘草炙二兩
細辛三兩　大附子一枚炮　大棗十二枚

右七味，切，以水七升，先煮麻黃再沸，掠去沫，乃下諸藥，煮取二升，去滓，分服七合，當汁出如蟲行皮中，即愈。神驗。忌海藻、菘菜、生葱、豬肉、冷水、生菜等。仲景傷寒論名桂枝去芍藥加麻黃細辛附子湯。竝出第二十二卷中

備急療心下堅大如盤，邊如旋盤，水飲所作，枳實白朮湯方。

枳實七枚炙　白朮三兩

右二味，切，以水一斗，煮取三升，分三服，腹中軟即散。此

出姚大夫方。忌桃李雀肉等物。此本仲景傷寒論方出第三卷中

癖飲方七首

病源此由飲水多。水氣停聚兩脅之間。遇寒氣相搏。則結聚而成塊。謂之癖飲。在於兩脅下弦亘起。按之作水聲也。出第二十卷中

深師朱雀湯。療久病癖飲。停痰不消。在胸膈上液液。時頭眩痛。苦攣。眼睛身體手足十指甲盡黄。亦療脅下支滿。飲輒引脅下痛方。

甘遂 芫花各一分 大戟三分

右三味爲散。以大棗十二枚擘破。以水六升。先煎棗取二升。内藥三方寸匕。更煎取一升一合。分再服。以吐下爲知。未知重服。甚良無比。出第二十三卷中通按此即前十棗湯

千金中候黑丸。療癖飲停結。悶滿目闇方。

巴豆八分去皮心熬 芫花三兩熬 桂心四分 桔梗四分 杏人五分去皮尖

右五味擣篩。蜜和丸。飲服如胡豆三丸。日一。稍增。得快下爲度。忌豬肉蘆笋生葱等。肘後同

千金半夏湯。療痰冷癖飲。胸膈中不理方。

白术三兩 半夏一升洗 生薑八兩 茯苓二兩 人參 桂心 甘草 附子炮各二兩

右八味切。以水八升。煮取三升。絞去滓。分温三服。忌羊肉餳桃李雀肉大酢生葱海藻菘菜豬肉冷水。

又旋復花丸。療停痰癖飲。結在兩脅。腹脹滿。羸瘦不能食。食不消化。喜唾乾嘔。大小便或澀或痢。水在腸胃。動揺作水聲方。

旋復花 桂心 枳實炙 人參各五分 乾薑 芍藥 白术各六分 茯苓 狼毒炙 烏頭炮 礜石燒各八分 細辛 大黄 黄芩 葶藶子熬 厚朴炙 芫花熬 吴茱萸 橘皮各四分 甘遂二分

右二十味擣篩。蜜和丸。酒服如梧子五丸。日再服。加之。以知爲度。忌桃李雀肉大酢豬肉生菜生薑等。大驗。並出第十八卷中

千金翼前胡湯。主胸中久寒。癖實宿痰。膈塞胸痛。不通利。二焦冷熱不調。飲食損少無味。或寒熱體重。臥不欲起方。

前胡三兩 生薑四兩 黄芩一兩 人參二兩 吴茱萸一兩 大黄二兩 防風一兩 杏人三十枚去皮尖 當歸 甘草各二兩炙 半夏三兩洗 麥門冬一兩去心

右十二味切。以水一斗。煮取三升。去滓。分温三服。日三服。三劑良。深師云若脅下滿。加大棗二枚。利水亦佳。忌

海藻菘菜羊肉餳等。

又半夏湯主痰飲澼氣吞酸方。

半夏洗三兩　生薑切六兩　附子炮一枚　吳茱萸炒三百粒

右四味切。以水五升。煮取二升半。去滓。分溫三服。老小服半合。日三。忌豬羊肉餳。

又薑附湯主痰澼氣方。

生薑切八兩　附子四枚

右二味。水五升。煮取二升。分再服。亦主卒風大良。忌豬肉冷水。深師同出第十九卷中

冷痰方四首

病源冷痰者。言胃氣虛弱。不能宣行水穀。故使痰水結聚。停於胸膈之間。遂令人吞酸氣逆。四肢變青。不能食飲。出第二十卷中

范汪病痰飲者。當以溫藥和之。療心腹虛冷。遊痰氣上胸脅滿。不下食。嘔逆。胸中冷。半夏湯方。

半夏洗一升　生薑一斤　橘皮四兩

右三味切。以水一斗。煮取三升。分三服。若心中急及心痛。內桂枝四兩。若腹痛。內當歸四兩。羸瘦老小者服之佳。忌羊肉餳。

又方

半夏湯洗一升　生薑一斤　桂心三兩　甘草炙三兩

右四味切。以水七升。煮取二升半。分三服。忌海藻菘菜羊肉餳生葱。並出第十六卷中

千金茯苓湯主胸膈痰滿方。

茯苓四兩　半夏洗一升　生薑一斤　桂心八兩

右四味切。以水八升。煮取二升半。分四服。冷極者加大附子四兩。氣滿者加檳榔三七枚。忌酢物羊肉生葱餳。出第十八卷中

千金翼論曰。凡痰飲盛。吐水無時節。其源為冷飲過度。遂令痼冷脾胃氣羸。不能消於食飲。食飲入胃。皆變成冷水。反吐不停者。赤石脂散主之方。

赤石脂三斤

右一味擣下篩。服方寸匕。日三。酒飲並可。稍稍加至三匕。服盡三斤。則終身不吐水。又不下利。補五藏。令肥健。有人久患痰飲。諸藥不差。惟服此一斤則愈。出第十九卷中

痰結實及宿食方三首

病源此由痰水積聚在於胸府。遇冷熱之氣相搏。結實不消。故令人心腹痞滿。氣息不安。頭眩目暗。常欲嘔逆。故言痰結實。出第二十卷中

集驗療宿食結實及痰澼癖實瓜蒂散方。

瓜蒂一兩　赤小豆四兩

右二味擣篩。温湯三合。以散一錢匕。投湯中。和服之。須臾當吐。不吐更服半錢。湯三合。令吐。如吐不止。飲冷水。備急、救急同。出第四卷中。

千金松蘿湯。主胸中痰積熱。皆除之方。

松蘿二兩　烏梅　梔子各二七枚　常山三兩

甘草一兩，炙

右五味切。以酒三升。漬一宿。平旦合水三升。煮取二升半。去滓。頓服之。亦可再服。得快吐止。忌海藻、菘菜、生葱、菜。

又擣膈散。療心上結痰實。寒冷心悶方。

瓜丁二十八枚　赤小豆二十枚　人參　甘草各一分，炙

右四味。擣爲散。酒服方寸匕。日二。亦療諸黄。忌海藻、菘菜。並出第十八卷中。

胸中痰澼方三首

肘後療胸中多痰。頭痛不欲食。及飲酒則瘀阻痰方。

礬石一兩

右一味。以水二升。煮取一升。内蜜半合。頓服之。須臾未吐。飲少熱湯。

又方

杜蘅三兩　瓜蒂三七枚　松蘿三兩

右三味切。以水酒一升二合。漬之再宿。去滓。温分再服。一服不吐。晚更一服。千金同。並出第三卷中。

千金治膈湯。主胸中痰澼方。

常山三兩　甘草一兩　松蘿一兩　瓜蒂二七枚

右四味。酒水各二升半。煮取一升半。初服七合。取吐。吐不盡。餘更分二服。得快吐差。後須服半夏湯。在前冷痰部中。忌海藻、菘菜、生葱、生菜。備急、肘後同。出第十八卷中。

痰厥頭痛方八首

病源謂痰水在於胸膈之上。又犯大寒。使陽氣不行。令痰水結聚不散。而陰氣逆上。上與風痰相結。上衝於頭。即令頭痛。或數歲不已。久連腦痛。故云膈痰風厥頭痛。若手足寒冷至節則死。出第二十卷中。

千金療卒頭痛如破。非中冷。又非中風。其病是胸膈中痰。厥氣上衝所致。名爲厥頭痛。吐之則差方。

但單煮茗作飲二三升許。適冷煖。飲三升。須臾適吐。適吐畢。又飲。能如此數過。劇者須吐膽汁乃止。不損人。渴而則差。集驗同。出第十八卷中。

千金翼葱白湯。主冷熱膈痰。發時頭痛悶亂。欲吐不得方。

葱白二七莖　烏頭二分，炮　甘草二分，炙　真珠一分，研

常山二分　桃葉一把

右六味切。以酒四升水四升合煮取三升。去滓。內眞珠。服一升得吐止。忌海藻菘菜豬肉冷水生葱生菜生血等物。千金深師同

又療痰飲頭痛往來寒熱方。

常山一兩　雲母粉二兩

右二味爲散。熟湯服方寸匕。吐之止。若吐不盡。更服。忌生葱生菜。深師云用雲母半兩鍊之餘同並出第十九卷中

備急葛氏主卒頭痛如破。非中冷又非中風。是胷膈中痰厥氣上衝所致。名厥頭痛。吐即差。療方。

釜下墨四分　附子三分炮

右二味擣散。以冷水服方寸匕。當吐愈。一方有桂心一分。忌豬肉冷水。文仲肘後同

又方

以鹽湯吐。不吐撩出。張文仲同

又方

苦參　桂心　半夏洗

右三味等分爲末。苦酒和。以塗痛上則差。忌生葱羊肉餳。肘後同

又方

常山四分　甘草半兩

右二味切。以水七升。煮取三升。服一升。不吐。更服亦可。內蜜半升。忌生葱生菜海藻菘菜。千金肘後延年同

又方

烏梅三十枚　鹽三指撮

右二味。以酒三升。煮取一升。一服當吐愈。肘後同

風痰方五首

延年白朮丸。主除風痰積聚。胃中冷氣。每發動令人嘔吐食或吐清水。食飲減少。不作肌膚方。

白朮五分　白芷三分　乾薑　石斛各六分

五味子　細辛　橘皮　厚朴炙

桂心　防風　茯苓　甘草各四分

右十二味擣篩。蜜和丸如梧桐子。服十丸。飲下。日二。加至二十丸。忌桃李雀肉生葱海藻菘菜生菜酢物。一方有人參五分十三味。蔣孝璋處

又茯苓湯。主風痰氣發。即嘔吐欠呿。煩悶不安。或吐痰水者方。

茯苓三兩　人參　生薑　橘皮

白朮各二兩

右五味切。以水五升。煮取一升五合。去滓。溫分三服。中

閒任食。忌大醋桃李雀肉等。出第十七卷中

又木蘭湯。主熱痰飲氣。兩肋滿痛。不能食者方。

木蘭　枳實炙　黄芩　白术各三兩

漏蘆根　白斂　升麻　芍藥

桔梗各二兩　生薑　大黄各四兩

右十一味。以水八升。煮取二升六合。分為三服。如人行三四里進一服。忌桃李猪肉雀肉。一方有玄參三兩

又茯苓飲。主風痰氣吐嘔水者方。

枳實炙一兩　茯苓　白术　人參各二兩

生薑四兩　橘皮一兩半

右六味。切。以水五升。煮取一升半。分三服。中閒任食。忌桃李雀肉大醋。張文仲處並出第六卷中

又療風痰飲氣逆滿。惡心不能食方。

人參二兩　枳實炙　白术各三兩　生薑四兩

桂心一兩半

右五味。切。以水五升。煮取一升五合。分温三服。忌桃李雀肉生葱。張文仲處出第十七卷中

療諸痰飲方四首

廣濟療飲氣痰膈。食則嘔吐方。

茯苓八分　橘皮六分　甘草炙四分　生薑八分

雞蘇六分　人參四分

右六味。切。水五升。煮取一升五合。去滓。分温二服。服別相去如人行六七里。進一服。不利。忌海藻菘菜酢物。出第一卷中

千金順流紫丸。療心腹積聚。兩脅脹滿。留飲痰澼。大小便不利。小腹切痛。膈上寒方。

代赭三分　烏賊魚骨炙三分　半夏三分

巴豆七分去心皮熬　桂心四分　石膏五分研

右六味。擣篩。蜜和丸。平旦服一丸。如胡豆。至二丸。忌羊肉餳猪肉蘆笋生葱。出第十八卷中　通按此方比前紫丸少當歸茯苓蓯蓉藜蘆多半夏石膏

延年前胡湯。主胷背氣滿。膈上熱。口乾。痰飲氣。頭風旋方。

前胡三兩　枳實炙　細辛　杏人去尖皮碎

芎藭　防風　澤瀉　麻黄去節

乾薑　芍藥已上各三兩　茯苓一作茯神　生薑各四兩

桂心　甘草炙各二兩

右十四味。切。以水九升。煮取二升六合。分三服。微汗。忌生冷油滑猪牛肉麪海藻菘菜生葱生菜酢物。出第十七卷中

古今録驗薑附湯。療冷胷滿短氣。嘔沫頭痛。飲食不消化方。

附子六分　生薑十二分

右二味，切，以水八升，煎取三升二合，分爲三服。忌豬肉冷水等。出第九卷中

胃反方一十首

病源夫榮衛俱虛，血氣不足，停水積飲在於胃管則藏冷，藏冷而脾不磨，脾不磨則宿穀不化，其氣逆而成胃反也。則朝食暮吐，暮食朝吐，心下牢大如杯，往來寒熱，甚者食已則吐。其脉緊而弦，緊則爲寒，弦則爲虛，虛寒相搏，故食已則吐，名爲反胃也。出第二十一卷中

集驗療胃反不受食，食已嘔吐，大半夏湯方。

人參一兩　茯苓四兩　青竹茹五兩　大黃六兩　橘皮　乾薑各三兩　澤瀉　甘草炙　桂心各二兩

右九味，切，以水八升，煮取三升，服七合，日三夜一。已利去大黃，用泉水東流水尤佳。忌海藻菘菜生葱大酢。千金備急張文仲同，方中無半夏，未詳其名

又療胃反吐而渴者，茯苓小澤瀉湯方。

茯苓　澤瀉　半夏各四兩　桂心　甘草炙各二兩

右五味，以水一斗，煮取二升半，去滓，服八合，日三。忌海藻菘菜羊肉餳生葱酢物等。千金加生薑四兩

又療胃反朝食暮吐，食訖腹中刺痛，此由久冷者方。

橘皮一兩　白朮　人參各二兩　蜀椒一百二十粒汗　桂心一兩　薤白一握去青

右六味，切，以水二升漬一宿，內豬肚中縫合，三升水煮，水盡出之，決破去滓，分三服。忌桃李雀肉生葱。千金用羊肚

又療胃反大驗方。

前胡　生薑各四兩　阿膠一兩　大麻子人熬　吳茱萸五合　桂心三寸　甘草五寸炙　大棗十枚

右八物，切，以酒二升，水三升，煮取一升七合，分再服。忌生葱海藻菘菜等物。一方有橘皮三兩

又療胃反吐食者方。

擣粟米作粉，水和作丸如楮子大七枚，爛煮，內酢中，細細吞之，得下便已。麪亦得用之。

又方

好麴十斤，生地黃二斤，二味擣，日乾，酒服若飲三方寸匕，日三服。千金云治酢咽。通按生地黄同面食之殺虫，虫去則胃安也

又主胃反食則吐出上氣者方。

灸兩乳下各一寸，以差爲度。

又方

灸臍上一寸二十壯。

又方

灸內踝下三指稍邪向前有穴三壯即差。

又方

蘆根　茅根各二兩

右二味切。以水四升。煮取二升。頓服得下食。以上並與千金同並出第十六卷中

崔氏療食則吐。或朝食夜吐。名曰胃反。或氣噎不飲食。數年羸削。唯飲水。亦同此方。朱靈感録送

製半夏六兩　人參三兩　生薑一兩　橘皮二兩
舂杵頭糠一升綿裹　牛涎一升　厚朴二兩炙
羚羊角三兩削

右八味切。以水八升。煮取三升。分溫三服。相去十里久。欲頻服者。可至三劑。氣噎病者。胃閉不受食。唯飲水。水入吐出。積年不差。乃至於死。人間多有此病。此方救療有効。忌羊肉餳粘食。

又華佗療胃反。胃反爲病。朝食夜吐。心下堅如杯。往來寒熱。吐逆不下食。此爲寒澼所作。療之神効方。

眞珠　雄黃　丹砂以上研各一兩　朴消二兩
乾薑十累

右五味擣篩。蜜丸。先食服如梧子二丸。小煩者飲水則解之。忌生血物。一方有桂心一兩必効云治心下堅痛胃反寒病所作久變成肺痿方備急集驗千金張文仲同並出第四卷中

救急療胃反方。

昔在幼年經患此疾。每服食餅及羹粥等物。須臾吐出。正觀中許奉御兄弟及柴蔣等家。時稱名醫。奉勅令療。罄竭口馬所患。終不能瘳。漸羸憊候絕朝夕。忽有一衛士而云。服驢小便極驗。此日服食二合。然後食。唯吐一半。晡時又服二合。人定時食粥。吐便即定。迄至今日午時奏知之。大內中有五六人患胃反。同服用。一時俱差。此藥稍有毒。服時不可過多。承取尿及熱服二合。病若深七日以來服之良。後來療人並差。必効同出第六卷中通按驢尿治噎膈

必効人參湯。主胃逆不消。食吐不止方。

人參　澤瀉　桂心各二兩　橘皮
甘草炙　黃耆各三兩　茯苓四兩　生薑八兩
麥門冬二升去心　半夏一升製　大黃一兩半

右十一味切。以水一斗二升。煮取三升二合。服八合。日三夜一服。若羸人服六合。已下去大黃。忌海藻菘菜酢物生葱羊肉餳。千金同

又療胃反。朝食夜吐。夜食朝吐。諸藥療不差方。

羊肉去脂膜作脯以好蒜虀空腹任意多少食之立見效驗。

又療胃反吐水及吐食方。

大黃四兩 甘草二兩炙

右二味切以水三升煮取一升去滓分温再服如得可則隔兩日更服一劑神驗千金不傳忌海藻菘菜此本仲景傷寒論方並出第二卷中

萬全方療脾飲食吐逆水穀不化此爲胃反半夏飲子方。

製半夏八分 厚朴炙 人參 白朮

生薑切 棗各六分 粳米兩合

橘皮四分

右八味細切以水二大升煎取一升去滓分温四服空肚服二服忌羊肉餳並出第一卷中

脾胃弱不能食方三首

病源脾者藏也胃者府也脾胃二氣相爲表裏胃爲水穀之海主受盛飲食者也脾氣磨而消之則能食今脾胃二氣俱虛弱故不能食也尺脉浮滑速疾者食不消脾不磨也出第二十一卷中

廣濟療脾胃氣微不能下食五內中冷時微下痢方。

白朮八兩 神麴末五兩 甘草二兩炙 乾薑二兩

枳實二兩炙

右五味擣篩蜜和丸空腹温酒服如梧子二十丸日二服漸加至三十丸腹中有痛加當歸二兩忌熱麪海藻菘菜桃李雀肉等出第一卷中

延年人參飲主虛客熱不能食惡心方。

人參 麥門冬去心 橘皮 白朮

厚朴各二兩炙 茯苓四兩 生薑三兩切 甘草一兩炙

右八味切以水八升煮取三升分爲三服日三忌海藻菘菜桃李雀肉等蔣孝瑜處大効

又厚朴湯療不能食腹內冷氣方。

厚朴三兩炙 白朮 人參各一兩 茯苓二兩

生薑五兩 橘皮二兩

右六味切以水四升煮取一升二合分爲三服忌桃李雀肉酢物蔣孝瑜處出第六卷中

脾胃病日漸瘦因不食方三首

廣濟主脾胃中熱消渴小便數骨肉日漸消瘦方。

黃連 麥門冬各十二分去心 苦參

栝樓 知母 茯神 土瓜根各八分

人參 甘草炙各六分

右九味擣篩蜜和丸每食後少時煮蘆根大麥飲服如

梧子二十丸。日二服。漸加至四十丸。不利。忌海藻菘菜猪肉冷水酢等物。

又主胃氣冷弱。食則吐逆。從朝至夜不得食。食入腹則脹氣滿急。大便出飯粒如故。帶酸氣而羸。計日漸困者方。

吴茱萸二兩 白术三兩 人參 乾薑
甘草炙 五味子各二兩 麴末 麥蘖末各五合
厚朴一兩半 桂心一兩

右十味。擣篩爲散。空腹煮生薑湯服方寸匕。一日三服。漸加至二匕。忌生葱桃李雀肉海藻菘菜。出第一卷中

延年白术丸。療惡心數吐水不多。能食少心力者方。

白术 乾薑 人參 厚朴炙
桂心 細辛各六分 茯苓 當歸
茯神 枳實炙 五味子 附子炮各六分
吴茱萸六分 遠志去心五分 旋復花四分 澤瀉五分

右十六味。擣篩。蜜和爲丸如梧子。酒服二十丸。日再服。加至三十五丸。忌桃李雀肉大酢生菜生葱猪肉冷水。出第十七卷中

胃實熱方二首

千金凡右手關上脉陽實者。足陽明經也。病苦頭痛。脉經云陽中堅痛而熱。汗不出。如温瘧。脣口乾。善噦。乳癰。缺盆腋下腫名曰胃實熱也。

療胃實瀉胃熱湯方。

梔子人二兩 芍藥四兩 白术五兩 茯苓三兩
生地黄汁一升 射干三兩 赤蜜一兩 升麻三兩

右八味。切。以水七升。煮六味。取一升五合。去滓。下地黄汁兩沸。次下蜜。煎取二升。分三服。老小以意服之。忌桃李雀肉酢物蕪荑等。

又方

灸膝下三寸兩脚三里穴各三十壯。主胃中熱病。

胃虚寒方七首

千金右手關上脉陽虚者。足陽明經也。病苦脛寒不得卧。惡風寒。洒洒自急。腹中痛。耳虚鳴。時寒時熱。脣口乾。面浮腫。名曰胃虚冷也。又療胃虚冷。少氣口苦。身體無澤。補胃湯方。

防風 栢子人 細辛 桂心
橘皮各二兩 芎藭 吴茱萸 人參各三兩
甘草一兩炙

右九味。切。以水一斗。煮取三升。分温三服。忌海藻菘菜生葱生菜等物。

又補胃虚寒。身枯絶骨。諸節皆痛。人參散方。

人參　細辛　甘草炙各六分　桂心
當歸各七分　麥門冬七分去心　乾薑八分　遠志肉四分
蜀椒三分汗　吳茱萸二分

右十味爲散。食後服方寸匕。溫清酒進之。忌海藻菘菜生葱生菜。並出第十六卷中

范汪療胃氣虛不欲食。四肢重短氣。調和五藏。并療諸病調中湯方。

薤白一升切　枳實六枚炙　橘皮三枚　大棗十二枚
粳米三合　香豉六合

右六味切。枳實橘皮棗。以水六升先煮薤。得四升。內諸藥。煮取一升半。適寒溫服。中分服之。良。一方生薑四分。出第二十一卷中

删繁療胃虛苦饑寒痛。人參補虛湯方。

人參　當歸　茯苓　桔梗
芎藭　橘皮　厚朴炙各三兩　桂心
甘草炙各二兩　白术五兩　吳茱萸二兩　大麥蘖二升炒

右十二味切。以水一斗二升。煮取三升。去滓。分三服。忌海藻菘菜桃李雀肉生葱猪肉酢等物。出第十一卷中

又白术八味等散方。與前療同

白术　厚朴炙　人參　吳茱萸
麥蘖炒　茯苓　芎藭　橘皮各三兩

右藥擣篩爲散。食前服方寸匕。緩酒進之。隨性服。忌桃李雀肉大酢。出第四卷中

延年補胃飲。主胃氣虛熱不能食。兼渴引飲方。

茯苓四兩　人參三兩　橘皮二兩　生薑三兩
薤白一升切　豉五合綿裹　糯米二合

右七味切。以水七升。煮取三升。去滓。分溫六服。中間任食。一日令盡。忌酢物。張文仲處出第一卷中

五膈方八首

病源五膈氣者。謂憂膈恚膈氣膈寒膈熱膈也。憂膈之爲病。胷中氣結煩悶。津液不通。飲食不下。羸瘦不爲氣力。恚膈之爲病。心下苦實滿。噫輒酢心。食不消。心下積結牢在胃中。大小便不利。氣膈之爲病。胷脅逆滿。噎塞。胷膈不通。噫聞食臭。寒膈之爲病。心腹脹滿。欬逆。腹上苦冷。雷鳴繞臍痛。食不消。不能食肥。熱膈之爲病。藏有熱氣。五心中熱。口中爛生瘡。骨煩四肢重。脣口乾燥。身體頭面手足或熱。腰背疼痛。胷痺引背。食不消。不能多食。羸瘦少氣及癖也。此是方家所説五膈形證也。經云。陽脉結謂之膈。言憂恚寒熱。動氣傷神。而氣之與神並爲陽也。傷動陽氣。致陰陽不和。而府藏生病。結於胷膈之間。故稱爲膈氣。衆方説五膈。互有不同。但傷動之由有五。故云五膈氣。出第十三卷中

備急膈中之患。名曰膏肓湯丸。徑過。針灸不及所以作丸含之。令氣勢得相熏染。有五膈要丸方。

麥門冬十分去心　椒六分汗　遠志　附子炮

乾薑　人參　桂心　細辛各六分

甘草十分炙

右九味，擣篩，以蜜和丸如彈子，以一枚著牙齒間含，稍稍嚥汁，日三。主短氣，胷滿，心下堅，冷氣。此病有十許方，率皆相類。此丸最効。五膈者，謂憂膈、氣膈、恚膈、熱膈、寒膈也。忌豬肉、生菜、海藻、菘菜、生葱。千金肘後文仲同出第三卷中

張文仲五膈丸方。

吴茱萸　麴　杏人去皮尖　乾薑

蜀椒汗　好豉熬

右六味，等分，擣篩，蜜和丸如梧子，飲服七丸，日三。忌生冷。此方出隱居効驗，備急肘後同出第三卷中

延年秘録凡憂膈、氣膈、食膈、寒膈、飲膈，五病同藥，常以憂愁思慮，食飲而得之，若寒食食生菜，便發其病，苦心滿不得氣息，引脊痛如刺之狀，食則心下堅，大如粉絮，大痛欲吐，吐則差，飲食不得下，甚者乃手足冷，上氣欬逆，喘息氣短。療以九物五膈丸方。

麥門冬去心　蜀椒汗各三兩　遠志三兩去心　甘草五兩炙

附子一兩炮　乾薑三兩　人參四兩　桂心三兩

細辛三兩　通按：此即前五膈要丸一味不差

右藥擣篩，蜜和，微使淖，置有蓋器中，先食服大如彈子丸一丸，置喉中稍嚥之，喉中胷中當熱，藥力稍盡，復含一丸，日三四，夜一二服，服藥七日愈，二十日平復。若不能含者，可一大丸作二小丸，盡服之。唯夏月令乃益麥門冬、甘草、人參耳。其餘不異。神良。椒當以銅器熬於火上，使極熱，下置地，內椒器中熱攪之，須臾汗出，便擣合同處。椒力有熱，亦去其毒，非令有熱也。忌海藻、菘菜、豬肉、冷水、生葱、生菜。千金集驗同不能其於此方録用之耳

古今録驗大五膈丸，療膈中遊氣，上下無常處，藏有虛冷，氣迫咽喉，胷滿氣逆，脅有邪氣，食已氣滿，羸瘦著牀，骨立往來寒熱，腹中不調，或下痢嘔逆，欬嗽，骨肉銷盡，服之令人能食，長肌肉，強筋骨，利五藏，好顔色，補不足，益氣力方。

細辛　桂心　黄芩　食茱萸

厚朴炙各三分　杏人三十枚去尖　乾薑　川椒汗

遠志去心各三分　小草　芍藥　附子炮

當歸各二分　黄連二分

右十四味，擣篩，蜜和服如梧子二丸，日三，不知加之，以知為度。忌豬肉、冷水、生葱菜等。

又五膈丸。療憂膈氣膈食膈寒膈飲膈。異病同藥。神方。
人參　附子炮　遠志去心　桂心
細辛各四分　乾薑　蜀椒各五分汗
右七味擣篩。以蜜和服如彈丸。著牙下吹咀嚥之。若病劇者。日三夜再。并療諸毒風注氣。腹中百病皆應。當得眞新好藥。即可中病耳。神秘妙方不傳。忌生葱生菜猪肉冷水等物。通按此方比前五膈丸但少麥冬甘草二味
又療邪氣嘔逆。吸氣五膈爲病。五藏俱虗。則受風冷。五藏有邪。呼吸不足。陰注於内。陽結於外。陰陽錯亂。語言無常。膈中左右。狀如結氣。喉咽不利。氣出不入。此血氣衰微。藏凝冷氣成之。服此丸安穀通氣温藏。五膈丸出僧深方。
蜀椒一升汗　乾薑二兩　桂心二兩　芍藥一兩半
半夏洗　細辛　茯苓各一兩　前胡一兩半
右八物擣篩。蜜和服如彈丸一枚。喉中稍稍吞之。可增至三丸。或冷則加遠志一兩。佳。日再。忌羊肉餳生葱生菜醋物。
又療胷痛達背。膈中煩滿。結氣憂愁。飲食不下。藥悉主之。宜丸方。
製半夏一分　甘草炙　遠志去心各四分　乾薑
桂心　細辛　椒去目汗　附子炮各二分
右八味擣篩。以蜜和爲丸。先飯酒若粳米飲服如梧子五丸。日三。稍增至十丸。忌海藻菘菜羊肉餳猪肉冷水生葱生菜。並出第十八卷中
經心録五膈丸。療寒冷則心痛。咽中如有物。吐之不出。咽之不入。食飲少方。
乾薑三兩　麥門冬二兩去心　附子一兩炮　細辛二兩
蜀椒一兩汗　遠志一兩去心　甘草一兩炙　人參二兩
食茱萸二兩　桂心三兩　通按此方即前五膈丸多食茱萸一味
右十味。蜜和爲丸如梧子。服五丸。日二。忌猪肉冷水海藻菘菜生葱生菜。千金同出第二卷中

七氣方三首

病源七氣者。寒氣熱氣怒氣恚氣喜氣憂氣愁氣。凡七種氣積聚。堅大如杯若柈一作盤蒲官切在心下腹中。疾痛欲死。飲食不能。時來時去。每發欲死。如有禍祟。此皆七氣所生。寒氣則嘔吐惡心。熱氣則説物不竟言而迫。一云恍惚不章怒氣則上氣不可忍。熱痛上搶心。短氣欲死。不得氣息。恚氣則積聚在心下。心滿不得飲食。喜氣則不可疾行。不能久立。憂氣則不可劇作。暮卧不安席。愁氣則喜忘。不識人語。置物四方。還取不得去處。若聞急則四肢手足筋攣不能舉。狀如得病。此是七氣所生。男子卒得飲食不時所致。婦人則

產中風餘疾。千金同出第十三卷中

千金七氣丸方。

烏頭七分炮 紫菀 前胡 半夏洗
細辛 丹參 茯苓 芎藭
桃人去尖皮 吴茱萸 桂心 桔梗
石膏各三分研 人參 甘草 防葵各四分千金作防風
大黄七分 乾薑二分 蜀椒二分汗 菖蒲三分

右二十味擣篩爲末蜜和丸。酒服如梧子三丸。日三。加至十丸。一方去半夏加甘遂三分。忌海藻菘菜羊肉餳猪肉冷水生葱大酢生菜。一方有芍藥無菖蒲

又七氣丸。主七氣。七氣者。寒氣熱氣怒氣恚氣喜氣憂氣愁氣。此七氣爲病。皆生積聚。堅牢如柸。心腹絞痛。不能飲食。時去時來。發則欲死。凡寒氣狀。吐逆心滿。熱氣狀。恍惚眩冒。失精。怒氣狀。上氣不可當。熱痛上盪心。短氣欲絶。不得喘息。恚氣狀。積聚心滿。不得食飲。喜氣狀。不可疾行久立。憂氣狀。不可苦作。卧不安席。愁氣狀。平故怒氣。善忘。四肢跗腫。不得舉止。亦療産後中風餘疾方。

大黄十分 椒二分 人參 半夏洗
芎藭 柴胡 甘草炙 桔梗
石膏 菖蒲 桃人去皮尖 吴茱萸
茯苓各三分 乾薑四分 細辛三分

右十五味擣篩。蜜和丸如梧子。酒服三丸。日三。加至十丸。忌羊肉餳生葱海藻菘菜猪肉生菜酢物。

又七氣湯。療虚冷上氣勞氣方。

半夏一升洗 生薑十兩 人參 桂心
甘草一兩各炙

右五味切。以水一斗。煮取三升。分爲三服。日三。忌羊肉餳生葱海藻菘菜。並出第十七卷中

氣噎方六首

病源此由陰陽不和。藏氣不理。寒氣填於胷膈。故氣噎塞不通。而謂之氣噎。令人喘悸。胷背痛也。出第二十卷中

廣濟療噎。胷脅氣滿。每食氣噎。通氣湯方。

半夏洗 生薑各六兩 橘皮 桂心各三兩切

右四味切。以水八升。煮取二升五合。絞去滓。分温三服。服别相去如人行六七里服。忌羊肉生葱餳等。出第一卷中

深師療胷滿氣噎。通氣湯方。

半夏八兩洗 生薑六兩 桂心三兩 大棗三十枚

右四味切。以水八升。煮取三升。分服五合。日三夜一。忌羊肉餳生葱。千金同出第二十二卷中

集驗療氣噎煎方。

蜜酥薑汁各一升

右三味合和。微火煎五六大沸。取如大棗二枚。内酒中飲之。直拟服之亦好。千金古今錄驗同

又通氣噎湯方。

半夏洗三兩　桂心三兩　生薑八兩　羚羊角三兩

右四味切。以水八升。煮取三升。分服半升。日再服。忌羊肉生葱餳。古今錄驗同並出第四卷中

救急療喉中氣噎方。

半夏洗　柴胡　生薑各三兩　羚羊角屑一法三兩

犀角屑　桔梗　昆布　通草

甘草炙各二兩

右九味切。以水八升。煮取三升。分三服。忌羊肉餳猪肉海藻菘菜等。

古今錄驗羚羊角湯。療噎氣不通。不得下食方。

羚羊角屑二兩　厚朴炙　吴茱萸　乾薑各三兩

通草　橘皮各二兩　烏頭十五枚炮

右七味切。以水九升。煮取三升。分三服。日三。忌猪肉冷水。深師千金同出第二十七卷中

諸噎方一十二首

病源夫陰陽不和。則三焦隔絶。三焦隔絶則津液不利。故令氣塞不調理也。是以成噎。此由憂恚所致。憂恚則氣結。氣結則不宣流使噎。噎者噎塞不通也。出第二十卷中

深師療噎方

羚羊角屑　前胡　甘草各兩　人參

橘皮各二兩

右五味切。以水六升。煮取二升。分四服。忌海藻菘菜。

又方

鸕鷀喙

右一物。當噎時以銜之則下。肘後同

又方

羚羊角

右一物。多少自在末之。飲服亦可。以角摩噎上良。並出第二十二卷中

廣利方療因食即噎塞。如炙肉臠在咽中不下方。

吴射干六分　升麻四分　桔梗四分　木通十二分

赤茯苓八分　百合八分　紫菀頭二十一枚

右七物切。以水二大升。煎取九合。去滓。分温三服。食後良久服。忌猪肉酢物。出第四卷中

千金理諸噎方。

常食乾粳米飯。即不噎。

又方

炭末細羅。蜜丸如彈子大。含少細細嚥津即下。集驗同並出第十六卷中

集驗療噎方。

取頭垢如棗大。以粥若漿水和服之。肘後深師同出第十卷中

必効主噎方。

鏉捺大椎盡力則下。仍令坐之。通按鏉捺未詳仍令坐之亦未詳

又方

以酢煮麪糊啜之則差。此只可一兩日差。欲長久絕者。取渡爲丸如彈子。酢中煮熟。於水中渫。却及熱則食二十丸。神驗。不過三兩度則差。大効。

又半夏湯主噎方。

生薑四兩 半夏一升洗 石膏四兩碎 小麥一升完用

吳茱萸一升 赤小豆二十顆 大棗二十顆 人參

甘草炙 桔梗 桂心各二兩

右十一味切。以酒二升水八升。煮取三升。分三服。忌豬羊肉海藻菘菜餳生葱等。古今錄驗有桔梗無桔梗名乾薑湯不用生薑

又方

杏人二兩去尖皮 桂心二兩

右二味末之。蜜和丸。含之如棗核許。稍稍嚥之。臨食先含極効。忌生葱。千金同並出第二卷中

古今錄驗療噎方

蘆根三斤

右一味切。以水一斗。煮取四升。分四服。出第二十七卷中

卒食噎方九首

病源此由藏氣冷而不理。津液澀少而不能傳行飲食。故食入則噎塞不通。故謂之食噎。胷內痛。不得喘息。食不下。是故噎也。出第二十卷中

肘後療卒食噎方。

橘皮三兩

右一味切。以水三升。煮取一升。頓服之。

又方

舂杵頭糠。置手巾角以拭齒。立下。集驗深師千金同並出第五卷中

深師療卒噎法。

傍人可緩解衣帶。勿令噎者知。則愈。

又療卒噎方。

與共食人當以手捉噎人筋。問曰。此等何物。噎人當荅言筋。共食人云。噎下去。則立愈。

又療卒噎不下方。

水一杯 刀一口

右二物，先以刀橫畫水，已後盡飲之，則下。出第二十二卷中

集驗療醋噎方。

羌活五兩

擣，用水一升，浸三宿，每日溫服五合，差。

又療氣噎不下食，兼嘔吐方。

半夏四兩，洗　生薑三兩，各切

右二味，以東流水二大升，煎取一升，去滓，溫服三合，日三服。忌羊肉、餳。並出第五卷中

備急療卒食噎不下方。

取蜜含之，則下。千金、集驗、肘後同

又方

取老牛涎沫如棗核大，置水中飲之，終身不有噎。必効、肘後、深師、千金同，並出第三卷中

五噎方三首

病源：夫五噎，謂一曰氣噎，二曰憂噎，三曰食噎，四曰勞噎，五曰思噎。雖有五名，皆由陰陽不和，三焦隔絕，津液不行，憂恚嗔怒所生，謂之五噎。噎者，噎塞不通也。出第二十卷中

古今錄驗五噎丸，療胸中久寒，嘔逆，逆氣隔，飲食不下，結氣不消。氣噎、憂噎、勞噎、食噎、思噎。氣噎者，心悸，上下不通，噫噦不徹，胸脅苦痛。憂噎者，天陰苦厥逆，心下悸動，手足逆冷。勞噎者，苦氣隔，脅下支滿，胸中填塞，令手足逆冷，不能自溫。食噎者，食無多少，唯胸中苦塞常痛，不得喘息。思噎者，心悸動，喜忘，目視䀮䀮。此皆憂恚嗔怒，寒氣上逆，胸脅所致，療之方。

乾薑　蜀椒汗　食茱萸　人參

桂心各五分　細辛　白朮　茯苓

附子炮，各四分　橘皮六分

右十味，擣篩，以蜜和為丸如梧子，酒服三丸，日再。不知漸增。忌桃李、雀肉、大酢、豬肉、冷水、生葱、生菜、酢物。出第二十七卷中

經心錄五噎丸，主五種之氣，皆令人噎方。

人參　半夏　桂心　防葵一方用防風，小草，各二兩

附子炮　細辛　甘草炙，各二兩　食茱萸三合

紫菀　乾薑　芍藥　枳實炙

烏頭各六分，炮

右十三味，擣篩，以蜜和為丸如梧子大，服五丸，日三。不知，加至十五丸。忌羊肉、餳、海藻、菘菜、豬肉、生葱、生菜。千金同，出第二卷中

集驗噎塞不通方。

營實根十二分

右一味擣爲散。酒下方寸匕。日三服。出第五卷中

諸骨哽方三十五首

肘後療食諸魚骨哽百日哽者方。

用綿二兩。以火煎蜜內一段綿。使熱灼灼爾從外縛哽所在處。灼瓠以熨綿上。若故未出。復煮一段綿以代前。并以皂莢屑少少吹鼻中。使得嚏出矣。秘方不傳。禮云魚去乙。謂其頭間有骨如乙字形者。哽入不肯出故也。

又方

取捕魚竹笱鬚燒末飲之。魚網亦佳。

又療食諸肉骨哽方。

白雄雞左右翮大毛各一枚燒末。水服一刀圭也。仍取所食餘者骨。左右手反覆擲背後則下也。文仲備急同

又方

燒雞足末服方寸匕。酒下立出。深師同

又方

生艾蒿數升。水酒共一斗。煮取三四升。稍稍飲之。深師同

凡療病皆各以其類。豈宜以鸕鷀療肉骨。狸虎療魚哽耶。至於竹篾薤白嚼筋綿蜜事。乃可通爲諸哽用耳。又有呪術小小皆須師解。故不備載。出第五卷中

深師療食魚骨哽方。

捕魚網燒。飲服刀圭七。良。是魚哽燒魚網服之良。

又療哽及刺不出方。

服薔薇灰末方寸匕。日三。亦療折箭刺入。膿囊不出。堅燥及鼠撲。服之十日。哽刺皆穿皮出。効。

又療鐵棘竹木諸刺在肉中折不出及哽不下方。

半夏二兩洗　白斂二兩

右二物擣篩。酒服半錢匕。日三。寧從少少起者。半夏戟人喉中故也。忌羊肉餳等。加乾薑一兩尤佳。

又方

鼠腦厚塗瘡上則出。亦可用墳鼠。大効。

又療哽方。

螻蛄腦

右一物吞。卽下。亦療刺不出。塗刺瘡上。

又療咽哽方。

取魚尾著衣領。令下推立下。

又方

白斂白芷等分擣散。飲服刀圭。

又療食哽方。

鷹糞燒灰存性。

右一物下篩。服方寸匕。虎狼鵰屎皆可服之佳。

又療骨哽咽不得下飲食方。

白雞翼翮大毛各一枚。著銅器中燒之焦。作灰。飲服一刀圭。立下。

又療哽方。

半夏五兩洗　白芷五兩

右二物擣篩。服方寸匕。則嘔出。忌羊肉餳。

又方

以東流水一杯。東向坐。以手指畫水中作龍字。訖。飲水。不自曉書。令他人持手書良。

又方

凡書文曰。天有門。地有根。諸家入口者。皆當得吞。集驗同並出第二十二卷中

千金療哽方。

取鹿筋漬之濡。索之大如彈丸。持筋端吞之。候至哽處。徐徐引之。哽著筋出。集驗同

又方

極吹之。食骨鯁。燒虎狼屎服。

又方

末虎骨若狸骨。服方寸匕。集驗同

又方

服瞿麥末方寸匕。集驗同古今錄驗兼主折刺不出

又方

吞猪膏如雞子大。不差更吞。差止。古今錄驗同

又療諸哽方。

作竹篾刮令滑。綿纏內咽中。令至哽處。可進退引之。哽即出。小品古今錄驗深師同

又療諸哽方。

鸕鷀屎末。服方寸匕。集驗古今錄驗同

又療魚骨哽方。

口稱鸕鷀鸕鷀。則下。並出第二十六卷中

張文仲療食諸魚骨哽方。

以魚骨插頭上。則立下。陶云因璽刻則出。肘後備急同

又方

小嚼薤白令柔。以繩繫中央。持繩一端。吞薤到哽處。引哽當隨出。集驗古今錄驗深師備急千金同

又療魚骨哽在喉中。衆法不能去者方。

取飴糖丸如雞子黄大。吞之。不去又吞。此用得効也。肘後備急千金集驗小品同

又療食中吞髮哽不去繞喉者方。

取梳頭髮燒灰。飲服一錢匕。肘後備急集驗千金同並出第三卷中

救急療哽方。

好蜜以一匙抄。稍稍嚥之。令下良。文仲同

又療魚骨哽在喉中方。

以少許硇砂口中咀嚼。嚥之立下。出第七卷中

必効療魚骨哽方。

含水獺骨立出。小品同

又方

魚網覆頭立下。千金云。燒灰服半匕。小品同出第二卷中

古今録驗療魚哽骨横喉中。六七日不出方。

取鯉魚鱗皮合燒作屑。以水服之。則出也。未出更服之取出爲度。出第二十九卷中

雜誤吞物方一十七首

肘後療誤吞鈎方。

若繩猶在手中者莫引之。但益以珠璫若薏子輩就貫之著繩。稍稍令推至鈎處。小小引之則出。

又方

以小羊喉以沓繩推至鈎處。當退脱。小引則出。

又方

但大戻頭四向顧。小引之則出。

又方

常思草頭一把。二升水淘灌之。十餘過而飲之。

又療誤吞諸木竹釵輩方。

取布刀故鋸燒漬酒中。以女人大指甲二枚燒末。内酒中飲之。

又方

若是桃枝竹釵。但數數多食白糖。自消去。

又療以銀釵簪筯擿吐。因氣吸誤吞不出方。

多食白糖。漸漸至十斤。當裹物自出。此說與葛氏小異。並出第五卷中

深師療誤吞鈎方。

虎珀珠

右一物。貫著鈎繩。推令前入至鈎所。又復推。以牽引出矣。若水精珠卒無珠。堅物摩令滑。用之也。出第二十二卷中

千金療誤吞環若指彄方。

燒鴈毛二七枚末服之。鵝羽亦佳。備急文仲同

又誤吞珠銅鐵而哽者方。

燒弩銅牙令赤。内酒中飲之。立愈。出第二十六卷中

張文仲療吞諸珠璫鐵而哽方。

燒弩銅牙令赤內水中。飲其汁立愈。肘後備急同

又療誤吞錢方。

擣火炭末。服方寸匕。則出。肘後小品集驗千金備急深師同

備急葛氏誤吞釵方。

取薤暴令萎煮令熟勿切。食一大束。釵則便隨出。生麥糵若蘩縷皆可用。良效。千金肘後同

又誤吞釘及箭金鍼鐵等物方。

多食肥羊肉脂及諸肥肉。自裹出。肘後千金文仲同並出第五卷中

古今錄驗療誤吞銀鐶及釵者方。

取飴糖一斤。一頓漸漸食盡。多食之。鐶及釵便出。小品集驗千金同千金作白糖

又方

取水銀一兩分服之。釵便下去也。亦可以胡粉一兩擣調之。分再服。食銀令如泥也。若吞金銀物在腹中皆服之。令消烊出也。

又療誤嚥鍼方。

取真吸鍼磁石末。酒白飲服一方寸匕。解曰。磁石特能吸取鍼。雖云。今吞鍼哽在喉中。而服磁石末入腹耶。若含磁石口中者。或吸鍼出耳。二理詳取其義焉。小品集驗千金同出第二十九卷中

右迪功郎充兩浙東路提舉茶塩司幹辦公事張寔

較勘

重訂唐王燾先生外臺秘要方第八卷終

重訂唐王燾先生外臺秘要方第九卷欬嗽二十三門

唐王燾先生外臺秘要方第九卷

宋朝散大夫守光祿卿直秘閣判登聞簡院上護軍臣林億等　上進

新安後學程衍道敬通父訂梓

欬嗽方三首

病源欬嗽者由肺感於寒微者成欬嗽也肺主氣合於皮毛邪之初傷先客皮毛故肺先受之五藏與六腑爲表裏皆稟氣於肺以四時更王五藏六腑皆有欬嗽各以其時感於寒而受病故以欬嗽形證不同五藏之欬者乘秋則肺先受之肺欬之狀欬而喘息有音聲甚則唾血乘夏則心先受之心欬之狀欬則心痛喉中介介如哽甚則咽腫喉痺乘春則肝先受之肝欬之狀欬則兩一作左脅下痛甚則不可轉側兩胠下滿乘季夏則脾先受之脾欬之狀欬則右脅下痛陰陰引於肩背甚則不可以動動則欬劇乘冬則腎先受之腎欬之狀欬則腰背相引而痛甚則欬逆此五藏之欬也五藏欬久不已傳與六腑脾欬不已則胃受之胃欬之狀欬而嘔嘔甚則長蟲出肝欬不已則膽受之膽欬之狀欬而嘔膽汁肺欬不已則大腸受之大腸欬之狀欬而遺糞心欬不已則小腸受之小腸欬之狀欬而失氣氣與欬俱出腎欬不已則膀胱受之膀胱欬之狀欬而遺溺久欬不已則三焦受之三焦欬之狀欬而腹滿不欲食飲此皆聚於胃關於肺使人多涕唾而面浮腫氣逆也又有十種欬一曰風欬欲語因欬言不得終是也二曰寒欬飲冷食寒注入於胃從肺脉上氣內外合因之而欬是也三曰支欬心下硬滿欬則引四肢痛其脉反遲是也四曰肝欬欬而引脅下痛是也五曰心欬欬而唾血引手少陰是也六曰脾欬欬而涎出續續不止下引少腹是也七曰肺欬欬引頸項而唾涎沫是也八曰腎欬欬則耳聾無所聞引腰并臍中是也九曰膽欬欬而引頭痛口苦是也十曰厥陰欬欬而引舌本是也診其右手寸口氣口以前脉手陽明經也其脉浮則爲陽實陽實者病苦腹滿善喘欬脉微大爲肝痺欬引少腹欬嗽脉浮大者生沉小伏匿者死又云脉浮直者生沉硬者死欬且嘔腹脹且泄其脉弦弦欲絶者死欬脫形發熱脉小硬急者死欬且羸瘦絡脉大硬者死欬而尿血羸瘦脉大者死出第十四卷中

小品療欬嗽紫菀七味湯方

紫菀半兩　五味子一兩　桂心二兩　麻黄四兩去節

杏人七十枚去皮尖兩人碎　乾薑四兩　甘草二兩炙

右藥切以水九升煎取二升半去滓溫服七合日三服忌海藻菘菜生葱蒜麪腥膩經心錄古今錄驗同出第二卷中

延年紫菀飲。主欬嗽方。

紫菀　貝母　茯苓　杏人去皮尖兩人者

生薑各三兩　人參二兩　橘皮一兩去脉

右七味，切。以水五升，煮取一升五合，去滓，分溫三服。如人行七里，更進一服。忌葱蒜麪酢。張文仲處古今錄驗同出第五卷中

古今錄驗天門冬煎，療欬嗽方。

天門冬六兩去心　杏人三升去雙人皮尖碎　椒三升熬令汗出

桂心　厚朴炙　杜仲　苦參各三兩

附子六兩炮　乾薑六兩　烏頭二枚炮　人參六兩

蜈蚣一枚去頭足炙

右十二味，別擣杏人，其餘者合擣下篩，以五斤膠飴和擣千杵。服如大棗一枚，日三。忌冷水豬肉生葱鯉魚。出第九卷中

五嗽方四首

深師療五嗽，一曰上氣嗽，二曰飲嗽，三曰燥嗽，四曰冷嗽，五曰邪嗽，四滿丸方。

乾薑　桂心　躑躅花　芎藭

紫菀　芫花根皮各二分　人參

細辛　甘草炙　半夏洗　鬼督郵各分

蜈蚣一枚去頭足炙

右十二味，擣篩，蜜和服如大豆五丸，米飲下，日三。不知加之至七八丸。服此丸無不差，方秘不傳。忌羊肉餳生葱生菜海藻菘菜。

又方

特生礜石一兩泥包燒半日　款冬花一兩　豉三百枚擣千杵

巴豆十六枚去皮心熬別擣如脂

右四味，擣篩，蜜和服如大豆，米飲下二丸。不知稍增至四五丸。忌野豬肉蘆筍。古今錄驗療三十年欬並出第十八卷中

備急華佗五嗽丸方。

皂莢炙　乾薑　桂心

右三味，等分，擣篩，蜜和丸如梧子。服三丸，酒飲俱得，日三。忌葱。出第三卷中

古今錄驗四滿丸，療五嗽，一爲氣嗽，二爲痺嗽，三爲燥嗽，四爲邪嗽，五爲冷嗽，悉療之方。

蜈蚣二枚炙　芫花根五分熬　躑躅花四分　乾薑

芎藭　桂心各四分　人參　細辛各二分

右八味，擣篩，蜜和爲丸。一服，米飲下五丸如大豆許，日三。稍加至十丸。忌生葱生菜。出第十九卷中

新久欬方三首

深師療新久欬嗽唾膿血，連年不差，晝夜肩息，麻黄湯方。

麻黃去節四兩 一方二兩　桂心二兩　甘草二兩
大棗十四枚擘
右四味切。以水九升。煮取三升。去滓。分温三服。日三。數用有効。忌海藻菘菜生葱等物。
又療新久欬嗽前胡丸方。
前胡六分　烏頭炮二枚　桔梗　乾薑各二分
桂心八分　蜀椒八分汗
右六味擣篩。蜜和如櫻桃大一丸含化。稍稍嚥之。日三。
又療久欬晝夜不得臥。咽中水雞聲欲死者療之良。忌豬肉冷水生葱。並出第十八卷中
千金療新久欬嗽。款冬花煎方。
欵冬花　乾薑爲末　芫花根熬爲末各二兩
五味子　紫菀各三兩
右五味。先以水一斗煮三味。取三升半。去滓。內芫花乾薑末。加白蜜三升。合投湯中。令調。於銅器中。微火煎。令如飴。可一升半。服棗核大。含之。日三服。曾數用甚良。忌蒜麪腥膩。深師同出第十八卷中
卒欬嗽方八首
肘後療卒欬嗽方。
釜月下土一分　豉七分熬
右二味熬擣。蜜丸如梧子大。米飲服十四丸。曾用有驗。
又方
飴糖六分　乾薑末六分　豉一兩
右三味。先以水二升。煮豉三兩沸。去滓。內飴糖消後。內乾薑末。分爲三服。
又方
生薑汁　百部根汁
右二味合煎。服二合。並出第一卷中
張文仲卒欬方。
百部根四兩
右一味。酒一斗。煮之。再宿火温。服一升。日再服之効。肘後同
又方
温清酒一升　豬膏一升
右服之。亦療上氣。並出第三卷中
備急卒欬嗽方。
芫花二兩熬
右一味。水二升。煮四沸。去滓。內白糖一斤。服如棗大。勿食鹹酸物。亦療久欬。肘後同
又方

爐中取鈆屑一分　桂心二兩　皂莢二兩去皮子炙

右三味擣篩。蜜和丸如梧子。大人米飲下服十五丸。小兒五丸。日二服。忌生葱。肘後同出第三卷中

深師療卒欬逆上氣肩息。晝夜不止欲絕。麻黃湯方。

麻黃去節　細辛各二兩　甘草半兩炙

桃人二十枚去皮尖及兩人者研一本作杏人

右四味切。以水七升。煮取三升。去滓。分三服。秘方。忌海藻菘菜生菜。出第十八卷中

暴熱欬方二首

千金療暴熱欬。杏人飲方。

杏人四十枚去皮尖兩人炒研　柴胡四兩　紫蘇子一升　橘皮一兩

右四味切。水一斗。煮取三升。分三服。常服飲之不妨。本方無紫蘇子有乾棗出第十八卷中

延年貝母煎。主暴熱欬方。

貝母三兩　紫菀　五味子　百部根

杏人去皮尖兩人者研　甘草炙各二兩

右六味切。以水五升。煮取二升。去滓。和地黃汁三升。生麥門冬汁一升。白蜜五合。好酥二合。生薑汁一合。又先取地黃麥門冬及湯汁。和煎減半。內酥薑汁。攪不得停手。又減半。內蜜煎如稠糖煎成。取如棗大含嚥之。日三夜再服。忌海藻菘菜鹹物。蔣孝璋處出第五卷中

冷欬方三首

深師療冷欬逆氣。乾薑湯方。

乾薑四兩　紫菀一兩　杏人七十枚去皮尖雙人切

麻黃四兩去節　桂心　甘草炙各二兩　五味子一兩

右七味切。水八升。煮取二升七合。分三服。平體人加射干一兩。代乾薑。忌海藻菘菜生葱等。

又療冷飲欬。芫花煎方。

芫花二兩　乾薑二兩　白蜜二升

右三味。擣篩二味。內蜜中攪令相和。微火煎。令如糜。服如棗核一枚。日三夜一。欲痢者多服。出第十八卷中千金主新久欬並

千金療冷嗽方。

乾薑三兩末　膠飴一斤

右二味。攪令和調。蒸五升米下令熟。以棗大含化。稍稍嚥之。日五夜三。出第十八卷中

欬失聲方四首

廣濟療咽喉乾燥欬嗽。語無聲音。桂心散方。

桂心三兩　杏人三兩去皮尖雙人熬擣

右二味。擣篩爲散。以蜜和綿裹如棗大。含之嚥汁。日三夜二。忌生葱油膩。出第二卷中

古今錄驗療暴中冷傷寒，鼻塞喘欬，喉中瘂塞，失音聲者方。

取芫花根一虎口，切，暴

右一味，令病人以薦自縈，就裏舂芫花根，令飛揚入其七孔中，當眼淚出，口鼻皆羅刺郎達切，畢畢耳，勿住，令芫花根盡則止，病必於此差。

又療忽暴欬失聲語不出杏人煎方。

杏人一升，去皮尖、兩人者，熬　通草四兩　紫菀
五味子各三兩　貝母四兩　桑白皮五兩　蜜一升
沙糖一升　生薑汁一升

右九味，切，以水九升煮五味，取三升，去滓，內杏人脂、薑汁、蜜、糖，和攪，微火上煎取四升，初服三合，日再夜一，稍稍加之。忌蒜、麪、炙肉等。千金同

又通聲膏方。

五味子　款冬花　通草各三兩　人參二兩
杏人一升，去尖皮、兩人者，熬　桂心　細辛
青竹皮　菖蒲　酪酥各二兩　棗膏三升
白蜜一升　薑汁一升

右十三味，細切，以水五升，微火煎，三上三下，去滓，內薑汁、棗膏，煎令調和，酒服如棗二枚。忌生菜、生葱、羊肉、餳。千金用蘇五升、棗膏、蜜各二升，餘同。並出第十九卷中

氣嗽方八首

病源夫肺主氣，候皮毛，人有運動勞役，其氣外洩，腠理則開，因乘風取涼，冷氣卒傷於肺，即發成嗽，故爲暴氣嗽，其狀嗽甚而少涎沫。出第十四卷中

古今錄驗療患氣嗽并下焦冷結方。後四方同療。姚大夫別錄要方

紫菀　貝母　百部根　款冬花
五味子　半夏各五分，洗　射干十分
芫花根皮四分，切，熬令焦　乾薑　橘皮各四分
杏人八分，去皮尖、雙人者，熬　蘇子四分　白石英八分，研
鍾乳十分，研

右十四味，擣篩，以蜜和爲丸如梧桐子，酒服十丸，日再，稍加至三十丸。忌羊肉、餳、諸生冷等物。

又方

乾地黃　桂心　山茱萸　五味子各三兩
茯苓四兩　蓯蓉　丹參　澤瀉
甘草炙　鍾乳各二兩，研

右十味，擣篩，蜜和，酒服十五丸如梧子大，日增至三十丸。忌海藻、生葱、醋物、菘菜、蕪荑。

又酒方。

丹參　乾地黃各五兩　芎藭　石斛
牛膝　黃耆　白朮　蓯蓉各四兩
防風　獨活　附子炮　秦艽
桂心　乾薑各三兩　鍾乳研六分

右十五味切。以酒三斗浸七日。初服二合。日再。稍稍加之。忌食桃李雀肉生葱豬肉冷水蕪荑。

又丸方。

乾地黃四兩　防風　蓯蓉　澤瀉各三兩
山茱萸　丹參　五味子　茯神各二兩一方作茯苓
桂心一兩半

右九味擣篩。蜜和丸如梧子。酒服二十丸。日再。稍加至三十丸。忌醋物生葱蕪荑。並出第十九卷中

延年杏人煎。主氣嗽方。

好杏人一升去皮尖兩人者熬　糖一合　蜜五合
酥一合　生薑汁一合　貝母八合別篩末
蘇子汁一升以七小合蘇子研水和濾取汁

右七味。先擣杏人如泥。內後六味藥。合煎如稠糖。取如棗大含嚥之。日三。但嗽發。細細含之。忌豬肉。蔣孝璋處

又療氣嗽煎方。

貝母　紫菀　百部根炙　款冬花
甘草炙各三兩　桂心二兩

右六味切。以水六升。煮取一升五合。去滓。內後藥。

生地黃汁三升　生麥門冬汁五合　生薑汁五合
白蜜五合　酥五合　白糖五合
杏人三合去皮尖雙人熬擣作膏

煎如糖。一服一匙。日三。稍加至三匙。嗽定則停。忌海藻生葱菘菜蕪荑蒜醋鹹食豬肉等。

又療氣嗽杏人煎方。

杏人五合去皮尖擣研　生薑汁二合　酥一合
蜜三合

右四味。以水三升。研杏人取汁。內銅鐺中。煎攪可減半。內薑汁煎如稀糖。內酥蜜煎令如稠糖。一服一匙。日三服。夜一服。稍加至兩匙。忌豬肉。

又杏人煎。主氣嗽方。

杏人一升去尖皮兩人者研濾取汁　酥三合　白蜜三合

右三味。以水三升。研濾杏人。令味盡。內銅鐺中。煎可減半。內酥蜜煎二十沸。內貝母末四分。紫菀末三分。甘草炙末一分。更煎攪如稀糖。一服一匙。日三夜一服。以效嗽止為度。大驗。忌菘豬肉。並出第五卷中

呷欬方二首

病源呷欬者，猶是欬嗽也。其胷膈痰飲多者，欬則氣動於痰，上搏咽喉之間，痰氣相擊，隨欬動息，呼呷有聲，謂之呷欬。其與欬嗽大體雖同，至於投藥則應加消痰破飲之物，以此爲異耳。出第十四卷中

崔氏三十年以來呷欬，并療之方。

莨菪子新者　南青木香真者　熏黄無石臭者

右三味，等分，擣篩爲散，以羊脂塗青紙一張，以散藥著紙上，卷裹之。平旦空腹燒裹頭，令烟出，吸取十嚥，日中時復吸十嚥，日晚後吸十嚥，七日內禁生冷醋滑。三日則差。出第六卷中

古今録驗療呷欬，書墨丸方。大神驗，萬年縣令席君懿送。

書墨二分　芉遂二分　葶藶子二分，熬　前胡五分

大黄五分　巴豆二分，去心皮，熬

右六味，擣篩爲散，巴豆、葶藶別細研，蜜和丸如梧子。以白蜜粥清飲，旦空腹服三丸，人弱服二丸，則利水，或吐。三日以後更一服，還如上法，不過三服愈。療三十年欬。如利不止者，以冷白飲止之。吐利止後，食禁生冷醋滑豬魚雞麪油酒冷水蒜蘆笋。此藥宜春夏服之，有毒之藥，寧從少起。廣濟療瘕嗽上氣，喉中作水雞鳴。出第十九卷中

熏欬法六首

千金療欬熏法。

細熟艾薄薄布紙上，廣四寸，復以石硫黄末薄布艾上，務令調勻。以荻一枝如紙長卷之，作十枚。先以火燒纏下去荻，其烟從荻孔中出，口吸取煙嚥之。取吐止，明旦復熏之，昨日餘者，後日復熏之，三日止。自然差。惟得食白糜，餘皆禁之。古今録驗同

又法

熏黄一兩，研令細

以蠟紙并上熏黄，令與蠟相入，調勻，卷之如前法。燒之，亦如上法，日一二止，以吐爲度。七日將息後，羊肉羹補之。

又法

爛青布廣四寸，上布艾，艾上又布青礬石末，礬上布少熏黄末，又布少鹽，又布少豉末，急卷之，燒令著，內燥罐中，以紙蒙頭，作小孔，以口含取煙嚥之。以吐爲度。悶時復息，煙盡止。日一二用，三卷用不盡差。三七日慎油膩。並出第十八卷中

崔氏療久欬不差熏法。

款冬花

布一味。每旦取如雞子許。用少許蜜拌花使潤。内一升鐵鐺中。又用一瓷椀合鐺。椀底鑽一孔。孔内插一小竹筒。無竹。葦亦得。其筒稍長。作椀鐺相合及插筒處。皆麪埿之。勿令漏煙氣。鐺下著炭火少時。款冬煙自從筒中出。則口含筒吸取煙嚥之。如覺心中少悶。須暫舉頭。即將指頭捻筒頭。勿使漏煙氣。吸煙使盡止。凡如是三日一度爲之。待至六日。則飽食羊肉餺飥一頓。則永差。出第六卷中

古今錄驗療欬飲呼合切下同煙法。

鍾乳研　白石英研　人參　丹參研
雄黄各七分研　水銀二分研　烏羊腎脂一具　淨紙十張

右八味。各擣篩爲末。以水銀投藥裏細研。使入諸藥。羊脂熬。取置紙中。令均平。使厚一分。散藥令周遍。翦紙一張作三分。瘦弱婦人。五日用半寸。熏末服藥前齋五日。服藥後一百日。忌五辛酒肉。此一劑得療五十人。上氣悉皆愈。忌生血物。

又療欬腹脹氣上不得臥。身體水腫。長孫振熏法。

蠟紙一張　熟艾薄布遍紙上
熏黄末三分　款冬花末二分

右三味。并遍布艾上。著一葦筒。卷之寸别。以繩繫之。燒下頭。飲煙嚥之。亦可三十嚥。欲訖則差。欲盡三劑。一百日斷鹽醋。日一。每飲三寸。三日盡一劑。出第十九卷中

療欬方一十四首

深師療欬方。

巴豆炮去殼勿傷肉

白飲吞下。初日飲服二枚。二日三枚。良。忌野豬肉蘆笋。千金同

又方

蜀椒一合汗去目　杏人去皮尖半合熬　豉半合
款冬花小半合

布四味。擣。蜜和爲丸。晚間不食。含一丸如彈丸大。含一丸則知効驗。十年者五六日知良。並出第十八卷中

小品療欬生薑五味子湯方。

五味子五合　生薑八兩　紫菀一兩　半夏二兩洗
吴茱萸一兩　款冬花半兩　細辛一兩　附子一枚炮
茯苓四兩　甘草二兩炙　桂心一兩

右十一味。切。以水一斗。煮取五升。分温三服。老人可服五合。忌海藻菘菜豬肉冷水羊肉餳生菜醋物生葱。古今錄驗同出第一卷中

備急療欬方。

杏人半斤去尖皮兩人者熬　紫菀二兩

右二味。先研杏人取汁。使盡。細切紫菀。更煎少濃。去滓。内蜜使稠。細細飲之。立定。出第三卷中

崔氏療欬方。

杏人一升去尖皮兩人熬　蘇子汁五合　生薑汁五合煎

蜜五合煎令沫盡

右四味。先擣杏人作脂。訖。内諸藥和煎。攪調三四沸。藥成。含嚥如棗大。日三四。忌蒜麪。出第六卷中

延年紫菀飲主欬方。

紫菀一兩半　貝母二兩　人參一兩　橘皮半兩

生薑一兩　杏人一兩半去皮尖兩人者研

右六味。切。以水二升五合。煮取八合。分三服。欲再服亦得。慎鹹醋蒜麪。蔣孝璋處出第五卷中

必効療欬方。

棗一百二十顆去核　豉一百粒　桃人一百二十顆去皮尖兩人者熬令色黃

右三味。合擣爲丸。如棗大。含之。無不差。

又方

雞子白皮十四枚熬令黃　麻黃三兩去節

右二味。擣成散。每服方寸匕。日二。食後飲下之。無所忌。

又方

麻黃二兩去節　紫菀二兩　貝母三兩去心

右三味。擣篩。蜜和丸如杏核。綿裹含。稍稍嚥汁。盡更作。日四五度。

又方

杏人一百二十枚去皮尖熬　豉一百枚熬令乾　乾棗四十枚去核

右三味。合擣如泥。丸如杏核。含嚥令盡。日七八度。盡更作。出第一卷中

古今錄驗百部湯療欬。晝夜不得眠。兩眼突出方。

百部半兩　生薑半斤　細辛三兩　貝母三兩

甘草二兩炙　杏人四兩去皮尖兩人者　紫菀三兩

桂心二兩　白术二兩　麻黃六兩去節　五味子二兩

右十一味。切。以水一斗二升。煮取三升。分三服。忌桃李雀肉海藻菘菜生菜。千金無杏人紫菀餘同

又療欬噏散方。

細辛　紫菀　天雄炮　石膏

款冬花　鍾乳各二分

右六味。擣篩作散。如大豆七聚。以小竹筒噏服。日二。不得食生魚醬醋生菜。但食糜。七日欬愈乃止。若大豆聚不知。亦小益。勿大多。甚良。忌生菜冷水豬肉。千金同

又療欬麻黃五味子湯方。

麻黃四兩去節 五味子五合 甘草二兩炙 半夏二兩洗
乾薑五合 細辛二兩 桂心六兩 杏人三兩去皮尖兩人者

右八味切。以水一斗。煮取四升。去滓。分溫五服。日三夜二。忌海藻菘菜羊肉餳生菜生葱。

又療欬羊肺湯。太醫史脫方。

款冬花一兩 紫菀 乾薑 細辛各一兩
桂心 甘草各半兩炙 五味子半斤 白前
食茱萸各半兩 羊肺一枚細切

右十味切。以水八升合煮取三升。去滓。一服三合。日三。禁食鹽蒜生菜海藻菘菜生葱。並出第十九卷中

積年久欬方二十一首

病源肺感於寒。微者則成欬嗽。久欬嗽是連滯歲月。經久不差者也。凡五藏皆有欬嗽。不已則各傳其腑。諸久欬不已。三焦受之。其狀欬而腹滿。不欲食飲。此皆寒氣聚於胃而關於肺。使人多涕唾而變面浮腫。氣逆故也。出第十四卷中

深師療五藏欬積年。劇則上氣不得臥。喉中如有物。醫所不療。五愈丸方。

桂心 細辛 乾薑 白前
甘草三分各炙 蜀椒汗 代赭 通草
欵冬花 芫花各一分熬 伏龍肝 紫菀
牡蠣各二分熬

右十三味擣篩。以飴糖和之。擣令調和。如棗核一丸含之。稍稍嚥其汁。晝復含。令胷中熱爲候。不知以意加之。其久病重者。晝夜二十餘丸。若一歲欬者。一月愈。十歲欬者。百日愈。忌海藻菘菜生葱生菜等。

又療三十年欬。芫花煎方。

芫花二兩 乾薑三兩末之

右二味。以水五升。煮芫花。取三升。去滓。内薑末。加蜜一升。合煎之如糜。一服如半棗。日三。不知加之。一方不用乾薑。取芫花汁蜜和煎。令可丸。服如梧子三丸。日三。

又療三十年欬氣奔上欲死。醫所不療。海藻丸。褚仲堪方。

海藻三分 麥門冬五分去心 昆布 乾薑
細辛 文蛤 桂心 蜀椒各二分汗

右八味擣篩。蜜和。服如杏人許。夜臥一丸。著舌上。稍稍嚥汁。晝更著一丸。忌生葱生菜等。

又療三十年欬嗽上氣。短氣久冷。五藏客熱。四肢煩疼。食飽則劇。時有發甚不能行步。夜不得臥。多夢。香豉丸。

香豉四分熬 杏人二分去尖皮兩人熬 紫菀三分 桂心三分
甘草八分炙 乾薑二分 細辛三分 吳茱萸二分

右八味擣篩。蜜和。服如梧子四丸。日三。不知增之。能含

嚼嚥汁亦佳。忌海藻菘菜生葱生菜。

又療三十年上氣欬嗽，款冬花丸方。

款冬花六分 桂心四分 紫菀六分 杏人四分，去尖皮兩人，熬

附子二兩，炮 藜蘆四分 乾薑六分 甘草七分，炙

細辛六分 防風八分 芫花六分，熬 蜀椒八分，汗

野葛四分，去心

右十三味擣篩，蜜和丸如梧子，服三丸，稍加，日三服。忌生葱辛醎醋豬肉冷水海藻菘菜生菜狸肉等。一方十四味，此方忌酢，恐有茯苓。

又療三十年欬逆上氣，咽喉如水雞鳴，或唾膿血，師藥不能療者方。

香豉三升，熬 蜀椒一升，汗 乾薑一斤 豬肪三斤

右三味擣篩，內肪中，以水五升，合豉等物熟煎，每以二合服之，大効。

又療三十年欬嗽七星散方。

蜀椒汗 桑根白皮 芫花根皮 款冬花

紫菀 代赭 細辛 伏龍肝各一兩

右八味擣爲散，取作七星聚，聚如藊豆大，以竹筒口當藥上，一一噏嚥之，令藥入腹中。先食訖，即服藥，日三服，後三日不差，復作七聚，以一臠肉炙令熟，以轉展藥聚上，令藥悉在炙肉中，仰臥咬咀炙肉汁，令藥力歆歆皆毒螫咽中，藥力盡，吞肉，前後所療皆不至，食肉便愈。若不愈，復作如初法，必愈乃止。羊牛鹿肉皆可用，勿用豬肉。忌生菜。千金、延年不用椒與芫花根，餘同。並出第十八卷中

千金療三十年欬嗽方。

蜜一斤 生薑二斤，取汁

右二味，先秤銅銚知斤兩訖，內蜜復秤知斤兩，次內薑汁，以微火煎，令薑汁盡，惟有蜜斤兩在止。旦服如棗大，含一丸，日三。禁一切雜食。

又療三十年欬方。

紫菀二兩 款冬花三兩

右二味爲散，先食飲服一錢匕，日三，七日愈。張文仲、古今錄驗、深師同。

又療三十年欬方。

百部根三斤

右一味擣取汁，煎之如飴，以溫粥飲服方寸匕，日三服。深師方，白蜜二升，更煎五六沸，服三合，有驗。

又療久欬不差方。

兎矢四十九枚 胡桐律一分 硇砂三分

右三味擣篩，蜜和爲丸，服如梧子三丸，令吐冷物盡，則

差。並出第十八卷中

延年療久欬不差方。

豬腎一具，去脂膜　椒二十八顆，開口者

右二味，取腎一顆，上作十四孔，取椒內孔中，兩腎揔著二十八顆了，以水緩煮令熟，割破細切，啖之令盡，有驗。張文仲處出第五卷中

崔氏療積年欬，喉中啞聲方。

芫花根白皮六分，切，熬令焦黑　貝母十二分　款冬花六分　百部根八分，切，熬　杏人十分，去尖皮，熬　皂莢四分，去皮子，炙　五味子六分　蜈蚣半枚，炙　桑白皮六分　麻黃八分，去節　紫菀八分

右十一味，擣篩，蜜和爲丸，如梧子大。一服五丸，日再服，加至十五丸，煮棗汁送之。出第六卷中

必効療欬嗽積年不差者，胷膈乾痛不利方。

紫菀一大兩　杏人四十九枚，去兩人、尖皮，熬　酥一大合　蜜一大合

右四味，紫菀及杏人各別擣，先煮酥蜜攪令和，內紫菀、杏人研，破塊，煎十餘沸，藥成，出瓷器中。每日空腹服一彈丸，細細含嚥之。忌酒麪及豬肉等。凌空道士得此方，傳効不復可言。

又方

莨菪二分，以水淘去浮者，水煮令牙出，焙乾，炒令黃黑色　酥一雞子許　大棗七枚

右三味，鐺中煎令酥盡，取棗去皮食之，日二。

又方

生薑五兩　餳半大升

右二味，取薑刮去皮如筭子，切之，置餳中，微火煎，薑使熟，食使盡則差。段侍御用之極効。

又方

款冬花

右一味，和蜜火燒，含取煙嚥之，三數度則差。

又方

取莨菪子三指撮，吞嚥之，日五六度。光祿李丞自服之，極神効。並出第一卷中

古今錄驗療人三十年寒冷欬逆上氣，麻黃湯方。

麻黃八分，去節　蜀椒四分，汗　細辛三分　藁本二分　杏人五十枚，去皮尖、兩人者，碎

右五味，切，以水七升，煮取三升，分爲三服，日三。忌生菜。

又許明療人久欬欲死方。

取厚榆皮，削如指大，去黒，刻令如鋸，長尺餘，內喉中頻出入，當吐膿血則愈。

又香豉丸，療上氣三十年，欬氣久寒，冷痺，脾中客熱，變爲冷方。

食茱萸一兩　甘草一兩　香豉二十枚　細辛
杏人去尖皮兩人者熬各一兩　紫菀二兩

右六味擣篩爲末。別擣杏人如膏。乃內末攪令勻。蜜和丸如梧子。服三丸。日三。不知。增之至五丸。暮臥時含十丸。著咽喉中嚥之。忌海藻菘菜生菜。出第十九卷中

久欬坐臥不得方二首

集驗療久患氣嗽。發時奔喘。坐臥不得。并喉裏呀聲氣欲絕方。

麻黃去節　杏人去尖皮兩人者碎　紫菀各三兩
柴胡　橘皮各四兩

右五味切。以水六升。煮取二升半。去滓。分三服。一劑不差。頻兩三劑。從來用甚驗。張文仲同出第四卷中

備急療久欬奔喘。坐臥不得。并喉裏呀聲氣絕方。

麻黃去節　乾蘇葉　橘皮各三兩　柴胡四兩
杏人四兩去尖皮兩人者碎

右五味切。以水六升。煮取二升半。分三服。服兩劑必差。甚効。張文仲同出第三卷中

欬嗽短氣方七首

病源肺主於氣。候於皮毛。氣虛爲微寒客於皮毛。傷於肺氣不足。則成欬嗽。夫氣得溫則宣和。得寒則痞澀。虛則氣不足而爲寒所迫。併聚於肺間。不得宣發。故令欬而短氣也。出十四卷中

深師療傷中欬嗽。短氣。腸中痛。流飲厥逆。宿食不消化。寒熱邪澼。五內不調。肉蓯蓉湯方。

肉蓯蓉五兩　乾地黃四兩　大棗二十枚擘　烏頭一兩炮
甘草炙　桂心　紫菀　五味子各二兩
生薑　石膏碎綿裹　麥門冬去心各三兩

右十一味切。以水一斗五升。煮取七升。去滓。分爲七服。日四夜三。一方用大棗五十枚。水一斗二升。煮取九升。忌海藻生葱菘菜蕪荑豬肉冷水。

又療上氣。咽喉窒塞。短氣不得臥。倚壁而息。腰背苦痛。支脅滿。不能食。面色痿黃。貝母飲方。

貝母　石膏碎綿裹　桂心　麻黃去節
甘草炙各二兩　杏人三十枚去尖皮兩人者　生薑五兩
半夏五兩洗

右八味切。以水一斗。煮取三升。去滓。分三服。忌海藻菘菜羊肉生葱餳等。

又療欬而不利。胸中痞而短氣。心中時悸。四肢不欲動。手足煩。不欲食。肩背痛。時惡寒。海藻湯方。

海藻四兩　茯苓六兩　半夏五合洗　五味子五合

細辛二兩　杏人五十枚，去尖皮兩人者

右六味切，以水一斗，煮取三升，分三服。忌羊肉餳生葱醋物。一方有生薑一兩。千金同。出第十八卷中

古今錄驗五味子湯，療逆氣欬嗽，胷膈中寒熱，短氣不足方。

五味子一兩　前胡三兩　紫菀　甘草炙

桂心　生薑各二兩　棗三十枚，擘　山茱萸三兩

右八味切，以水一斗，煮取七升，絞去滓，服一升，日三夜三。忌生葱海藻菘菜。廣濟方用橘皮，不用茱萸

又胡椒理中丸，療欬嗽逆氣，不能飲食，短氣方。

胡椒　蓽撥　乾薑　款冬花

甘草炙　橘皮　高良薑　細辛各四兩

白朮五兩

右九味擣篩，蜜和丸如梧子，一服五丸，日再。忌桃李雀肉生菜海藻菘菜。

又瀉肺湯，療欬逆短氣方。

人參三分　生薑四分　半夏五分，洗　甘草四分，炙

橘皮十二分　竹葉二兩

右六味切，以水六升，煮取二升，分三服。此方亦療霍亂。忌羊肉餳海藻菘菜。

又療欬嗽，及短氣胷痛，薑椒湯方。

生薑　椒各一兩，去目汗

右二味切，以水五升，煮取三升，每服一合。並出第十九卷中

九種欬嗽方一首

千金九種氣欬嗽欲死百病方。

乾薑二分　半夏洗　細辛　紫菀

吳茱萸　芫花　茯苓　甘遂

防葵　甘草炙　人參　烏頭炮

大黃　葶藶子熬　巴豆去皮心，熬　厚朴炙

杏人去皮尖兩人者，熬，各一分　五味子　遠志去心

枳實炙　皂角去皮子，炙　當歸　桂心

前胡　菖蒲　大戟　蜀椒各半分

白薇三分

右二十八味擣合蜜丸，先食服如梧子二丸，日三，以知爲度。不知增之。忌海藻菘菜羊肉餳生葱酢物野豬肉蘆筍。一方無巴豆，有䗪蟲半分，恐非。出第十八卷中

欬逆及厥逆飲欬方七首

病源欬逆者，是欬嗽而氣逆上也。氣爲陽，流行腑藏，宣發腠理，而氣肺之所主也。欬病由肺虛感微寒所成，寒搏於氣，氣不得宣，胃逆聚還肺，肺則脹滿，氣逆不下，故爲欬逆。

其狀欬而胷滿氣逆，髆背痛，汗出，尻陰股膝踹胻足皆痛也。其湯熨鍼石，別有正方，補養宣導，今附于後。養生方導引法云：先以鼻內氣，乃閉口欬，還復以鼻內氣，欬則愈。向晨去枕，正偃卧，伸臂脛，瞑目閉口無息，極脹腹兩足，再息頃間，吸腹仰兩足，倍拳，欲自微息定，復爲之，春三、夏五、秋七、冬九，蕩滌五藏，津潤六腑。又云：還向反望，側望不息七通，療欬逆胷中病，寒熱。出第十四卷中

深師療欬嗽短氣不得息，發熱胷苦滿，不得飲食，五味子湯方。

五味子二兩　桂心　甘草炙　細辛各一兩
乾薑三兩　紫菀二兩一方一兩　大棗二十枚擘　麻黄二兩去節

右八味，切，以水八升，煮取三升，分三服。無乾薑，生薑亦得。忌海藻、菘菜、生菜、生葱。出第十八卷中

千金竹皮湯，主欬逆下血不息方。

生竹皮三兩　紫菀二兩　飴糖一斤　生地黄汁一升

右四味，切，以水六升，煮取三升，分三服。忌蕪荑。深師同

又療大逆上氣，喉咽不利，止逆下氣，麥門冬湯主之方。

麥門冬二升去心　半夏一升洗　人參　甘草各二兩炙
粳米三合　大棗十四枚

右六味，切，以水一斗二升，煮取六升，服半升，日三夜一。忌羊肉、餳、海藻、菘菜。此本仲景傷寒論方，並出第十八卷中

古今錄驗療厥逆，藏氣有餘，寒氣虛勞，憂氣驚氣，其人善悸，胷中或寒，上下無常，多悲傷，流四肢，臍四邊常有核遊腫，大便不利，遊氣湯方。

厚朴四兩炙　人參　甘草炙　牡蠣各二兩熬
茯苓四兩　桂心　半夏各一兩洗　梔子四枚
生薑八兩　黄芩三兩

右十味，切，以水九升，煮取三升半，去滓，分服七合，日三夜再服。若腹痛，去黄芩，加芍藥三兩，良驗。忌海藻、菘菜、生葱、羊肉、餳、醋物等。

又療欬逆上氣丸方。

乾薑四兩　桂心　款冬花各一兩　附子四枚炮
五味子二兩　巴豆六十枚老者三十枚去皮心熬

右六味，先擣上五味，下篩，別擣巴豆如膏，內藥末，以蜜和丸如麻子。以一丸著牙上咬咀，常暮卧時服，亦可日三服。忌生葱、豬肉、蘆笋。

又小胡椒丸，療寒冷欬逆，胷中有冷，咽中如有物狀，吐之不出方。

胡椒五分　乾薑六分　款冬花三分

右三味，擣篩，蜜和丸如梧子大，米飲服三丸，日再服，以

知爲度。禁如前法。（並出第十九卷中）

十欬方六首

千金問曰。欬病有十。何謂也。師曰。有風欬。有寒欬。有支欬。有肝欬。有心欬。有脾欬。有肺欬。有腎欬。有膽欬。有厥陰欬。問曰。十欬之證。何以爲異。師曰。欲語因欬。言不得終。謂之風欬。飲冷食寒。因之而欬。謂之寒欬。心下堅滿。欬則支痛。其脉反遲。謂之支欬。欬引脅下痛。謂之肝欬。欬而唾血。引手少陰。謂之心欬。欬而涎出。續續不止。下引少腹。謂之脾欬。欬引頸項而唾涎沫。謂之肺欬。欬則耳無所聞。引腰并臍中。謂之腎欬。欬而引頭痛。口苦。謂之膽欬。欬而引舌本。謂之厥陰欬。夫風欬者。下之。寒欬支欬肝欬。灸足太衝。心欬灸刺手神門。脾欬灸足太白。肺欬灸手太泉。腎欬灸足太谿。膽欬灸足陽陵泉。厥陰欬灸手太陵。留飲欬者。其人欬不得卧。引項上痛。欬者時如小兒瘈瘲狀。夫久欬爲水欬而時發熱。脉在九菽（一云卒弦）者。非虛也。此爲胷中寒實所致也。當吐之。欬家其脉弦。欲行吐藥。當相人彊弱無熱。乃可吐耳。（通按太泉疑太淵）

又欬家。其人脉弦爲有水。可與十棗湯下之。不能卧坐者。陰不受邪故也。

又夫有支飲家。欬煩胷中痛者。不卒死。至一百日一歲。與十棗湯方。

芫花　甘遂　大戟（並熬等分）

右三味。擣下篩。以水一升五合。煮大棗十枚。取八合。絞去滓。內藥末。彊人取重一錢。羸人半錢匕。頓服之。平旦服而不下者。明旦更益藥半錢。下後自補養。（古今錄驗同此方仲景傷寒論方）

又欬而引脅下痛者。亦十棗湯主之。（用前方）

又夫酒客欬者。必致吐血。此坐久極飲過度所致也。其脉沈者。不可發汗。久欬數歲。其脉弱者可療。實大數者死。其脉虛者。必苦冒也。其人本有支飲在胷中故也。治屬飲家上氣汗出而欬屬飲家。欬而小便利。若失溺。不可發汗。發汗出則厥逆冷。

又欬逆倚息不得卧。小青龍湯主之。

麻黄（去節）　芍藥　細辛　桂心

乾薑　甘草（炙各三兩）　五味子（半升）　半夏（半升洗）

右八味。切。以水一斗。先煮麻黄減二升。去沫。乃內諸藥煮得三升。去滓。服一升。若渴者去半夏。加栝樓根三兩。微利者去麻黄。加蕘花如雞子大。熬黄。若食飲噎者去麻黄。加附子一枚炮去皮六片破。小便不利少腹滿者。去麻黄加茯苓四兩。若喘去麻黄。加杏人半升。去尖皮

哂人者熬芫花。不主利。麻黃止喘。今語反之。疑非仲景意加減。忌海藻菘菜生葱生菜羊肉餳。此本仲景傷寒論方

靑龍下已。多唾口燥。寸脉沈而尺脉微。手足厥逆。氣從少腹上衝胷咽。手足痺。其面翕熱如醉狀。因復下流陰股。小便難。時復冒者。可與茯苓桂心甘草五味子等湯主之。治其氣衝方。

茯苓四兩　桂心一兩　甘草三兩炙　五味子半升

右四味。切。以水八升。煮取三升。去滓。温分三服。忌海藻菘菜生葱。以千金校之。亦脱此方。今於仲景方録附之

衝氣則抵。而反更欬胷滿者。與茯苓甘草五味子。去桂心。加乾薑細辛。以治其欬滿方。

茯苓四兩　甘草炙　乾薑　細辛各三兩
五味子半升

右五味。切。以水八升。煮取三升。去滓。温服一升。日三。忌海藻菘菜生菜醋等物。

欬滿即止。而復更渴。衝氣復發者。以細辛乾薑爲熱藥也。服之當遂渴。而渴反止者。爲支飲也。支飲法當冒。冒者必嘔。嘔者復内半夏。以去其水方。

茯苓四兩　甘草炙　乾薑　細辛各三兩
五味子半升　半夏半升洗

右六味。切。以水八升。煮取三升。去滓。温服一升。日三。忌海藻菘菜生菜羊肉餳酢等。

水去嘔則止。其人形腫。可内麻黃。以其人遂痺。故不内麻黃。乃内杏人也。若逆而内麻黃者。其人必厥。所以然者。以其人血虚。麻黃發其陽故也方。

茯苓四兩　乾薑三兩　細辛三兩　五味子半升
半夏半升洗　杏人半升去尖皮兩人者　甘草三兩炙

右七味。切。以水一斗。煮取三升。去滓。温服一升。日三。忌海藻菘菜生菜羊肉餳酢等。

若面熱如醉狀者。此爲胃中熱上衝熏其面。令熱。加大黃利之方。

細辛　甘草炙　乾薑各三兩　伏苓四兩
五味子　半夏洗　杏人去皮尖各半升　大黃三兩蒸

右八味。切。以水一斗。煮取三升。去滓。温服一升。日三服。忌海藻菘菜生菜餳醋羊肉。並出第十八卷中

久欬嗽上氣唾膿血及濁涎方五首

病源久欬嗽上氣者。是肺氣虚極。風邪停滯。故其病積月累年。久不差則胷背痛。面腫。甚則唾膿血也。出第十四卷中

深師療肺氣不足。欬逆唾膿血。咽喉悶塞。胷滿上氣不能飲食。卧則短氣。補肺湯方。

款冬花三兩 桂心二兩 鍾乳二兩 乾薑二兩
白石英二兩 麥門冬四兩去心 五味子三兩 粳米五合
桑白皮根一斤 大棗一百枚擘

右十味切。以水一斗二升。先煮桑白皮棗令熟。去滓。内藥煮。取二升二合。分三服。忌生葱等。千金同

又療欬逆上氣。時時唾濁。但坐不得卧。皂莢丸方。

長大皂莢一挺去皮子炙

右一味擣篩。蜜和服如梧子一丸。日三夜一。以大棗膏和湯下之。千金經心録延年同此本仲景傷寒論方一名棗膏丸

又療欬逆上氣。吐膿或吐血。胷滿痛不能食。補肺湯方。

黄耆五兩一法 桂心 乾地黄 茯苓
厚朴 乾薑 紫菀 橘皮
當歸 五味子 遠志去心 麥門冬去心各三兩
甘草炙 鍾乳 白石英各二兩 桑白皮根
人參各三兩 大棗二十枚擘

右十八味切。以水一斗四升。煮取四升。分温四服。日三夜一。忌海藻菘菜生葱醋物。千金同並出第十八卷中

古今録驗療寒冷欬嗽。上氣胷滿。唾腥膿血。四味石鍾乳散方。

鍾乳碎研 白礬石鍊 款冬花 桂心各一分

右四味。擣合下篩。以筒吸之。如大豆許。一匕聚。先食日三。不知稍增之。數試有驗。當作七聚。遂吸之。忌生葱。千金集驗同出第十九卷中

必効療上氣唾膿血方。

灸兩乳下黑白際各一百壯良。千金同

欬嗽膿血方一十一首

病源欬嗽膿血者。損肺傷心故也。肺主氣。心主血。肺感於寒。微者則成欬嗽。傷於陰脉則有血。血與氣相隨而行。欬嗽極甚。傷血動氣。俱乘於肺。以津液相搏。藴結成膿。故欬嗽而有膿血也。出第十四卷中

廣濟療瘕瘷吐膿損肺方。

人參二分 瓜蒂三分 杜衡五分

右三味。擣篩爲散。平旦空腹以熱湯服方寸匕。當吐痰水惡汁一二升。吐已。復煮白粥食。淡水未盡。停三日更進一服。忌生冷油膩猪魚。肘後古今録驗用杜衡三分人參一分服一錢七出第二卷中

深師療欬逆唾膿血。雞子湯方。

雞子一枚 甘草二分炙 甘遂一分 大黄二分
黄芩二分

右五味切。以水六升。煮取二升。去滓。内雞子攪令調。盡

飲之良。忌海藻菘菜。

又療傷肺唾血方。

茅根

右一味擣篩爲散。服方寸匕。日三。亦可絞取汁飲之。主熱渴。出第四卷中

刪繁療肺偏損。胷中應肺偏痛。唾血氣欬。款冬花散方。

款冬花　當歸各六分　桂心　芎藭

五味子　附子炮各七分　細辛　貝母各四分

乾薑　乾地黃各八分　白朮　甘草炙

杏人去尖皮各五分　紫菀三分

右十四味擣篩爲散。清酒服方寸匕。日二服。忌生葱生菜桃李雀肉海藻菘菜猪肉蕪荑。出第五卷中

千金百部丸。主諸欬不得氣息。唾膿血方。

百部根二兩　升麻半兩　桂心　五味子

甘草炙　紫菀　乾薑各一兩

右七味擣篩。蜜和丸如梧子。服三丸。日三。以知爲度。忌生葱海藻菘菜等物。

又療肺傷。欬唾膿血。腸澀背氣不欲食。惡風。目闇䀮䀮。足膝脛寒。湯方。

乾地黃切半升　桑白皮切二升　芎藭切一升　白膠五兩

桂心二尺　人參　紫菀各二兩　大棗二十枚擘

生薑五兩　飴糖一升　大麻人一升　大麥三升

右十二味切。以水一斗五升。煮麥𤄃取一斗。去滓內藥煎。取三升。分三服。忌生葱。

又療肺病。欬嗽膿血。及唾涕血出不止方。

好酥五十斤

右三遍鍊。停凝。當出醍醐。服一合。日三。以差止。

又方

三遍鍊酥如雞子黃。適寒温。灌鼻中。日二夜一。

又療欬嗽喘息。喉中如有物。唾血方。

杏人二升去尖皮兩人者　猪脂二合　糖一升

生薑汁二升　蜜一升

右五味。先以猪膏煎杏人黄黑。出以紙拭令淨。擣如膏。合煎五物。令可丸。服如杏核。日夜六七。漸加之。並出第十八卷中

古今錄驗瀉肺湯。療肺中膿欬唾血。氣急不安卧方。

芎藭　麻黃去節　細辛　椒去目閉口汗

當歸各一兩

右五味切。以水七升。煮取三升。分爲三服。日三。微汗。或吐膿血。忌生菜。一方有生薑一兩

又羊肺湯。療欬晝夜無閒。息氣欲絕。肺傷唾血方。

鍾乳五兩　牡蠣熬　桂心六兩　射干
桃人去尖皮　貝母　橘皮　百部根
五味子各三兩　生薑六兩　白石英　半夏洗各五兩
款冬花　甘草炙　厚朴炙各二兩　羊肺一具
右十六味切。先以水二斗三升。煮羊肺取一斗。去肺。內諸藥煮取三升。分四服。日三夜一。忌海藻菘菜羊肉餳生葱。出第十九卷中

久欬嗽膿血方四首

病源久欬嗽膿血者。肺感於寒。微則成欬嗽。欬嗽極甚。傷於經絡。血液蘊結。故有膿血。氣血俱傷。故連滯積久。其血黷瘀。與膿相雜而出也。出第十四卷中

廣濟療積年欬嗽膿血方。

莨菪二升　大棗一百顆青州者

右二味。以水三大升。取馬糞燒火煎熟之。候令汁盡取棗。早晨服一枚。日中一枚。日暮一枚。不覺漸加。口乾胷熱則以爲度。不吐不利。忌並如前法。

又療欬經年不差。氣喘欲絕。傷肺見血方。

桑白皮切五合　白羊肺一具切　芍藥十分　款冬花六分
茯苓十一分　貝母十二分　麥門冬六分　杏人六分去尖皮熬爲脂
升麻十二分　生地黄汁一升　黄芩十二分　蜜一升

右十二味切。以水一斗。煮取三升。去滓。內杏人脂地黄汁蜜等。微火上煎如魚眼沸。攪勿停手。取二升二合煎成。淨綿夾布濾。每食後含一合。日夜三四度。老小以意減之。微暖含之佳。忌生冷油醋麪魚蒜蕪荑。並出第二卷中

深師療欬逆氣喘不息不得眠。唾血嘔血短氣連年。款冬花丸方。

款冬花十八分　紫菀十二分　杏人八分去尖皮兩人者熬
香豉十分熬　人參二分　甘草三分炙　蜀椒三分汗
天門冬六分去心　乾薑　桂心　乾地黄各三分

右十一味擣篩。蜜和如彈丸。含稍稍嚥汁。日四夜再。神良。忌海藻菘菜生葱蕪荑鯉魚。出第十七卷中

近効療久欬兼唾血方。

白前三兩　桑白皮　桔梗各二兩　甘草一兩炙

右四味切。以水二大升。煮取半大升。空腹頓服。若重者十數劑。忌豬肉海藻菘菜。李子釗方

欬嗽唾粘方二首

廣濟療肺熱欬嗽涕唾多粘甘草飲子方。

甘草六分炙　款冬花七分　豉心一合　生麥門冬八分去心
葱白一握　檳榔子十顆合碎　桔梗六分　地黄汁半升

右八味切。以水六升。煮取二升。絞去滓。下地黄汁。分温

三服如人行四五里進一服不利忌生菜熱麪炙肉海藻菘菜魚蒜粘食豬肉蕪荑出第二卷中

延年紫蘇飲療欬嗽短氣唾涕稠喘乏風虛損煩發無時者宜服此方

紫蘇 貝母各二兩 紫菀一兩 麥門冬一兩去心
棗五枚擘 葶藶子一兩熬令黄別擣 甘草一兩炙

右七味切以水六升煮取二升分爲四服每服如人行七里禁猪魚肉蒜海藻菘菜出第五卷中

許仁則療欬嗽方一十二首

許仁則論欬嗽病有數種有熱嗽有冷嗽有肺氣嗽有飲氣嗽熱嗽者年少力壯體氣充滿將息傷熱積熱所成故致熱嗽此但食飲取冷兼以藥壓之自歇冷嗽者年衰力弱體氣虛微如復寢食傷冷故成冷嗽此亦但將息以溫兼進溫藥則當平復肺氣嗽者不限老少宿多上熱後因飲食將息傷熱則常嗽不斷積年累歲肺氣衰便成氣嗽此嗽不早療遂成肺痿若此將成多不救矣飲氣嗽者由所飲之物停澄在胷水氣上衝衝入於肺肺得此氣便成嗽久而不除漸成水氣若作此病亦難療之熱嗽之狀更無其餘但遇於熱便發此者宜合生地黄等七味湯服之方

生地黄一升切 生薑二合切 桑白皮一升切
射干二升切 乾葛六合切 紫蘇三合 竹瀝一升

右藥細切七味以水一斗煮取三升去滓內竹瀝攪調每食後良久則服之分一劑作四服若覺可則重合服之病輕者三數劑則差忌蕪荑

又依前生地黄等七味飲雖得暫差於後還發宜合紫菀等十味丸方

紫菀五分 桑白皮六合 射干四兩 百部根五兩
麻黄二兩去節 乾葛五兩 地骨皮 升麻各四兩
乾地黄六兩 芒消六兩

右藥擣篩蜜和丸如梧子以竹瀝下之初服十五丸日再服稍稍加至三十丸忌蕪荑

又冷嗽之狀但遇諸冷此疾便發有如此者宜合大棗等七味湯主之方

大乾棗三十枚擘 桂心四兩 杏人一百枚去尖皮兩人研
細辛五兩 吳茱萸 當歸各三兩

右藥切以水八升煮取二升六合去滓溫分三服每服如人行十里久服一劑覺得力至三四劑亦佳隔三四日服一劑此湯元欠一味忌生葱生菜

又依前大乾棗湯服之雖可未能斷其根遇冷便發宜合

當歸等十味丸服之方。

當歸切 細辛 甘草炙各五兩 桂心

吴茱萸 人參各三兩 蜀椒汗三合 橘皮

乾薑各四兩 桑白皮八兩

右藥擣篩蜜和丸。煮乾棗飲下之。初服十丸。日再服。稍加至三十丸如梧子。服此丸經三五日覺熱。每服藥後。良久喫三數口粥食壓之。忌海藻菘菜生葱生菜。

又肺氣嗽經久將成肺痿。其狀不限四時冷熱。晝夜嗽常不斷。唾白如雪。細沫稠粘。喘息氣上。乍寒乍熱。發作有時。脣口喉舌乾焦。亦有時唾血者。漸覺瘦悴。小便赤。顔色青白毛聳。此亦成蒸。有此狀者。宜合白前等七味湯服之。兼有麻黄等十味丸。桑白皮等十味煎。

又肺氣嗽經久有成肺癰者。其狀與前肺痿不多異。但唾悉成膿。出無多少。有此病者。於白前湯中加半夏五兩。黄耆三兩。以水一斗。煮取二升八合。於麻黄丸中加黄耆五兩。苦參六兩。芍藥三兩。於桑白皮煎中加黄耆切三升。共桑白皮地骨皮同煎。又加水三升同煎。忌羊肉餳。

白前湯方

白前三兩 桑白皮三兩 生地黄一升 茯苓五兩

地骨皮四兩 麻黄二兩去節 生薑六兩

右藥切。以水八升煮取二升六合。去滓。加竹瀝五合。分温四服。食後服之。晝三夜一。覺得力。重合服五六劑佳。隔三日服一劑。忌醋蕪荑。

又依前白前等七味湯雖服覺可。根本未除。宜合麻黄等十味丸服之方。

麻黄二兩去節 白前二兩 桑白皮六兩 射干四兩

白薇三兩 百部根五兩 乾地黄六兩 地骨皮五兩

橘皮三兩

右藥擣篩蜜和丸。煮桑白皮飲下之。初服十丸。日再服。稍稍加至十五丸。丸如梧子大。本欠一味。忌蕪荑。

又凡病在胷膈上者。宜飽滿而在夜。肺既居上。此是病在上。已晝服丸。夜無憑準。宜合桑白皮汁等十味煎。每夜含嚥之方。

桑白皮切一升 地骨皮切三升

二味用水七升熟煎。取三升汁。去滓澄清。

生地黄汁五升 生麥門冬汁二升 生薑汁一升 竹瀝三升

生葛根汁三升 白蜜一升 牛酥三合 大棗膏一升

右八味。先於微火上取生地黄汁以下。生葛汁以上和煎減半。則內桑白皮等二物汁和煎之。三分減一。則內酥蜜棗膏攪之勿停手。得如稠餳狀。煎成訖。置別器中服之。每夜欲卧時。取一胡桃大含之。細細嚥汁。稍加至雞子大。欲晝日間丸服亦得。忌蕪荑。

又欬氣嗽經久不已。漸成水病。其狀亦不限四時。晝夜嗽不斷。遇諸動嗽物。便致困劇。甚者乃至雙眼突出。氣即欲斷。汗出。大小便不利。吐痰飲涎沫。無復窮限。氣上喘急肩息。每旦眼腫。不得平眠。有如此者。宜合細辛等八味湯。葶藶子十五味丸服之方。

細辛 半夏洗 桂心 桑白皮各五兩

乾薑 當歸各四兩 芒消六兩 杏人六合，去尖兩人者，研

右藥切。以水九升。煮取三升。去滓。内芒消。分温三服。每服如人行十里久。當得快利後。好將息。經三四日。合丸服之。忌生葱生菜羊肉餳。

丸方。

葶藶子六合，熬 細辛 五味子各五兩 乾薑

當歸各四兩 桂心 人參 丁香

大黄 商陸根各三兩 橘皮四兩 桑白皮六兩

皂莢肉二兩，炙 大腹檳榔二十枚 麻黄二兩，去節

右藥擣篩。蜜和丸。煮桑白皮飲下。初服十丸。日再服。稍加至十五丸。如梧子大。若利則減。秘則加。以大便通滑爲度。時時得鴨溏亦佳。忌生葱生菜。

又依前細辛等八味湯。葶藶子等十五味丸。不覺可。漸成水病。餘一如前況。更加大小便秘澀。頭面身體浮腫。宜合大乾棗三味丸服之方。

大棗六十枚，擘去核 葶藶子一升，熬 杏人一升，去尖皮兩人者，熬

右藥合擣。令如膏。可作丸。如硬燥不相著。細細下蜜作丸。依前以桑白皮飲下之。初服七八丸。日再服。稍稍加之。以大便通爲度。病重者時令鴨溏佳。亦有以前三味煮湯服之。

又依前大棗等三味丸服。雖覺氣暫歇。然病根深固。藥力微弱。且停服大棗丸。合巴豆丸五味細細服之。蕩滌宿病方。

巴豆人二十枚，熬，去心皮 杏人一百顆，去尖皮兩人者，熬 牽牛子五合，熬

葶藶子六合，熬 大棗六十枚，擘去核

右藥合擣。一如前大棗丸法。還以桑白皮飲下之。服三四丸。日再服。如利即減。秘即加。常以大便調爲候。病甚時時取鴨溏亦佳。忌蘆笋野豬肉。吳昇同，出下卷中

雜療欬嗽方三首

古今録驗五藏六腑皆令人欬。肺居外而近上。合於皮毛。皮毛喜受邪。故肺獨易爲嗽也。邪客於肺。則寒熱上氣喘汗出。欬動肩背。喉鳴。甚者唾血。肺欬經久不已。傳入大腸。

其狀欬則遺糞。腎欬者其狀引腰背痛。甚則欬涎。腎欬經久不已傳入膀胱。其狀欬則遺尿。肝欬者。其狀左脅痛。甚者不得轉側。肝欬經久不已傳入膽。其狀欬則清苦汁出。心欬者。其狀引心痛。喉中介介如鯁狀。甚者喉痺咽腫。心欬經久不已。傳入小腸。其狀欬則失氣。脾欬者其狀右脅痛。陰陰則引肩背。甚者不得動。動便欬劇。脾欬經久不已。則傳入胃。其狀欬即嘔。甚則長蟲出。久欬不已。則三焦受之。三焦欬之狀。欬而腹滿。不能食飲。此皆聚於胃。關於肺。使人多涕唾而面浮腫。氣逆也。又非時有風寒冷。人觸冒解脫。傷皮毛。間入腑藏。爲欬上氣如此也。又非時忽然暴寒。傷皮膚。中與肺合。則欬嗽上氣。或胷脅又痛。欬唾有血者。是其熱得非時之寒暴薄之。不得漸散。伏結深喜肺癰也。因欬服溫藥。欬尤劇。及壯熱吐膿血。汗出惡寒是也。天有非時寒者。急看四時方也。

又療欬嗽上氣。時時嘔白唾沫。數十歲者方。

吳茱萸　五味子　大黃　桂心
甘草炙　細辛　人參　紫菀
款冬花各一兩　大戟　竹茹各三分

右十一味。切。以水一斗。煮取三升。分爲三服。亦療陰冷欬。至良。忌海藻菘菜生菜生葱。深師同。並出第十九卷中

深師療諸欬。心中逆氣。氣欲絕。杏人煎方。

杏人四兩去尖皮末　豬膏二斤　白蜜二升　生薑汁三升

右四味。著銅器中。於微火上。先煎薑汁。次內蜜膏。令如餳。置器著地。乃內杏人末。復令得一沸。煎成。服如棗大一丸。含之。日三。不知。稍稍增之。

又療氣上迫滿。或氣不通。煩悶喘嘔。蘇子湯方。

蘇子一升　乾薑三兩　半夏四兩洗　桂心
人參各一兩　橘皮　茯苓各三兩　甘草一兩炙

右八味。切。以水八升。煮取二升半。分爲三服。若虛熱。去乾薑。用生薑六兩。加黃芩二兩。忌海藻菘菜羊肉餳生葱酢等物。並出第十八卷中

朝奉郎提舉藥局兼太醫令醫學博士臣裴宗元校正
右廸功郎充兩浙東路提舉茶塩司幹辦公事張　寔

較勘

重訂唐王燾先生外臺秘要方第九卷終

重訂唐王燾先生外臺秘要方第十卷目錄 肺痿肺氣上氣欬嗽二十八門

唐王燾先生外臺秘要方第十卷

宋朝散大夫守光祿卿直秘閣判登聞簡院上護軍臣林億等 上進

新安後學程衍道敬通父訂梓

男龍錫爲光父仝校

肺痿方一十首

千金論曰。寸口脉數。其人病欬。口中反有濁唾涎沫出何也。師曰。此爲肺痿之病。肺痿之病何從得之。師曰。病熱在上焦。因欬爲肺痿。或從汗出。或從嘔吐。或從消渴。小便利數。或從便難。被駃藥下利。重亡津液。故得肺痿。又寸口脉不出。而反發汗。陽脉早索。陰脉不濇。三焦踟蹰。入而不出。身體反冷。其内反煩。多唾脣燥。小便反難。此爲肺痿。傷於津液。便如爛瓜。亦如豚腦。但坐發汗故也。其病欲欬不得欬。欬則出乾沫。久久小便不利。甚則脉浮弱。肺痿吐涎沫而不欬者。其人不渴。必遺溺。小便數。所以然者。上虚不能制下故也。此爲肺中冷。必眩。師曰。肺痿欬唾。咽燥欲飲水者。自愈。自張口者。短氣也。出第十七卷中

仲景傷寒論。療肺痿吐涎唾不欬者。其人不渴。必遺溺。小便數。所以然者。以上虚不能制下故也。此爲肺冷。必眩。甘草乾薑湯主之。以温其臟方。

甘草四兩炙　乾薑二兩

右二味切。以水三升。煮取一升半。分温二服。服湯已。小温覆之。若渴者屬消渴。忌海藻菘菜。

又療肺痿涎唾多。心中温温液液者。炙甘草湯方。

甘草四兩炙　生薑三兩去皮　人參二兩　地黄一斤

阿膠三兩炙　大麻子人半升　大棗四十枚　麥門冬半斤去心

桂心二兩

右九味切。以美酒七升。水八升。相和先煮八味。取四升。絞去滓。内膠上微火烊銷。温服七合。日三夜一。並出第八卷中

肘後療肺痿欬嗽吐涎沫。心中温温。咽燥而渴者方。一云不渴

生天門冬一升擣取汁　酒一升　飴糖一斤　紫菀四合末

右四味合銅器中。於湯上煎可丸。服如杏人一丸。日三。忌鯉魚。出第一卷中　范汪經心録同

集驗療肺痿欬唾涎沫不止。咽燥而渴方。一云不渴

生薑五兩　人參二兩　甘草二兩炙　大棗十二枚擘

右四味切。以水五升。煮取一升半。分再服。忌海藻菘菜。仲景傷寒論備急范汪千金經心録同

又療肺痿欬嗽涎沫。心中温温。咽燥而渴方。一云不渴

生薑五兩　甘草二兩炙　大棗十二枚擘

右三味切。以水五升。煮取一升半。分再服。一方乾薑三兩。代生薑。忌海藻菘菜。文仲千金古今録驗同深師云温脾湯范汪亦同

又療肺痿時時寒熱兩頰赤氣急方。

童子小便每日晚取之去初末少許小便可有五合取上好甘草量病人中指節男左女右長短截之炙令熱破作四片內小便中置於閑淨處露一宿器上横一小刀。明日平旦去甘草頓服之每日一劑其童子勿令喫五辛。忌海藻菘菜熱麪。並出第四卷中

刪繁療虛寒喘鳴多飲逆氣嘔吐半夏肺痿湯方。

半夏一升湯洗　母薑一斤　橘皮一斤　白术八兩
桂心四兩

右五味切以水九升煮取三升。去滓分溫三服忌羊肉餳桃李雀肉生葱。一方有桑白皮切一升

又療凡虛寒肺痿喘氣乾地黃煎方。

乾地黃五兩　桑根白皮切二升　芎藭五兩　桂心
人參各三兩　大麻人一升炒

右六味切。以水九升先煮五味取三升去滓內大麻人煎數沸。分三服忌生葱蕪荑。並出第二卷中

千金療肺痿涎唾多出。心中溫溫液液甘草湯方

甘草二兩炙

右一味切以水三升。煮取一升半。分溫三服。忌海藻菘菜。范汪同

又療肺痿吐涎沫。桂枝去芍藥加皂莢湯方。

桂心三兩　甘草二兩炙　大皂莢一挺去皮子炙　生薑三兩
大棗十二枚擘

右五味切以水七升微火煮取三升。分三服忌生葱海藻菘菜。范汪經心錄同並出第十七卷中

肺氣客熱方二首

延年百部根飲主肺氣客熱暴傷風寒因嗽不安方。

百部根一兩半　天門冬二兩去心　紫菀一兩半　貝母
乾葛　白前　橘皮各一兩　生薑二兩
葱白切三合　豉三合

右十味切以水六升煮取一升七合。去滓分溫三服疎數任情亦可分爲四服欲間食亦得禁生冷鯉魚蒜。出第五卷中

古今錄驗療肺客熱并肝心家氣人參湯方

桂心　甘草炙各三兩　人參　乾薑
防風各二兩　白术一兩半

右六味切以水八升煮取三升分三服日三宜溫忌桃李雀肉生葱海藻菘菜。出第二十一卷中

肺熱兼欬方七首

刪繁療肺熱氣上欬息奔喘橘皮湯方。

橘皮　杏人四兩去尖皮　柴胡　麻黄去節各三兩

乾蘇葉二兩　母薑四兩去尖　石膏八兩

右七味，切，以水九升，先煮麻黄兩沸，除沫，下諸藥，煮取三升，去滓，分三服，不差再服。出第五卷中。母薑千金云宿薑，千金同。

千金療肺熱悶不止，胷中喘急驚悸，客熱來去，欲死不堪服藥，泄胷中喘氣方。

桃皮一斗　芫花一斗

右二味，以水四斗，煮取一斗，去滓，以故布手巾內汁中，薄胷溫四肢，不盈數日即歇。

又凡右手寸口氣口以前脉陰實者，手太陰經也，病苦肺脹，汗出若露，上氣喘逆，咽中塞，如欲嘔狀，名肺熱實也。

又療肺熱實，胷憑仰息，泄氣除熱湯方。

枸杞根皮二升　白前三兩　石膏八兩碎綿裹　杏人三兩去尖皮研

橘皮　白朮各五分　赤蜜七合

右七味，切，以水七升，煮取二升，去滓，下蜜，更煮兩三沸，分三服。忌桃李、雀肉等。

又療肺熱，言音喘息短氣，好唾膿血方。

生地黄切二升　石膏八兩　淡竹茹如雞子大一枚

杏人四兩去尖皮研　羚羊角屑三兩　芒消三兩　赤蜜一升

麻黄五兩去節　升麻三兩

右九味，以水七升，煮取二升，去滓，下蜜，煮兩沸，分三服。忌蕪荑。出第十七卷中。

延年天門冬煎，主肺熱兼欬聲不出方。

生天門冬汁一升　橘皮二兩　生地黄汁五升　白蜜五合

牛酥三合　白糖五兩　杏人一升去尖皮　貝母

紫菀　通草各三兩　百部根　白前

甘草炙各二兩　人參二兩

右十四味，切，以水六升，煮貝母等藥，取二升五合，去滓，內天門冬、地黄汁，煎可減半，內酥、蜜、生薑等，煎令可丸。稍強，取如雞子黄大含嚥之，日四五度。忌鯉魚、蕪荑、海藻、菘菜等。張文仲處

又地黄麥門冬煎，主肺熱兼欬方。

生地黄汁三升　生麥門冬三升　生薑汁一合　酥二合

白蜜二合

右五味，先煎地黄、麥門冬、薑汁等，三分可減一分，內酥蜜，煎如稀餳，內貝母末八分，紫菀末四分，攪令調。一服一匙，日二服，夜一服。忌蕪荑。

又天門冬煎，主肺間熱欬，咽喉塞方。

天門冬三兩去心　麥門冬二兩去心　款冬花一兩　貝母一兩

紫菀二兩　茯苓二兩　升麻二兩　生薑汁三升

蜜一升　酥一合　地黃汁三升

右十一味切以水八升。煮七物取一升。去滓。內生薑地黃汁。煮取一升。內蜜酥於銀器中。加湯上煎令成丸。一服如彈丸一枚。含嚥日夜三五丸。忌醋物蕪荑鯉魚等。

顏仁楚處

又羚羊角飲。主肺熱。胷背痛。時時乾欬。不能食方。

羚羊角屑二兩　貝母　生薑　茯苓各三兩

橘皮　人參　芍藥各二兩

右七味切。以水五升。煮取一升八合。去滓。分溫三服。每服如人行八九里久。更服。禁生冷蒜麪醋。並出第五卷中

肺虛寒方三首

删繁療肺虛寒。癘風所傷。聲音嘶塞。氣息喘憊。欬唾。酥蜜膏酒。止氣欬通聲方。

酥　崖蜜　飴糖　生薑汁

生百部汁　大棗肉研為脂　杏人去皮尖

甘皮五具末

右八味合和。微火煎。常攪。三上三下。約一炊久。薑汁并百部汁各減半。停下。溫清酒一升。服方寸匕。細細嚥之。日夜三。千金同出第六卷中

千金療肺虛寒。癘風傷。語音嘶塞。氣息喘憊。嗽唾方。

猪胰三具　大棗一百枚去核　好酒五升

右三味。以酒漬二味。秋冬七日。春夏三日。生布絞去滓。二七日服盡。忌鹽。無猪胰以羊胰代。肘後張文仲備急同出第十八卷中

又凡右手寸口氣口以前脉陰虛者。手太陰經也。病苦少氣不足以息。嗌乾不津液。病名曰肺虛寒也。

又療肺虛寒則聲嘶傷語言用力戰掉緩弱虛瘠風入肺。防風散方。

防風　獨活　芎藭　秦椒汗

黃耆各七分　附子炮七分　乾薑七分　石膏研

天雄炮　甘草炙　山茱萸　麻黃去節

五味子各六分　秦艽　桂心　山藥

杜仲　人參　防已各五分　貫衆二枚

紫菀　菊花各四分　細辛五分　當歸五分

右二十四味擣篩為散。酒服方寸匕。日再。忌海藻菘菜猪肉冷水生葱生菜。一方無石膏當歸出第十七卷中

肺氣不足口如含霜雪方四首

廣濟療肺氣不足。寒從背起。口如含霜雪。語無聲音。劇者吐血苦寒。五味子湯方。

五味子三兩　大棗五十枚擘　桑根白皮一升　藁本二兩

鍾乳三兩　款冬花二兩　雞蘇二兩

右七味切。以水九升。煮取三升。分溫三服。每服如人行七八里進一服。忌豬魚炙肉熱麪陳臭等物。此方甚良

又療肺氣不足。逆氣胸滿。上迫喉咽。閉塞短氣。連唾相屬寒。從背起。口如含霜雪。語無音聲。劇者唾血腥臭。或歌或哭。乾嘔心煩。耳聞風雨聲。皮毛悴面白。紫菀湯方。

紫菀　五味子　生薑切合皮　白石英研綿裹

款冬花　桂心　人參各二兩　鍾乳研綿裹

麥門冬去心　桑根白皮各三兩　大棗二十枚擘　粳米一合

右十二味切。水一斗五升。先煮桑根白皮粳米取九升。去滓。內諸藥。煎取三升。去滓。分溫三服。每服相去如人行七八里。又忌生葱熱麪炙肉。深師千金無紫菀人參並出第二卷中

深師療肺氣不足。逆滿上氣。咽喉中閉塞。短氣。寒從背起。口中如含霜雪。語言失聲。甚者吐血。補肺湯方。

五味子三兩　乾薑二兩　款冬花二兩　桂心一尺

麥門冬一升去心　大棗一百枚擘　粳米二合　桑根白皮一斤

右八味切。以水一斗二升。先煮棗并桑白皮粳米五沸。後內諸藥。煮取三升。分三服。忌生葱。千金同出第十八卷中

集驗補肺湯。療肺氣不足。欬逆短氣。寒從背起。口中如含霜雪。語無音聲而渴。舌本乾燥方。

五味子　白石英研綿裹　鍾乳同上　桂心

橘皮　桑根白皮各三兩　粳米二合　茯苓

竹葉　款冬花　紫菀各二兩　大棗五十枚

杏人五十枚去兩人尖皮　蘇子一升　生薑五兩　麥門冬四兩去心

右十六味切。以水一斗三升。先煮桑白皮棗粳米熟。去滓。內諸藥。煮取四升。分三服。日再夜一。忌大酢生葱。千金同出第四卷中

肺脹上氣方四首　五法

廣濟療患肺脹氣急。欬嗽喘麤。眠臥不得。極重恐氣欲絕。紫菀湯方。

紫菀六分　甘草八分炙　檳榔七枚　茯苓八分

葶藶子三合炒末湯成下

右五味切。以水六升。煮取二升半。絞去滓。分溫三服。每服如人行四五里久。進之。以快利爲度。忌生葱菜熱麪海藻菘菜大醋蒜粘食。出第二卷中

仲景傷寒論。肺脹者。欬而上氣。煩躁而喘。脉浮者。以心下有水。宜服小青龍湯加石膏主之方。

麻黃三兩去節　五味子半升　石膏綿裹　乾薑

芍藥　細辛各三兩　桂心　甘草各三兩炙

半夏半升洗

右九味切。以水一斗。先煮麻黃減二升。去上沫。內諸藥煮

取二升半去滓溫服強人一升瘦人及老小以意減之日三夜一忌生葱生菜海藻菘菜羊肉餳等

又肺脹者病人喘目如脫狀脉浮大也肺脹而欬者越婢加半夏湯主之方

大棗十五枚擘　半夏半升洗　生薑三兩　麻黃六兩去節
甘草二兩炙　石膏半斤

右六味切以水六升先煮麻黃三二沸去沫內諸藥煮取二升去滓溫服八合日三不知更作之忌海藻菘菜羊肉餳並出第十八卷中

深師療欬而上氣肺脹其脉浮心下有水氣小青龍湯加石膏二兩設若有實者必躁其人常倚伏小青龍湯方用前仲景方

千金療肺脹欬嗽上氣咽燥脉浮心下有水麻黃湯方

麻黃去節　芍藥　生薑五兩　細辛
桂心各三兩　半夏半升洗　石膏四兩　五味子半升

右八味切以水一斗煮取三升分三服忌生葱羊肉餳生菜集驗同出第十七卷中

肺氣積聚方二首

救急療肺氣積聚心肋下滿急發即欬逆上氣方

麻黃三兩去節　杏人去雙人尖皮　柴胡　生薑
半夏洗十遍　葶藶子熬研如脂各四兩　乾棗十二枚擘　檳榔十枚

右八味切以水一斗煮取二升八合去滓分溫三服每服相去如人行八九里久七日忌食生冷猪魚羊肉此方服一劑訖將息滿七日則服後方忌羊肉餳

又方

茯苓　乾蘇莖葉　橘皮　麻黃各三兩
杏人去尖皮兩人者　柴胡　生薑各四兩

右七味切以水一斗煮取二升七合去滓分溫三服每服如人行八九里久禁酢物蒜熱麪猪肉五日服一劑並出第六卷中

肺癰方九首

千金論曰病欬唾其脉數實者屬肺癰虛者屬肺痿欬而口中自有津液舌上胎滑此爲浮寒非肺痿也若口中辟辟燥欬即胷中隱隱痛脉反滑數此爲肺癰也問曰病者欬逆師脉之何以知此爲肺癰當有膿血吐之則死後終吐膿死其脉何類何以别之師曰寸口脉微而數微則爲風數則爲熱微則汗出數則惡寒風中於衛呼氣不入熱過於榮吸而不出風傷皮毛熱傷血脉風舍於肺其人則欬口乾喘滿咽燥不渴唾而濁沫時時振寒熱之所過血爲凝滞蓄結癰膿吐如米粥始萌可救膿已成則難治寸

口脈數趺陽脈緊寒熱相搏故振寒而欬趺陽脈浮緩胃氣如經此爲肺癰趺陽脈浮緩少陰微緊微爲血虚緊爲微寒此爲鼠乳其病屬肺也問曰振寒發熱寸口脈滑而數其人飲食起居如故此爲癰腫病醫反不知而以傷寒治之應不愈也何以知有膿膿之所在何以别知其處師曰假令在胸中者爲肺癰其脈數欬唾設膿未成其脈自緊數緊去但數膿爲已成也出第十七卷中

仲景傷寒論欬胸中滿而振寒脈數咽乾不渴時出濁唾腥臭久久吐膿如粳米粥者肺癰也桔梗白散主之方

桔梗三分　貝母三分　巴豆一分去皮心熬研作脂

右三味擣篩强人飲服半錢匕羸人减之若病在膈上者必吐膈下者必利若利不止者飲冷水一桮則定忌猪肉蘆笋等出第十八卷中

集驗療胷中滿而振寒脈數咽燥而不渴時時出濁唾腥臭久久吐膿如粳米粥是爲肺癰桔梗湯方

桔梗二兩千金古今方云用一兩　甘草二兩炙

右二味切以水三升煮取一升分再服朝暮吐膿血則差張文仲千金備急古今錄驗范汪同此本仲景傷寒論方出第四卷中

千金療欬有微熱煩滿胷心甲錯是爲肺癰黄昏湯方

黄昏手掌大一枚即合歡木皮

右一味切以水三升煮得一升分再服范汪同

又肺癰喘不得卧葶藶大棗瀉肺湯主之兼療胷脇脹滿一身面目浮腫鼻塞清涕出不聞香臭酸辛欬逆上氣喘鳴迫塞方

葶藶三兩熬令色紫

右一味擣令可丸以水三升煮擘大棗二十枚得汁二升内藥如彈丸一枚煎取一升頓服古今錄驗删繁仲景傷寒論范汪同並出第十七卷中

備急療腸癰肺癰方

升麻　白歛　漏蘆　芒消各一兩

黄芩　枳實炙　連翹　蛇銜各三兩

梔子二十枚擘　蒴藋根四兩

右十味擣令細以水三升漬經半日以猪脂五升煎令水竭去滓傅之日三若交急合水煎出第四卷中

古今錄驗療肺癰方

薏苡人一升　醇苦酒三升

右二味煮取一升温令頓服有膿血當吐范汪經心錄同

又療肺癰葦莖湯方

剉葦一升　薏苡人半升　桃人五十枚去尖皮兩人者　瓜瓣半升

右四味㕮咀以水一斗先煮葦令得五升去滓悉内諸

藥煮取二升。分再服。當吐如膿。仲景傷寒論云葦葉切二升千金范汪同千金云葦莖二升先以水二斗煮五升

又療肺癰。經時不差。桔梗湯方。

桔梗三升　白朮二兩　當歸一兩　地黃二兩

甘草炙　敗醬　薏苡人各二兩　桑白皮切一升

右八味切。以水一斗五升。煮大豆四升。取七升汁。去豆。內清酒三升。合諸藥煮之。取三升。去滓。服六合。日三夜再。忌豬肉蕪荑桃李雀肉海藻菘菜等。

又療肺癰。生地黃汁湯方。

生地黃汁一升　當歸　甘草炙　白石英綿裹　人參各一兩

附子二分炮　白小豆三十顆　白雞一頭男用雌女用雄療如食法一作雉

右八味切。以水一斗五升。煮雞。取七升汁。去滓。內地黃汁諸藥等。煮取三升。去滓。分服六合。日三夜二。忌蕪荑海藻菘菜冷水豬肉等。並出第二十一卷中

大腸論二首

千金論曰。大腸腑者主肺也。鼻柱中央以爲候也。肺所以合氣於大腸者。大腸爲行道傳瀉之腑也。號監倉掾。重二斤十二兩。長一丈二尺。廣六寸。臍右迴疊積還反十二曲。貯水穀一斗二升。主十二時。定血脉和利精神。又曰。肺前受病。移於大腸。肺欬不已。則大腸受之。大腸欬則遺失便利。肺應皮。皮厚。即大腸厚。皮薄。即大腸薄。皮緩腹裹大者。大腸緩而長。皮急者。大腸急而短。皮滑者。大腸直。皮肉不相離者。大腸結。删繁同

又扁鵲云。大腸絕不療。何以知之。洩痢無度。痢絕則死。實即腸熱。熱則脹滿不通。口爲生瘡。食下入腸。則腸實而胃虛。下胃則胃實而腸虛。所以實而不滿。乍實乍虛。乍來乍去。虛則傷寒。寒則腸中雷鳴。洩青白之痢。而發於氣水。根在大腸。大腸有寒。鶩溏。有熱。便腸垢。大腸有宿食。寒慄發熱。有時如瘧狀。大腸病者。腸中切痛而鳴濯濯。冬日重感於寒則洩。當臍而痛。不能久立。與胃同候。腸中雷鳴。氣上衝胸。喘不能久立。邪在大腸也。大腸脹鳴而痛。腸寒則洩食不化。出第十八卷中

大腸熱實方三首

千金凡右手寸口氣口以前脉陽實者。手陽明經也。病苦腸滿。善喘欬。面赤身熱。喉咽中如核狀。名曰大腸實熱也。

又療大腸實熱。腹脹不通。口爲生瘡。生薑洩腸湯方

生薑　橘皮　青竹茹　白朮

黃芩　梔子各三兩　桂心一兩　生地黃十兩

茯苓　芒消各二兩　大棗十四枚擘

右十一味切。以水七升。煮取三升。去滓。下芒消。分三服。

忌生葱蕪荑海藻菘菜醋物桃李雀肉等。出第十八卷中

删繁療肺脉厥逆大於寸口。主大腸熱欬上氣喘鳴心煩。

麻黄湯方。

麻黄六兩去節 芎藭 生薑 半夏洗十遍

細辛 五味子各三兩 桂心二兩 石膏八兩

右八味切。以水九升。先煮麻黄七八沸。去沫。次下諸藥煎取三升。去滓。分三服。忌羊肉餳生葱生菜等。

又療大腸熱甚脅滿掌中熱淡竹葉飲泄熱氣方。

淡竹葉切三升 橘皮三兩 乾蘇葉三兩 白朮四兩 甘草一兩炙

葱白切一升 桂心一兩 石膏六兩碎 杏人六十枚去皮尖熬

右九味切。以水一斗二升。先煮竹葉取一斗。去滓澄清取九升。下諸藥煮取三升。絞去滓。分三服。若須利下。内芒消三兩。忌海藻菘菜桃李雀肉生葱。並出第二卷中

大腸虚寒方三首

千金凡右手寸口氣口以前脉陽虚者。手陽明經也。病苦胷中喘。腸鳴。虚渴脣乾。目急善驚。泄白。名曰大腸虚寒也。

又療大腸虚寒痢下青白。腸中雷鳴相逐。黄連補湯方。

黄連四兩 茯苓四兩 芎藭三兩 醋石榴皮四枚

地榆五兩 伏龍肝如雞子大一枚

右六味。切以水七升。煮五味。取二升五合。去滓。下伏龍肝屑攪調。分三服。忌猪肉冷水大酢。出第十八卷中

删繁療大腸虚寒。欠呿欬氣短少腹中痛。款冬花丸方。

款冬花七分 桂心 五味子各六分 乾薑

芎藭 甘草各五分炙 附子四分炮 桔梗四分

蘇子五合熬 蜀椒一升 百部汁七合 白蜜一升

乾棗五十枚去皮 薑汁一升

右十四味細擣爲末。將薑蜜汁和微火上煎。取爲丸如梧子。每服温酒下三十丸加至四十丸。日再。忌海藻菘菜猪肉冷水生葱。出第二卷中

皮虚實方二首

删繁論曰。夫五藏六腑者。内應骨髓。外合皮毛膚肉。若病從外生。則皮毛膚肉關格強急。若病從内發。則骨髓疼痛。然陰陽表裏外皮内髓其病源不可不詳之也。皮虚者寒。皮實者熱。凡皮虚實之應。主于肺大腸。其病發於皮毛熱卽應藏。寒卽應腑。千金同出第三卷中

千金療皮虚。主大腸病。寒氣關格。蒴藋蒸湯方。

蒴藋根葉切三升 桃皮葉剉三升 菖蒲葉剉三升

細糠一斗 秫米五升

右五味。以水一石五斗。煮取米熟爲度。大盆器貯於上。作小竹牀子罩盆。人身坐牀中。四面周廻將席薦障風。

身上以衣被蓋覆。若氣急時開孔對口洩氣。取通身接汗。可作兩食久許。如此三日。若盆裏不過熱。盆下安炭火也。非惟療寒。但是皮膚下一切勞冷。並皆療之。忌羊肉餳。刪繁同

又療皮實。主肺病熱氣。梔子煎方。

梔子　枳實炙　大青　杏人去兩人尖皮

柴胡　芒消各三兩　生地黄切一升　石膏八兩

淡竹葉切一升　生玄參五兩

右十味。切。以水九升。煮取三升。下芒消。分三服。忌蕪荑。刪繁同。並出第十八卷中

上氣方九首

廣濟療上氣方。

葶藶子五合熬紫色別擣如泥　桑根白皮切　大棗二十枚擘

右三味。以水四升。煮取一升。絞去滓。內葶藶子泥如棗大。煮之三分減一。頓服。以快利爲度。忌如藥法。出第二卷中

肘後主上氣方。

灸從大椎數下行第五節下。第六節上。空間卽灸一處。隨年壯。秘方。深師千金翼文仲同出第三卷中

千金療上氣方。

上酥一升　獨頭蒜五顆去皮先以酥煎蒜蒜黄出之　生薑汁二合

右三味。同煎使熟。空腹服一寸匕。温服之。忌熱麪。

又方

芥子三升

右一味。末之。蜜和爲丸。寅時井華水服如梧子七丸。日二服。散亦佳。禁如藥法。尤忌油麪等。並出第十七卷中

必効療上氣方。

半夏洗　茯苓各四兩　橘皮　白术各三兩

生薑五兩　檳榔十顆

右六味。切。以水一斗。漬一宿。煮取二升七合。分三服。更加甘草三兩　人參二兩　前胡二兩　紫蘇一兩。忌羊肉餳桃李雀肉醋物。出第一卷中

古今録驗温中湯。療上氣方。

甘草三兩炙　桂心四兩　生薑一斤

右三味。切。以水七升半。煎取三升。分五服。忌生葱海藻菘菜。

又昆布丸。療胷滿上氣方。

大黄　消石　海藻洗　水銀各一兩

昆布三兩洗　苦瓠瓣四十枚　葶藶半升熬　通草二分

桃人五十枚熬

右九味。擣篩。以蜜和爲丸。如梧子許。先食服三丸。日再

服。

又巳試鯉魚湯。療上氣方。

杏人熬　貝母　桂心各三兩　橘皮
人參　甘草炙　厚朴炙　麻黄去節
茯苓　胡麻　白前各二兩　鯉魚五斤
生薑六兩　半夏洗五兩

右十四味切。先以水二斗。煮魚得一斗二升。去魚內藥。煎取三升二合。分四服。日三夜一。忌海藻菘菜醋物羊肉餳生葱等物。

又上氣。二物散。本司馬大將軍方

麻黄一斤去節　杏人一百枚

右藥各別擣。合和下篩爲散。上氣發時。服方寸匕可至三方寸匕。以氣下爲候。不必常服。深師療上氣兼效范汪同並出第十九卷中

卒上氣方六首

深師療卒上氣。胷心滿塞。半夏蘇子湯方。

半夏五兩洗　蘇子一升　生薑五兩　大棗四十枚擘
橘皮　桂心各三兩　甘草二兩

右七味切。水七升。煮取二升七合。分三服。氣卽下。忌海藻菘菜羊肉餳生葱。

又療卒急上氣。胷心滿。竹篠下氣湯方。

生甘竹篠一虎口　石膏一兩　生薑　橘皮各三兩
甘草三兩炙

右五味切。以水七升。煮竹篠取四升半。去滓。內諸藥。煮取二升。分二服。此方療忽上氣不止者。服兩三劑差。忌海藻菘菜。並出第十八卷中

備急葛氏療卒上氣。鳴息便欲絶方。

桑根白皮切三升　生薑切半升　吴茱萸半升

右三味切。以酒五升煮三沸。去滓。盡令服之。入口則愈。千金秘方

又方

麻黄去節　甘草炙各二兩

右二味切。以水三升。煮取一升半。分三服。古今録驗用水八升。煮取三升八合。忌海藻菘菜。差後。欲令不發者。更取二味。并熬杏人五十枚。擣篩。蜜和丸。服四五丸。日三。文仲肘後范汪同

又療卒上氣。氣不復報肩息方。

乾薑三兩㕮咀

右一味。以酒一斗漬。服一升。日三服。

又方

麻黄三兩去節　桂心　甘草各一兩炙　杏人如法製

右四味，切，以水六升，煮取二升，分三服。此二方名小投杯湯，有氣疾者亦可爲散，將服之。冷多加乾薑三兩，淡唾者加半夏三兩。忌海藻、菘菜、生葱。出第三卷中

久上氣方四首

千金療積年上氣不差垂死者方。

莨菪子熬令色變　熟羊肺薄切暴乾爲末

右二味，各別擣，等分，以七月七日神酢拌令相著，夜不食，空肚服二方寸匕，須臾拾飦，兩食間以冷漿白粥二口止之，隔日一服，永差。三十日内得煮飯汁作蕪菁羹食之，以外一切禁斷。文仲肘後同

又療上氣三十年不差方。

大棗一百枚去核皮　豉一百二十顆　杏人一百粒　椒二百粒汗

右四味，先擣杏人令極熟，後内棗、椒、豉，更擣作丸，如棗核大，含稍稍嚥之，日三夜。並出第十七卷中

近効療久上氣，氣急臥不得方。

紫蘇葉二兩　生薑　麻黄去節　杏人各三兩

赤茯苓　桑根白皮　葶藶子各二兩熬　橘皮一兩半

右八味，切，以水八升，先煮麻黄，去沫，下諸藥和煮，取二升七合，絞去滓，分三服，每服如人行七八里久，温服之。畢服後丸。

又丸方。

葶藶子六兩熬令紫色

右一味，擣如泥，丸如梧子大，每食後以棗飲下十丸，日二服。乾棗十顆，擘碎，以水一升，煮取五合，去滓，用下丸，甚効。

上氣胷滿方二首

古今録驗胡椒丸，療欬上氣胷滿，時復嘔沫方。

胡椒　蓽撥　乾薑各三兩　白术二兩

桂心　高良薑　人參　款冬花

紫菀　甘草炙各二兩

右十味，擣篩，蜜和丸如梧子，一服五丸，日二服，不知增之，以知爲度。忌生冷、醋滑、猪魚肉、蒜、桃李、雀肉、生葱、海藻、菘菜。出第十九卷中

救急茯苓人參散，療上氣胷脅滿悶，益心力，除謬忘，永不霍亂，能飲食。此方功力，諸藥不逮。有人年四十時，因患積痢，羸憊不能起止，形狀如七十老人，服此藥兩劑，平復如舊。久服延年益壽方。

茯苓二斤，去黑皮，擘破如棗大，清水漬經一日一夜，再易水，出於日中暴乾，爲末　

人參七兩擣　甘草一兩炙切　牛乳七升　白沙蜜一升五合

右五味，以水五升，内甘草，煮取二升，除甘草，澄濾，内茯

苓。緩火煎。令汁欲盡。次內白蜜牛乳。次內人參。緩火煎。令汁盡。仍攪藥令調。勿許焦。成日中暴乾。擣篩爲散。以紙盛之。温乳及蜜湯和喫。並得。亦不限多少。夏月水和當變。忌海藻菘菜大醋。並是大斗大升大秤兩也。此方極驗。合數劑立効。出第六卷中

上氣欬身面腫滿方四首

崔氏療肺熱而欬。上氣喘急。不得坐卧。身面腫。不下食。消腫下氣止欬立驗方。

葶藶子二十分熬　貝母六分　杏人十二分熬　紫菀六分
茯苓　五味子各六分　人參　桑白皮各八兩

右八味擣篩。蜜和丸如梧子。一服十丸。日二服。甚者夜一服。漸漸加至二三十丸。煑棗汁送之。若腥氣盛者。宜服此藥。若小便不利者。宜服後方。忌酢物。

又方

葶藶子二十分熬　杏人十二分　茯苓六分　牽牛子八分熬

右四味擣篩。蜜和爲丸。如梧子許。每服八丸。日再夜一。漸漸加至二十丸。煑棗汁送之。大忌醋物。

又療上氣欬嗽。長引氣不得卧。或水腫。或遍體氣腫。或單面腫。或足腫。並主之方。

葶藶子三升微熬

右一味擣篩爲散。以清酒五升漬之。春夏三日。秋冬七日。初服如胡桃許大。日三夜一。冬日二夜二。量其氣力取微利爲度。如患急困者。不得待日滿。亦可以綿細絞即服。其葶藶單莖向上。葉端兩角。角麤且短。又有一種苟芥草。葉近根下作歧。生角細長。採時必須分別。前件六種病狀。發動各不同。始終至困。並歸於水。但人腹內有塊。及兩邊皆有者。或當心有塊稍壯大者。並是水病。即此藥必須得好新熟無灰酒。清者始可用。經日多者惡不堪用。前件病皆是熱。服藥唯須慎酒麪生冷雞猪魚肉大困及不得卧。入口則定。老少任意量力。必須好差平復。始可停藥。此方神驗。服藥如傷多悶亂者。作土漿飲即定。並出第六卷中

必効療上氣欬嗽。腹滿體腫方。

取楸葉三升

右一味煑三十沸。去滓。煎堪作丸。如小棗子。以竹筒內下部。立愈。出第一卷中

上氣喉中水雞鳴方一十二首

深師療久逆上氣。胷滿。喉中如水雞鳴。投杯湯方。

小麥一升　麻黃四兩去節　厚朴五兩　石膏如雞子
杏人五合

右五味。以水一斗。煮取小麥熟。去麥內藥。煮取三升。分三服。欬嗽甚者。加五味子半夏洗各半升。乾薑三累。經用甚良。

又療上氣。脉浮欬逆。咽喉中水雞鳴。喘息不通。呼吸欲死。麻黃湯方。

麻黃八兩去節　射干二兩　甘草四兩炙　大棗三十顆

右四味切。以水一斗。先煮麻黃三沸。去上沫。內諸藥。煮取三升。分三服。已用甚良。忌海藻菘菜等。

又療欬逆上氣。胷中塞不得息。卧不安席。牽繩而起。咽中如水雞聲。投杯湯方。

款冬花二十分　杏人四十顆　甘草一兩炙　大棗二十顆

桂心二兩　麻黃四兩去節　生薑　半夏洗各三兩

紫菀　細辛各一兩

右十味切。以水八升。煮取二升。頓服之。一方分再服。卧令汗出。食粥數口。勿飽食。神良。忌海藻菘菜羊肉餳生葱生菜。

又療欬逆上氣。燥嗽冷嗽。晝夜甚。喉中水雞鳴。鍾乳丸方。

鍾乳　人參　桂心　乾薑各八分

附子炮　欵冬花　細辛各六兩　紫菀十分

杏人四分

右九味。擣篩。蜜和。酒服如小豆二九。日三。不知。稍稍加之。忌猪肉冷水生葱生菜等物。

又療上氣。欬嗽。喉中水雞鳴。唾膿血腥臭。麻黃湯方。

麻黃六兩去節　桂心一兩　甘草炙　杏人去尖皮各二兩

生薑八兩一方用乾薑三兩

右五味切。以水七升。煮取三升半。分五服。已用療欬唾膿血。喉中腥臭。得力後。長將九服。忌海藻菘菜生葱。

又療久欬上氣。喉中鳴。晝夜不得卧。貝母散方。

貝母三兩　麻黃去節　乾薑各二兩　桂心

甘草炙各一兩

右五味。擣篩。平旦酒服方寸七。日二。不知增之。至二七。大劇可至再服。酒隨飲多少。忌海藻菘菜生葱等。

又療久欬逆上氣。體腫短氣脹滿。晝夜倚壁不得卧。喉常作水雞鳴。白前湯方。

白前二兩　紫菀　半夏洗各三兩　大戟切七合

右四味切。先以水一斗漬之一宿。明旦煮取三升。分三服。忌羊肉餳。此方四味千金方見水腫欬上氣中千金古今錄驗同並出第十八卷中

小品療欬逆。喉中如水雞聲。貝母湯方。

貝母　甘草炙各二兩　麻黃去節　桂心各四兩

半夏洗　乾薑各三兩　杏人七十枚

右七味切以水二斗三升先煮麻黃得十沸內藥煮取三升溫服七合日三忌海藻菘菜生葱羊肉餳古今錄驗同

又療欬而上氣咽中如水雞聲射干麻黃湯方

射干十二枚 麻黃去節 生薑各四兩 紫菀三兩
欵冬花三兩 細辛三兩 五味子半升 半夏八枚洗
大棗七枚

右九味切以東流水一斗二升煮取三升分三服忌羊肉餳生菜此本仲景傷寒論方千金古今錄驗同並出第一卷中

必効療病喘息氣急喉中如水雞聲者無問年月遠近方

肥皂莢兩挺 好酥一兩

右二味於火上炙去火高一尺許以酥細細塗之數翻覆令得所酥盡止以刀輕刮去黑皮然後破之去子皮筋脈擣篩蜜和爲丸每日食後服一丸如熟豆日一服訖取一行微利如不利時細細量加以微利爲度日止一服忌如藥法出第一卷中

古今錄驗沃雪湯療上氣不得息卧喉中如水雞聲氣欲絶方

麻黃四兩去節 細辛二兩 五味子半升 桂心
乾薑各一兩 半夏八枚洗去滑一方四兩

右六味切以水一斗煮取三升紋去滓適寒溫服一升投杯則卧一名投杯麻黃湯令人汗出不得卧勿怪亦可從五合不知稍增日再凡煮麻黃先煎二沸去上沫又內餘藥忌生葱生菜羊肉餳集驗經心錄范汪同

又投杯湯療久欬嗽上氣胷中寒冷不得息食卧不安席每牽繩而起咽中如水雞聲方

欵冬花四十顆 細辛一兩 紫菀三兩 甘草炙
桂心 麻黃去節 乾薑各二兩 五味子半升
杏人四十枚 半夏半升洗

右十味切以水八升煮取二升分再服卧汗出即愈忌海藻菘菜生葱生菜羊肉餳並出第九卷中

因食飲水上氣方四首

古今錄驗宫泰說李將軍兒得病喘息甚難并數上氣呼吸療之不差遂亡本由食餅後乃飲水得之服五味湯不差此輩皆死是後乃有婢得之行極而渴飲水多此爲所發起同與五味湯亦不差然後小差泰因此與三物備急藥半錢吐下得差由此思惟病之所由以冷水入肺及入腸寒熱不消化結聚逼迫於胃口故令其呼吸乏氣息不得下過謂喘而上氣息數也宜吐下之亦可與三物瓜蔕散吐之

三味備急散本療卒死感忤宫泰以療人卒上氣呼吸氣

不得下。喘逆差後。已爲常用方。

巴豆　乾薑　大黃

右藥等分。巴豆小熬去心皮合擣下篩。服半錢匕。得吐下則愈。忌野猪肉蘆笋。范汪同

又三味吐散。官泰以療上氣呼吸喘逆方。

瓜蔕三分　杜衡三分　人參一分

右藥擣篩爲散。以溫湯服一錢匕。老小半之。范汪同並出第十九卷中

肘後療大走馬奔走喘乏。便飲冷水冷飲因得上氣發熱方。

竹葉三斤　橘皮三兩切

右二味。以水一斗半。煮取三升。去滓分爲三服。三日服一劑良。集驗用竹葉三兩。文仲備急范汪等同

又方

葶藶子一兩熬擣　乾棗四十顆

右二味。以水三升。先煮棗取一升。內葶藶子。煎取五合。大人分一二服。小兒分三四服。並出第一卷中

卒短氣方四首

肘後卒短氣方。

擣韭取汁服一升。立愈。文仲備急千金同出第一卷中

千金療卒短氣方。

枸杞葉二兩　生薑二兩切

右二味。以水三升。煮取一升。頓服之。

又方

生薑五兩切　小麥一升

右二味。以水七升。煮取一升。頓服之。

又方

紫蘇莖葉切一升　大棗二七枚

右二味。以酒三升。煮取一升半。分再服。水亦得。又方加橘皮半兩。並出第十七卷中

上氣及氣逆急牽繩不得卧方八首

廣濟療肺氣痰上氣急及欬方。

柴胡五兩　五味子　橘皮　紫菀

貝母　杏人各三兩　麻黃四兩去節　甘草炙

黃芩各二兩

右九味細切。擣令極碎。每服取麥門冬一兩去心生薑半兩切竹葉一兩半。以水二升五合。先煮麥門冬生薑竹葉。有一升五合。內散二兩。煎取一升二合。絞去滓分二服。平旦空肚服之。一服日晚食消後服之。每日作一劑。忌油麪猪犬肉小豆粘滑酸鹹海藻菘菜。出第三卷中

肘後療欬上氣喘息便欲絶方。

末人參服之方寸匕。日五六。出第一卷中

深師療上氣及諸逆氣。神驗白前湯方。

白前五兩　紫菀　杏人　厚朴炙各三兩

半夏洗　麻黄去節各四兩　生薑一斤一方用八兩

人參　桂心各二兩　甘草炙一兩　大棗十四枚

右十一味切。以水八升。煮取二升半。分三服。忌海藻菘菜羊肉生葱餳。

又療肺氣不足欬嗽上氣。牽繩而坐。吐沫唾血不能食飲補肺溢湯方。

蘇子一升　桑白皮五兩　半夏六兩洗　紫菀

人參　甘草炙　麻黄去節　五味子

乾薑　杏人去各一兩　細辛一兩半　桂心三兩

欬冬花一兩　射干一兩

右十四味切。以水一斗二升。煮取三升。分五服。日三夜再。忌海藻菘菜羊肉餳生葱生菜。千金同

又療諸欬病。上氣留滿。晝夜不得卧。困篤。鍾乳丸方。

鍾乳八分　乾薑六分　欬冬花　細辛

桑白皮　半夏洗各四分　貝母　附子炮各五分

蜀椒汗三分　芎藭四分　紫菀八分　杏人三分

右十二味擣篩蜜和。服如大豆二丸。日三。忌冷食猪羊肉餳生菜。並出第十八卷中

千金療上氣不得卧。神秘方。

橘皮　生薑　紫蘇　人參

五味子各三兩

右五味切。以水七升。煮取三升。分三服。一方有桔梗無五味子出第十七卷中

古今録驗療積病後暴上氣困篤投杯湯方。

石膏碎四兩　甘草炙二兩　五味子三兩　大棗二十枚

人參　桂心　半夏洗　杏人各二兩

麻黄去節三兩　生薑四兩

右十味切。以水一斗。煮取三升。一服六合。日三夜一。忌羊肉餳海藻菘菜生葱等。

又療上氣。呼吸牽繩。肩息欲死。覆杯湯方。

麻黄去節四兩　甘草炙　乾薑　桂心

貝母各二兩

右五味切。以水八升。煮取二升。分再服則愈。有人先有風患。兼有石熱。取冷當風飲酒房室。體虛末春因天行病至夏中差。尚虛有風熱未除。兼藥石勢過傷於胃氣。因腹脹堅如石。氣息不利。因自下。後變四肢腫遊走無

定。小便不通。積服利藥。忽吐逆不下食。變嘁至掣動百脉。狀如噓唏。積日乃變上氣。服此方加杏人二兩。與兩劑上氣得止。忌海藻生菜菘菜。范汪經心録同出第十九卷中

欬嗽上氣方七首

病源欬嗽上氣者。肺氣有餘也。肺感於寒。微則成欬嗽。肺主氣。氣有餘則喘欬上氣。此爲邪搏於氣。氣擁滯不得宣發。是爲有餘。故欬嗽而上氣也。其狀喘欬上氣。多涕唾面目浮腫。則氣逆也。出第十四卷中

深師療上氣欬嗽蘇子煎方。

蘇子二升　生薑汁二升　白蜜二升　生地黄汁二升
杏人二升

右五味。擣蘇子。以地黄薑汁澆之。絹絞取汁。更擣。以汁澆。復絞。如此六七過。令味盡。去滓。熬杏人令黄黑。擣令如脂。又以向汁澆之。絹絞取汁。往來六七過。令味盡。去滓。內蜜。和置銅器中。於重湯中煎之。令如飴。煎成。一服方寸匕。日三夜一。忌蕪荑。千金同

又療欬嗽上氣射干煎方。

射干八兩　紫菀半兩　膠飴五兩　細辛半兩
乾薑五兩末　生竹瀝一升　芫花根半兩　桑根白皮
欵冬花各八兩　附子半兩炮　甘草半兩炙　白蜜一升半

右十二味。先切射干。合蜜竹瀝汁煎五六沸。絞去滓。㕮咀諸藥。以水一升四合。漬一宿。煎之七上七下。去滓。乃合飴薑末煎。令如餔服酸棗一丸。日三夜一。不知稍增之。忌海藻菘菜猪肉冷水生菜。千金同

又療欬上氣。中寒冷。鼻中不利。杏人煎方。

杏人五兩　五味子三合　甘草四兩炙　麻黄一斤去節
欵冬花三合　紫菀　乾薑各三兩　桂心四兩

右八味。切。以水一斗。煮麻黄減二升。掠去沫。乃內諸藥。煮取四升。絞去滓。又內膠飴半斤。白蜜一斤。合內汁中攪令相得。湯中煎如飴成。先食服如半棗。日三。不知稍加之。忌海藻菘菜生葱。千金同出第十八卷中

崔氏療上氣暴欬方。

紫蘇莖葉二升　大豆一升

右二味。以水四升。煮大豆。次下紫蘇。煮取一升五合。分爲三服。晝二夜一。忌醋鮓鹹酸油膩等。出第六卷中

必効主上氣腹脹心胷滿并欬不能食方。良明府云極効

枇杷葉一握去毛炙　檳榔三七顆　生薑二分　高良薑二兩
蜜二合　酥二合

右六味。切。以水二大升。煮取一大升。湯成後。內酥蜜。更煮三五沸。分溫三服。每服如人行八九里久。甚重者三

兩劑。任意食之。出第一卷中

救急療上氣欬肺氣胷痛方。

杏人三大升　白蜜一大升　牛酥二大升

右三味。杏人擣碎於瓷盆中。研取汁五升。淨磨銅鐺。勿令脂膩。先傾三升汁於鐺中。刻木記其深淺。又傾二升汁。以緩火煎。減至於所記處。即內白蜜及酥。還至木記處。藥乃成。貯不津瓷器中。每日三度。以煖酒服一大匙。不能飲酒。和粥服亦得。服一七日唾色變白。二七日唾稀。三七日欬斷。此方非但療欬。兼補虛損。去風冷。兼悅肌膚。白如瓠。婦人服之更佳。延年秘錄同出第六卷中

古今錄驗療上氣兼欬蘇子湯方。

蘇子一升　五味子五合　麻黃去節　細辛
紫菀　黃芩　甘草炙各二兩　人參
桂心　當歸各一兩　半夏三兩洗　生薑五兩

右十二味切。以水九升。煮取三升。分二服。上氣病亦特單煮蘇子。及生蘇葉。冬天煮乾枝莖葉亦佳。忌海藻菘菜羊肉餳生葱生菜。出第十九卷中

欬逆上氣嘔吐方四首

病源五藏皆稟氣於肺。肺感微寒則成欬嗽也。寒搏於氣氣聚還肺。而邪有動息。邪動則氣奔逆上。氣上則五藏傷動。動於胃氣者。則胃氣逆而嘔吐也。此是肺欬。連滯氣動於胃而嘔吐者也。又有季夏脾王之時。而脾氣虛不能王。有寒氣傷之而欬嗽者。謂之脾欬。其狀欬則右脅下痛。陰陰引膊背。甚則不可動。動則欬發。脾與胃合。脾欬不已。則胃受之。其狀欬嗽而嘔。嘔甚則長蟲出是也。凡諸欬嗽甚則嘔吐。各隨證候。知其腑藏也。出第十四卷中

深師療欬嗽上氣。喉咽中腥臭。虛氣攪心。頭痛眼疼。耳中嘈嘈。風邪毒注天行。食不生肌。胷中隔塞。嘔逆多唾。惡心心下堅滿。飲多食少。療瘧并淋。通氣丸方。

膠飴五斤　蜀椒二升汗　烏頭七分炮　桂心六分
大附子五枚炮　乾薑　人參各四分　杏人一升
天門冬十分　蜈蚣五節去頭炙

右十味末之。擣杏人作膏。稍稍內藥末。擣千過。烊膠飴。乃內藥中。攪令調和。合如半棗一枚。日六七。夜二三服。令胷中溫為度。若夢與鬼神交通及飲食者。全用蜈蚣食不消者。加杏人五合。有虛氣。少腹急。腰痛。加天門冬杜仲。有風加烏頭二枚。附子一枚。立夏後勿加也。有留飲加葶藶子一兩。熬末之。忌猪肉冷水生葱鯉魚等物。千金同

又療上氣欬逆。口乾。手足寒。心煩滿。積聚下利。嘔逆若墜

瘀血上氣胷脅脹滿少氣腸鳴飽食傷中裏急婦人乳飲滯下有邪濕陰不足大小便不利肢節皆痛消石丸方。

消石一升　乾薑　前胡　大黄各一斤

杏人一升

右五味擣篩蜜和飲服如梧子三丸日再五日後心腹諸疾隨大小便去月經絶則通下長蟲數十亦利血及冷熱赤白汁癥瘕毒悉主之藥利以意消息。

又療上氣煩悶嘔逆不得飲食厚朴湯方。

厚朴一兩炙　人參一兩　半夏四兩洗　生薑八兩

茯苓　甘草炙　橘皮　桂心各二兩

枳實二兩炙

右九味切以水八升煮取三升分三服忌海藻菘菜羊肉餳生葱醋物。並出第十八卷中

必効療上氣欬嗽嘔逆不下食氣上方。

橘皮　紫菀各三兩　人參　茯苓

柴胡　杏人去皮尖

右六味切以水六升煮取二升分爲三服患冷加生薑二兩患熱加麥門冬三兩去心不能食加白朮二兩厚朴二兩炙忌醋物桃李雀肉等。出第一卷中

上氣欬嗽多唾方三首

廣濟療上氣肺熱欬嗽多涕唾方。

白前四分　生麥門冬十分去心　貝母

石膏　甘草炙　五味子　生薑各四分

黄芩五分　杏人四十顆　淡竹葉切一升　白蜜一匙

右十一味切以水七升煮取二升七合絞去滓內白蜜更上火煎三沸分温三服每服如人行五六里須利三兩行湯成後宜加芒消八分忌熱麪炙肉油膩醋食海藻菘菜。出第二卷中

古今録驗小紫菀丸療上氣夜欬逆多唾濁方。

乾薑　甘皮一作甘草　細辛　款冬花各三分

紫菀三分　附子二枚炮

右六味擣篩以蜜和爲丸如梧子先食服三丸日再以知爲度忌冷水猪肉生菜等物。

又療欬氣上多涕唾杏人煎方。出徐王

杏人一升

右一味擣碎研取大升三升汁以水和研之煎取一大升酒服一匙日三忌猪雞魚肉胡荽等物。並出第十九卷中

上氣欬方一首

古今録驗療欬逆上氣胷滿多唾。太醫令王叔和所撰已更御服甚良効方

乾薑三分 礜石一分泥裹燒半日 蜀椒五分汗

細辛二分 烏頭一分炮去皮 杏人一分 吳茱萸四分洗

菖蒲一分 紫菀二分 皂莢一分去皮子炙 款冬花三分

麻黃四分去節

右十二味擣篩。蜜和丸如梧子。夜卧吞一丸。日二。不知加之。療二十年欬。不過二十丸便愈。御藥也。秘在石室不傳。忌豬羊肉餳生菜冷水。一方有桂心三分無麻黃千金同出第十九卷中

久欬嗽上氣方三首

肘後療久欬上氣十年二十年。諸藥療不差者方。

豬胰三具 乾棗一百顆

右二味。以酒三升漬數日。服二三合至四五服。愈。服盡此則差。千金同出第三卷中

深師療久上氣欬。麻黃散方。司馬太傅欬常將此服愈

麻黃一斤去節 杏人一百枚 甘草二兩炙 桂心一兩

右四味擣篩。別擣杏人如脂。內諸末。合令調。臨氣上發時。服方寸匕。氣下止。食頃氣不下。更服一匕。可至三匕。氣發便服。即止。忌海藻菘菜生葱。千金古今録驗同

又療久上氣欬。亦療傷寒後欬嗽方。

甘草二兩炙 大棗二十枚

右二味。以水七升。煮取二升。分再服。數用驗。忌海藻菘菜等。古今録驗名溫脾湯並出第八卷中

欬逆上氣方五首

病源肺虛感微寒而成欬。欬而氣還聚於肺。肺則脹。是爲欬逆也。邪氣與正氣相搏。正氣不得宣通。但逆上喉咽之間。邪伏則氣靜。邪動則氣奔上。煩悶欲絶。故謂之欬逆上氣。出第十四卷中

深師療欬逆上氣。支滿息欲絶。氣結於胷中。心煩躁不安。一合湯方。

芫花二分熬 桂心 乾薑各五分 甘草炙

細辛各四分 蕘花二分

右六味切。以水三升。煮取一升。先食服一合。日三夜一。又云合湯亦得。分六七服。一日盡便愈。一方有菖蒲四分無蕘花。忌海藻菘菜生葱生菜等。

又療欬逆上氣。腹中有堅痞。往來寒熱。令人羸瘦不能飲食。或時下痢。此腹中如絞在臍上下關。痢氣上腸使然。爲病有氣涌逆。蜀椒散方。

蜀椒五合去目并閉口者汗 桂心 甘草各一兩炙

通草 半夏洗各三兩

右五味擣篩。飲服方寸匕。日三夜一。忌海藻菘菜羊肉餳生葱。並出第十八卷中

古今録驗麥門冬丸。主氣逆上氣方。

乾薑六分　麥門冬十分去心　昆布洗　海藻洗各六分

細辛　海蛤　蜀椒熬　桂心各四分

右八味擣篩。蜜和丸如梧子。以飲服十丸。漸加至二十丸。日三。有人患風虛得冷。輙胷中上氣。喉中常如吹管聲。欬嗽唾清沫。將此丸服得差。若散服方寸匕。日三。忌生葱生菜。經心録同

又鯉魚湯。療欬逆上氣。喉中不利方。

生鯉魚一尾　熟艾二升　白蜜一升　紫菀

牡蠣各四兩熬　款冬花一升　杏人二十枚　豉半升

射干二兩　細辛三兩　飴八兩　菖蒲二兩

右十二味㕮咀。藥和内魚腹中。置銅器中。蒸之五斗米飯下。藥成服一升。日三夜一。忌生菜羊肉餳等。

又杏人煎療欬逆上氣方

杏人一升　石斛　乾薑各四兩　桂心

甘草炙　麻黄去節各五兩　五味子　款冬花

紫菀各三兩

右九味。擣八味下篩。以水一斗。先煮麻黄取八升。去滓。内藥末膠飴半斤。蜜一升。攪令相得。未食服如棗大一枚。日三。忌生葱海藻菘菜等。並出第二十九卷中

雜療上氣欬嗽方四首

廣濟療上氣欬嗽。兼水氣痹氣方。

葶藶子熬　貝母　桔梗　鼈甲炙

防葵各六分　白术　茯苓　大戟

枳實炙　紫菀　旋復花　杏人

橘皮各四分　芫花二分　大黄十分　皂莢一分炙去皮子

右十六味擣篩。蜜和爲丸。空腹以飲服如梧子五丸。日二服。漸漸加至十丸。以微利爲度。忌桃李雀肉莧菜酢物豬肉陳臭等。出第二卷中

深師療上氣搶心。胷奄奄不得息。腹中脹滿。食輙吐。蘇子湯方。

蘇子一升　大棗三十顆　半夏三兩洗　橘皮

生薑　桂心各一兩　蜀椒二分汗

右七味切。以水七升。煮取二升分三服。忌羊肉餳生葱。出第十八卷中

古今録驗半夏湯。療上氣。五藏閉塞。不得飲食。胷中脅下支脹。乍去乍來。虛氣結於心中。伏氣住胃管。脣乾口燥。肢體動摇。手足疼冷。夢寐若見人怖懼。此五藏虛乏。諸勞氣不足所致。并療婦人方。

當歸　防風　黄耆各二兩　柴胡半斤

細辛　麻黃去節　人參各一兩　杏人五十粒
桂心三兩　半夏一升洗　大棗二十枚　生薑五兩
黃芩一兩

右十三味切，以水一斗，先煮麻黃一沸，去上沫，更入水一升，及諸藥煮取五升，分爲五服，日三夜二。忌羊肉、生葱、生菜、餳等。出第十九卷中

近効療上氣腹內脹滿，飲食不消，欲作霍亂及欬嗽，紫蘇子丸方。

紫蘇子　橘皮各二兩　高良薑　桂心
人參各一兩

右五味擣篩，蜜和爲丸，每服十五丸，酒飲任下。若食瓜膾等物，有生熟氣，擬似霍亂者，即半棗栗許大，細細嚥取汁，令消盡，應時立愈。常有此藥，永不患霍亂，甚神効也。忌生葱、豬肉、陳臭等物。

右從事郎充兩浙東路提舉茶塩司幹辦公事趙　子孟校勘

重訂唐王燾先生外臺秘要方第十卷終

重訂唐王燾先生外臺秘要方第十一卷目錄 消渴消中十八門

唐王燾先生外臺秘要方第十一卷

宋朝散大夫守光祿卿直秘閣判登聞簡院上護軍臣林億等　上進

新安後學程衍道敬通父訂梓

消渴方一十七首

病源夫消渴者。渴而不小便是也。由少服五石諸丸散。積久經年。石勢結於腎中。使人下焦虛熱。及至年衰血氣減少。不能制于石。石勢獨盛。則腎爲之燥。故引水而不小便也。其病變者。多發癰疽。此坐熱氣留於經絡。經絡不利。血氣壅澀。故成癰膿也。診其脉數大者生。細小浮者死。又沉小者生。實牢大者死。有病口甘者。名爲何。何以得之。此五氣之溢也。名曰脾癉。夫五味入於口。藏於胃。脾爲之行其精氣。溢在於脾。令人口甘。此肥美之所發也。此人必數食甘美而多肥。肥令人內熱。甘者令人中滿。故其氣上溢爲消渴也。厥陰之爲病。消渴。氣上衝。心中疼熱。飢不欲食。甚者則欲吐。下之不肯止。養生法云。人睡臥勿張口。久成消渴及失血也。赤松子云。臥閉目不息十二通。治飲食不消。其湯熨鍼石。別有正方。補養宣導。今附於後。法云。解衣惔臥。伸腰瞋少腹。五息止。引腎。去消渴。利陰陽。解衣者使無罣礙。惔臥者無外想。使氣易行。伸腰者使腎無逼蹙。瞋者大努使氣滿少腹者。擫腹牽氣使五息即止之。引腎者引水來咽喉。潤上部。去消渴枯槁病。利陰陽者。饒氣力也。出第五卷中（通按後條古人喜石宜消渴今服石者少何有此症緣酒多令三焦熱藏腑燥亦致消渴不必皆由服石也但治法頗同）

千金論曰。夫消渴者。凡積久飲酒。無有不成消渴病者。然則大寒凝海而酒不凍。明其酒性酷熱。物無以加。脯炙鹽鹹。此味酒客多嗜。不離其口。三觴之後。制不由己。飲噉無度。咀嚼鮓醬。不擇酸鹹。積年長夜。酣興不懈。遂使三焦猛熱。五藏乾燥。木石猶且焦枯。在人何能不渴。療之愈否。屬在病者。若能如方節慎。旬月而瘳。不自愛惜。死不旋踵。方書醫藥。寔多有効。其如不慎者何。其所慎者有三。一飲酒。二房室。三鹹食及麪。能慎此者。雖不服藥。而自可無他。不知此者。縱有金丹。亦不可救。深思慎之。深思慎之。凡消渴之人。愈與未愈。常須慮患大癰。何者。消渴之人。必於大骨節間。忽發癰疽而卒。所以戒在大癰也。當預備癰藥以防之。宜服麥門冬丸。除腸胃熱實。兼消渴方。

麥門冬八分去心　茯苓八分堅白者　黃連八分　石膏八分碎

萎蕤八分　人參六分　龍膽六分　黃芩六分

升麻四分　栝樓十分　枳實五分炙　生薑屑十分

地骨皮六分　茅根一升切　粟米三合

右十五味。以水六升。煮茅根及粟米令爛。餘十三味擣

末。蜜和丸如梧子。以前茅根粟米汁作飲。服十丸。日二
若渴則與此飲至足。大麻亦得。忌豬肉酢物。

又栝樓湯方。

栝樓五兩切　麥門冬汁三升　生薑五兩切　茅根切三升
蘆根切二升

右五味。以水一斗。煮取三升。分爲三服。忌如藥法。

又胃腑實熱。引飲常渴。茯苓湯洩熱止渴方。

茯苓五兩一作茯神　栝樓五兩　知母四兩　小麥二升
麥門冬五兩去心　大棗二十枚去核　生地黃六兩　萎蕤四兩
淡竹葉三升

右九味。切。以水三斗。先煮小麥竹葉。取九升。去滓。內諸藥。煮取四升。分四服。不問早晚。隨渴即進。非但正治胃渴。通治渴病。熱即服之。忌蕪荑酢物。

又豬肚丸。療消渴方。

豬肚一枚治如食法　黃連五兩去毛　栝樓四兩　麥門冬四兩去心
知母四兩　茯神四兩　粱米五兩

右七味。擣爲散。內肚中。線縫。安置甑中蒸之。極爛熟。接熱及藥。木臼中擣。可堪丸。若硬加少蜜和丸如梧子。飲汁下三十丸。日再服。漸加至四五十丸。渴即服之。翼同

又栝樓散方。

栝樓八分　麥門冬六分去心　甘草六分炙　鉛丹八分

右四味。擣爲散。以漿水服方寸匕。日三服。忌海藻菘菜
一方有茯苓六分

又黃耆湯方。

黃耆三兩　茯神三兩　栝樓三兩　甘草三兩炙
麥門冬三兩去心　乾地黃五兩

右六味。切。以水八升。煮取二升半。分三服。忌蕪荑酢物海藻菘菜。日進一劑。服十劑訖。服丸藥。後腎消門中宣補丸是。

又方

取七家井索近桶口結處燒作灰。

右一味。以井華水服之。不過三服。

又方

飲豉汁任性多少。差止。

又方

濃煮竹根汁飲之。取差止。肘後同

又方

煮青粱米汁飲之。差止。肘後同

又消渴陰脉絕。胃反吐食方。

茯苓八兩　澤瀉四兩　白术三兩　生薑三兩

桂心三兩 甘草一兩炙

右六味切，以水一斗煮小麥三升，取五升，去滓，內茯苓等煮取二升半，一服八合，日再。翼同

又方

取屋上瓦三十年者，破如雀頭三大升，以東流水兩石，煮取二斗。

乾地黃八兩 生薑八兩 橘皮三兩 甘草三兩炙
人參三兩 黃耆三兩 桂心二兩 遠志三兩去心
當歸二兩 芍藥二兩 大棗二十枚擘 白朮八兩

右十二味切，內瓦汁中，煮取三升，分溫四服，單瓦汁亦佳。一方無甘草

又療熱病後虛熱渴，四肢煩疼方。

葛根一斤 人參一兩 甘草一兩炙 竹葉一把

右四味切，以水一斗五升，煮取五升，渴則飲一升，日三夜二。忌海藻菘菜。

又虛熱渴無不効，填骨煎方。

茯苓三兩 菟絲子三兩 山茱萸三兩 當歸三兩
大豆黃卷一升 石韋二兩去毛 牛膝三兩 巴戟天三兩
麥門冬三兩去心 天門冬五兩去心 五味子三兩 人參二兩
遠志三兩去心 桂心二兩 附子二兩炮 石斛三兩

右十六味，先擣篩，別取生地黃十斤，生栝樓十斤，舂絞取汁，於火上煎之減半，便作數分內藥，并下白蜜二升，牛髓一升，微火煎之，令如糜，食如雞子黃大，日三，亦可飲服之，佳。忌酢物鯉魚生葱豬肉冷水。一方有肉蓯蓉四兩

又方

桃膠如彈丸，含之咽津，甚佳。本方療渴小便利復非淋

又方

蠟如雞子大，酢一升，煮兩沸，適寒溫，頓服之。本方療渴小便利復非淋通按小便利而且長不比淋症之滴瀝也故曰復非淋

又方

水和栝樓散，服方寸匕，亦可蜜丸如梧子，服三十丸，日再服，無所忌。並出第二十一卷中

近効極要消渴方二首

近効極要論：消渴舊來以爲難療，古方有黃連湯牛膽丸爲勝，亦不能好差。自作此方以來，服者皆差，服多者即吐水，豈有更渴之理。

又療消渴麥門冬丸方。

麥門冬五兩去心 乾地黃三兩 蜀升麻五兩 黃芩五兩
栝樓七兩 苦參八兩 人參三兩 黃連五兩
黃蘗五兩

右九味末之。以牛乳和衆手捻作丸子。暴乾。以飲服二十丸。日二。加至五六十丸。忌蕪荑豬肉冷水。

又方

黃連五兩 苦參一斤 知母五兩 栝樓二兩 麥門冬五兩，去心 牡蠣粉五兩，熬 人參五兩 黃耆五兩 乾地黃五兩

右九味末之。以牛乳丸。清漿服二十丸。日二服。加至五十丸。忌豬肉冷水蕪荑。

近效極要熱中小便多漸瘦方四首

近效極要論。熱中雖能食多。小便多。漸消瘦方。

地骨皮切，一升 麥門冬三兩，去心 黃連二兩 小麥八合 人參一兩

右五味切。以水九升。煮取三升八合。去滓。分爲三服。間食服之。如不能多服。分作四五服亦得。忌豬肉。

又方

人參五兩 麥門冬八分，去心 牡蠣粉八分 乾地黃十分 知母八分 苦參二十分 黃連八分 栝樓八分

右八味末之。以生牛乳爲丸如梧子。清漿服十五丸。日再。加至四十丸。食後服。忌蕪荑豬肉冷水。

又療小便多或不禁方。

兔絲子二兩 蒲黃三兩 黃連三兩 消石三兩 肉蓯蓉二兩

右五味。兼雞膍胵中黃皮三兩。爲散。服方寸匕。日三服。如行五里久。又一服。末有不差者。忌豬肉。千金名九房散

又療小便數多不足。日便一二斗。或如血色方。

麥門冬八兩，去心 蒺藜子三兩 甘草一兩，炙 乾薑四兩，炮 桂心二兩 乾地黃八兩 續斷二兩

右七味切。以水一斗。煮取二升五合。分爲三服。忌海藻菘菜生葱蕪荑。古今錄驗療腎消脚瘦細，小便數赤色似血虛冷者

渴利虛經脉澀成癰膿方一十一首

病源夫渴利者。隨飲小便是也。由少服乳石。石熱盛時。房室過度。致令腎氣虛耗。下焦生熱。熱則腎燥。腎燥則渴。然腎虛又不能傳制水液。故隨飲小便也。其病變多發癰疽。以其內熱而小便利故也。小便利則津液竭。津液竭則經絡澀。經絡澀則榮衞不行。榮衞不行。則熱氣留滯。故成癰膿也。出第五卷中

千金療下焦虛熱注脾胃。從脾注肺。好渴利方。

小麥一升 竹葉三升 麥門冬四兩，去心 茯苓四兩 甘草三兩，炙 大棗三十枚，去核 生薑五兩 栝樓五兩 地骨皮一升

右九味切。先以水三斗。煮小麥取一斗。去滓澄清。取八升。去上沫。取七升。煮藥取三升。分三服。忌海藻菘菜酢物。

又療渴利虛熱。引飲不止。消熱止渴。茯神湯方。

茯神四兩　石膏八兩碎　地骨皮一升　竹葉三升

栝樓五兩　萎蕤四兩　麥門冬二升去心　知母四兩

生地黃一升　宿薑四兩

右十味切。以水一斗二升。下大棗三十枚擘。幷藥煮取四升。分爲四服。忌蕪荑。

又消渴利方。

生栝樓根三十斤

右一味切。以水一石。煮取一斗半。去滓。以牛脂五合煎取水盡。以煖酒先食後服如雞子大。日三服。

又方

葵根五升盤大兩束切

右一味。以水五升。煮取三升。宿不食。平旦一服三升。

又療渴小便利復非淋方。

楡白皮二斤去黑皮切

右一味。以水一斗。煮取五升。一服三合。日三服。

又方

小豆藿一把。擣取汁。頓服。日三。刪繁文仲同

又渴利方。

栝樓粉和雞子。日暴乾。更擣。水服方寸匕。日三。丸服亦得。

又療虛熱。四體羸瘦。渴熱不止。茯神消渴補虛煮散方。

茯神四兩　石斛八兩　栝樓五兩　甘草三兩炙

五味子三兩　蓯蓉四兩　知母三兩　黃連八兩

丹參五兩　人參三兩　當歸三兩　小麥三升

萎蕤四兩

右十三味。擣篩爲散。取三寸匕。以水三升。煮取一升。絹袋貯煮之。日再。一煮爲一服。忌豬肉醋物海藻菘菜。出第二十二卷中

崔氏療消渴瘦中焦熱渴方。

苦參一大斤　黃連六分　栝樓五兩　知母五兩

牡蠣粉五兩　麥門冬五兩去心

右六味。各擣篩爲散。以牛乳和。併手捻爲丸。如梧子大。暴乾。日再服。飽食訖。以漿水下之。服二十丸。如微利減十丸。如食熱麪酒等。即加服五丸。忌豬肉。出第三卷中

廣濟療脾胃中虛熱消渴。小便數。骨肉日漸消瘦方。

麥門冬十二分去心　苦參八分　栝樓八分　知母八分

茯神八分　土瓜根八分　甘草六分炙　人參六分

右八味擣篩蜜和丸每食少時煮蘆根大麥飲服如梧子二十丸日再漸加至三十丸忌海藻菘菜豬肉大酢一方有黄連十二分出第一卷中

肘後療消渴肌膚羸瘦或虚熱轉筋不能自止小便數方

栝樓六分　黄連六分　漢防己六分　鉛丹六分研

右四味擣篩爲散每食後取酢一合水二合和服方寸匕日三服當強飲水須臾惡水不復飲矣陶氏廣濟文仲同千金翼同分兩小別出第十卷中

消渴口乾燥方三首

廣濟療口乾數飲水腰脚弱膝冷小便數用心力卽煩悶健忘方

麥門冬十二分去心　牛膝六分　龍骨八分　土瓜根八分

狗脊六分　茯神六分　人參六分　黄連十分

牡蠣六分熬碎　山茱萸八分　兎絲子十二分酒漬一宿

鹿茸八分炙

右十二味擣篩爲末蜜和丸每服食後煮麥飲服如梧子二十丸日二服漸加至三十丸忌生菜熱麪豬牛肉蒜粘食陳臭酢物等

又療消渴口苦舌乾方

麥門冬五兩去心　茅根一升　栝樓三兩切　烏梅十顆去核

小麥三合　竹茹一升

右六味以水九升煮取三升去滓細細含嚥分爲四五服忌熱麪炙肉並出第一卷中

千金口含酸棗丸療口乾方

酸棗一升五合去核　石榴子五合乾之　葛根三兩　烏梅五十顆去核

麥門冬四兩去心　茯苓三兩半　覆盆子三兩　桂心三兩六銖

石蜜四兩半　栝樓三兩半

右十味擣篩蜜和爲丸含如酸棗許大不限晝夜常令口中有津液出爲佳忌大酢生葱翼同出第二十一卷中

消中消渴腎消方八首

病源內消病者不渴而小便多是也由少服五石熱結於腎內熱之所作也所以服石之人小便利者石性歸腎腎得石則實實則消水漿故利利多則不得潤養五藏藏衰則生諸病焉由腎盛之時不惜眞氣恣意快情數使虚耗石熱孤盛則作消中故不渴而小便多也出第五卷中

千金論曰夫內消之爲病當由熱中所作也小便多於所飲令人虚極短氣又內消者食物皆消作小便而又不渴正觀十年梓州刺史李文博先服白石英久忽然房道強盛經月餘漸患渴經數日小便大利日夜百行以來百方

療之漸以增劇。四體羸惙。不能起止。精神惚恍。口舌焦乾而卒。此病雖稀。甚可畏也。利時脉沉細微弱。服枸杞湯。即効。若恐不能長愈。服鈆丹散。立効。其間將服除熱宣補丸。

枸杞湯方。

枸杞枝葉一斤　栝樓根三兩　石膏三兩　黄連三兩　甘草二兩，炙

右五味。切。以水一斗。煮取三升。去滓。分温五服。日三夜二服。困重者多合。渴即飲之。忌海藻菘菜豬肉。

又鈆丹散。主消渴。止小便數。兼消中。悉主之方。

鈆丹二分，熬，別研入　栝樓根十分　甘草十分，炙　澤瀉五分　胡粉二分，熬，研入　石膏五分，研　白石脂五分，研入　赤石脂五分

右八味。擣研爲散。水服方寸匕。日三服。少壯人一匕半。患一年者。服之一日差。二年者二日差。渴甚者夜二服。若腹中痛者減之。丸服亦佳。一服十丸。以差爲度。不要傷多。令人腹痛。此方用之如神。已用經今三十餘載矣。忌海藻菘菜。文仲云。腹中痛者。宜漿水飲汁下之。亦得。又備急云。不宜酒下。用麥汁下之。亦得。丸服者。服十丸。日再服。合一劑。救數人。得愈。古今錄驗云。服此藥了。經三兩日。宜爛煮羊肝肚。空腹喫之。或作羹亦得。宜湯淡食之。候小便得鹹苦。即宜服後花蓯蓉丸。兼煮散將息。

又療腎消渴。小便數。宜補丸方。

黄耆三兩　栝樓三兩　麥門冬三兩，去心　茯神三兩　人參三兩　甘草三兩，炙　黄連三兩　知母三兩　乾地黄六兩　石膏六兩，研　兔絲三兩　肉蓯蓉四兩

右十二味。末之。以牛膽汁三合。共蜜和丸梧子大。以茅根汁服三十丸。日漸加至五十丸。一名茯神丸。集驗同

又療腎氣不足。虚損消渴。小便數。腰痛。宜服腎瀝湯方。

羊腎一具，去脂膜，切　遠志二兩，去心　人參二兩　澤瀉二兩　乾地黄二兩　桂心二兩　當歸二兩　龍骨二兩　甘草二兩，炙　麥門冬一升，去心　五味子五合　茯苓一兩　芎藭二兩　黄芩一兩　生薑六兩　大棗二十枚

右十六味。切。以水一斗五升。煮羊腎。取一斗二升。内藥取三升。分三服。忌海藻菘菜生葱酢物蕪荑。集驗同

又阿膠湯。療久虚熱。小便利而多。或服石散人虚熱。多由汗出當風取冷。患脚氣喜發動。兼消渴腎消。脉細弱。服此即立減方。

阿膠三兩　乾薑二兩　麻子一升　遠志四兩，去心　附子一兩，炮　人參一兩　甘草三兩，炙

右七味。切。以水七升。煮取二升半。去滓。内膠。令烊。分三

服說云小便利多白日夜數十行至一石令五日服之甚良忌海藻菘菜豬肉冷水

又腎消夜尿七八升方

鹿角一具炙令焦

右一味擣篩酒服方寸匕漸漸加至一匕半

又黄耆湯主消中虛勞少氣小便數方

黄耆二兩 芍藥二兩 生薑二兩 當歸二兩

桂心二兩 甘草二兩 大棗三十枚 麥門冬一兩去心

乾地黄一兩 黄芩一兩

右十味切以水一斗煮取三升去滓空腹温分三服忌海藻菘菜生葱蕪荑

古今錄驗論消渴病有三一渴而飲水多小便數無脂似麩片甜者皆是消渴病也二喫食多不甚渴小便少似有油而數者此是消中病也三渴飲水不能多但腿腫脚先瘦小陰痿弱數小便者此是腎消病也特忌房勞若消渴者倍黄連消中者倍栝樓腎消者加芒消六分服前件鉛丹丸得小便鹹苦如常後恐虛憊者並宜服此花蓯蓉丸方

花蓯蓉八分 澤瀉四分 五味子四分 紫巴戟天四分去心

地骨皮四分 磁石六分研水淘去赤汁乾之研入 人參六分

赤石脂六分研入 韭子五分熬 龍骨五分研入 甘草五分炙

牡丹皮五分 乾地黄十分 禹餘粮三分研入 桑螵蛸三十枚炙

栝樓四分

右十六味擣篩蜜和丸如梧子以牛乳空腹下二十丸日再服忌海藻菘菜胡荽蕪荑等物

又服前丸渴多者不問食前後服煑散方

桑根白皮六分 薏苡人六分 通草四分 紫葳莖葉四分

五味子六分 覆盆子八分 枸杞子八分 乾地黄九分

茯苓十二分 菝葜十二分 黄耆二分

右十一味擣以馬尾羅篩之分為五貼每貼用水一升八合煎取七合去滓温服忌酢物蕪荑出第二十六卷中

睡中尿牀不自覺方六首

病源夫人有於眠睡中不覺尿出者是其禀質陰氣偏盛陽氣偏虛則膀胱腎氣俱冷不能温制於水則小便多或不禁而遺尿膀胱足太陽也為腎之腑腎者足少陰也為藏與膀胱合俱主水凡人之陰陽日入陽氣盡則陰受氣至夜半陰陽大會氣交則卧睡小便者水液之餘也從膀胱入於胞為小便夜卧則陽氣衰伏不能制於陰所以陰氣獨發水下不禁故於睡眠而不覺尿牀也出第十四卷中

肘後療少小睡中遺尿不自覺方

取鵲巢中蓐燒水服一錢匕即差。文仲方千金同

又方

雄雞肝　桂心

右二味等分擣丸服如小豆一枚日三服。

又方

雄雞屎白熬　桂心

右二味等分末酒服方寸匕日二亦可除桂心

又方

礬石燒令汁盡　牡蠣熬

右二味等分末之以粟米粥飲服方寸匕日三。

又方

雄雞喉嚨及矢白胜胵裹黃皮燒末麥粥清盡服之。

亦可以赤雞翅燒末酒服三指撮日三。

又方

薔薇根隨多少剉擣以酒飲之並出第二卷中

渴後小便多恐生諸瘡方二首

病源渴利之病隨飲小便也此謂服石之人房室過度腎氣虛耗故也下焦生熱熱則腎燥腎燥則渴然腎虛又不能制水故小便利也其渴利雖差熱猶未盡發於皮膚皮膚先有風濕濕熱相搏所以生瘡也出第五卷中

近効恐腎虛熱渴小便多除風濕理石毒止小便去皮膚瘡調中方。

升麻四分　玄參五分　甘草四分炙　知母五分

茯苓三分　牡蠣六分　漏蘆五分　枳實六分炙

菝葜四分　黃連六分

右十味擣篩飲汁服方寸匕日再服以差爲度忌豬肉海藻菘菜酢物。

又方

栝樓八分　茯苓八分　玄參四分　枳實六分炙

苦參三分　甘草三分炙　橘皮三分

右七味擣篩每空腹以漿水服方寸匕日再服忌海藻大酢菘菜。

渴後恐成水病方三首

病源五藏六腑皆有津液若腑藏因虛實而生熱者熱氣在內則津液竭少故渴也夫渴數飲其人必眩背寒而嘔者因利虛故也診其脉心脉滑甚爲善渴其久病變或發癰疽或爲水病出第五卷中

近効渴後數飲嘔逆虛羸恐成癰疽水病方。

茯苓五分　栝樓六分　升麻四分　麥門冬六分去心

桑根白皮八分　橘皮三分

右六味擣爲散。清水服一方寸匕。日再服。忌酢物。

又方

人參三分　豬苓三分　通草五分　黄連六分　麥門冬八分去心　栝樓八分

右六味擣爲散。漿水送方寸匕。日再服。以差爲度。忌豬肉冷水生冷等物。

又若已覺津液竭。身浮。氣如水病者方。

漢防已六分　豬苓六分　栝樓八分　茯苓四分　桑根白皮十二分　白朮三分　杏人六分去皮尖熬　郁李人六分　葶藶子十二分熬紫色

右九味擣篩。蜜和丸如梧子。空腹漿水服三十丸。日一服。腫消小便快下爲度。忌酢物桃李雀肉等。

又葶藶丸。療消渴。成水病浮腫方。

甜葶藶隔紙炒　栝樓人　杏人去皮尖雙人熬炒黄　漢防已各一兩

右四味爲末蜜丸。擣二三百杵。如梧子大。服三十丸。食前茯苓煎湯送下。日三四服。

又瞿麥湯。療消渴。欲成水氣。面目并足脛浮腫。小便不利方。

瞿麥穗　澤瀉　滑石各半兩　防已三分

黄芩　大黄各一分　桑螵蛸四十枚炒

右七味切。每服三錢七。水三升。煮一升。去滓。空心温服。良久再服。

虚勞小便白濁如脂方四首

病源此由勞傷於腎。腎氣虚冷故也。腎主水而關竅在陰。陰爲尿便之道。胞冷腎損。故小便白而如脂。或如麩片也。出第四卷中

崔氏飲水不知休。小便中如脂。舌乾渴方。

黄連五兩　栝蔞五兩

右二味擣末。以生地黄汁和丸。併手丸。每食後牛乳下五十丸。日再服之。忌豬肉。

近効消渴。肝肺熱焦枯。消瘦。或寒熱口乾。日夜飲水。小便如脂。不止欲死方。

水飛鐵粉三兩絶燥者別研入　雞膍胵五枚陰乾末入　牡蠣二兩熬別研如粉入　黄連三兩

右四味擣篩。三五度鍊蜜和丸。飲汁下如梧子大五十丸。重者不過食時。輕者手下差。勿傳。忌豬肉。

又主消渴口乾方。

黄連　豉暴令乾

右二味一處擣。令成丸。食後飲服四十丸。日再。丸稍大

如常藥丸。常服有効。忌猪肉。

又消渴能飲水。小便甜。有如脂麩片。日夜六七十起方。

冬瓜一枚　黃連十兩

右截瓜頭去穰。入黃連末。火中煨之。候黃連熟。布絞取汁。一服一大盞。日再服。但服兩三枚瓜。以差爲度。一方云以瓜汁和黃連末。和如梧子大。以瓜汁空肚下三十丸。日再服。不差。增丸數。忌猪肉冷水。

經驗用大牡蠣不計多少。以臘日端午日將黃泥裹煆通赤。放冷取出爲末。用活鯽魚煎湯調下一錢。

强中生諸病方六首

病源。夫强中病者。莖長興盛不痿。精液自出是也。由少服五石。石熱住於腎中。下焦虛熱。少壯之時。血氣尚豐。能制於石。及至年衰。血氣減少。腎虛不能制精液也。若精液竭則諸病生矣。出第五卷中

千金論曰。夫人生放恣者衆。盛壯之時。不自慎惜。快情縱慾。極意房中。稍至年長。腎氣虛竭。百病滋生。又年少慮不能房。多服石散。真氣既盡。石氣孤立。唯有虛耗。脣口乾焦。精液自泄。或小便赤黃。大便乾實。或渴而且利。日夜一石。以來。或渴而不利。或不渴而利。所食之物。皆作小便。此皆由房室不節之所致也。又强中之病者。莖長興盛不痿。精液自出也。消渴之後。即作癰疽。皆由石熱。凡如此等。宜服猪腎薺苨湯。制腎中石熱。又將服白鴨通丸。便差。

猪腎薺苨湯方。

猪腎一具去脂膜　大豆一升　薺苨三兩　人參二兩
茯神二兩　磁石二兩碎　知母二兩　葛根二兩
黃芩二兩　栝樓二兩　甘草二兩炙　石膏三兩

右十二味。切。以水一斗五升。先煮猪腎大豆。取一斗。以下。去滓。內諸藥煎。取三升。去滓。分溫三服。渴乃飲之。下焦熱者。輙合一劑。病勢漸歇。即停。忌海藻菘菜酢物。

又平人夏月喜渴者。由心王也。心王便汗出。汗出則腎中虛燥。故令渴而小便少也。冬月不汗出。故小便多而數也。此皆是平人之候。名曰腎渴。但小便利而不飲水者。名腎實也。經曰。腎實則消。消者不渴而利是也。所以服石之人。其於小便利者。石性歸腎。腎得石則實。實則能消水漿。故利。利多則不得潤養五藏。藏衰則生諸病也。張仲景曰。若熱結中焦則爲堅熱也。熱結下焦則爲溺血。亦令人淋閉不通。明知不必悉患小便利。信矣。內有熱氣者則喜渴也。除其熱則止渴。兼虛者。須除熱而兼宜補虛。則病愈。

又療嶺南山瘴氣。兼風熱毒氣入腎中。變成寒熱。脚弱虛滿而渴方。

黄連不限多少 生栝樓汁 生地黄汁 羊乳無即用牛乳及人乳亦得

右四味，取三般汁乳和黄連末，任多少，衆手捻爲丸，如梧子大，麥飲服三十丸，漸加至四十丸，五十丸，日三服，輕者三日愈，重者五日愈，若藥苦難服，即煮麥飲汁下亦得。文仲云：黄連丸一名羊乳丸，肘後同。忌猪肉蕪荑。

又療消渴浮萍丸方。

浮萍 栝樓根等分

右二味擣篩，以人乳汁和爲丸，如梧子，麥飲服二十丸，日三服，三年病三日差。肘後文仲同，主虛熱甚佳

又療面黄，咽中乾燥，手足俱黄，短氣，脉如連珠，除熱止渴利，補養地黄丸方。

生地黄汁二升 生栝樓汁二升 生羊脂三升，牛脂亦得

好蜜四升 黄連末一斤

右五味擣合，銀鍋中熬成煎，可丸如梧子，飲汁送五丸，日三服，加至十丸，若苦冷而渴差，即令别服溫藥。忌猪肉蕪荑。肘後同

又療渴小便數散方。

知母六分 栝樓一斤 茯苓四分 鈆丹一分

雞肶胵中黄皮十四枚

右五味爲散，飲服方寸匕，日三，禁酒生菜肉，差後去鈆丹，以蜜和之，以麥飲長服勿絶良。忌酢物。肘後同

消渴不宜鍼灸方一十首

千金論曰：凡消渴病經百日以上者，不得灸刺，灸刺則於瘡上漏膿水不歇，遂成癰疽，羸瘦而死。亦忌有所誤傷皮肉。若作鍼孔許大瘡者，所飲之水，皆於瘡中變成膿水而出。若水出不止者必死，慎之慎之。初得消渴者，可依後方灸刺之爲佳。孫氏云：消渴病百日外，既不許鍼刺，所飲之水，皆化爲膿水不止者皆死。特須慎之。又云：仍不得誤傷皮肉，若有小瘡，亦云致死。既今亦得消渴，且未免飲水，水入瘡即損人。今初得日，豈得令其灸刺，致此誤傷之禍。輙將未順其理，且取百日以上爲能，未悟初灸之説，故不録灸刺。凡灸刺則外脱其氣，消渴皆是宣疾，灸刺特不相宜。唯脚氣宜即灸之，是以不取灸穴者耳。又有人患消渴，小便多而數，發在於春，經一夏專服栝樓及豉汁，得其力，渴漸差，然小便猶數甚，晝夜二十餘行，常至三四升，極差不減二升也。轉久便止，漸食肥膩，日就羸瘦，脣口乾燥，吸吸少氣，不得多語，心煩熱，兩脚酸，食乃兼倍於常，而不爲氣力者。然此病皆由虛熱所爲耳。療法：栝樓汁可長服，以除熱，牛乳杏酪善於補，此法最有益。出第二十一卷中

文仲療消渴熱中，加減六物丸方。

栝樓根八分　麥門冬六分，去心　知母五分　人參四分

苦參四分　土瓜根四分

右藥擣篩。以牛膽和爲丸。如小豆。服二十丸。日三服。麥粥汁下。未知。稍加至三十丸。咽乾者加麥門冬。舌乾加知母。脅下滿加人參。小便難加苦參。小便數加土瓜根。隨患加之一分。肘後同

又黄連丸。主消渴方。

黄連一斤，去毛　生地黄十斤

右二味。擣絞地黄取汁。漬黄連。出暴之燥。復内之。令汁盡。乾擣之下篩。蜜和丸如梧子。服二十丸。日三服。亦可散。以酒服方寸匕。日三服。盡更令作。即差止。忌豬肉蕪荑。肘後集驗千金廣濟同，並出第八卷中

千金栝樓粉散療消渴秘方。

深掘大栝樓根厚削皮至白處

右一味寸切。以水浸。一日一易。經五日出取爛擣破之。以絹袋盛擺之。一如出粉法。水服方寸匕。日三四。亦可作粉粥乳酪中食之。不限多少。取差止。出第二十一卷中

肘後主消渴方。

秋麻子一升。以水三升。煮三四沸。取汁飲之。無限。不過五升差。文仲同，出第二卷中

廣濟療消渴兼氣散方。

栝樓三兩　石膏三兩，研　甘草三兩　甘皮二兩

右四味擣篩爲散。食後煮大麥飲服方寸匕。日二夜一。服漸加至二匕。忌熱麪海藻菘菜。

又療消渴。麥門冬湯方。

蘆根切，二升　芧根切，二升　石膏六分，碎　生薑五兩

栝樓五兩　小麥二升　生麥門冬二升，去心

右七味切。以水二斗。煮取六升。去滓。一服一升。渴即任意飲。未差更作。並出第一卷中

崔氏療患熱消渴。常服有驗方。

豉心三兩，以酸醋拌蒸乾，如此者三，熬令微黄　黄連三兩

右二味擣篩訖。以蜜和爲丸。日再。空腹服二十五丸。食後又服二十丸。又取烏梅十顆。以水二小升。煎之數沸。取湯下。前件丸藥如無烏梅。以小麥子二升煮取汁亦得。

又方

黄連一升，去毛　麥門冬五兩，去心

右二味擣篩。以生地黄汁。栝樓根汁。牛乳各三合和。頓爲丸如梧子。一服二十五丸。飲下。日再服。漸漸加至三十丸。若不頓爲丸。經宿即不相著也。消渴及小便多。並

是虛熱。但冷將息即差。前件三方。崔氏本方中此處更有一方用栝樓黃連者故云前件三方並是冷補空腹服。恐少腹下冷。常喫少許食服之大好。忌猪肉蕪荑。

又療消渴無比方。

土瓜根八兩　苦參粉三兩　黃連五兩去毛　鹿茸三兩炙
栝樓三兩　雄雞腸三具　牡蠣五兩熬　白石脂三兩研
甘草三兩炙　黃耆三兩　桑螵蛸三七枚炙　白龍骨五兩研
雞膍胵黃皮三十具熬

右一十三味。擣篩爲散。一服六方寸匕。日再服。夜一服。以後藥下之。

竹根十兩　麥門冬四兩去心　石膏四兩　甘李根白皮三兩

右四味。以水一斗二升煮。取三升五合。以下前件散藥如難服。可取此藥汁和丸。一服六十丸。仍還用此藥汁下之。忌猪肉海藻菘菜。並出第四卷中

千金加減巴郡太守奏三黃丸。療男子五勞七傷。酒渴。不生肌肉。婦人帶下。手足寒熱者方。

春三月黃芩四兩　大黃三兩炒　黃連四兩
夏三月黃芩六兩　大黃一兩炒　黃連七兩炒
秋三月黃芩六兩　大黃二兩　黃連三兩
冬三月黃芩三兩　大黃五兩　黃連二兩炒

右三味。隨時合擣下篩。以蜜和爲丸如大豆。服五丸。日三。不知稍增七丸。服一月病愈。久服走及奔馬。近常試驗。忌猪肉。出第二十一卷中

卒消渴小便多太數方八首

肘後卒消渴小便多方。

多作竹瀝飲之。恣口。數日差。忌麪炙肉。通按恣口者謂多飲竹瀝非恣食也

又方

酒煎黃蘗汁。取性飲之。通按性飲者若人性畏冷即少飲也

又方

熬胡麻令變色。研淘取汁。飲半合。日可三四服。不過五升即差。

又療日飲水一斛者方。

桑根白皮新掘入地三尺者佳。炙令黃黑色。切。以水煮之。無多少。但令濃。隨意飲之。無多少亦可。內少粟米。勿與鹽。集驗云宜熱飲之

又小便卒太數。復非淋。一日數十過。令人瘦方。

未中水猪脂如雞子一枚。炙。承取肥汁盡服之。不過三劑差。

又方

羊肺一具作羹。內少肉和鹽豉。如食法。任意進之。不

過三具差。千金同

又方

豉一升。內於鹽中綿裹之。以白礬好者半斤。置綿上。令蒸之三斗米許時。即下白礬。得消入豉中。出暴乾。擣末。服方寸匕。

又小便數。猪肚黃連丸方。

猪肚一枚洗去脂膜 黃連末三斤

內猪肚中蒸之一石米熟。即出之。暴乾。擣丸如梧子。服三十丸。日再服。漸漸加之。以差爲度。忌猪肉。出第二卷中

近效祠部李郎中消渴方一首

論曰。消渴者。原其發動。此則腎虚所致。每發即小便至甜。醫者多不知其疾。所以古方論亦闕而不言。今略陳其要。按洪範稼穡作甘。以物理推之。淋餳醋酒作脯法。須臾即皆能甜也。足明人食之後。滋味皆甜。流在膀胱。若腰腎氣盛。則上蒸精氣。氣則下入骨髓。其次以爲脂膏。其次爲血肉也。其餘別爲小便。故小便色黃。血之餘也。騷氣者。五藏之氣。鹹潤者則下味也。腰腎既虚冷。則不能蒸於上。穀氣則盡下爲小便者也。故甘味不變。其色清冷。則肌膚枯槁也。猶如乳母。穀氣上泄。皆爲乳汁。消渴疾者。下泄爲小便。此皆精氣不實於內。則便羸瘦也。又肺爲五藏之華蓋。若下有暖氣。蒸即肺潤。若下冷極。即陽氣不能昇。故肺乾則熱。故周易有否卦。乾上坤下。陽阻陰而不降。陰無陽而不昇。上下不交。故成否也。譬如釜中有水。以火煖之。其釜若以板蓋之。則煖氣上騰。故板能潤也。若無火力。水氣則不上。此板終不可得潤也。火力者。則爲腰腎強盛也。常須煖將息。其水氣即爲食氣。食氣若得煖氣。即潤上而易消下。亦免乾渴也。是故張仲景云。宜服此八味腎氣丸。並不食冷物及飲冷水。今亦不復渴。比頻得効。故録正方於後耳。凡此疾與脚氣。雖同爲腎虚所致。其脚氣始發於二三月。盛於五六月。衰於七八月。凡消渴始發於七八月。盛於十一月十二月。衰於二月三月。其故何也。夫脚氣者。擁疾也。消渴者。宣疾也。春夏陽氣上。故擁疾發。即宣疾愈也。秋冬陽氣下。故宣疾發。即擁疾愈也。審此二者。疾可理也。又宜食者。每間五六日空腹一食餅。以精羊肉及黃雌雞爲臛。此可溫也。若取下氣不食肉。菜食者宜煮牛膝韭蔓菁。又宜食雞子馬肉。此物微擁。亦可療宣疾也。擁之過度。便發脚氣。猶如善爲政者。寬以濟猛。猛以濟寬。隨事制度。使寬猛得所。定之於心。口不能言也。又庸醫或令喫栝樓粉。往往經服之。都無一効。又每至椹熟之時。取爛美者水淘去浮者。飡之。下候心胷間氣爲度。此亦甚佳。生牛乳煖如人

體渴即細細呷之亦隹。張仲景云。足太陽者。是膀胱之經也。膀胱者。是腎之腑也。而小便數。此爲氣盛。氣盛則消穀。大便硬。衰則爲消渴也。男子消渴。飲一斗水。小便亦得一斗。宜八味腎氣丸主之。

神方。消渴人宜常服之。

乾地黃八兩　署預四兩　茯苓三兩　山茱萸五兩
澤瀉四兩　牡丹皮三兩　附子三兩炮　桂心三兩

右藥擣篩。蜜和丸如梧子大。酒下十丸。少少加。以知爲度。忌猪肉冷水蕪荑胡荽酢物生葱。范汪小品深師古今錄驗必効文仲方等並同

先服八味腎氣丸訖。後服此藥壓之方。

黃連二十分　苦參粉十分　乾地黃十分　知母七分
牡蠣八分　麥門冬十二分去心　栝樓七分一方無　餘並同

右七味擣篩。牛乳和爲丸。如梧子大。併手作丸。暴乾。油袋盛。用漿水或牛乳下。日再服二十丸。一方服十五丸。患重者渴差後。更服一年以來。此病特慎麞鹿肉。須慎酒炙肉鹹物。喫索餅五日一頓。細切精羊肉勿著脂飽食喫羊肉。須著桑根白皮食。一方云。差後須服此丸。一載以上。即永絶根源。此病特忌房室熱麪并乾脯一切熱肉粳米飯李子等。若覺熱渴。加至二十五丸亦得。定後還依前減。其方神効無比。餘並準前方。忌猪肉蕪荑

將息禁忌論一首

夫人雖常服餌。而不知養性之術。亦難以長生。養性之道不欲飽食便卧。亦不宜終日久坐。皆損壽也。人欲小勞。但莫久勞疲極也。亦不可強所不能堪耳。人不得每夜食。食畢即須行步。令稍暢而坐卧。若食氣未消而傷風。或醉卧。當成積聚百疾。或多霍亂。令人暴吐。又食欲得少而數。不欲頓而多。多即難消也。能善養性者。皆先候腹空積饑乃食。先渴後飲。不欲觸熱而飲。飲酒傷多。即速吐之爲隹。亦不可當風卧。及得扇之。皆令人病也。才不逮而思之。傷也。悲哀憔悴。傷也。力所不勝而舉之。傷也。凡人冬不欲極温。夏不欲窮凉。亦不欲露霧星月下卧。大寒大熱大風。皆不用觸冒之。五味入口。不欲偏多。偏多則損人腑藏。故曰酸多即傷脾。苦多即傷肺。辛多即傷肝。鹹多即傷心。甘多即傷腎。此是五行自然之理。又傷初即不覺。久乃損壽耳。夫喫生肉鱠。必須日午前即良。二味之中其鱠尤腥而冷也。午後陰陽交錯。人腹中亦順天時。不成癥積。亦能霍亂矣。夫人至酉戌時後。不要喫飯。若冬月夜長性熱者。須少食。仍須温軟。喫訖須摇動。令食消散。即不能成脚氣。凡衝熱有汗。不用洗手面及漱口。令人五藏乾枯少津液。又冬夏

月不用枕冷物。石鐵尤損人。木枕亦損人。縱不損人。及少年之時。即眼暗也。通按此條雖附消渴後不單言消渴也凡病與不病人俱宜遵之後魚肉菜米豆等倣此

叙魚肉等一十五件

羊肉甚補虛。患風及脚氣不用喫。偶食即生薑和煮。又豬肉兎肉鵝肉牛肉驢馬肉大鯉鮎魚河豚等並禁。不可食之。鹿肉微冷少喫。麞肉溫不可炙喫。令人消渴。久喫炙肉。令人血不行。野雞春月以後不堪喫。鯽魚長六七寸以上並益人。仍不要生喫。生乾脯不可喫。不消化爲蟲。

叙菜等二十二件

凡冬瓜食之下氣。唯脚氣相宜。令人寒中。不可多喫。能下積年藥力。甚損人。久服令人虛壞筋骨。萵苣令人寒中。久食節骨頭生冷水。令人髮鬢白。蘭香胡荽芸臺三物。不益人也。甘菊枸杞菜發丹石。少喫即溫。多即冷。紫蘇薄荷荏葉水蘇溫中益人。苜蓿白蒿牛蒡地黃苗甚益人。長喫苜蓿雖微冷益人堪久服。凡菜皆取熟喫。不可生喫損人。薤雖葷不同五辛。溫中補筋骨可食。葱調諸候。但少喫無妨。多食令人虛冷。韭從二月以後青稍長煮喫甚補。至四月上旬止不可食。從七月二十日後。即漸堪喫。至九月後冷。兼有土氣。蘿蔔消食下痰澼甚宜人。生熟喫俱善。斜蒿不甚益人亦無損。蔓菁作虀令黃堪喫。芥發熱動風傷筋骨。蒜傷血損藥不可食。葵性滑。夏不堪食。冬暴乾。熟時煮用。蘿蔔作虀下之。利大小腸。醋鹹並傷筋骨。尤須節之不可縱性。

叙米豆等九件茶酒附之 通按少喫任意猶云小任意喫也

白米甚益人。小豆菉豆白豆並動氣。仍下津液。少喫任意。大豆甚下氣益人。久服令人身重。蕎麥不可食。小麥麵喫之令人動熱。不可頻飡之。大麥麵甚益人。性小冷。發癖氣。粳米性寒。南中溫濕茶不可多喫。熱溫煮桑代之。酒有熱毒。漬地黃丹參大豆即得飲之。以上遂是祠部方法亦一家秘寶也

右廸功郎充兩浙東路提舉茶鹽司幹辦公事張寔較勘

重訂唐王燾先生外臺秘要方第十一卷終

重訂唐王燾先生外臺秘要方第十二卷目錄 癖及痃氣積聚癥瘕胸痹奔豚三十八門

唐王燾先生外臺秘要方第十二卷

宋朝散大夫守光祿卿直秘閣判登聞簡院上護軍臣林億等 上進

新安後學程衍道敬通父訂梓

療癖方五首

病源夫五藏調和。則榮衛氣理。榮衛氣理。則津液通流。雖復多飲水漿亦不能爲病。若攝養乖方。則三焦痞隔。三焦痞隔。則腸胃不能宣行。因飲水漿便令停滯不散。更遇寒氣積聚而成癖。癖者。謂僻側在於兩脅之間。有時而痛是也。其湯熨鍼石。別有正方。補養宣導。今附於後。養生云。卧覺勿飲水更眠。令人作水癖。又云。飲水勿急咽。久成水癖。又云。舉兩膝夾兩頰邊。兩手據地蹲坐。故久行之愈伏梁。伏梁者。宿食不消成癖。腹中如杯如盤。宿癰者。宿水宿氣癖數生癰。久則腸化爲筋。骨變爲實。出第二十卷中

廣濟療腹中癖氣方。

牛膝八分 桔梗六分 芍藥六分 枳實八分炙

白朮六分 鼈甲八分炙 茯苓八分 人參六分

厚朴六分炙 大黃六分 桂心六分 檳榔六分

右十二味。擣篩。蜜和丸。空肚溫酒服。如梧子二十丸。日二服。漸加至三十丸。老小微利。忌生冷油膩小豆粘食莧菜醋生葱豬肉。出第二卷中

千金翼江寧衍法師破癖方。

白朮三兩 枳實三兩炙 柴胡三兩

右三味。切。以水五升。煮取二升。分溫三服。服三十劑永差。忌桃李雀肉。出第十九卷中

必効療癖方。

取車下李人。微湯退去皮及並人。與乾麪相半。擣之爲餅。如猶乾。和淡水如常溲麪。大小一如病人手掌。爲二餅。微炙使黃。勿令至熟。空肚食一枚。當快利。如不利。更食一枚。或飲熱粥汁即利。以快利爲度。至午後利不止。即以醋飯止之。利後當虛。病未盡者。量力一二日。更進一服。以病盡爲限。小兒亦以意量之。不得食酪及牛馬肉。無不効。但病重者。李人與麪相半。輕者以意減。病減之後。服者亦任量力頻試。差神効。

又方

大黃十兩

右一味。擣篩。醋三升和煎調。內白蜜兩匙。煎堪丸。如梧子。一服三十丸。以利爲度。小者減之。

又方

牛黃三大豆許 麝香一當門子大 朱砂準麝香 生犀角小棗許別擣末

以上四味並研令極細，湯成後內之。

大黃一兩 弔藤一兩 升麻一兩 甘草半兩炙

鼈甲半兩炙 丁香五十枚

右十味切，以水三升，先煮大黃等六味，取強半升，絞去滓，內牛黃等四味，和絞，分爲三服，每服如人行十里久，忌如藥法。若利出如桃膠肉醬等物，是病出之候，特忌牛馬肉。其藥及水並是大兩大升，此藥分兩是十五以上人服。若十歲以下，斟量病減之。忌莧菜、海藻、菘菜、生血物等。並出第三卷中

癖結方三首

病源此由飲水聚停不散，復因飲食相搏，致使結積在於脅下，有時弦亘起，或脹痛，或喘息短氣，故云癖結。脉緊實者，癖結也。出第二十卷中

廣濟療癖結心下硬痛巴豆丸方。

巴豆三枚去心皮熬 杏人七枚去尖 大黃如雞子大

右三味，擣篩大黃，取巴豆杏人別擣如膏，和大黃，入蜜和丸。空肚以飲服如梧子七丸，日一服，漸加以微利下病爲度。忌生冷油膩。出第二卷中

千金狠毒丸主堅癖方。

狠毒五兩塗醬汁炙 半夏三兩洗 杏人三兩 桂心四兩

附子二兩炮 細辛二兩 椒三兩汗

右七味，擣篩，別擣杏人，蜜和，飲服如大豆二丸。出第十一卷中

救急中候黑丸，療諸癖結痰飲等大良方。

桔梗四分 桂心四分 巴豆八分 芫花十二分熬

杏人五分

右五味，先擣三藥成末，別擣巴豆杏人如膏，合和，又擣一千杵，下蜜，又擣二千杵，丸如胡豆，漿服一丸，取利，可至二三丸。兒生十日欲癇發，可與一二丸如黍米，諸腹不快，體中覺患便服之，得一兩行利即好。肘後、千金同，服四神丸下之亦得。出第三卷中

寒癖方五首

病源寒癖之爲病，是飲水停積，脅下痃強是也。因遇寒即痛，所以謂之寒癖。脉弦而大者，寒癖也。出第二十卷中

肘後療腹中冷癖，水穀癃結，心下停痰，兩脅痞滿，按之鳴轉，逆害飲食方。

大蟾蜍一頭去皮及腹中物支解之 芒消大人用一升，中人七合，羸小五合

右二味，以水七升，煮取四升，溫服一升，一時頃服一升。若未下，更服一升，中人七合，羸小五合，得下者止，後九日十日一遍作之。

又方

大黃二兩　甘草二兩炙　蜜一升二合　棗二十七枚

右四味切。以水四升，先煮三物，取二升一合，去滓，內蜜。再上火煎令烊。分再服。忌海藻、菘菜。

又方

巴豆三十枚煮　杏人二十枚　桔梗六分　藜蘆四分炙

皂莢三分去皮

右五味擣，蜜和丸如胡豆。未食服一丸，日三。欲下病者服二丸。長將服百日都好差。忌猪肉、蘆笋、狸肉。古今錄驗同，並出第三卷中

深師主久寒癖。胷滿短氣，心腹堅，嘔吐，手足逆冷，時來時去。痛不欲食，食郎爲患，心冷引腰背強急，吳茱萸丸方。

吳茱萸八分　附子三分炮　厚朴五分炙　半夏五分洗

桂心五分　人參五分　礬石五分熬　枳實五分炙

乾薑五分

右九味下篩，蜜和，酒服如梧子二十丸，日三。不知，增之。出第十六卷中

延年白朮丸，主宿冷癖氣，因服熱藥發熱，心驚虛悸，下冷上熱，不能食飲，頻頭風旋，喜嘔吐方。

白朮六分　厚朴二兩炙　人參五分　白芷三分

橘皮四分　防風五分　吳茱萸四分　芎藭四分

薯蕷四分　茯神五分　桂心四分　大麥糵四分熬

乾薑四分　防葵四分炙　甘草五分炙

右十五味擣篩，蜜和丸如梧桐子，酒服十五丸，日再，加至二十丸。出第十六卷中

久癖方二首

病源久癖謂因飲水過多，水氣壅滯，遇寒熱氣相搏，便成癖，在於兩脅下。經久不差，乃結聚成形，段而起，按之乃水鳴，積有歲年，故云久癖。出第二十卷中

集驗療冷熱久癖，實不能下，虛滿如水狀方。

前胡四兩　生薑四兩　枳實三兩炙　半夏四兩洗

白朮三兩　茯苓四兩　甘草二兩炙　桂心二兩

右八味切，以水八升，煮取三升，分三服。千金同。出第六卷中

古今錄驗曾青丸，療久寒積聚，留飲宿食，天行傷寒者，服之二十日愈。久服令人延年益壽。殷仲堪云：扁鵲曾青丸。療久癖積聚，留飲宿食，天行傷寒，欬逆消渴，隨病所在，久病羸瘦，老小宜服藥，或吐或下或汗出方。

曾青二分　寒水石三分　朴消二分　茯苓三分

大黃三分　附子三分炮　巴豆二分

右七味各異擣下篩，巴豆消相合，擣六千杵，次內附子，擣相得，次內茯苓擣相得，次內大黃擣相得，次內曾青

擣相得。次內寒水石擣相得。次內蜜和擣千杵。大人服大豆二丸。小兒五歲以下。如麻子一丸。二三歲兒如黍米一丸。如服藥以薄粉粥清下。當覆卧令汗出。吐下氣發作。服二丸。霍亂服三丸。泄痢不止。服一丸。可至二丸。一方用曾青三分。忌猪肉冷水蘆笋大酢。崔氏同出第十卷中

癖羸瘠方二首

删繁療癖羸瘠膏髓酒方。

猪肪膏三升　牛髓二升　油五升　薑汁三升
生地黃汁三升　當歸四分　蜀椒四分汗　吴茱萸五合
桂心五分　人參五分　五味子七分　芎藭五分
乾地黃七分　遠志皮五分

右十四味。切。擣九味。下篩為散。取膏髓等五種汁。加水一斗。同汁煎。取水并藥汁俱盡。但餘膏在。停小冷。下散攪令調。火上煎三上三下。燥器貯凝。冷為餅方寸。以清酒一升煖下。膏取服之。晝兩服夜一服。非但療癖。亦主百病。忌生葱蕪荑。

又枸杞子散方。

枸杞子五升　乾薑五兩　白术五兩　吴茱萸一升
蜀椒三合汗　橘皮五兩

右六味。切。擣五味。三篩下為散。取枸杞子燥瓷器貯。研暴如作米粉法。七日暴之。一暴一研。取前藥散和之。又研。隨飲酒食等。即便服一方寸匕。和酒食進之。如此能三年服。非但療百病。亦長陽氣。並出第五卷中

痃癖方四首

廣濟療痃癖氣兩脅妨滿方。

牛膝十分　桔梗八分　芍藥八分　枳實八分
人參六分　白术八分　鼈甲八分　茯苓八分
訶梨勒皮八分　柴胡六分　大黃十分　桂心六分

右十二味。擣篩。蜜和丸如梧子。空肚酒飲及薑湯任服二十丸。日二服。漸加至三十丸。利多即以意減之。常取微通洩為度。忌生硬難消油膩等物。及莧菜。一方用五加皮無人參。出第二卷中

千金翼療十年痃癖方。

桃人六升　豉六升　蜀椒三兩　乾薑三兩

右四味。先擣桃人如脂。令擣千杵。如乾可下少許蜜和擣。令可丸。空肚酒服三丸如酸棗大。日三。本方下有熨法此不載出第十九卷中

崔氏療痃癖積冷。發如錐刀所刺。鬼疰往來者方。

烏頭八分炮　人參八分　桂心八分　附子八分炮
乾薑八分　赤石脂八分　朱砂三分研

右七味擣篩。蜜和爲丸如梧子。以煖酒服七丸。稍稍加之至十丸。

又療痃癖方。

鼠屎一合炒令黄

右一味。以水二升。煮五六沸及熱。濾取汁。置椀中。急内硇砂一小兩。乃蓋頭經宿。明日平旦温爲兩服。稍晚食。無所忌。一方硇砂作朱砂並出第七卷中

痃氣方三首

廣濟療痃氣方。

牛膝六分　芍藥六分　桔梗八分　枳實三分炙
厚朴六分炙　橘皮四分　茯苓六分　人參五分
蒺藜子五分熬　訶梨勒六分熬　柴胡八分　檳榔四分
大黄六分

右十三味擣篩。蜜和丸。空肚煮大棗飲服。如梧子二十丸。日再。漸漸加至三十丸。如利多。以意減之。忌生硬難消物。及油膩豬肉醋物。出第二卷中

延年療兩肋脹急。痃滿不能食。兼頭痛壯熱。身體痛方。

枳實三兩炙　桔梗二兩　鼈甲二兩炙　人參二兩
前胡二兩　生薑四兩　檳榔七枚　桂心二兩

右八味切。以水九升。煮取二升五合。去滓。分温三服。如人行七八里。久禁生葱莧菜。出第十六卷中

救急療腹中痃氣連心。以來相引痛緊急方。

白术三兩　枳實三兩炙　柴胡四兩　鼈甲二兩炙

右四味切。以水七升。煮取二升五合。去滓。空肚分三服。相去七八里久。能連服三四劑。始知驗。禁生冷豬肉并毒魚。大須慎之。頻服有効。忌莧菜生葱。出第七卷中

癖及痃癖不能食方一十四首

廣濟療癖痃氣不能食。兼虚羸瘦。四時常服方。

牛膝六兩　生地黄九兩　當歸三兩　桂心四兩
肉蓯蓉六兩　遠志三兩去心　五味子五兩　麴末五合熬炒令黄
白术三兩　人參三兩　茯苓六兩一方三兩
大麥蘗末一升五合熬黄

右十二味擣篩爲散。空腹温酒服方寸匕。日二服。漸加至一匕半。夏中煮生薑及檳榔飲下。加麥門冬六兩。此方甚宜久服。令人輕健。忌牛肉生葱蘿蔔等。出第二卷中

崔氏療宿癖。時腹徹滿。不能食。調中五參丸方。

人參　沙參　玄參　丹參
苦參各一兩　大黄四兩　附子一兩炮　巴豆四十枚
蜀椒一合汗　乾薑半兩　防風一兩　䗪蟲十五枚熬
葶藶一合熬

右十三味擣下篩。蜜和爲丸如梧子。先食服一丸。日三。忌猪肉蘆笋生血等物。

又療癖飲。并醋咽吐水及沫。食飲不消。氣逆脹滿方。

檳榔十兩　高良薑三兩　桃人一升

右三味和擣絹篩。以白蜜和丸。酒服如彈丸二枚。日再服。漸加至四五丸。加減任意自量。並出第七卷中

延年人參丸。主痃癖氣不能食方。

人參八分　白术六分　枳實六分炙　橘皮四分

桂心七分　甘草五分炙　桔梗五分

右七味擣篩。蜜和爲丸如梧子大。一服十五丸。酒下。日二服。加至二三十丸。

又療冷氣兩肋脹滿痃氣不能食方。

白术三兩　人參二兩　茯苓三兩　枳實三兩炙

生薑三兩　桔梗二兩　桂心一兩半

右七味切。以水八升。煮取二升五合。去滓。分溫三服。如人行七八里久。

又桃人丸。主痃癖氣浸心脹滿不下食。發即更脹連乳滿頭面悶悶欬氣急者方。

桃人八分　鼈甲六分炙　枳實六分炙　白术六分

桔梗五分　吴茱萸五分　烏頭七分炮　檳榔五分

防葵五分　芍藥四分　乾薑五分　紫菀四分

細辛四分　皂莢二分去皮子　人參四分　橘皮四分

甘草四分炙

右十七味擣篩。蜜和丸如梧子。服十丸。日再服。加至二十丸。忌猪肉莧菜等。

又浸藥酒。用下前藥方。

紫蘇三兩　牛膝三兩　丹參三兩　生薑六兩

生地黃三升　香豉三升　紫菀三兩　防風四兩

橘皮三兩　大麻人一升五合

右十味細切。絹袋盛。以清酒二斗五升。浸三宿後。溫一盞用下桃人丸。酒盡更添。忌蕪荑。

又檳榔子丸。主腹内痃癖氣滿。胷背痛不能食。日漸羸瘦四肢無力。時時心驚方。

檳榔子六分　桔梗四分　當歸四分　人參五分

桂心四分　前胡四分　橘皮三分　厚朴三分炙

白术四分　甘草五分炙　烏頭四分炮　乾薑四分

茯神四分　鼈甲五分炙　大黃四分　龍齒六分炙

右十六味擣篩。蜜和爲丸如梧子大。服十丸。飲汁下。日二服。加至二十丸。酒下亦得。忌醋莧菜生葱等。

又療痃癖。胷背痛。時時欬嗽。不能食方。

桂心四分 細辛四分 白术六分 厚朴炙三分

附子炮五分 乾薑五分 橘皮三分 鼈甲炙四分

防葵炙三分 吳茱萸三分

右十味，擣篩，蜜和爲丸如梧子大，服十五丸，酒下，日二服，加至二三十丸。忌莧菜、醋物、生葱等。

又療痃癖發即兩肋弦急滿不能食方。

檳榔子六分 枳實炙六分 桔梗四分 鼈甲炙四分

人參六分 白术六分 桂心三分 龍膽草五分

前胡四分 蔞蕤五分 大黃五分 甘草炙六分

右十二味，擣篩，蜜和爲丸如梧子大，服十丸，酒下，日二服，加至二十丸。忌莧菜、生葱、猪肉等。

又半夏湯主腹內左肋痃癖硬急氣滿不能食胷背痛者方。

半夏洗三兩 生薑四兩 桔梗二兩 吳茱萸二兩

前胡三兩 鼈甲炙三兩 枳實炙二兩 人參一兩

檳榔子十四枚

右九味，切，以水九升，煮取二升七合，去滓，分溫三服，如人行八九里久。忌猪羊肉、餳、莧菜等。

又療冷痃癖氣發即痃氣急引膀胱痛，氣滿不消食，桔梗丸方。

桔梗四分 枳實炙四分 鼈甲炙四分 人參四分

當歸四分 桂心三分 白术四分 吳茱萸三分

大麥蘖六分 乾薑四分 甘草炙五分

右十一味，擣篩，蜜和爲丸如梧子大，一服十丸，酒下，日再服，稍加至二十丸。禁生葱、猪肉、莧菜等。

又黃耆丸療風虛盜汗不能食腹內有痃癖氣滿者方。

黃耆五分 白术六分 鼈甲炙五分 白薇三分

牡蠣熬四分 茯苓六分 桂心三分 乾薑四分

枳實炙四分 橘皮三分 當歸四分 檳榔子六分

人參六分 前胡四分 附子炮四分

右十五味，擣篩，蜜和爲丸如梧子大，一服十五丸，酒下，日再服，加至二十丸。忌醋物、猪肉、冷水、莧菜、生葱。並出第十六卷中

必効練中丸主癖虛熱，兩脅下癖痛，惡不能食，四肢酸弱，口乾，唾涕稠粘，眼澀，頭時時痛，并氣衝背膊虛腫，大小便澀，小腹痛，熱衝頭髮落，耳鳴，彌至健忘，服十日許，記事如少時，無禁忌方。

大黃一斤 朴消練十兩 芍藥八兩 桂心四兩

右四味，擣篩，蜜和爲丸如梧子，平旦酒服二十丸，日再，稍加至三十丸，以利爲度，能積服彌佳，縱利不虛人神

良忌生葱。

又鼈甲丸主癖氣發動不能食心腹脹滿或時發熱方

鼈甲八分炙　白朮十分　枳實八分炙　芍藥六分

麥門冬八分去心　人參八分　前胡六分　厚朴六分

右八味擣篩蜜和爲丸如梧子飲服二十丸漸漸加至三十丸冷即酒服極効禁莧菜並出第二卷中

癥癖等一切病方四首

千金翼療癥癖乃至鼓脹滿方

烏牛屎一升

右一味微火煎如稠糖空肚服大棗許一枚當鳴轉病出隔日更服慎口味等

又三稜草煎主癥癖方

三稜草切一石

右一味水五石煮取一石去滓更煎取三斗汁銅器中重釜煎如稠糖出內密器中旦以酒一盞服一匕日二服每服常令酒氣相續並出第十九卷中

崔氏療腹中癥癖兼虛熱者不可用純冷專瀉藥宜鼈麖攻之方

鼈甲八分炙　龜甲八分炙　桑耳八分金色者炙　大黃八分

吳茱萸八分　防葵八分　附子四分炮

右七味下篩蜜和爲丸如梧子飲苦酒服十丸日再服漸漸加一丸以微洩爲度無所忌日晚服馬莧汁三四合以差爲期亦是單煮緩此汁服前藥更佳馬齒菜即馬莧也忌猪肉冷水今詳前方用鼈甲不宜服莧菜云日晚服馬莧汁并服藥此必悞也出第七卷中

又溫白丸療癥癖塊等一切病方

紫菀三分　吳茱萸三分　菖蒲二分　柴胡二分

厚朴二分炙　桔梗二分　皂莢三分去皮子炙　烏頭十分熬

茯苓二分　桂心二分　乾薑二分　黃連二分

蜀椒二分汗　巴豆一分熬　人參二分

右十五味合擣下篩和以白蜜更擣二千杵丸如梧子一服二丸不知稍增至五丸以知爲度心腹積聚久癥癖塊大如盃椀黃疸宿食朝起嘔變支滿上氣時時腹脹心下堅結上來搶心傍攻兩脅徹背連胷痛無常處繞臍絞痛狀如蟲咬又療十種水病八種痞塞反胃吐逆飲食噎塞或五淋五痔或九種心痛積年食不消化或婦人不產或斷緒多年帶下淋瀝或痃瘧連年不差又療一切諸風身體頑痺不知痛痒或半身疼痛或眉髮墮落又療七十二種風亦療三十六種遁注或癲或痛或婦人五邪夢與鬼交通四肢沉重不能飲食昏昏

默默只欲取死，終日憂愁，情中不樂，或恐或懼，或悲或啼，飲食無味，月水不調，真似懷孕，連年累月，羸瘦困槃，遂至於死，或歌或哭，爲鬼所亂，莫之知也。但服此藥者，莫不除愈。臣知方驗，便合藥與婦人服之，十日下出癥癖蟲長二尺五寸三十餘枚，下膿三升，黑血一斗，青黃汁五升，所苦悉除，當月有子。臣兄墮馬被傷，腹中有積血，天陰卽發，羸瘦異常，久著在牀，命在旦夕，臣與藥服之，下如雞肝黑血手大一百片，白膿二升，赤黃水一升許，其病卽差。臣知方驗，謹上。禁生冷、餳、醋、猪、羊、魚、雞、犬、牛、馬、鵝肉、五辛、葱、麪、油膩、豆及糯米粘滑、鬱臭之屬。出第二卷中

癖硬如石腹滿方二首

廣濟療腹中痃氣，癖硬，兩脅臍下硬如石，按之痛，腹滿不下食，心悶欬逆，積年不差，鼈甲丸方。

鼈甲八分，炙　牛膝五分　芎藭四分　防葵四分
大黃六分　當歸四分　乾薑四分　桂心四分
細辛四分　附子四分，炮　甘草四分，炙　巴豆二七枚

右十二味，擣篩，蜜和丸。平旦空腹溫酒下如梧子四丸，日三服，漸加，以微利一兩行爲度。忌生葱、莧菜。出第二卷中

必効療腹滿癖堅如石，積年不損方。

取白楊木東南枝，去蒼皮，細剉五升，熬令黃，酒五升淋訖，卽以絹袋盛滓，還內酒中，密封再宿。每服一合，日二。出第三卷中

食不消成癥積方四首

集驗療凡所食不消方。

取其餘類燒作末，酒服方寸匕，便吐去宿食，卽差。張文仲、備急同。陸光祿說有人食桃不消化作病，時無桃，就林間得槁桃子燒服之，登時吐，病卽差。千金同。出第六卷中

備急食魚鱠及生肉住胷膈中不消化，吐之不出，多成癥病方。

朴消如半雞子一枚　大黃二兩

右二味，以酒二升，煮取一升，去滓，盡服之，立消。無朴消，用芒消、消石亦佳。肘後同

又宿食不消，大便難，練中丸方。

大黃八兩　葶藶　杏人去皮尖　芒消各四兩

右四味，擣篩，蜜和丸如梧子，服七丸，日三，不知稍加至十丸。姚方並出第三卷中

古今録驗療卒食不消，欲成癥積，艾煎丸方。

白艾一束　薏苡根一把

右二味，合煮汁成如飴，取半升，一服之，使刺吐去宿食

神驗。出第十卷中

心下大如杯結癥方二首

病源積聚痼結者，是五藏六腑之氣，已積聚於內，重因飲食不節，寒溫不調，邪氣重沓，牢痼盤結者也。久即成癥。出第十九卷中

肘後療心下有物大如杯，不得食者方。

葶藶二兩　大黃二兩　澤漆四兩洗

右三味，擣篩，蜜和，擣千杵，服如梧子二丸，日三。不知，稍加。千金文仲集驗古今錄驗同。云療癥堅心下大如杯，食則腹滿，心腹絞痛。

又熨癥方。

竈中黃土一升　生葫一升

右二味，先擣葫熟，內土，復擣，以好苦酒澆令浥浥，先以塗布一面，仍搶病上，又塗布上，乾復易之，取令消止。並出第一卷中

癥癖痃氣灸法四首

崔氏療癥癖悶癖方。

令患人平坐，取麻線一條，繞項，向前垂線頭至鳩尾橫截斷，即迴線向後，當脊取線窮頭，即點記。乃別橫度口吻，吻外截却，即取度吻線中摺於脊骨點處中心上下分之，各點小兩頭，通前合灸三處。其所灸處日別灸七壯以上、十壯以下，滿十日即停。看患人食稍得味，即取線還度口吻，於脊中點處橫分灸之。其數一準前法，仍看脊節穴去線一二分，亦可就節穴下火。如相去遠者，不須就節穴。若患人未損，可停二十日外，還依前灸之。仍灸季肋頭二百壯。其灸季肋早晚與灸脊上同時下火也。

又灸悶癖法。

其癖有根，其根有著背者，有著膊上者，遺所患人平坐，熟看癖頭，仍將手從癖頭向上尋之，當有脉築築然向上，細細尋至膊上，至築築頭，當膊即下火，還與前壯數無別。王丞云：背上恐不得過多下火，只可細細日別七炷以來。

又療癖左右相隨病灸法。

第一屈肋頭近第二肋下，即是灸處；第二肋頭近第三肋下，亦是灸處。左右各灸五十壯，一時使了。千金云灸癥癖方：患左灸左，患右灸右，脊屈肋數第二肋上、第三肋下向肉翅前，初日灸三，次日五，周而復始，至五十止。忌大蒜，餘不忌。

又灸痃氣法。

從乳下即數至第三肋下，共乳上下相當，稍似近肉接腰骨外取穴孔，即是灸處，兩相俱灸。初下火各灸

三壯明日四壯每日加一壯至七壯還從三壯起至三十日即罷

右前兩種灸法若點時拳脚點即拳脚灸若舒脚點時還舒脚灸 並出第七卷中

積聚方五首

病源積聚者由陰陽不和腑藏虚弱受於風邪搏於腑藏之氣所爲也腑者陽也藏者陰也陽浮而動陰沉而伏積者陰氣五藏所生始發不離其部故上下有所窮已聚者陽氣六腑所成故無根本上下無所留止其痛無有常處諸藏受邪初未能爲積聚留滯不去乃成積聚

肝之積名曰肥氣在左脅下如覆杯有頭足久不愈令人發痎瘧連歲月不已以季夏戊己日得之何以言之肺病當傳肝肝當傳脾脾季夏適王王者不受邪肝欲復還肺肺不肯受故留結爲積故知肝之積以季夏戊己日得之也

心之積名曰伏梁起臍上大如臂上至心下以秋庚辛日得之何以言之腎病當傳心心當傳肺肺以秋適王王者不受邪心欲復還腎腎不肯受故留結爲積故知伏梁以秋庚辛日得之也

脾之積名曰痞氣在胃管覆大如盤久不愈令人四肢不收發黄疸飲食不爲肌膚以冬壬癸日得之何以言之肝病當傳脾脾當傳腎腎以冬適王王者不受邪脾欲復還肝肝不肯受故留結爲積故知痞氣以冬壬癸日得之也

肺之積名曰息賁在右脅下覆大如杯久不愈令人洒淅寒熱喘欬發肺壅以春甲乙日得之何以言之心病當傳肺肺當傳肝肝以春適王王者不受邪肺欲復還心心不肯受故留結爲積故知息賁以春甲乙日得之也

腎之積名曰賁㹠發於少腹上至心下若㹠賁走之狀上下無時久不愈令人喘逆骨痿少氣以夏丙丁日得之何以言之脾病當傳腎腎當傳心心以夏適王王者不受邪腎欲復還脾脾不肯受故留結爲積故知賁㹠以夏丙丁日得之也此爲五積診其脉駃而緊積聚脉浮而牢積聚脉横者脅下有積聚脉來小沉實者胃中有積聚不下食食即吐出脉來細耎附骨者積也脉出在左積在左脉出在右積在右脉兩出積在中央以部處之診得肺積脉浮而毛按之辟易脇下氣逆背相引痛少氣善忘目瞑皮膚寒秋愈夏劇主皮中時痛如蝨緣狀其甚如鍼刺之狀時痒白色也診得心積脉沉而芤時上下無常處病悸腹中熱面赤咽乾煩掌中熱甚即唾血主身瘛瘲主血厥夏差冬劇色赤也診得脾積脉浮大而長饑則減飽則見瞋起

與穀爭。累累如桃李。起見於外。腹滿嘔泄。腸鳴。四肢重。手
足脛腫厥。不能卧。是主肌肉損。色黃也。診得肝積。脉弦而
細。兩脅下痛。邪走心下。足脛寒。脅痛引少腹。男子積疝也。
女子病淋也。身無膏澤。喜轉筋。爪甲枯黑。春差秋劇。色青
也。診得腎積。脉沉而急。苦脊與腰相引。饑則見。飽則减。病
腰痛。少腹裏急。口乾咽腫傷爛。目䀮䀮。骨中寒。主髓厥。喜
忘。色黑也。診得心腹積聚。其脉牢強急者生。脉虛弱急者
死。又積聚之脉。實強者生。沉者死。其湯熨鍼石。別有正方
補養宣導。今附於後。養生方導引法云。以左足踐右足上。
除心下積。又云。病心下積聚。端坐柱腰。向日仰頭。徐以口
內氣。因而咽之。三十過而止。開目。又云。左脅側卧。伸臂直
脚。以口內氣。鼻吐之。通而復始。除積聚。心下不便。又云。以
左手按右脅。舉右手極形。除積及老血。又云。閉口微息。正
坐向王氣。張鼻取氣。逼置臍下。小口微出十二通。氣以除
結聚。低頭不息十二通。以消飲食。令人輕強。行之冬月。令
人不寒。又云。端坐柱腰。直上展兩臂。仰兩手掌。以鼻內氣
閉之。自極七息。名曰蜀王橋。除脅下積聚。又云。向晨去枕
正偃卧。伸臂脛。瞑目閉口不息。極張腹兩足。再息。頃間吸
腹仰兩足。倍拳。欲息微定。復爲春三夏五秋七冬九。蕩滌
五藏。津潤六腑。所病皆愈。腹有病積聚者。張吸其腹。熱乃
止。癥瘕散破。即愈矣。出第十九卷中

范汪破積丸。療積聚堅癥方。
大黃一斤 牡蠣三兩 凝水石一兩 石膏一兩
石鍾乳一兩 理石一兩
右六味。擣合下篩。和以蜜丸如梧子。先食服。酒飲任下
三丸。日三。不知稍增。以知爲度。
又順逆丸。主久寒積聚。氣逆不能食方。
大黃十分 黃芩四分 厚朴四分炙 乾地黃四分
桂心四分 滑石四分 杏子二分 黃連四分
麥門冬四分去心
右九味。擣合下篩。和以蜜丸如梧子。服十丸。日再服。後
食。不知稍增。以知爲度。忌蕪荑生葱猪肉。
又搥鑿丸。療腹中積聚邪氣寒熱消穀方。
甘遂一分 荛花一分 芫花一分 桂心一分
巴豆一分 杏人一分 桔梗一分
右七味。荛花芫花熬令香。巴豆杏人去皮熬令變色。巴
各異擣。下細篩。擣合丸。以白蜜擣萬杵。服如小豆一丸。
日三。行長將服之。傷寒增服。膈上吐。膈下利。小兒亦服
婦人兼身亦服。名曰搥鑿。以消息之。忌猪肉蘆笋生葱。
並出第十三卷中

延年療腹內積聚。癖氣衝心。肋急滿。時吐水不能食。兼惡寒方。

鼈甲六分炙　防葵四分　人參四分　前胡四分
桔梗四分　檳榔八分　白术八分　大黃八分
枳實四分炙　厚朴三分炙　當歸四分　附子四分炮
乾薑四分　甘草五分炙　吳茱萸三分

右十五味擣篩。蜜和爲丸梧子大。一服十五丸。酒下。日再服。加至三十丸。忌莧菜猪肉生冷魚蒜。

又白术丸。主積聚癖氣不能食。心肋下滿。四肢骨節酸疼。盜汗不絕方。

白术六分　黃耆六分　牡蠣四分熬　人參六分
茯苓六分　烏頭六分炮　乾薑六分　芍藥四分
當歸六分　細辛四分　麥門冬四分去心　桂心五分
前胡四分　甘草六分炙　防葵三分　鼈甲四分炙
紫菀三分炙　檳榔六分　桔梗三分

右十九味擣篩。蜜和爲丸。空肚酒下二十丸。日再。加至三十丸。忌莧菜桃李大醋猪肉生葱。並出第十六卷中

積聚心腹痛方三首

病源積者。陰氣。五藏所生。其痛不離其部。故上下有所窮已。聚者。陽氣。六腑所成。故無根本。上下無所留止。其痛無有常處。此皆由寒氣搏於藏腑。與陰陽氣相擊下上。故心腹痛也。診其寸口之脉沉而橫。脅下有積。腹中有橫積聚痛。又寸口脉細沉滑者。有積聚在脅下。左右皆滿。與背相引痛。又云。寸口脉緊而牢者。脅下腹中有橫積結痛而泄痢。脉微細者生。浮者死。出第十九卷中

范汪通命丸。療心腹積聚。寒中㽲痛。又心胷滿。脅下急。繞臍痛方。

大黃四分　遠志四分去心　黃耆四分　麻黃四分去節
甘遂四分　鹿茸四分炙　杏人六十枚　豉一合
巴豆五十枚　芒消三分

右十味擣合下篩。和以蜜。丸如小豆。先食服三丸。日再。忌蘆笋野猪肉。一方無鹿茸黃耆用黃芩。出第十四卷中

又療心腹積聚。食苦不消。胷脅滿。除去五藏邪氣。四物丸方。

大戟五分熬令色變　芫花四分熬　杏人一分　巴豆一百枚去皮心熬

右藥擣合下細篩。以雞子中黃亦可。以蜜和丸如小豆。日三。日增一丸。覺勿復益。欲下頓服七丸。下如清漆陳宿水。婦人乳有餘疾。留飲者下水之後。養之勿飲冷水。長壯者服五丸。先食。忌野猪肉蘆笋。出第十三卷中

古今錄驗匈奴露宿丸。療心腹積聚。膈上下有宿食留飲

神方。出僧深

甘草三分炙　大黃二分　甘遂二分　芫花二分熬

大戟二分炙　葶藶子二分熬　苦參一分　消石一分

巴豆半分去心皮熬

右九味細擣合蜜和丸如小豆。服三丸當吐下。不吐下。稍益至五六丸。以知爲度。先少起。忌海藻菘菜野猪肉。范汪同出第十卷中

積聚心腹脹滿方一首

病源積聚成病。蘊結在內。則氣行不宣通。還搏於腑臟。故心腹脹滿。則煩悶而短氣也。出第十九卷中

深師烏頭丸。療心腹積聚脹滿。少食多厭。繞臍痛。按之排手寒中有水上氣。女人產後餘疾。大人風癲。少小風驚癇百病者。元嘉中用療數人。皆良。有一人服五服藥。即出蟲長一尺餘三枚。復出如牛膽黑堅四枚。中皆有飯食。病即愈方。

烏頭七枚炮　乾薑五分　皂莢五分炙去皮子　菖蒲三分

桂心四分　柴胡三分　附子三分炮　人參三分

厚朴三分炙　黃連三分　茯苓三分　蜀椒五分汗

吳茱萸四分　桔梗三分

右十四味擣篩。蜜和爲丸。服如梧子二丸。日三。稍加至十五丸。忌猪肉冷水醋物生葱羊肉餳。出第二十三卷中

積聚宿食寒熱方四首

病源積聚而宿食不消者。由腑臟爲寒氣所乘。脾胃虛冷。故不能消化。留爲宿食也。診其脉來實。心腹積聚。飲食不消。胃中冷故也。出第十九卷中

千金翼三台丸。療五藏寒熱積聚。臚脹腸鳴而噫。食不作肌膚。甚者嘔逆。若傷寒寒瘧已愈。令不復發。食後服五丸。飲多者吞十丸。長服令人大小便調和。長肌肉方。

大黃二兩熬　熟消石一升　葶藶一升熬　前胡二兩

厚朴一兩炙　附子一兩炮　茯苓半兩　半夏一兩洗

杏人一升去尖皮熬　細辛一兩

右十味擣篩。蜜和擣五千杵。酒服如梧子五丸。稍加。以知爲度。忌猪羊肉餳生菜酢物。深師同出第二十卷中

古今錄驗氣痞丸。療寒氣痞積聚結不通。繞臍切痛。腹中脹滿。胷逼滿。風入藏。憂恚所積。用力不節。筋脉傷。羸瘦。不能食飲。此藥令人強嗜食。益氣力方。

烏頭二分炮　甘草二分炙　葶藶子二分熬　大黃二分

芎藭二分　芍藥二分　甘皮二分炙

右七味下篩。蜜和丸如梧子。一服三丸。日再。不知。漸至五丸七丸。一方桂心二分。去甘皮。忌海藻菘菜猪肉冷

水等。一方有通草無甘皮

又小烏頭丸療久寒積聚心腹繞臍切痛食飲不下方。

烏頭三兩炮　甘草三兩炙　茱萸半兩　細辛二兩

半夏二兩　附子二兩炮　藁本二兩

右七味下篩蜜和丸如梧子大先食服五丸日再不知稍增之忌羊豬肉冷水。

又五通丸主積聚留飲宿食寒熱煩結長肌膚補不足方。

椒目一兩　附子一兩炮　厚朴一兩炙　杏人三兩

半夏一兩　葶藶三兩熬　芒消五兩　大黃九兩

右八味擣葶藶子杏人使熟和諸藥末和以蜜擣五千杵吞如梧子二丸忌豬羊肉餳冷水。出第十卷中

療癥方三首

病源癥者由寒溫失節致腑藏之氣虛弱而食飲不消聚結在內漸染生長塊段盤牢不移動者是癥也言其形狀可徵驗也若積引歲月人則柴瘦腹轉大遂至於死診其脉弦而伏其癥不轉動者必死。出第十九卷中

范汪療癥病丸方。

射罔二兩熬　蜀椒三百粒汗

右二味擣末下細篩以雞子白和丸半如麻子半如赤小豆先服如麻子漸服如赤小豆二丸不知稍增之以知爲度。出第十三卷中

集驗療心腹宿癥及卒得癥方。

取雄雞一頭飼之令肥肥後餓二日以好赤朱溲飯極令朱多以飼雞安雞著板上取糞暴燥末溫清酒服五分七可至方寸七日三若病困急者晝夜可五六服一雞少更飼餘雞取足。出第六卷中

備急熨癥方。

吳茱萸三升

右一味以酒和煮熱布裹以熨癥上冷更炒更番用之癥移走逐熨都消乃止也肘後方云亦可用射罔五兩茱萸末以雞子白和塗癥上。出第三卷中

暴癥方六首

病源暴癥者由藏氣虛弱食生冷之物藏既本弱不能消之結聚成塊卒然而起其生無漸名之暴癥也本由藏弱其癥暴生至於成病斃人則速。出第十九卷中

肘後療卒暴癥腹中有物堅如石痛如刺晝夜啼呼不療之百日死方。

取牛膝根二斤㕮咀暴令極乾

右一味酒一斗浸之密器中封口舉著熱灰中溫之令味出先食服五六合至一升以意量多少又用蒴藋根

亦準此大良。千金集驗經心録張文仲同

又凡癥堅之起，多以漸生，而有覺便牢大者，自難療也。腹中微有結積，便害飲食，轉羸瘦，療多用陷冰、玉壺、八毒諸大藥，今上取小小易得者方。

取虎杖根，勿令影臨水上者，可得石餘，淨洗乾之，擣作末，以秫米五斗炊飯，内攪之，好酒五斗漬，封，藥消飯浮，可飲一升半，勿食鮭鹽，癥當出。亦可但取其根一升，乾擣千杵，酒漬飲之，從少起，日三，亦佳。此酒療癥，乃勝諸大藥。張文仲同

又方

大黄半斤　朴消三兩　蜜一斤

右三味，合於湯上煎，可丸如梧子，服十丸，日三。備急、文仲、崔氏同。惟崔氏用朴消半斤，蜜一升半，服二十丸，日再服，餘依肘後。並出第一卷中

千金翼療卒暴癥方

蒜十片，去皮，五月五日戶上者　伏龍肝鴨卵大一枚　桂心一尺二寸

右三味，合擣，以淳苦酒和之如泥，塗著布上，掩病處，三日消。肘後、千金同。凡蒜或無桂心亦得用也

又方

商陸根擣蒸之，以新布藉腹上，以藥鋪布上，以衣覆，冷即易，取差止。數日之中，晨夕勿息。千金、集驗、肘後同。並出第十九卷中

古今録驗療暴得癥方

取蒴藋根一小束，淨洗，瀝去水，細切，以醇酒淩之，取淹根三宿，服五合至一升，日三。若欲速得，可於熱灰中温令藥味出，服之。此方無毒，已愈十六人，神驗。藥盡復作，將服之。出第十卷中

鼈癥方四首

病源：鼈癥者，謂腹内癥結如鼈之形狀也。有食鼈觸冷不消而生癥者，有食雜冷物不消變化而作者，此皆脾胃氣弱而遇冷，不能尅消故也。癥者，其病結成，推之不動移是也。出第十九卷中

廣濟療鼈癥服白馬尿方

白馬尿一升五合，温服之，令盡，差。

又方

白馬尿一升　雞子三枚，破取白

右二味，於鐺中煎取三合，空腹服之，不移時當吐出病。無所忌。千金同

又療鼈癥蟹爪丸方

蟹爪三分　附子六分，炮　麝香三分，研　半夏六分

生薑屑四分　鼈甲六分，炙　防葵六分　郁李人八合

右八味擣篩蜜和爲丸如梧子空肚以酒下二十九日再服以知爲度忌生冷猪肉莧菜。並出第二卷中

集驗療鼈癥伏在心下手揣見頭足時時轉者并心腹宿癥及卒得癥方。

白雌雞一雙絶食一宿明旦以膏熬飯飼之取其屎無問多少以小便和之於銅器中火上熬令燥擣篩服方寸匕日四五服消盡乃止常飼雞取屎差畢殺雞單食之。肘後同出第六卷中

米癥方二首

病源人有好啞米。啞謹按說文於革切笑也集韻無此字但有飢乙革切飢也今詳啞者飢而喜食之義也下同轉久彌嗜啞之若不得米則胷中清水出得米便止米不消化遂生癥結其人常思米而不能飲食久則斃人。出第十九卷中

廣濟療米癥其疾常欲食米若不得米則胷中清水出方。

雞屎一升　白米五合

右二味合炒取米焦擣篩爲散用水一升頓服取盡少時即吐吐出癥如研米汁碎若無癥即吐白沫痰水乃憎米不復食之無所忌。千金同

又療米癥久不療羸瘦以至死方。

葱白兩虎口切　烏梅三十枚碎

右二味以水三升宿漬烏梅使得極濃清晨啜葱白隨飲烏梅汁令盡頃之心腹煩欲吐即令出之三晨療之當吐去米癥差無所忌。並出第三卷中

食癥及食魚肉成癥方二首

病源有人卒大能食乖其常分因饑值生葱便大食之乃吐一肉塊繞畔有口其病則愈故謂食癥特由不幸致此妖異成癥非飲食生冷過度之病也。出第十九卷中

廣濟療食癥病食葱差方。

有一人食飯七升并羊脂餅番不論數因於道中過饑急食生葱須臾吐出一實薄而圓繞畔有口無數即以食投之立消盡飯七升乃止吐此物後其人食病便愈此名食癥無忌。出第二卷中

千金療食魚肉等成癥結在腹內并諸毒氣方。

狗糞五升

右一味燒灰末之綿裹以酒一斗漬再宿濾取清分十服日三服三日令盡隨所食癥結即便出矣。出第十一卷中

髮癥方二首

病源有人因食飲內誤有頭髮隨食而入胃成癥胷喉間如有蟲下上來去者是也。出第十九卷中

廣濟療髮癥乃由人因食而入久即胷間如有蟲上下去

來唯欲得飲油方。

油一升

右一味，以香澤煎之，大鑪鐺貯之，安病人頭邊，以口鼻臨油上，勿令得飲，及傅之鼻面，並令有香氣，當叫喚取飲，不得與之，必疲極眠睡，其髮瘕當從口出，飲油人專守視之，并石灰一裹，見瘕出，以灰粉手，捉瘕抽出，須臾抽盡，即是髮也。初從腹出，形如不流水中濃菜，隨髮長短，形亦如之。無忌。千金同

又療胷喉間覺有瘕蟲上下，偏聞葱豉食香，此是髮蟲故也方

油煎葱豉令香，二日不食，張口而臥，將油葱豉置口邊，蟲當漸出，徐徐以物引去之。無所忌。出第二卷中

蝨瘕方一首

病源人有多蝨，性好齧之，所齧既多，而腑臟虛弱，不能消之，不幸變化生瘕，而患之者亦少。俗云患蝨瘕人見蝨必齧之，不能禁止，蝨生長在腹內，時有從下部出，亦斃人。出第十九卷中

千金療蝨瘕，由齧蝨在腹，生長爲蝨瘕方。

故篦子一枚　故梳子一枚

右二味，各破爲兩分，各取一分燒作灰，末之，又取一分以水五升，煮取一升，用頓服前末，盡，少時當病出。無所忌。廣濟同，出第二卷中

鼈瘕方一首

病源鼈瘕者，謂腹內瘕結如鼈狀是也。有食鼈觸冷不消而生者，亦有食諸雜冷物變化而作者，皆由脾胃氣弱而遇冷，即不能剋消所致。瘕言假也，謂其形假而推移也。昔曾有人共奴俱患鼈瘕，奴在前死，遂破其腹，得一白鼈，仍故活。有人乘白馬來看此鼈，白馬忽尿，墮落鼈上，即縮頭及脚，尋以馬尿灌之，即化爲水。其主曰：吾將愈矣。即服之，果如其言得差。故養生云：六月勿食澤中水，令人成鼈瘕。出第十九卷中

崔氏療鼈瘕方。

大黃六銖　乾薑半兩　附子九銖，炮　人參九銖
側子半兩，炮　桂心六銖　貝母半兩　白朮一兩
細辛十八銖　䗪蟲大一寸者七枚，熬

右十味，擣下篩，以酒服半方寸匕，日三。忌豬肉、冷水。出第九卷中

蛇瘕方一首

病源人有食蛇不消，因腹內生蛇瘕也。亦有蛇之津液誤入飲食內，亦令人病瘕。其狀常苦饑，而食則不下，喉噎塞

食至胷内即吐出其病在腹摸揣亦有蛇狀謂蛇瘕也出第十九卷中

崔氏療蛇瘕大黄湯方

大黄半兩　芒消如雞子一枚　烏鰂魚骨三枚　黄芩半兩
甘草如人指一尺炙　皂莢六枚如猪牙者炙去皮子

右六味㕮咀以水六升煮之三沸下絞去滓内芒消適寒温盡服之十日一劑煮作如上法欲服之宿無食平旦服當下病也千金同出第九卷中

蛟龍病方一首

病源蛟龍病者云三月八月蛟龍子生芹菜上人食芹菜不幸隨入人腹變成蛟龍其病之狀發則如癲出第十九卷中

廣濟療蛟龍病三月八月近海及水邊因食生芹菜爲蛟龍子生在芹菜上食入人腹變成龍子須慎之其病發似癲面色青黄少腹脹狀如懷姙宜食寒食餳方

寒食粥餳三升日三服之吐出蛟龍有兩頭及尾開皇六年又賈橋有人喫餳吐出蛟龍大驗無所忌千金方同出第二卷中

胷痺方二首

病源寒氣客於五藏六腑因虛而發上衝胷間則胷痺胷痺之候胷中愊愊如滿噎塞不利習習如痒喉裏澁唾燥甚者心裏強痞急痛肌肉苦痺絞急如刺不得俛仰胷前皮皆痛手不能犯胷滿短氣欬唾引痛煩悶白汗出或徹背膂其脉浮而微者是也不治數日殺人其湯熨鍼石别有正方補養宣導今附於後養生方云以右足踐地左足上除胷痺食熱嘔出第三十卷中

仲景傷寒論療胷痺理中湯方

人參三兩　甘草三兩炙　白术三兩　乾薑三兩

右四味切以水八升煮取三升去滓温服一升日三夜一頻服三劑愈張仲景云胷痺心中痞堅留氣結於胷胷滿脅下逆氣搶心理中湯亦主之千金同出第十六卷中

深師療胷痺麝香散方

麝香四分　牛黄二分　生犀角一分屑末

右三味研服五分匕日三忌生冷物葱蒜出第十六卷中

胷痺短氣方三首

千金論曰夫脉當取太過與不及陽微陰弦即胷痺而痛所以然者責其極虛故也今陽虛知在上焦所以胷痺心痛者以其脉陰弦故也平人無寒熱短氣不足以息者實也仲景傷寒論同胷痺之病喘息欬唾胷背痛短氣其脉沉而遲關上小緊數者栝樓湯主之方

栝樓一枚　薤白一斤　半夏半升洗　生薑四兩

枳實二兩炙

右五味。切。以白截漿一斗。煮取四升。服一升。日三。肘後仲景傷寒論。無生薑枳實半夏等三味。同。小品云。用水一斗。忌羊肉餳。

又胷中氣塞短氣。茯苓湯主之方。

茯苓三兩　甘草一兩炙　杏人五十枚

右三味㕮咀。以水一斗。煮取五升。温服一升。日三服。不差更合。仲景傷寒論同。並出第十三卷中

深師療胷痺連背痛。短氣。細辛散方。

細辛　乾地黄　甘草各二兩炙　桂心

茯苓各五兩　枳實炙　白术　生薑

栝樓實各三兩

右九味擣篩。酒服方寸匕。日三。古今録驗千金同出第十三卷中

胷痺心下堅痞緩急方四首

千金論胷痺之病。令人心中堅痞急痛。肌中苦痺。絞急如刺。不得俛仰。其胷前皮皆痛。手不得犯。胷中愊愊如滿。咽塞習習痒。喉中乾燥。時欲嘔吐。胷滿短氣。欬唾引痛。煩悶自汗出。或徹引背腹痛。不即療之。數日殺人。出第十三卷中

范汪療胷痺。心中痞堅。留氣結於胷中。胷滿脅下。逆氣搶心。枳實湯方。

陳枳實四枚炙　厚朴四兩炙　薤白八兩　桂心一兩

栝樓實一枚

右五味。先以水五升。煮枳實厚朴。取二升半。去滓。内餘藥。又煎三兩沸。去滓。分温三服。除心氣良。古今録驗千金同。此本仲景傷寒論方。

古今録驗療胷中隱然而痛。脊膂肩痛方。

桂心一分　乾薑一分　人參三分　細辛三分

烏頭一分炮　山茱萸三分　貝母三分

右七味擣下篩。和以蜜丸如小豆大。酒若粥汁吞二丸。稍稍益。以胷中痛止温温為度。忌生葱生菜猪肉冷水。

又療胷痺偏緩急。薏苡人散方。

薏苡人五百枚　附子十枚大者炮　甘草三兩炙

右三味擣下篩。服方寸匕。日三。忌海藻菘菜猪肉冷水。

又療胷痺偏緩急。薏苡人散方。

薏苡人一千五百枚　附子大者十枚炮

右二味擣下篩。服方寸匕。日三。不知稍增之。忌猪肉冷水。此方出僧深范汪同仲景方用薏苡人十五兩並出第八卷中

胷痺噎塞方二首

仲景傷寒論。胷痺之病。胷中愊愊如滿。噎塞習習如癢。喉中澀唾燥沫是也。橘皮枳實湯主之方。

橘皮半斤　枳實四枚炙　生薑半斤

右三味切，以水五升，煮取二升，分再服。肘後小品文仲深師范汪古今録驗經心録千金同出第十五卷中

千金通氣湯，療胷滿短氣噎塞方。

半夏八兩洗　生薑六兩　桂心三兩　吴茱萸四十枚

右四味切，以水八升，煮取三升，去滓，分温三服。忌羊肉餳生葱。一方無桂心用橘皮出第十三卷中

胷痺欬唾短氣方四首

仲景傷寒論胷痺之病，喘息欬唾，胷背痛，短氣，寸脉沉而遲，關脉小緊數者，栝樓薤白白酒湯主之方。

栝樓實一枚　薤白半升切

右二味，以白截酒七升，煮取二升，去滓，温分再服。深師范汪同出第十五卷中

肘後論胷痺之病，令人心中堅痞急痛，肌中苦痺，絞急如刺，不得俛仰，其胷前及背皆痛，手不得犯，胷滿短氣，欬唾引痛，煩悶自汗出，或徹引背膂，不即療，數日殺人，療卒患胷痺方。

雄黄　巴豆去皮心熬

右二味，先擣雄黄細篩，内巴豆務熟擣之相和，丸如小豆，服一丸，不覺稍益。忌野猪肉蘆笋。

又方

枳實炙

右一味擣篩，以米汁先食服方寸匕，日三夜一。

又或已差復更發方。

取薤根五斤

右一味擣絞取汁，飲之立愈。並出第一卷中

胷痺心痛方四首

仲景傷寒論胷痺不得卧，心痛徹背者，栝樓薤白半夏白截漿湯主之方。

大栝樓一枚　薤白三兩切　半夏半升洗

右三味，以白截漿一斗，煮取四升，去滓，温服一升，日三。忌羊肉餳。古今録驗同范汪同出第十五卷中

千金療胷痺心痛方。

灸膻中百壯，穴在鳩尾上一寸。一云膺腧中行直兩乳内間是忌鍼

又療胷脅滿心痛方。

灸期門隨年壯，穴在第二肋端乳直下，不容旁一寸半是。並出第十三卷中

古今録驗小草丸，療胷痺心痛逆氣，膈中飲不下方。

小草三分　桂心三分　蜀椒三分汗　乾薑二分

細辛三分　附子二分炮

右六味擣合下篩，和以蜜丸如梧子大，先食米汁服三丸，日三。不知稍增，以知爲度。忌猪肉、冷水、生葱、生菜。范汪同。出第八卷中

胷痛方二首

范汪療胷痛枳實散方。

枳實八分，炙　桂心五分

右二味擣下篩，酒服方寸匕，日三。忌生葱。深師同

深師療胷痛枳實散方。

枳實四枚，炙　神麴一兩，熬　白朮一兩

右三味擣篩，酒服方寸匕，日三。忌桃李、雀肉等。出第十六卷中

賁㹠氣方四首

病源夫賁㹠者，腎之積氣也。起於驚恐憂思所生也。若驚恐則傷神，心藏神也；憂思則傷志，腎藏志也。神志傷動，氣積於腎，而氣下上遊走，如㹠之賁，故曰賁㹠。其氣乘心，若心中踊踊如車所驚，如人所恐，五藏不定，食飲輙嘔，氣滿胷中，狂癡不定，妄言妄見，此驚恐奔㹠之狀也。若氣滿支心，心下煩亂，不欲聞人聲，休作有時，乍差乍劇，吸吸短氣，手足厥逆，內煩結痛，温温欲嘔，此憂思賁㹠之狀也。診其脉來祝祝一云觸祝者，病賁㹠也。腎脉微急，沉厥，賁㹠也。其足不收，不得前後。出第十三卷中

小品黄帝問金冶子曰：驚爲病如奔㹠，其病柰何？金冶子對曰：驚爲奔㹠，心中踊踊，如事所驚，如人所恐，五藏不定，食飲輙嘔，氣滿胷中，狂癡欲走，閉眼譫言，開眼妄語，或張面目，不相取與，衆師不知，呼有所負，賁㹠湯主之。黄帝曰：善。黄帝問金冶子曰：憂思賁㹠何以別之？金冶子對曰：憂思賁㹠者，氣滿支心，心下煩亂，不欲聞人之聲，發作有時，乍差乍劇，吸吸短氣，手足厥逆，內煩結痛，温温欲嘔，衆師不知，呼有觸忤，奔㹠湯主之。黄帝曰：善。

師曰：病如奔㹠者，氣從少腹起，上衝喉咽，發作欲死，復還生，皆從驚恐得之，腎間有膿故也。范汪同

師曰：病有奔㹠，有吐膿，有驚怖，有火邪，此四部病者，皆從驚發得之。火邪者，桂枝加龍骨牡蠣湯主之。若新亡財，爲縣官所捕迫，從驚恐者，療用鵄頭鉛鞕。千金翼有飛鵄鉛丹丸，主癲癎瘈瘲。此意相近，鉛鞕一云角，爲馬桃末，即羚羊角。復餘物未定。未定者，上所言奔㹠作方未成者。病人氣息逆喘，迫上如㹠奔走之狀，奔㹠湯主之。

又療卒傷損，食下則覺胷中偏痛，慄慄然，水漿下亦爾，開病與相應，急作此方。

生李根一斤，細剉之　麥門冬一升，去心　人參二兩

桂心二兩　甘草一兩，炙

右五味㕮咀，以水一斗，煮取三升，分三服。范汪同

又奔㹠湯。療虛勞五藏氣乏損。遊氣歸上。上走時若群㹠相逐憧憧。時氣來便自如坐驚夢。精光竭不澤。陰痿上引少腹急痛。面乍熱赤色。喜怒無常。耳聾目視無精光方。

葛根八兩乾者　生李根切一升　人參三兩　半夏一升洗

芍藥三兩　當歸二兩　桂心五兩　生薑二斤

甘草二兩炙

右九味切。以水二斗。煮得五升。溫服八合。日三。不知稍增至一升。日三。忌羊肉餳生葱海藻菘菜等。出第十一卷中

肘後療卒厥逆上氣。氣支兩脅。心下痛滿。淹淹欲絕。此謂奔豚病。從卒驚怖憂迫得之。氣從下上。上衝心胷。臍間築築發動有時。不療殺人方。

甘草二兩炙　人參二兩　吳茱萸一升　生薑一斤

半夏一升　桂心三兩

右六味切。以水一斗。煮取三升。分三服。此藥須預畜。得病便急合服之。千金方桂五兩甘草三兩張文仲同

賁㹠氣衝心胷方四首

廣濟賁㹠氣在心。吸吸短氣。不欲聞人語聲。心下煩亂不安。發作有時。四肢煩疼。手足逆冷方。

李根白皮八兩　半夏七兩洗　乾薑四兩　茯苓三兩

人參二兩　甘草二兩炙　附子一兩炮　桂心四兩

右八味切。以水一斗。煮取三升。絞去滓。分三服。別相去如人行六七里。忌生冷羊肉餳海藻菘菜油膩醋物生葱粘食。范汪同

又療賁豚氣在胷心。迫滿支脇方。

生薑一斤　半夏四兩湯　桂心三兩　人參二兩

甘草二兩炙　吳茱萸一兩

右六味切。以水一斗。煮取三升。絞去滓。分溫三服。服別相去如人行六七里。忌生葱熱麪羊肉餳粘食海藻菘菜。范汪同並出第四卷中

集驗賁㹠茯苓湯。療短氣。五藏不足。寒氣厥逆。腹脹滿。氣賁走衝胷膈。發作氣欲絕。不識人。氣力羸瘦。少腹起騰踊如㹠子。走上走下。馳往馳來。寒熱。拘引陰器。手足逆冷。或煩熱者方。

茯苓四兩　生葛八兩　甘草二兩炙　生薑五兩

半夏一升湯洗　人參三兩　當歸二兩　芎藭二兩

李根白皮切一升

右九味切。以水一斗二升。煮取五升。服一升。日三夜二服。忌羊肉餳海藻菘菜酢物等。

又療賁㹠氣上衝胷腹痛。往來寒熱。賁㹠湯方。

甘草二兩炙　芎藭二兩　當歸二兩　半夏四兩湯洗

黄芩三兩 生葛五兩 芍藥三兩 生薑四兩

甘李根白皮一升，切

右九味。切。以水二斗。煮取五升。去滓。温服一升。日三夜二服。忌海藻菘菜羊肉餳等。並出第四卷中

雜療奔㹠氣及結氣方六首

深師療憂勞寒熱愁思。及飲食隔塞。虚勞内傷。五藏絶傷。奔氣不能還下。心中悸動不安。七氣湯方。

桔梗二兩 人參三兩，一方二兩 芍藥三兩 茱萸七合

黄芩二兩，一方三兩 乾地黄三兩，一方二兩 枳實五枚，炙 桂心二兩，一方三兩

乾薑三兩，一方一兩 甘草三兩，一方二兩，炙 橘皮三兩 半夏三兩，洗，一方一升

右十二味。切。以水一斗。煮取三升。去滓。分三服。忌海藻菘菜羊肉餳生葱猪肉蕪荑等。千金無桂心橘皮桔梗，有厚朴栝樓蜀椒

集驗療賁㹠氣從下上者湯方。

生葛五兩 半夏五兩，洗 黄芩二兩 桂心二兩

芍藥三兩 人參二兩 生薑五兩

甘李根白皮五兩，切

右八味。切。以水一斗五升。煮取五升。去滓。温分爲五服。日三夜二服。忌羊肉餳生葱。出第四卷中

小品牡蠣賁㹠湯。療賁豚氣從少腹起憧胷。手足逆冷方。

牡蠣三兩，熬 桂心八兩 李根白皮一斤，切 甘草三兩，炙

右四味。切。以水一斗七升。煮取李根皮。得七升。去滓。内餘藥再煮。取三升。分服五合。日三夜再。忌生葱海藻菘菜。范汪同

又療手足逆冷。胷滿氣促。從脇左右起鬱冒者。奔㹠湯方。

甘草四兩，炙 李根白皮一斤，切 葛根一斤 黄芩三兩

桂心二兩 栝樓二兩 人參二兩 芎藭一兩

右八味。切。以水一斗五升。煮取五升。去滓。温服一升。日三夜再。忌海藻菘菜生葱。范汪同

又方桐君說。

伏出雞卵殼中白皮 梨木灰 麻黄去節

紫菀各等分

右四味。擣下篩。作丸散。隨宜酒服十丸。如梧子。散者方寸匕。療三十年喉中結氣欬逆立差也。亦可水煮爲湯。以意分之。經心録同。並出第一卷中

千金奔氣湯。主火氣上奔胷膈中。諸病每發時。迫滿短氣。不得卧。劇者便悁欲死。腹中冷濕氣。腸鳴相逐成結氣方。

桂心五兩 生薑一斤 人參三兩 半夏一升，洗

吴茱萸一升 甘草三兩，炙

右六味。切。以水一斗。煮取三升。去滓。分爲四服。忌羊肉餳生葱海藻菘菜。出第十七卷中

灸奔豚法

千金療奔豚腹腫法。

灸章門。一名長平。二穴在大橫外直臍季肋端。百壯。

又主奔豚衝心不得息。

灸中極。一名玉泉在臍下四寸。五十壯。

又主奔豚上下。腹中與腰相引痛者法。

灸中府二穴在雲門下一寸。乳上三肋間動脈是。百壯。一云百五十壯。

又主奔豚上下者法。

灸四滿夾丹田旁。相去三寸。七壯。

又主奔豚法。

灸氣海在臍下一寸半。百壯。

又法

灸關元在臍下三寸五十壯。亦可百壯。並出第十七卷中

右廸功郎充兩浙東路提舉茶鹽司幹辦公事張　寔較勘

重訂唐王燾先生外臺秘要方第十二卷終

重訂唐王燾先生外臺秘要方第十三卷目錄骨蒸傳屍鬼疰鬼魅二十六門

唐王燾先生外臺秘要方卷十三

宋朝散大夫守光祿卿直秘閣判登聞簡院上護軍臣林億等　上進

新安後學程衍道敬通父訂梓

虛勞骨蒸方七首

病源夫蒸病有五。一曰骨蒸。其根在腎。旦起體凉。日晚即熱。煩躁寢不能安。食都無味。小便赤黃。忽忽煩亂。細喘無力。腰疼。兩足逆冷。手心常熱。蒸盛傷內。即變爲疳。食人五藏。二曰脉蒸。其根在心。日增煩悶。擲手出足。翕翕思水。口唾白沫。臥即浪言。或驚恐不定。脉數。蒸盛之時。或變爲疳。臍下悶。或暴痢不止。三曰皮蒸。其根在肺。必大喘鼻乾。口中無水。舌上白。小便赤如血。蒸盛之時。胷滿。或自稱得疰熱。兩脅下脹。大欬。徹背連胛疼。眠寐不安。或蒸毒傷藏。口內唾血。四曰肉蒸。其根在脾。體熱如火。煩躁無汗。心腹鼓脹。食即欲嘔。小便如血。大便秘澁。蒸盛之時。或體腫目赤。寢臥不安。五曰內蒸。亦名血蒸。所以名內蒸者。必外寒而內熱。把手附骨而熱。是其根在五藏六腑。其人必因患後得之。骨肉自消。飲食無味。或皮燥而無光。蒸盛之時。四肢漸細。足趺腫起。又有二十三蒸。一胞蒸。小便黃赤。二玉房蒸。男子則遺瀝漏精。女則月候不調。三腦蒸。頭眩悶熱。四髓蒸。髓沸熱。五骨蒸。齒黑。六筋蒸。甲焦。七血蒸。髮焦。八脉蒸。脉不調。或急或緩。九肝蒸。眼黑。十心蒸。舌乾。十一脾蒸。脣焦。十二肺蒸。鼻乾。十三腎蒸。兩耳焦。十四膀胱蒸。右耳偏焦。十五膽蒸。眼白失色。十六胃蒸。舌下痛。十七小腸蒸。下脣焦。十八大腸蒸。鼻右孔乾痛。十九三焦蒸。亦雜病乍熱乍寒。二十肉蒸。二十一膚蒸。二十二皮蒸。二十三氣蒸。遍身氣熱。凡諸蒸患。多因熱病患愈後。食牛羊肉及肥膩。或酒或房。觸犯而成此疾。久蒸不除。多變成疳。必須先防下部。不得輕妄療之。出第四卷中

崔氏療五蒸。夫蒸者。是附骨熱毒之氣。皆是死之端。漸庸醫及田野之夫。不識熱蒸體形狀。妄注神祟。以相疑惑。蒸盛摠變爲疳。而致死者。不可勝記。其蒸有五。請略陳之。一曰骨蒸。早起體凉。日晚便熱。煩躁不安。食都無味。小便赤黃。忽忽煩亂。細喘無力。或時腰痛。兩足逆冷。手心常熱。蒸盛傷內。乃變成疳。食人五藏。若大便澁方。

可服芒消一服一方寸匕。日再服。亦可擣苦參蜜和爲丸。如梧子大。一服七丸。日再。以飲送之。無忌。以體輕凉爲度。

二曰脉蒸。其根在心。日增煩悶。擲手出足。翕翕思水。口唾白沫。卧便浪語。或驚恐不安。其脉又數。此蒸若盛。亦變爲

瘠傍臍時悶或痢不止方。

苦參　青葙各二兩　艾葉　甘草炙各一兩

右四味切。以水四升。煑取一升半。分爲三分。用羊胞盛之。以葦灌下部中。若不利。取芒消一方寸匕。和冷水合和服之。日再服。忌海藻菘菜。

三日皮蒸。其根在肺。必大喘鼻乾。口中無水。舌上白。小便赤如血。蒸盛之時。胷中滿悶。或自稱得疰。手掩兩脅。不得大欬。徹背連胛疼。眠寐不安。此蒸毒傷五藏。口便唾血方。

急與芒消一兩。以水一升半。和分爲三服。三日服止訖。以冷水浸手。以熨脅間及腋下。并胷上及痛處。亦可舉臂指炙側腋下第三肋間腋下空中七壯。立止

四日肉蒸。其根在脾。體熱如火。煩躁無汗。心腹鼓脹。食飲無味。食訖便嘔。小便如血。大便秘澁。蒸盛之時。或體腫目赤不得安寐方。

大黃一兩半切。如小豆大。以水一升浸一宿。明旦絞取汁。一服五合。許微利即止。若熱不定。亦可服芒消一方寸匕。日三。以體凉爲度。

五日内蒸。所以言内蒸者。必外寒内熱。把手附骨而熱也。其根在五藏六腑之中。其人必因患後得之。骨肉自消。食飲無味。或皮燥而無光。蒸盛之時。四枝漸細。足趺腫起方。

石膏十兩研如乳粉。法水和服方寸匕。日再。以體凉爲度。出第七卷中

古今錄驗解五蒸湯方。

甘草一兩炙　茯苓三兩　人參二兩　竹葉二把

葛根　乾地黃各三兩　知母　黃芩各二兩

石膏五兩碎　粳米一合

右十味切。以水九升。煑取二升半。分爲三服。亦可以水三升。煑小麥一升。乃煑藥。忌海藻菘菜蕪荑火醋。范汪同一方無甘草茯苓人參竹葉止六味

又五蒸丸方。

烏梅　鷄骨一本是鶴骨　紫菀　芍藥

大黃　黃芩　細辛各五分　知母四分

礬石鍊　栝樓各一分　桂心二分

右十一味末之。蜜和丸如梧子。飲服十丸。日二。忌生葱生菜。並出第五卷中一方無桂心

骨蒸方一十七首

廣濟療骨蒸肺氣。每至日晚。即惡寒壯熱。顏色微赤。不能下食。日漸羸瘦方。

生地黃三兩細切　葱白細切　香豉　甘草炙各三兩

童子小便二升

右五味切，以地黄等於小便中浸一宿，平晨煎兩沸，絞去滓，澄取一升二合，分温二服，服别相去如人行七八里，服一劑差止，不服。忌海藻菘菜蕪荑熱麪猪肉油膩黏食等。出第四卷中

崔氏療骨蒸，以骨汁淋方。

取枯朽骨碎五大升，一切骨皆堪用，唯洗刷刮不得遣，微有土氣，但似有土氣即不差病　梛枝三大斗，剉　棘針三大斗　桃枝三大斗，剉

右四味，以清水五大石煑之，減半，乃濾出汁，别取清漿兩大石，投釜中，和骨重煑三兩沸，然後撓濾出，淨拭釜，取此前後湯相和，更報煖，隨次取用，使患者解髮令散，以此湯潑頂淋之，其湯令熱，但不破肉爲準，一舉淋湯遣盡，若覺心悶，即喫三兩口冷飯，如不能坐，即卧淋，淋湯之時，自當大汗，汗出少處，仍偏淋之，務取汗匀，以祛惡氣，淋訖，可食一大椀熱葱豉粥，仍暖覆取汗，汗解，以粉摩身，連手足使周遍，患重者不過再淋，欲重淋時，量氣力淋此湯，若飲之尤佳。出第七卷中，文仲療骨蒸方

生地黄一大升，擣絞取汁，三度擣絞，始汁盡，分再服，若利即減之，以身輕凉爲度，忌蕪荑。

又療骨蒸苦熱，瘦羸，面目痿黄，嘔逆上氣，煩悶短氣喘急，日晚便劇，不能飲食，若服生地黄汁，即便服此方。

龍膽　黄連　栝樓　苦參　青葙　芍藥各一兩　梔子人十枚　芒消　大黄各二分　黄芩三分

右十味，擣篩爲散，飲服一錢匕，加至方寸匕，日再，大須慎生食，若不禁生食，不須服之，忌猪肉冷水。千金、經心錄並作丸服之，藥味同

又療骨蒸脣乾口燥，欲得飲水止渴，竹葉飲方。

竹葉一握　麥門冬一升，去心　大棗二十顆，擘　甘草三兩，炙　半夏一升，湯洗令滑盡　粳米五合　生薑三兩

右七味，切，以水五升，煑取二升半，分温三服，忌羊肉餳海藻菘菜。

又方

麥門冬一升，去心　小麥二升　枸杞根切，三升

右三味，以水一斗，煑取三升，煑小麥熟，去滓，分温日三服。

又方

大烏梅二十枚　石膏六兩，碎，綿裹

右二味，以水七升，煑取四升，去滓，以蜜三合，稍稍飲之佳。

又方

患殗殜上於劫切下余攝切下同等病必瘦脊骨自出以壯丈夫屈手頭指及中指夾患人脊骨從大椎向下盡骨極指復向上來去十二三迴然以中指於兩畔處極彈之若是此病應彈處起作頭多可三十餘頭即以墨點上記之取三指大青竹筒長寸半一頭留節無節頭削令薄似劍煑此筒子數沸及熱出筒籠墨點處按之良久以刀彈破所角處又煑筒子重角之當出黃白赤水次有膿出亦有蟲出者數數如此角之令惡物出盡乃即除當日明身輕也

又療骨蒸消渴消中熱中渴痢心熱心忪風虛熱傳屍等方

苦參一大斤　黃連去毛　知母　栝樓

麥門冬去心　牡蠣熬各五大兩

右六味擣篩以生牛乳和併手捻爲丸如梧子大暴乾一服二十丸稍稍加至三十丸日再服飽食訖以漿水下如食熱麪酒加至五十丸忌猪肉冷水救急同

又療骨蒸蒼梧道士方

紫菀　桔梗　續斷　青竹茹

五味子各三兩碎　桑根白皮五兩　甘草二兩炙　乾地黃五兩熬多者用　赤小豆一升

右九味切以水九升煑取三升五合分溫三服服五六劑十年者亦差每隔五日一劑初發即服大驗勿輕之可頻服立驗蘓遊玄感論云主肺氣欬者相當餘同忌海藻菘菜猪肉蕪荑

又療骨蒸欬出膿病重者方

皂莢一兩炙去皮綿裹　白錫一兩　乾棗七枚擘　生薑二分切

右四味以酒一大升煑取半升去滓先食飯然後服二合如人行三四里不吐更服二合又如人行二三里不吐搃服盡方便令吐即膿出並出第一卷中

救急骨蒸之候男子因五勞七傷或因肺壅之後或爲瘴瘧之後宿患痃癖婦人因產後虛勞漏汗寒熱或爲月閉不通無問男子婦人因天行已後餘熱不除或爲頻頻勞復小兒閃癖其病並緣此十候所致因茲漸漸瘦損初著盜汗盜汗以後即寒熱往來寒熱往來以後即漸加欬欬後面色白兩頰見赤如臙脂色團團如錢許大左卧即右出唇口非常鮮赤若至鮮赤即極重十則七死三活若此以後加吐吐後痢百無一生不過一月死服此丸仍得不著後人此病人急多是冤鬼病治之方

青蒿苗六月六日採　黃連去毛　知母

大黃　梔子人　栝樓　常山

萎蕤各八分　苦參皮十二分　甘草炙　蜀漆洗，各五分

右十一味擣篩，蜜和爲丸如梧子大。飲服五丸，漸加至十五丸，日再。以知爲度，因至利。忌猪肉、熱麪、葱、蒜、生菜、海藻、菘菜。

又療骨蒸方。

毛桃人一百二十枚，去皮及雙人，留尖

右一味擣，令可丸。平旦以井華水頓服使盡。服訖，量性飲酒使醉，仍須喫水，能多最精。隔日又服一劑，百日不得食肉。

又療骨蒸極熱方。非其人莫浪傳

取乾人糞燒令外黑，內水中澄清。每旦服一小升，薄晚後服小便一小升，以差爲限。既常服，不可朝朝取，作大坑燒二升，夜以水三升漬之，稍稍減服。小便勿用自身者，小兒者佳。

又方

用雄黃一大兩，和小便一大升，研令爲粉。乃取黃理石一枚，方圓可一尺，左側以炭火燒之，三食頃極熱。灌雄黃汁於石上，恐太熱不可近，宜著一片薄氈置石上，令患人脫衣坐上，石冷停，以衣被圍遶身，勿令藥氣洩出。莫辭衣物臭也。凡經三五度，如此必差。

又療骨蒸傳屍方。

皂莢長一尺者，無相續，取炙令微焦，去黑皮，碎之，綿裹　黑錫大如雞子

羊肉大如拳，煮如常法

右三味，取一升無灰清酒，貯銅鐺內，即著綿裹煎三五沸，即漉去綿裹，即內黑錫，使融液盡。煎取三合，令病者先喫肉汁，即服一合。如變吐，困不須起，次以銅盆貯水，令病人坐上，有蟲蠱如馬尾，赤色頭黑，即效。如無，以服三合盡爲度，一服相去如人行十里，必是得驗。其禁食一如藥法。並出第二卷中

必效骨蒸病小便方。

取三歲童子小便五升，煎取一大升，以三匙蜜和爲兩服，中間如人行二十里，服此以後，每自小便即取服之，仍去前後取中央者。病輕者二十日，病重者五十日。二十日以後，當有蟲蚰蜒兒，其蟲在身當處出。俱令去人五步十步，聞病人小便臭者，無不差。台州丹仙觀張道士自服，非常神驗。出第二卷中

灸骨蒸法圖四首　崔氏別錄灸骨蒸方圖并序　中書侍郎崔知悌撰

夫含靈受氣，稟之於五常，攝生乖理，降之以六疾。至若岐黃廣記，抑有舊經，攻灸單行，罕成令術。骨蒸病者，亦名傳屍，亦謂殗殜，亦稱伏連，亦曰無辜。丈夫以癖氣爲根，婦人

以血氣爲本。無問少長。多染此疾。嬰孺之流。傳注更苦。其爲狀也。髮乾而聳。或聚或分。或腹中有塊。或腦後近下兩邊有小結。多者乃至五六。或夜卧盗汗。夢與鬼交通。雖目視分明。而四肢無力。或上氣食少。漸就沈羸。縱延時日。終於溘盡。余昔忝洛州司馬。常三十日灸活一十三人。前後差者數過二百。至如貍頭獺肝。徒聞曩説。金牙銅鼻。罕見其能。未若此方扶危拯急。非止單攻骨蒸。又別療氣療風。或瘴或勞。或邪或癖。患狀既廣。救愈亦多。不可具録。略陳梗槩。又恐傳授謬訛。以誤將來。今故具圖形狀。庶令覽者易悉。使所在流布。頗用家藏。未暇外請名醫。傍求上藥。還魂反魄。何難之有。遇斯疾者。可不務乎。

灸骨蒸及邪。但夢與鬼神交通。無不差之法。

使患人平身正立。取一細繩。令於脚下緊踏。男左女右其繩前頭使與大拇指端齊。後頭令當脚根後。即引向上至曲脷中大横文。便截繩使斷。又使患人解髮分兩邊。使見分頭路。仍平身正坐。乃取向所截繩一頭與鼻端齊。引向上路頭通過。逐脊骨引繩向下。盡繩頭即點著。又別取小繩一頭與脣端齊。合口處一頭向上至鼻底。便截斷。將此短小繩於前所點處中摺。横分兩邊。兩頭各點記。使與中央初點處正横相當。此小繩兩頭是灸處。當脊初點者非灸處。只借爲度。其點拭却。

又法

使患人平身正坐。稍縮髆。取一繩繞其項。向前雙垂。共鳩尾齊。即截斷。鳩尾是心歧骨。人有無心歧骨者。可從胷前兩歧骨下量取一寸。即當鳩尾。仍一倍翻繩向後。取中屈處。恰當喉骨。其繩兩頭還雙垂。當脊骨向下盡繩頭點著。又別取一小繩。令患人合口横度兩吻。便割斷。還於脊上所點處横分點。如前。其小繩兩頭是灸處。長繩頭非灸處拭却。以前總通灸四處。日別各灸七壯以上。二七以下。其四處並須滿二十壯。未覺効。可至百壯。乃停。候瘡欲差。又取度兩吻小繩子。當前雙垂繩頭所點處。逐脊骨上下中分點兩頭。如横點法。謂之四花。此後點兩頭。亦各灸百壯。此灸法。欲得取离日量度。度訖即下火。唯須三月三日艾爲佳。療差百日以來。不用雜食。灸後一月許日。患者若未好差。便須報灸。一如前法。當即永差。出第七卷中

張文仲説。荆州人王元禮。嘗家患骨蒸傳尸。死盡。有一道士忽教灸。即斷。兼更教人。無有不差者。欲識此病。其病先乍寒乍熱。有時脣赤或頰赤。并有時痢血。多唾。有時欲得食。有時不欲食。兩脊脉常急。患兒多欬。盗汗。以指按捻脊膂四邊肉。有時心胷氣滿急。黄瘦。膂中肉盡。逐即著床。如

著床胷前自動。脊膂兩邊肉盡。灸療即難。如灸候胷前肉動。非事灸法。如看病兒是病。更不須避忌日。即預將艾去。即將病兒於王道頭日午時灸。灸七壯。若先知其病又緩。即取忌日午時大吉。欲灸覆病兒。面向下著地。取掖肋頭。以病兒大拇指自捻著。展中指直向脊骨。指頭脊膂中肉少肋上點記。從點記處向上至耳下尖頭。即中央屈繩從初點處向上。還當脊膂點繩所到記之。又更再屈繩從元點記處向上。還進前點記。又以杖量。取患兒中指頭兩節折斷。還從元點記向下當脊膂點記。一邊點四處。兩邊俱點揔八處。各須去脊骨遠近一種。並須上下相當。下從掖肋。上至耳根。取直其八處一時下火。艾炷如棗核。堅實作之。灸了。即以灰三匝圍坐處。便歸家不須迴顧。禁肉麪生冷。特忌色及雜食。平復後任依常。未平復有犯重發。即不可復療。

神素師灸骨蒸欬法。

當頭耳孔橫量相離三寸許。相當灸有穴。日灸三壯。至第八日灸二七了。第三椎上。第二椎下。男取左手。女取右手。頭指依兩指頭東西灸。日上七壯。至第八日各灸五十壯。復五日。日灸各十五壯。脛取繫鞋橫大文。量至膝腡口亞切下中分。當脛骨外。日灸一七壯。滿第八日。日灸滿三十五日了。當臂上皆男左女右。取頭指從腕文當指當頭灸。日七壯。至第八日滿百壯。婦人肚脹月節不通。取右手頭指。當臍量至下腹。當指頭灸。日七。滿三百壯。爲上午後灸。爲下午前灸。出第一卷中

痃氣骨蒸三方

廣濟療痃氣心忪骨蒸熱閤風。鼈甲丸方。

鼈甲炙　芍藥　蝮蛇脯炙　大黃各八分

人參　訶梨勒皮熬　枳實炙　防風各六分

右八味擣篩爲末。蜜和丸如梧子。以酒飲下二十丸。漸漸加至三十丸。日再服。不利。忌莧菜生菜熱麪蕎麥蒜粘食。出第二卷中

備急療痃癖鬼氣疰忤骨蒸祕驗方。

大黃別漬湯欲成下一方四兩　鼈甲炙　鈎藤

升麻　甘草炙各二兩　丁香二七枚湯欲成下

右六味切。以水七升。煑取二升八合。去滓。分作三服。又用牛黃。犀角剉末。朱砂。麝香各一分。細研。分爲三分。每服以一分內湯中服。經用多効。特忌猪肉粘食生冷莧菜海藻菘菜。蘇遊同出第三卷中（一方有黃芩二兩）

必効療痃癖氣。壯熱兼欬。久爲骨蒸。驗方。

柴胡四兩　茯苓　白朮　枳實炙各三兩

右四味切。以水七升。煮取二升半。分爲三服。積熱不歇。卽加芒消六分取利。熱除之後。每三日服一劑。差後。每月一劑。肥白終身永除。忌桃李雀肉大醋。出第二卷中

虛損慘顇作骨蒸方四首

張文仲療虛損慘顇不食。四體勞強。時翕翕熱。無氣力。作骨蒸候方。

童子小便一大升，淡者去前後 豉一合 葱白一合，切 杏人四十枚，去尖皮，碎

右四味合煎。取三分中分之二服。使晝日別一劑。服之至十劑愈。若服經三四劑。覺四體益熱。卽服後方。

又方

小便一大升，淡者去前後 葱白一合，切 豉一抄 生薑一大兩，切

生地黃一握，碎

右五味合煎六七沸。絞取汁半升許。分爲兩服。或三服。每服空腹。服至二七日必差。差後停三四日將息。更服二七日神驗。每服五六劑。覺內少冷。卽服前方。二方以意斟酌。間服。常夜合浸。頃久便卽煎服。至五更半令服了。至欲明更服。後九服訖。至日出時不妨食。至晚間未食更一服。忌蕪荑。

又方

人頭骨三大兩，炙 麝香一十兩

右二味擣篩。和蜜擣一千杵。丸如梧子。一服七丸。日再服。以粥飲送藥。若胷前有青脉出者。以針刺看血色。未變黑者。服藥七日必差。每日午時。能更服後丸一服亦好。藥既無毒。於事不妨。

蘇遊療骨蒸肺痿。煩躁不能食。蘆根飲子方。

蘆根切，訖，秤 麥門冬去心 地骨白皮各十兩 生薑十兩，合皮切

橘皮 茯苓各五兩

右六味切。以水二斗。煮取八升。絞去滓。分溫五服。服別相去八九里。晝三服。夜二服。覆取汗。忌酢物。未好差更作。若兼服。其人或胷中寒。或直惡寒。及虛脹并痛者。加吳茱萸八兩。

瘦病方五首

病源夫血氣者。所以榮養其身也。虛勞之人。精髓萎竭。血氣虛弱。不能充盛肌膚。故羸瘦也。其湯熨針石。別有正方。補養宣導。今附於後。養生方云。朝朝服玉泉。使人丁壯。有顏色。去蟲而牢齒也。玉泉。口中唾也。朝未起。早漱口吞之。輒琢齒二七過。如此者三。乃止。名曰練精。又云。咽之三過。乃止。補養虛勞。令人強壯。出第三卷中

廣濟療瘦病。每日西。卽赤色。腳手酸疼。口乾壯熱。顖肝丸方。

獺肝六分炙　天靈蓋燒四分　生犀角屑四分　前胡四分

升麻四分　松脂五分　枳實炙四分　甘草炙五分

右八味擣篩。蜜和丸如梧子。空腹以小便浸豉汁下二十丸。日再。不利。忌海藻菘菜生葱熱麪炙肉魚蒜粘食陳臭等物。

又療瘦病方。

天靈蓋一大兩炙　麝香半臍　桃人一大抄去皮　朱砂一兩半光明者

好豉一大升乾之

右五味各別擣篩訖。然後摠和令調。每晨空腹以小便半升和散方寸匕。一服差止。不利。忌生血物。

又療腹脹瘦病不下食方。

柴胡　茯苓各十二分　枳實炙　白朮

人參　麥門冬去心　生薑合皮切各六分

右七味切。以水六升。煮取一升八合。絞去滓。分溫三服。服別相去七八里喫一服。不利。忌生冷油膩小豆粘食桃李醋物雀肉等。

又知母丸。主瘦病。及久瘧黃等方。

知母　常山各三兩　甘草炙　大黃

麻黃去節　黃芩　杏人各二兩去尖皮熬　蜀漆洗

牡蠣各一兩熬

右九味擣篩。蜜和丸如梧子。空心服。飲下七丸。忌豬肉及葱酒麪。服後心悶即吐是此病出候。不唾更漸加兩丸。日與諸人服神驗非一。忌海藻菘菜生葱生菜等。

此方云是張文仲去英公處傳

救急療瘦疾方。

甘草三兩炙

右每旦以小便煮甘草三數沸。頓服甚良。忌海藻菘菜。

並第二卷中

傳屍方四首

蘇遊論曰。大都男女傳屍之候。心胸滿悶。背髆煩疼。兩目精明。四肢無力。雖知欲卧。睡常不著。脊膂急痛。膝脛酸疼。多卧少起。狀如佯病。每至旦起。即精神尚好。欲似無病。從日午以後。即四體微熱。面好顏色。喜見人過常懷忿怒。纔不稱意。即欲嗔恚。行立腳弱。夜卧盜汗。夢與鬼交通。或見先亡。或多驚悸。有時氣急。有時欬嗽。雖思想飲食而不能多飡。死在須臾而精神尚好。或兩脇虛脹。或時微利。鼻乾口燥。常多粘唾。有時脣赤。有時欲睡。漸就沈羸。猶如水涸。不覺其死矣。

又論曰。傳屍之疾。本起於無端。莫問老少男女。皆有斯疾。大都此病相剋而生。先内傳毒氣。周遍五藏。漸就羸瘦。以至於死，死訖復易家親一人，故曰傳屍，亦名轉注。以其初得半卧半起，號爲殗殜；氣急欬者，名曰肺痿；骨髓中熱，稱爲骨蒸；內傳五藏，名之伏連；不解療者，乃至滅門。假如男子因虛損得之，名爲勞極，吳楚云淋瀝，巴蜀云極勞。其源先從腎起，初受之氣，兩脛酸疼，腰脊拘急，行立脚弱，食飲減少，兩耳颼颼，欲似風聲，夜卧夢洩，陰汗痿弱。腎既受已，次傳於心，心初受氣，夜卧心驚，或多忪悸，心懸乏氣，吸吸欲盡，夢見先亡，有時盜汗，食無滋味，口內生瘡，心常煩熱，唯欲眠卧，朝輕夕重，兩頰口唇悉紅赤如傳烟脂，又時手足五心皆熱。心既受已，次傳於肺，肺初受氣，時時欬嗽，氣力微弱，有時喘氣，卧即更甚，鼻口乾燥，不聞香臭，假令得聞，唯覺朽腐物氣，有時惡心，憒憒欲吐，肌膚枯燥，或時刺痛，或似蟲行，乾皮細起，狀若麩片。肺既受已，次傳於肝，肝初受氣，兩目瞙瞙，面無血色，常欲顰眉，視不及遠，目常乾澁，又時赤痛，或復睛黃，朝暮瞢（莫紅切 音蒙）瞪（音凳），常欲合眼，及至於卧，睡還不著。肝既受已，次傳於脾，脾初受氣，兩肋虛脹，食不消化，又時瀉利，熟食生出，有時肚痛，腹脹雷鳴，脣口焦乾，或生瘡腫，毛髮乾聳，無有光潤，或復上氣，搶肩喘息，利赤黑汁。至此候者，將死之證也。

又論曰：毒氣傳五藏候，終不越此例，但好候之，百不失一。

又論曰：凡患瘕癖之入，多成骨蒸，不者即作水病，仍須依癖法灸之，兼服下水藥差。

又論曰：此病若脊膂肉消，及兩臂飽肉消盡，胷前骨出入即難療也。若痢赤黑汁，兼上氣搶肩喘息，皆爲欲死之證也，此是藏壞故爾。

又論曰：童女年未至十三以上，月經未通，與之交接，其女日就消瘦，面色痿黃，不悟之者，將爲骨蒸，因錯療之，屢有死者。有此輩者，慎勿療之，待月事通，自當差矣。

又論曰：或有人偶得一方，云療骨蒸，不解尋究根本，遂即輕用之，主療既不相當，病愈未知何日，了不求諸鑒者，唯知獨任己功，若此之人，寓目皆是。至如以主肺痿骨蒸方，將療痃癖傳屍者，斯乃更增其病，豈有得痊之理？何者？主肺痿方中多是冷藥，冷藥非痃癖之所宜，若用以療痃癖，此乃欲益反損，非直病仍未差，兼復更損其脾。脾唯宜溫，不合取冷，如其傷冷，脾氣即衰，脾衰之證，兩肋虛滿，食既不消，兼之下利，如斯穿鑿，欲益反損，終莫能悟，良可悲哉。夫略舉一隅，他皆倣此。

又論曰：凡患骨蒸之人，坐卧居處，不宜傷冷，亦不得過熱。冷甚則藥氣難通，兼之脹滿，食不消化，或復氣上；熱甚則血脉擁塞，頭眩目疼，唇乾口燥，心胷煩悶，渴欲飲水，此等並是將息過度之狀。深可誡也。將養之法。須寒溫得所。先熱而脫。先寒而著。若背傷冷。即令欬嗽。若手足傷熱。即令心煩。若覆衣傷厚。即眠臥盜汗。若覆衣過薄。即心腹脹滿。所是食飲不限時節。寧可少食。（保無宿疰）數數進之。（助藥勢也）必須傷軟。（易消故也）不宜傷硬。（恐損胃氣致不消也）此皆以意消息之為佳。

又論曰。主療之法。先須究其根本。考其患狀。診其三部。決其輕重。量其可不。與其湯藥。指期取差。若能如此。方可措手。先療其根。次其末。針灸湯散。必須相應。無容病根深遠。少服即望痊除。未及得瘳。便復罷藥。乃言藥病乖越。似不相當。如此懷疑。余所不取。亦有因瘧後作。亦有因痢後為此病。根其源非一。略舉綱紀。比類而取療之方法如後所言。

又論曰。骨蒸之病。無問男女。特忌房室。舉動勞作。尤所不宜。陳臭酸鹹。粘食不消。牛馬驢羊。大小二豆。豬魚油膩。酒麪。瓜果野豬之屬。葵笋蒜蕨。及生冷等。並不得喰。自非平復一月以後。乃漸開也。大略如此。觸類而長之。此病宜食煮飯鹽豉豆醬燒薑葱韭枸杞苜蓿苦菜地黃牛膝葉。並須煑爛食之。候病稍退。恐肌膚虛弱者。可時食乾鹿脯。為味。中間所有得食之者。按其條下具言之。

廣濟療婦人腹內冷癖。血塊虛脹。月經不調。瘦弱不能食。無顏色。狀如傳尸病方。（張文仲方）

麴末（二升）　大麥蘖末（二升）　生地黃（肥大者切三升）　白术（八兩）
牛膝（切三升）　桑耳（剉三升金色者）　薑黃（八兩）　當歸（十四分）
生薑（合皮切二升）　桃人　杏人（各二升去皮尖及雙人者熬）
近用加橘皮（八兩）

右十二味並細切。於臼中以木杵擣之如泥。內瓶中。以物蓋口封之。勿令洩氣。蒸於一大石米中。飯熟出之。停屋下三日。開出暴乾。擣為散。酒飲服方寸匕。日二服。漸加至一匕半。不利。初服十日內。忌生冷難消之物。以助藥勢。過十日外。即百無所忌。任意恣口食之。唯忌桃李。若須桃李。宜去术。若不能散。蜜丸服之亦得。一服三十丸。日二服。去病。令人能食肥健好顏色。忌桃李雀肉蕪荑。（出第四卷中）

文仲論傳尸病。亦名痎瘧。遁疰。骨蒸。伏連。殗殜。此病多因臨尸哭泣。尸氣入腹。連綿或五年三年。有能食不作肌膚。或二日五日。若微勞即發。大都頭額頸骨間。尋常微熱翕翕然。死復家中更染一人。如此乃至滅門。療之方。

獺肝（一具破乾炙）　鼈甲（一枚炙）　野狸頭（一枚炙）　紫菀（四分）
漢防己（一兩半）　蜀漆（洗）　麥門冬（去心）　甘草（炙各一兩）

右八味擣篩。以成鍊烊羊腎脂二分。合蜜一分烊。冷和丸藥如梧子大服十丸加至十五丸日再以飲下之其藥合和訖分一分頭邊著一分懸門額上一分繫臂上先服頭邊次服臂上次服門上者大驗忌海藻菘菜莧菜

又灸法

立脚於繫鞋處横文以手四指於文上量脛骨外逼脛當四指中節按之有小穴取一縷麻刮令薄以此麻緩繫上灸令麻縷斷男左女右患多減

又方

青羚羊肺一具破於布上乾之 莨菪子一升絹袋盛 醋一升 同漬經三日出各於布上暴之令至乾微火熬莨菪子各擣篩和以蜜丸如梧子服三丸加至四丸

地骨皮　白薇　芍藥　甘草

犀角　升麻　茯神　麥門冬

黄芩　桔梗　枳實　大黄

前胡　茯苓　天門冬　生薑

桑根白皮　羚羊角　當歸　柴胡

朱砂　芎藭　鼈甲　蜀漆

知母　石膏　常山　烏梅

香豉　黄耆　地黄　橘皮

以上並可詳度病狀用之 並出第一卷中

伏連方五首

廣濟療瘦病伏連傳屍鬼氣疰忤惡氣方

班猫去頭足熬　射干根各四分　石膽七分別研　桂心

牛黄各二分別研　犀角三分生者屑　人參二分　石蜥蜴一枚炙

紫石七分別研　蜈蚣四十炙　麝香少許別研

右十一味擣篩爲散研相和每日空腹服一寸匕日三服用井華水二合溫即頓服勿臨喫與白米粥喫好覺小便澁好如合藥勿使婦人小兒雞狗見忌熱麪果子五辛酒肉生血生葱

又療瘦病伏連辟諸鬼氣惡疰朱砂丸方

光明朱砂一大兩　桃人十枚去皮尖雙人者熬　麝香三分研

右三味研朱砂麝香令細末别擣桃人如脂合和爲丸如梧子其和不合以蜜少許合成訖清飲服一七丸日二服不利忌生血物 並出第十四卷中

崔氏斷伏連解法

先覓一不開口葫蘆埋入地取上离日開之煮取三匙脂粥内其中又翦紙錢財將向新塚上使病兒面向還道背塚坐以紙錢及新綜圍塚及病人使匝別將少許紙錢圍外與五道將軍使人一手捉葫蘆一手於坐傍

以一刀穿地。即以葫蘆坐所穿地及坐葫蘆了。使一不病人捉兩箇鏁拍病人背。呪曰。伏連伏連解。伏連伏連不解。刀鏁解。又呪曰。生人持地上。死鬼持地下。生人死鬼。即各異路。呪訖。令不病人即擲兩鏁於病人後。必取二鏁相背。不背更取擲。取相背止。乃並還。勿反顧。又取离日。令病人騎城外車轍。面向城門。以水三升。灰三重圍病人。又作七箇不翻餅。與五道將軍。呪曰。天門開。地戶閉。生人死鬼各異路。今五离之日。放捨即歸。呪訖乃還。莫迴頭。此法大良。出第七卷中

文仲療伏連病本緣極熱氣相易。相連不斷。遂名伏連。亦名骨蒸傳屍。比用此方甚驗。

人屎五大升，濕者　人小便一升　新炊粟飯五大升

六月六日麴半餅，熬碎

右四味。取一瓮瓶盛。密封置一室中。二七日並消。一無惡氣。每旦服一大合。盡二服無不差者。合藥時。潔淨燒香。勿令婦人小兒女子雞犬孝子見之。出第一卷中

延年桃奴湯。主伏連鬼氣發。即四肢無力。日漸黃瘦。乍好乍惡不能方。

桃奴　茯苓各三兩　鬼箭羽　芍藥

人參　橘皮各二兩　生薑四兩　檳榔七枚

麝香一分，別研

右九味。切。以水九升。煮取二升七合。去滓。內麝香。温分為三服。如行八九里久。忌大醋生冷五辛。出第十七卷中

飛尸方三首

病源飛尸者。發無由漸。忽然而至。若飛走之急疾。故謂之飛尸。其狀心腹刺痛。氣息喘急脹滿。上衝心胸。出第二十三卷中

集驗療飛尸。瓜蔕散方。

瓜蔕　赤小豆各一分　雄黃二分，研

右三味。擣下細篩。一服五分匕。稍增至半錢匕。以酪服藥。廣濟療卒中惡心腹絞刺氣急脹奄奄欲絕　○廣濟同出第七卷中

備急張仲景療飛尸走馬湯方。

巴豆二枚，去心皮　杏人二枚，去尖皮

右二物。綿纏。搥令極碎。投熱湯二合。指捻取白汁。便飲之。食頃當下。老小量服之。通療鬼擊病。忌野猪肉蘆笋。此已見卒疝中，正療飛尸，故不刪也　○文仲同出第一卷中

古今錄驗附著散。療飛尸在人皮中。又名惡脉。又名賊風。發時急頭痛。不在一處。鍼灸則移。發時一日半日乃微差。須臾復發。皆療之方。

細辛　天雄炮　莽草各一分　桂心三分

附子四分，炮　雄黃二分，研　烏頭四分，炮　乾薑四分

眞珠二分研

右九味擣下篩。服五分匕。不知稍增。當以好酒服之。忌猪肉冷水生葱生菜。出第六卷中

遁尸方三首

病源遁尸者。言其停遁在人肌肉血脉之間。若卒有犯觸則發動。亦令人心腹脹滿刺痛。氣息喘急。傍攻兩脅。上衝心胷。差後復發。停遁不消。故謂之遁尸也。出第二十三卷中

廣濟療初得遁尸及五尸。經年不差。心腹短氣方。

鸛骨三寸炙　羖羊鼻二枚炙令焦　乾薑一兩　麝香二分研

蜥蜴一枚炙　斑猫十四枚去翅足熬　雞屎白三兩熬

巴豆五枚去皮心熬令黑　芫青二十枚去翅足熬　藜蘆一兩去蘆頭熬令黄

右十味擣篩。蜜和丸。空腹以飲服如小豆三丸。日二服。稍加至六七丸。以知爲度。至吐利。忌生冷油膩猪肉蒜粘食陳臭蘆笋。一方無斑猫雞屎白巴豆芫青藜蘆

又初得遁尸鬼疰。心腹中刺痛不可忍方。

青木香六分　丁香六分　鬼箭羽　桔梗

紫蘇　橘皮　當歸各八分　生薑十二分

檳榔十四分合子碎　桃梟十四枚去核

右十味切。以水九升。煑取三升。絞去滓。分爲三服。日晚再。以快利爲度。忌如藥法。一方無橘皮桃梟（一）並出第四卷中

集驗療遁尸。心腹刺痛不可忍方。

桂心一尺準一兩　乾薑三分　巴豆二枚去皮心熬

右三味合擣下篩。以好苦酒和之如泥。以塗痛處。燥即易之。忌野猪肉蘆笋。千金同用乾薑一兩出第一卷中

五尸方一十一首

肘後療卒中五尸。五尸者。飛尸遁尸風尸沈尸尸疰也。其狀皆腹痛脹急。不得氣息。上衝心胷。傍攻兩脅。或磥塊踊起。或攣引腰脊。今取一方而兼療之。

擣蒺藜子蜜丸如胡豆。服二丸。日三。

又方

擣商陸根熬。以囊盛之。更番熨之。冷復易。

又方

粳米二升。水六升。煎二沸。服之。

又方

掘土作小坎。以水滿坎中。熟攪。取汁飲之。並出第一卷中

刪繁療五尸蠱疰中惡客忤。心腹刺痛。丹砂丸方。

丹砂研　乾薑　芎藭　芫花熬

烏頭炮各四分　芍藥　桂心各八分　野葛皮三分炙

吳茱萸一合

右九味擣篩。蜜和爲丸如大豆。服三丸。日三。清飲進之。

忌生血物猪肉生葱。一云方無巴豆梔子出第十卷中

備急療卒中五尸遁尸風尸飛尸尸疰沈尸。其狀皆腹痛脹急衝心攻脅。或磥塊踊起。或牽腰脊方。

破雞子一枚取白生吞之。困者摇頭令下。文仲肘後同

又方 葛氏法

雄黄 大蒜各一兩

右二味擣和。取如彈丸。内二合熱酒中服之。須臾未差更服。有尸疹者。常畜此藥。用之驗。文仲肘後同

又方

乾薑 附子各一兩 桂心二分 巴豆三十枚去皮心生用

右四味擣篩蜜和。又内臼中擣萬杵。服如小豆二丸。此藥無所不療。忌野猪肉蘆笋生葱。肘後同並出第一卷中

文仲療卒中五尸方。

取屋四角茅内銅器中。以三尺布覆腹著器布上燒茅令熱。隨痛追逐。蹠下痒便差。若瓦屋削四角柱燒。用之神驗。肘後同出第一卷中

古今録驗八毒赤丸。療五尸癥積及惡心痛蠱疰鬼氣。無所不療。即是李子豫赤丸方。出胡録

雄黄研 真珠研 礜石泥裹燒半日 牡丹皮

巴豆去皮心熬 附子炮 藜蘆炙各一兩 蜈蚣一枚炙去足

右八味擣篩蜜和丸。服如小豆二丸。日一。極得吐下。欲長將服者。可減一丸。忌猪肉狸肉蘆笋生血等物。

又五尸丸療諸尸疰方。

芍藥 桂心各八分 吴茱萸一合 丹砂

芎藭 烏頭炮 乾薑各四分 蜀椒一兩去目汗

梔子人五分 巴豆四十枚去心皮熬

右十味擣下篩蜜和丸如大豆。一服三丸。日三。忌猪肉生葱蘆笋生血等物。並出第七卷中 胡洽有芫花四分 野葛皮二分爲十二味

尸疰方四首

病源尸疰者。即是五尸内之尸疰。而挾外鬼邪之氣。流注身體。令人寒熱淋瀝。沈沈默默。不的知所苦。而無處不惡。或腹痛脹滿。喘急不得氣息。上衝心胸。傍攻兩脅。或磥塊踊起。或攣引腰脊。或舉身沈重。精神雜錯。常覺昏謬。每節氣改變。輒致大患。積月累年。漸就頓滯。以至於死。死後復易傍人。乃至滅門。以其尸病疰易傍人。故曰尸疰。出第二十三卷中

删繁療尸疰損鼻。或聞哭聲。或見尸。常發。死人席湯方。

取死人眠席。斬棺内餘棄路者。一虎口長三寸。止一物。以水三升。煑取一升。爲一服立效。出第十卷中

文仲療尸疰方。

取新布裹椒薄疰上。以熨斗火熨椒。令汗出立驗。

又姚氏方。

燒髮灰　杏人熬令紫色等分

右二味擣如脂，以猪膏和酒服如梧子三丸，日三，神良。千金同

又鸛骨丸療尸疰惡氣，兼療百病方。

鸛骨三寸炙　桂心三寸　蜚蟲十四枚去翅足熬

巴豆三十枚去心皮熬　斑猫十四枚去翅足熬

右五味擣篩，蜜和爲丸如小豆，一服二丸，日三服，清飲進之。忌野猪肉、蘆笋、生葱。並出第一卷中

五疰方四首

病源注者住也，言其連滯停住，死又注易傍人也。注病之狀，或乍寒乍熱，或皮膚淫躍，或心腹脹刺痛，或支節沉重，變狀多端，而方云三十六種、九十九種，及此等五注病，皆不顯出其名，大體與諸注皆同。出第二十四卷中

删繁華佗録帙五疰丸，療中惡、五疰、五尸入腹，胷脅急痛，鬼擊客忤，停尸垂死者，入喉即愈。若已噤，將物強發開；若不可發，扣齒折以灌下藥，湯酒隨進之，即効方。

丹砂研　雄黄研　附子炮各一兩　甘遂半兩熬

豉六十粒熬　巴豆六十枚去心皮熬令變色

右六味擣下篩，巴豆別研令如脂，乃更合擣取調，白蜜和之，藏以密器。若有急疾，服胡豆二丸；不覺，更益，以飲投之。此藥多有所療，殺鬼解毒，破積去水，良驗。忌生血物、猪肉、蘆笋。古今録驗同出第九卷中

小品五疰湯，主卒中賊風、遁尸鬼邪，心腹刺痛，大脹急方。

大黄三兩別漬　甘草二兩炙　烏頭十枚炮削皮　生薑半斤

桂心四兩　芍藥　當歸各二兩　蜜一斤

右八味切，以水九升，煮取三升，烏頭別内蜜中煎，令得一升，投著湯中，去滓，分服三合，如人行三十里又一服，日三。不知，可至四合。王尹威數用之。忌海藻、菘菜、猪肉、生葱。千金同出第四卷中

古今録驗五疰丸，一名神仙丸，一名千金丸，一名轉疰丸，一名司命丸，一名殺鬼丸，療萬病邪鬼疰忤，心痛上氣，厭夢蠱毒，傷寒時疾疫癘方。

丹砂研　礜石泥裹燒半日　雄黄研　巴豆去心皮熬

藜蘆熬　附子炮各二分　蜈蚣一枚炙去足

右七味擣篩，蜜和丸如小豆，服一丸，日一，即差。不解，夜半更服一丸，定止。帶一丸辟惡。忌猪肉、冷水、生血物、貍肉。出第七卷中

又五野丸，療五疰、尸疰、哭疰、冷疰、寒疰、熱疰，在身體寒熱，短氣，兩脅下痛，引背腰脊，吸吸少氣，不能行，飲食少，面目

痿黄。小便難。項強。不得俛仰。腹堅癖。臍左右下雷鳴。脹手足煩疼。目不明。喜忘。久風濕痹。腰脊不隨。喜夢寤。百病皆療之方。

牛黄研　麝香研　蜀椒去目汗　雄黄研

大黄　當歸　蜀烏頭炮　蜀天雄炮

消石熬一方用芒消各一分　人參　桂心

朱砂　細辛　乾薑各二分　石蜥蜴炙一枚

巴豆五十枚去心皮熬　鬼臼二分

右十七味。擣篩。蜜和丸如梧子。服三丸。日再。不知稍增。以知爲度。忌豬肉蘆笋生葱生菜生血物。出第六卷中

江南九十九疰方二首

集驗療江南疰病。凡有九十九種。寒熱尸疰。此病隨月盛衰。人有三百六十脉。走入皮中。或左或右。或裏或表。如刀錐所刺。乍寒乍熱。喉咽如鯁。食如噎。胷中痛。繞臍苦痛。食不知味。腰中難以俛仰。兩膝屈伸。面或黄或青或白或黑。至死更相注易方。

取桑根白皮切三升。暴燥作湯。淋取汁。漬小豆二升。如此取汁盡。蒸豆熟。作羊鹿肉羹。噉此豆。出第一卷中

崔氏金牙散。主邪魅。心腹刺痛。病狀與前方同。

金牙别研　雄黄研　丹砂研　礜石泥裹燒半日

寒水石　芫青熬　巴豆去心皮熬　朴消

桔梗　茯苓　人參　貫衆

附子炮　蜀椒去目汗　露蜂房炙　龍骨

乾薑　牡桂　烏頭炮　石膏研

莽草炙　蓯蓉　大戟　芫花熬

防風　貍骨炙　商陸根　大黄

細辛　蛇蜕炙　玉支一作玉泉　貝母一作牙子即狼牙也

右三十二味。等分。下篩。酒服五分匕。日三。忌豬肉冷水生菜生血肉大醋蘆笋。集驗同出第七卷中

江南三十六疰方三首

崔氏金牙散。療江南三十六疰。人病經年。羸瘦垂死。服之皆差。并帶之能殺鬼氣。逐尸疰。諸惡癘不祥悉主之方。出胡洽

金牙研　曾青研　消石研　礜石泥裹燒半日

石膏研　莽草　玉支一作玉泉　雄黄研

朱砂研　寒水石　龍骨　蛇蜕皮炙

芫青熬　當歸　龍膽　大黄

細辛　防風　大戟　芫花熬

野葛炙　蓯蓉　天雄炮　茯苓

附子炮　烏喙炮　乾薑　人參

桔梗　桂心　椒汗去目　貫衆
巴豆去心皮熬　貍骨炙　蜂房炙　鸛骨各一兩炙

右三十六味，擣篩爲散。以酒服一錢匕。漸增五分匕。日三。并以三角絳囊貯散方寸匕。以繫頭及心上。大良。一方加蜈蚣。蜥蜴。雌黄。鑑臯。麝香。毒公。合四十二味。忌猪肉、生血物、生菜、冷水、大醋、蘆笋。出第七卷中

備急療尸疰鬼疰者。葛氏云：即是五尸之中。尸疰又挾諸鬼邪爲害也。其病變動。乃有三十六種至九十九種。大略令人寒熱。沈沈嘿嘿。不的知其所苦。而無處不惡。累年積月。漸沈頓滯。以至於死。死後復注易傍人。乃至滅門。覺如此候者。宜急療之方。

獺肝一具

右一味，陰乾擣末。水服一方寸匕。日三。如一具不差，更作。姚氏云：神良。肘後崔氏千金同

又方

桑根白皮灰二升。蒸令氣出。下以釜湯三四升。三遍重淋取二升。漬赤小豆二升。一宿出風乾。復漬。汁盡止。乃濕蒸令熟。以羊肉或鹿肉作羹。進此豆飯。食一升。漸至二三升。重者七八升乃愈。病去時體中覺疼痒淫淫。或若根本不除。重爲之。肘後同並出第一卷中

疰病相染易方三首

深師療鬼物前亡。轉相染。夢寤紛紜。羸瘦。往來寒熱。嘿嘿煩悶。欲寢復不能。手足熱。不能食。或欲向壁悲涕。或喜笑無常。牛黄散方。

牛黄研　鬼箭羽　王不留行　徐長卿一名鬼督郵
遠志去心　乾薑　附子炮　五味子
石葦刮去黄皮　黄芩　茯苓各二分　桂心一分
代赭三分　菖蒲四分　麥門冬六分去心

右十五味，擣下篩。以蜜生地黄汁相拌合。復令相得。以酒服方寸匕。日三。忌猪肉、冷水、生葱、羊肉、餳、醋物。出第九卷中

崔氏療江南三十六疰丸。療轉疰滅門絶族。族盡轉逐中外。滅盡復易親友方。

雄黄研二分　麥門冬去心三分一方用天門冬　皂莢去皮子炙
莽草各二分炙　鬼臼三分　巴豆去心皮熬二分

右六味，擣篩。蜜和爲丸。如小豆。服二丸。日一服。忌鯉魚、野猪肉、蘆笋。

又赤丸。療人久疰。室家相傳。乃至滅族方。

雄黄研二兩　馬目毒公鬼臼也　丹砂研
莽草炙　藜蘆各二兩熬　巴豆八十枚去心皮熬　皂莢一兩去皮子炙

真珠一兩研

右八味擣篩，蜜和丸如小豆，一服二丸，吐下惡蟲數十枚。忌野猪肉、蘆笋、生血物。並出第七卷中

鬼疰方二首

病源注之言住也，言其連滯停住也。人有先無他病，忽被鬼排擊，時或心腹刺痛，或悶絕倒地，如中惡之類，其得差之後，餘氣不歇，停住積久，有時發動，連滯停住，乃至於死，死後注易傍人，故謂之鬼疰也。出第二十四卷中

古今録驗神秘丸，療鬼疰邪忤，飛尸疰擊，犬馬嚙，蜂蛇毒螫，盡皆消除方。

大黃四兩　硝石三兩熬　巴豆去心皮熬　雄黃各二兩研

右四味擣篩，蜜和丸如小豆，先食服二丸，日一服。忌野猪肉、蘆笋。出第七卷中

崔氏蜀金牙散，療鬼疰風邪，鬼語尸疰，或在脊脅，流無常處，不喜見人，意志不定，面目脫色，目赤鼻張，脣焦爪甲黃方。

金牙一分研　蜈蚣炙　蜥蜴石上者炙　附子各一枚炮

人參四分　蜣蜋七枚炙　徐長卿　芫青炙

斑猫去翅足熬各十四枚　雄黃一分研　桂心四分

鬼臼二分　野葛一分炙　毒公三分　苘蕳二分

石長生　椒目去汗　大黃　甘草炙

蛇蛻皮炙　露蜂房炙　曾青無藍青代別研　真珠別研

丹砂各二分　鬼督郵　烏頭炮　狼毒各二分

石膏五分研　藺茹一分　蕪荑　鬼箭

藜蘆炙　鸛骨炙　雷丸　乾漆熬

龜甲各二分炙　狼牙四分　亭長七枚炙　貝母二枚

凝水石五分　牛黃別研　胡鷰屎各四分　桔梗三分

鐵精一分研　消石二分研

右四十五味擣篩爲散，先食酒服一刀圭，日再。不知稍增之，有蟲隨大小便出也。忌猪肉、冷水、生葱、海藻、菘菜、生血物、貍肉。深師、千金同。出第七卷中

鬼疰心腹痛方一首

古今録驗還命千金丸，療萬病，心腹積聚堅結，胸脅逆滿欬吐，宿食不消，中風鬼疰入腹，面目青黑，不知人方。

雄黃研　鬼臼　徐長卿　礜石半日泥裹燒

爪丁　雌黃研　乾薑各四分　野葛七分炙

斑猫二十枚去足翅熬　蜀椒四分去目汗　地膽十五枚去翅熬

射肉二分　丹參四分

右十三味擣篩，蜜和擣三千杵，丸如小豆，先食服一丸，日三。不知漸增，以知爲度。若百毒所螫，牛觸、踐，馬所蹋

嚙癰腫瘰癧，以一丸於掌中唾和塗痛上，立愈。正月旦以椒酒率家中大小各服一丸，終歲無病，神良有驗，祕不傳。出第六卷中

鬼疰羸瘦方二首

古今録驗黄帝護命千金丸，療羸瘦歷年，胷滿結痰，飲食變吐，宿食不下，中風鬼疰，疾瘦方。

野葛七寸，炙　斑貓二十枚，去足翅，熬　雄黄研

雌黄　鬼臼　瓜丁　丹砂研

礜石泥裹燒半日　沙參　莽草炙　椒去目汗，各一兩

地膽十五枚，去足翅，熬

右十二味，擣下篩，蜜和擣三千杵，丸如梧子。服五丸，日二。卒中惡，氣絶不知人，服如小豆二丸，老小半之。牛馬所觸踐，癰腫，若蟲毒所嚙，取一丸著掌中，唾和塗瘡中毒上，立愈。正月旦以酒率家中大小各一丸，一歲不病。若傷寒身熱，服一丸。若欲視病，服一丸，病者共卧不恐。忌生血物。

又犀角丸，療百病，鬼疰惡風入人皮膚，淫淫液液，流無常處，四肢不仁，牽引腰背，腹脹滿，心痛，逆氣填胷，不得飲食，喻喻短氣，寒熱羸瘦，喜惡夢，與鬼神交通，熱欬唾膿血，皆療之方。

犀角屑　桂心各三分　羚羊角屑　牛黄

鬼臼　附子炮　鼈甲炙，各二分　巴豆三十枚，去心皮，熬

蜈蚣四枚，去足，炙　麝香研　真珠　雄黄研

丹砂研，各四分　射罔一分　貝齒十箇，燒

右十五味，擣篩，蜜和擣五千杵。平旦服如胡豆二丸，日三。慎生葱、猪肉、冷水、蘆笋、生血等物。並出第六卷中

鬼氣方三首

崔氏療鬼氣，辟邪惡，阿魏藥安息香方。

阿魏藥，即涅盤經云央匱是也。服法：旦取棗許大，研之爲末，又取牛乳一大升，煎之五六沸，停令熱定，取鴨子許大，和攪服之，更以餘乳盪盞飲之，取盡。至暮又取安息香，亦如棗許大，分如梧子，還以熟牛乳服之，令盡。每日旦暮常然。若無乳者，即以煮肉汁服之。患久者不過十日，近者不過五日。如過三十日不愈便停。只得食脯肉之屬，但是一切菜不得近口，特忌。特忌禮部孫侍郎家中有此病，所在訪問，有人從梁漢來云，官人百姓服此得効者十餘家。孫侍郎即令依方進服，七八日即効，便以此法傳授親知，得驗者非一。余時任度支郎中，欲廣其効，故録之。出第七卷中

延年療鬼氣骨蒸氣日漸羸方。

獺肝十六分炙　人參　沙參　丹參各三分

鬼臼　苦參各二分

右六味擣篩。蜜和丸如梧子大。一服十丸。飲汁下。日三服。加至十丸。禁生冷猪魚肉生血等物。

又五香丸。主天行瘟疫惡氣熱毒心肋氣滿脹急及疰鬼氣等方。

青木香　犀角屑　升麻　羚羊角屑

黃芩　梔子人各六分　沈香　丁香

薰陸香各四分　麝香　鬼臼各二分　大黃

芒消各八分

右十三味擣篩。蜜和丸如梧子。一服三丸。飲下。日三服。加至七丸。以差止。禁蒜麪猪魚。並出第十一卷中

鬼魅精魅方八首

病源凡人有爲鬼物所魅。則好悲而心自動。或心亂如醉。狂言驚怖。向壁悲啼。夢寐喜魘。或與鬼神交通。病苦乍寒乍熱。心腹滿。短氣。不能食。此魅之所持也。出第二卷中

廣濟療傳屍骨蒸殗殜肺痿疰忤鬼氣卒心痛霍亂吐痢時氣鬼魅瘴癘赤白暴痢瘀血月閉痃癖丁腫驚癇鬼忤中人吐乳狐魅吃力迦丸方。

吃力迦即白朮是　光明砂研　麝香當門子

訶黎勒皮　香附子中白　沈香重者　青木香

丁子香　安悉香　白檀香　蓽撥[redacted]上者

犀角各一兩　薰陸香　蘇合香　龍腦香各半兩

右十五味擣篩極細。白蜜煎去沫。和爲丸。每朝取井華水服如梧子四丸。於淨器中研破服。老小每碎一丸服之。仍取一丸如彈丸。蠟紙裹。緋袋盛。當心帶之。一切邪鬼不敢近。千金不傳。冷水煖水臨時斟量。忌生血肉。臘月合之有神。藏於密器中。勿令洩氣。出祕之。忌生血物。桃李雀肉青魚酢等。

又療精魅病方。

水銀一兩

右取水銀內漿水一升。炭火上煎。三分減二。即去火取水銀如熟豆大。取當日神符裹水銀。空腹吞之。晚又吞一服。三日止。無所忌。並出第四卷中

肘後療卒中邪魅恍惚振噤之方。

灸鼻下人中。及兩手足大指爪甲本。令艾丸半在爪上。半在肉上。各七壯。不止至十四壯。便愈。集驗同出第三卷中

深師五邪丸。療邪狂鬼魅。妄言狂走。恍惚不識人。此爲鬼魅。當得殺鬼丸方。

丹砂研　雄黃研　龍骨　馬目毒公

鬼箭各五兩　鬼臼二兩　赤小豆三兩　芫青一枚

桃人百枚去皮尖熬別研

右九味擣下篩。別研雄黃丹砂細絹篩。合諸藥拌令和調後。內蠟和之。大如彈丸。絳囊盛之。繫臂。男左女右。小兒繫頭。合藥勿令婦人雞犬見之。所服蜜和丸如梧子。一服三丸。日三。忌五辛生血物。出第九卷中

小品療鬼魅四物鳶頭散方。

東海鳶頭是由跋根　黃牙石又名金牙　莨菪

防葵各一分

右藥擣下篩。以酒服方寸匕。欲令病人見鬼。增防葵一分。欲令知鬼主者。復增一分。立有驗。防葵莨菪並令人迷惑恍惚如狂。不可多服。備急千金同出第五卷中

集驗療男子得鬼魅欲死。所見驚怖欲走。時有休止。皆邪氣所爲。不能自絕。九物牛黃丸方。

荆實人精也　曾青蒼龍精也研　玉屑白虎精也研　牛黃土精也研

雄黃地精也研　空青天精也研　赤石脂朱雀精也　玄參真武精也

龍骨水精也各一兩

凡九物名曰九精。上通九天。下通九地。

右擣下篩。蜜和丸如小豆。先食吞一丸。日三。稍加。以知爲度。忌羊血。文仲千金并翼同出第三卷中

必効辟鬼魅方。

虎爪　赤朱　雄黃　蟹爪

右四味擣令碎。以松脂融及煖和爲丸。不然硬。正朝旦及有狐鬼處焚之。甚効。以熏巫人。即神去。王三師云。奇効。忌生血物。出第四卷中

近効大麝香丸。療積年心痛。尸疰蠱毒癥癖。氣乘心。兩肋下有塊。温瘴精魅邪氣。或悲或哭。蛇蠍蜂等所螫。並療之方。

麝香　牛黃　藜蘆炙　朱砂

蜀當歸　茯苓　桔梗　鬼箭羽

金牙　烏頭炮　桂心　吳茱萸

貫衆　丹參各一分　蜈蚣去足炙　乾薑

人參　虎骨各二分　鬼臼半分　芍藥

雄黃各一分半　巴豆二十枚去心皮熬　蜥蜴半枚炙

右二十三味擣篩。蜜和丸如梧子。以飲下三丸。至辰時下利。若不利。熱飲投之。即利三兩行後。冷醋飲止之。即定。然後煑葱食之。勿食冷水。明日依前服之。永差。忌熱麪生菜柿子梨等。蛇蠍蜂螫。取一丸研破。和醋塗之便差。精鬼狐狸之屬抛塼瓦。或如兵馬行。夜發者是鬼魅無早晚。每日服前藥兩丸。只三兩日服即差。仍每日燒

一丸熏身體及衣裳宅中燒之亦好無患人以三五丸緋絹袋盛繫左臂上辟虎毒蛇諸精鬼魅等忌狸肉生血物猪肉生葱蘆笋

鬼神交通方四首

崔氏療夢與鬼神交通及狐狸精魅等方

野狐鼻炙　豹鼻七枚各炙　狐頭骨一具炙　雄黄
膃肭臍　鬼箭羽　露蜂房炙　白术
虎頭骨一兩各炙　阿魏藥二兩炙　驢馬狗駝牛等毛各四分燒作灰
若骨蒸加死人髑骨一兩炙

右十五味並大秤兩擣篩爲散攪使調勻又先以水煮松脂候烊接取以和散和散之時勿以手攪將虎爪攪和爲丸如彈丸以熏患者欲熏之時蓋覆衣被勿令藥煙洩外别擣雄黄爲末以藉藥燒藥節度一如熏香法其藥欲分於牀下燒熏彌善忌桃李雀肉等出第七卷中

備急陶氏療女人與鬼物交通獨言笑或悲思恍惚方

松脂三兩烊　内雄黄末一兩

右二味用虎爪攪令調丸如彈丸夜内籠中燒之令女裸坐籠上被急自蒙唯出頭耳過三熏即斷深師同

又方

雄黄　人參　防風各二兩　五味子一升

右四味爲散早以井華水服方寸匕日三服

又若男女喜夢鬼通致恍惚者方

鹿角屑酒服三撮日三並出第二卷中

白虎方五首

近効論白虎病者大都是風寒暑濕之毒因虚所致將攝失理受此風邪經脉結滯血氣不行畜於骨節之間或在四肢肉色不變其疾晝靜而夜發發即徹髓酸疼乍歇其病如虎之嚙故名曰白虎之病也廣濟療白虎方

犀角屑　當歸　芍藥各六分　牛膝
沈香　青木香　虎頭骨各八分炙
麝香一分研　槲葉脉一握炙

右九味切以水六升煮取二升六合去滓分温三服如人行四五里進一服别加麝香末服之不利忌生菜熱麵蕎麥蒜出第四卷中

蘇孝澄療白虎病云婦人丈夫皆有此病婦人因產犯之丈夫眠卧犯之爲犯白虎爾其病口噤手拳氣不出方

炙臍中七壯一云炙膻中七壯

近効療白虎方

炭灰五升無炭灰桑灰亦得紗羅羅之一遍　蚯蚓糞一升擣之
紅藍花七捻

右三味一處攪和熬令熱取好釅醋媛之拌令浥浥以故布三四重裹分作四分更番當所患痛處熨之數數轉勿住手按之冷熱得所寧令小熱不得作冷冷即復熬令熱又熨之並用後呪法曰青傂皮青毛出黄傂皮黄毛出赤傂皮赤毛出白傂皮白毛出黒傂皮黒毛出急出吾口神吾口聖唾山山崩唾石石裂得汝字汝不去斫頭斫頭急急如律令其呪法先令人唾痛處以手按之不住手便即誦此呪不限遍數以差即停當誦呪不得令病人及傍人聞呪須先淨漱口潔淨良効無比千金勿傳。

又療風毒腫一切惡腫白虎病並差方。

取三年釅醋五升熱煎三五沸切葱白三二升煮一沸許即爪籬漉出布帛熱裹當病上熨之以差爲度。

又療白虎方。

猪肉三串　大麻子一合　酒半盞

右三味和麻子口含噀上將猪肉三串手擘向痛處來去呪曰相州張如意張得典是汝白虎本師急出呪訖將肉安牀下差送路頭神驗。

無辜方二首

崔氏無辜悶癖或頭乾瘰癧頭髮黄聳分去或乍痢乍差諸狀既多不可備説大黄煎丸方。

大黄九兩錦文新實者若微朽即不堪用削去蒼皮乃秤

右一味擣篩爲散以上好米醋三升和之置銅椀内於大鐺中浮湯上炭火煮之火不用猛又以竹木篦攪藥候堪丸乃停於小瓷器中密貯兒年三歲一服七丸如梧子日再服常以下青赤膿爲度若不下膿或下膿少者稍稍加丸下膿若多丸又須減病重者或至七八劑方盡根本大人小兒不等以意量之此藥唯下膿及宿結不令兒痢禁牛馬驢雞猪魚兔肉生冷粘滑油膩小豆蕎麥乳母亦同此忌。

又療無辜腦後兩畔有小絡者方。

无辜之病此結爲根欲療者先看結之大小然後取細竹斟酌籠得此結便截竹使斷狀如指環形仍將此竹籠結自然不得轉動以火針針結子中央作兩下去針訖乃塗少許膏藥無者雜油亦得須待三兩日又如前報針更經一兩日當膿水自出若不出復如前針候膿潰盡結便自散俗法多用刀子頭割者謂之割無辜比來參詳殊不如針之以絶根本恐患者不悉故復重説之並出第七卷中

除骨熱方四首

范汪療骨熱貍骨丸方。

貍骨 連翹各五分 土瓜 山茱萸

玄參 胡鷰屎 黄芩 丹砂

馬目毒公 鳶尾各二分 黄連 芍藥

雄黄 青葙子 龍膽 栝樓各三分

右十六味擣篩。蜜和丸如梧子。先食服三丸。日三。不知。稍稍增之。以知為度。禁食生魚菜豬肉黄黍米生血物。古今錄驗同

古今錄驗除熱三黄丸。療骨熱身多瘡瘰癧癰腫者方。

大黄 黄芩 黄連 當歸

茯苓 桂心 乾薑 芍藥各二分

梔子一十四枚擘 柴胡三分

右十味擣篩。蜜和丸。先食服如小豆三丸。不知。增至十丸。欲取微利。以意增之。久服益良。忌生葱醋物豬肉冷水。

又方

大黄 黄連 黄芩各一兩 芒消二兩

右四味擣篩。蜜和為丸。一服五丸。漸加。以知為度。忌豬肉冷水。並出第四卷中

盜汗方七首

病源。盜汗者。因眠睡而身體流汗也。此由陽虚所致。久不已。令人羸瘠枯瘦。心氣不足。亡津液故也。診其脉。男子平人脉虚弱細微。皆為盜汗脉也。出第三卷中

崔氏療盜汗。夜睡中即汗。汗不休。必得風方。

麻黄根細切 小麥各二升

右二味。以水一斗二升。煮小麥得九升。内麻黄根煮之。得三升。去滓。分為三服。常夜服之。不過兩劑即止。

又方

甘皮 薑各一兩 杏人三兩去尖皮熬 當歸四兩

右四味擣合。蜜和丸。服如梧子五丸。漸漸增之。

又方

取死人席緣。燒作灰。淋汁熱洗。從頭至足。愈。

又止汗粉方。朱規送

麻黄根 牡蠣粉 敗扇灰 栝樓各三兩

白术二兩 米粉三升

右六味擣諸藥。下篩為散。和粉攪令調。以生絹袋盛。用粉身體。日三兩度。忌桃李雀肉。仍灸大椎五六百壯。日灸二七五七。任意。不能日別灸。亦得汗即漸止。並出第三卷中

延年主盜汗。夜卧床席衣被並濕方。

麻黄根 牡蠣碎之綿裹各三兩 黄耆 人參各二兩

枸杞根白皮 龍骨打碎各四兩 大棗擘七枚

右七味，切，以水六升，煮取二升五合，去滓，分溫六服，如人行八九里久，中間任食，一日令盡，禁蒜熱麵等物。

又療夜卧盗汗方

左顧牡蠣 黄耆各三兩 麻黄根五兩 杜仲二兩

右四味，擣篩爲散，一服方寸匕，日三夜一服，用敗蒲扇煮取汁，下藥，禁蒜麵。並出第一卷中

古今録驗療盗汗，麻黄散方。

麻黄根三分 故扇燒屑一分

右二味，擣下篩，以乳服三分，仍日三，大人方寸匕，日三。不知，益之，又以乾薑三分，粉三分，擣合，以粉粉之，大善。出第十卷中

右廸功郎充兩浙東路提舉茶塩司幹辦公事張寔較勘

重訂王燾先生外臺秘要方第十三卷終

重訂唐王燾先生外臺秘要方第十四卷目録 中風上二十一門

唐王燾先生外臺秘要方第十四卷

宋朝散大夫守光祿卿直秘閣判登聞簡院上護軍臣林億等　上進

新安後學程衍道敬通父訂梓

中風及諸風方一十四首 附灸法

病源中風者。風氣中於人也。風是四時之氣。分布八方。主長養萬物。從其鄉來者。人中少死病。不從鄉來者。人中多死病。其爲病也。藏於皮膚之間。內不得通。外不得泄。其人經脉行於五藏者。各隨藏腑而生病焉。心中風。但得偃臥。不得傾側。若脣赤流汗者可療。急灸心俞百壯。若脣或青或黑或白或黃。此是心壞爲水。面目亭亭。時悚動者。不可復療。五六日而死。肝中風。但踞坐不得低頭。若遶兩目連額。色微有青。脣青面黃者可療。急灸肝俞百壯。若大青黑。面一黃一白。是肝已傷。不可復療。數日而死。脾中風。踞而腹滿。通身黃。吐鹹汁出者可療。急灸脾俞百壯。若手足青者。不可復療。腎中風。踞而腰痛。視脅左右。未有黃色如餅粢大者可療。急灸腎俞百壯。若齒黃赤。鬢髮直。面土色者。不可復療。肺中風。偃臥而胷滿短氣。冒悶汗出。視目下鼻上下兩邊。下行至口。色白者可療。急灸肺俞百壯。若色黃。爲肺已傷。化爲血。不可復療。其人當妄掇空指地。或自拈衣尋衣縫。如此數日而死。診其脉虛弱者亦風也。緩大者亦風也。浮虛者亦風也。滑散者亦風也。出第一卷中

深師療中風汗出乾嘔。桂枝湯方。

桂心　甘草炙各三兩　大棗十二枚擘

右三味。切。以水五升。煮取二升半。分三服。一方用生薑五兩。忌生葱海藻菘菜。

又桂枝湯。療中風。身體煩疼。惡寒而自汗出。頭彊痛急方。

桂心五兩　生薑八兩　甘草二兩炙　葛根八兩

芍藥三兩　大棗十二枚擘

右六味。切。以水七升。煮取二升半。服八合。日三。溫覆取汗。陸伯庸用良。忌生葱海藻菘菜。人玉曰此仲景桂枝加葛根湯方也今云頭強痛急當作項強痛急纔是

又麻黃湯。療中風。氣逆滿悶短氣方。

麻黃三兩去節　甘草二兩炙　石膏四兩碎綿裹　杏人五十枚去兩人及尖皮碎

人參三兩　乾薑五兩　茯苓

防風各四兩　桂心三兩　半夏一升洗

右十味。以水九升。煮取三升。先食服一升。日三服。甚良。忌海藻生葱羊肉餳菘菜。

又茯苓湯。療中風入腹。心下如刺。不得臥。或在脅下轉動無常。腹滿短氣。惙惙欲死。此病或中虛冷。或素有宿食。食

飲不消。或素風氣在內。今得他邪。復于五藏。故成此病方。

茯苓二兩　芎藭　乾薑　芍藥

白朮　當歸　人參各一兩　枳實三分炙

甘草一兩炙

右九味細切。以水九升。煮取三升。日三。若病劇者。可相去如人行五里頃一服。胷中有氣。可加人參二兩。服一劑不差。不過兩劑。神良。忌海藻菘菜桃李雀肉大酢。並出第九卷中

千金翼中風論。聖人以爲風是百病之長。深爲可憂。故避風如避矢。是以禦風邪以湯藥鍼灸蒸熨。隨用一法。皆能愈疾。至於火艾。特有奇能。雖曰鍼湯散皆所不及。灸爲其最要。昔者華佗爲魏武帝鍼頭風。但鍼即差。華佗死後數年。魏武帝頭風再發。佗當時鍼訖即灸。頭風豈可再發。只由不灸。其本不除。所以學者不得專恃於鍼及湯藥等。望病畢差。既不若灸。安能拔本塞源。是以雖豐藥餌。諸療之要。在火艾爲良。初得風之時。當急下火。火下即定。比煮湯熟。已覺眼明。豈非大要。其灸法。先灸百會。次灸風池。次灸大椎。次灸肩井。次灸曲池。次灸間使。各三壯。次灸三里五壯。其炷如蒼耳子大。必須大實作之。其艾又須大熟。從此以後。日別灸之。至隨年壯止。凡人稍覺心神不快。即須灸此諸穴各三壯。不得輕之。苟度朝夕。以致殞斃。誡之哉。誡之哉。

又論曰。學者凡將欲療病。先須灸前諸穴。莫問風與不風。皆先灸之。此之一法。醫之大術。宜深體之。要中之要。無過此術。是以常預收三月三日艾。擬救急危。其五月五日亦好。仍不及三月三日者。又有卒死之人及中風不得語者。皆急灸之。夫卒死者。氣入五藏。爲生平風發。彊忍怕痛不灸。忽然卒死。謂是何病。所以皆必灸之。是大要也。

又論曰。夫得風之時。則依此次第療之。不可違越。若不依此。當失機要。性命必危。

又凡初得風。四肢不收。心神惛憒。眼不識人。言不出口。凡中風多由熱起。服藥當須慎酒麪羊肉生菜冷食豬魚雞牛馬蒜。乃可差。得患即服此竹瀝湯方。

竹瀝二升　生葛汁一升　生薑汁三合

右三味相和。溫煖分三服。平旦日晡夜各一服。訖覺四體有異似好。以進後方。士弱日一云有荆瀝一升

又方

麻黃去節　防風各一兩半　芎藭　防己

附子炮　人參　芍藥　黃芩

桂心　甘草各一兩炙　生薑四兩

杏人四十枚去尖皮兩人者 羚羊角二兩屑 竹瀝一升

生葛汁五合一云地黃汁 石膏六兩碎綿裹

右十六味切。以水七升。煮取一半。乃下瀝汁。煮取二升七合。分溫三服。五日更服一劑。頻與三劑。慎如上法。漸覺稍稍損。次進後方。忌豬肉冷水海藻菘菜生葱。

又方

竹瀝二升 防已一兩 麻黃三兩去節 防風

升麻 桂心 芎藭 獨活

羚羊角各二兩屑

右九味切。以水四升。并瀝煮取三升。分爲三服。兩日進一劑。進三劑。若手足冷。加生薑五兩。白朮二兩。若未除次進後方。忌生葱等如前。

又方

防風 麻黃去節 芍藥各一兩半 防已

桂心 黃芩各一兩 附子三分炮 甘草炙

白朮 人參 芎藭 獨活各一兩

竹瀝一升 羚羊角二兩屑 升麻一兩 石膏二兩碎綿裹

生薑二兩

右十七味。以水八升煮減半。下瀝。煮取二升半。分三服。相去如人行十里再服。有氣加橘皮牛膝五加皮各一兩。若除退訖。可常將服後煮散。忌豬肉冷水海藻菘菜桃李生葱雀肉等。

又煮散方。

防風 獨活 芍藥 黃耆

人參 芎藭 白朮 丹參

薯蕷 茯神 桂心 麥門冬去心

山茱萸 厚朴 牛膝 五加皮

天門冬去心 升麻 羚羊角屑 地骨皮

秦艽 石斛 防已 甘草各四分

麻黃三兩去節 甘菊花 薏苡人各一升 石膏六兩

橘皮三兩 生薑二兩切 乾地黃六兩 附子三兩炮

遠志三兩去心

右三十三味擣篩爲散。每煮以水三升。内藥三兩。煮取一升。綿濾去滓。頓服之。日別一服。覺心中煩熱。以竹瀝代水煮之。千金有黃芩檳榔藁本杜仲犀角無山茱萸薯蕷甘草麥門冬附子

又凡患風人多熱。宜服荆瀝方。

荆瀝 竹瀝 生薑汁各五合

右三味相和。溫爲一服。每日旦服煮散。午後當服此荆瀝。常作此將息。

防風湯。主偏風。甄權處治安平公方。

防風　白朮　芎藭　白芷
牛膝　狗脊　萆薢各一兩　薏苡人
杏人去尖皮兩人者　人參　葛根　羌活各二兩
麻黃四兩去節　石膏碎綿裹　桂心各二兩　生薑五兩切
右十六味切。以水一斗二升。煮取三升。分為三服。服一劑覺好。更服一劑。一劑一度灸之。服九劑湯九度灸之。灸風池一穴。肩髃一穴。曲池一穴。支溝一穴。五樞一穴。陽陵泉一穴。巨墟下廉一穴。合七穴即差。仁壽宮備身患腳。奉勑灸環跳陽陵泉巨墟下廉陽輔。即起行。大理趙卿患風腰腳不隨。不得跪起。灸上窌二穴。環跳二穴。陽陵泉二穴。巨墟下廉二穴。即得跪起。庫狄欽偏風不得挽弓。灸肩髃一穴即差。前方忌桃李生葱。千金翼本方並云鍼此云灸者蓋王道不取鍼也

又一切風虛方。常患頭痛欲破者。
杏人九升去尖皮兩人者暴乾
右一味擣作末。以水九升研濾。如作粥法。緩火煎。令如麻浮上。匙取和羹粥酒內一匙服之。每食即服。不限多少。服十日後大汗出。二十日後汗止。慎風冷豬魚雞蒜大酢。一劑後諸風減差。春夏恐酢。少作服之。秋九月後煎之。此法神妙。可深秘之。並出第十六卷中千金同

備急療若卒覺體中恍恍。皮肉習習。此即欲中風方。
急取獨活桂心各五兩二味切。以酒三升漬。於火邊炙之使煖。一服五合。日三加至一升。良。忌生葱。千金同出第二卷中

近効薏苡人湯。療諸風方。
薏苡人五合　萎蕤　生薑　茯神各三兩
生犀角末二兩　烏梅七枚　麥門冬去心　竹瀝各三合
白蜜一合
右九味切。以水八升緩煮。取二升七合汁。絞去滓。內竹瀝白蜜攪調。細細飲之。不須限以迴數多少。亦不限食前食後。亦不限晝夜冷暖。盡又合服。亦不限劑數多少。此飲但合服勿輕。尤佳。以防風候。忌食米醋油脂陳敗難消等物。以前方療暴風手足癱瘓。言語蹇澀。神情恍惚。遊風散走。或出諸四肢痛痺。有所不穩。似緣風候。即合服之。十日服一劑甚佳。吳昇處

卒中風方七首

千金芎藭湯。主卒中風。四肢不仁。善笑不息方。
芎藭六分　杏人二十枚去兩人尖皮碎　黃芩
當歸多　石膏碎綿裹　麻黃去節　桂心
秦艽多　甘草多　乾薑各四分

右十味切。以水九升。煮取三升。分爲三服。忌海藻菘菜生葱。

又主卒中風。四肢不仁。善笑不息方。

芎藭六分　黄芩　當歸　桂心

秦艽　乾薑　甘草炙　麻黄去節

黄連各四分　杏人二十枚去皮尖兩人碎

右十味切。以水九升。煮取三升。温服一升。日三。大汗。忌生葱海藻菘菜豬肉。並出第八卷中

崔氏小續命湯。療卒中風欲死。身體緩急。口目不正。舌彊不能語。奄奄惚惚。神情悶亂。諸風服之皆驗。不令人虛方。出小品。余昔任户部員外。忽嬰風疹。便服此湯。三年之中。凡得四十六劑。風疾迄今不發。余曾任殿中少監。以此狀說向名醫。咸云此方爲諸湯之最要。

麻黄去節　人參　黄芩　芍藥

芎藭　甘草炙　杏人去兩人尖皮碎　桂心各一兩

防風一兩半　附子一枚大者炮　生薑五兩

右十一味切。以水九升。煮取三升。分爲三服。甚良。不差。合三四劑必佳。取汗隨人風輕重虛實也。有人腳弱。服此方至六七劑得差。有風疹家。天陰節變。輒合之。可以防瘖也。忌豬肉冷水海藻菘菜生葱。千金有防已一兩如恍惚者加茯神遠志若骨節煩疼本有熱者去附子倍芍藥服之

又續命湯方。太府梁卿得効

麻黄去節　茯神　生薑各三兩　附子炮

防已　甘草炙各一兩半　芎藭　細辛

白鮮皮　杏人去皮尖兩人碎　人參　羌活

桂心各三兩

右十三味切。以水八升。煮取二升八合。去滓。分三服。服别相去八九里許。覆取汗。可服三劑。間五日一進。慎如藥法。本方云。間五日一進。若老弱虛羸。非間十日以上不可頻服。忌豬肉冷水海藻菘菜生葱生菜大酢。並出第六卷中

備急療卒得中風急悶亂欲死方。

灸足大指下横文。隨年壯。

又不能語者方。

灸第三或第五椎上。百五十壯。並出第十六卷中

古今錄驗小續命湯。療卒中風欲死。身體緩急。目不停。舌強不能語。諸中風。服之皆驗。不令人虛方。

大附子一枚炮　芍藥一兩　生薑五兩　芎藭一兩

甘草一兩炙　麻黄三兩去節　白术一兩　木防已一兩

防風六分　黄芩一兩　桂心一兩　人參一兩

右十二味㕮咀。以水一斗三升。煮取三升。分三服。甚良大善。可作三四劑必佳。忌豬肉海藻桃李生葱菘菜。出第十四卷中

四時中風方四首

古今錄驗療中風發三春。脉浮短者多凶。大而長可療。青龍湯方。

甘草一兩炙 麻黃二兩去節 桂心七寸 大棗二十枚擘

生薑 芍藥各二兩

右六味切。以水六升。煮取二升半。分爲再服。初服覆取汗。後即止。忌海藻菘菜生葱等物。

又療中風發三夏。脉浮緊。惡寒不汗煩。三陽湯方。

當歸一兩 生薑二兩 甘草五分炙 麻黃五兩去節

杏人四十枚去皮兩人碎 石膏二兩碎綿裹

右六味切。以水六升。煮取半分再服。忌海藻菘菜等物。

又療中風發三秋。脉浮大而洪長。扶金湯方。

葛根三兩 獨活二兩 附子一兩炮四破

石膏二兩碎綿裹

右四味切。以水八升。煮取三升。服九合。晝二夜一。忌豬肉冷水等物。

又療中風發三冬。脉浮大者。温脾湯方。

芎藭二兩 石膏四分碎綿裹 甘草四分炙 黃芩三兩

杏人十四枚去皮兩人碎 麻黃六分去節 蜀椒二分去目閉口汗

防風四分 桂心五分

右九味切。以水八升。煮取三升。分三服。忌海藻菘菜生葱等物。

中風發熱方三首

深師十一味防風湯。療中風發熱無汗。肢節煩。腹急痛。大小便不利方。

防風 當歸 麻黃去節 甘草炙各三分

茯苓 天門冬去心 附子炮 乾地黃

白朮 山茱萸二兩 黃芩五分

右十一味㕮咀。以水九升。煮取二升半。去滓。分服七合。日三。大小便不利。内大黃人參各二分。大棗三十枚擘。生薑三兩。忌海藻菘菜豬肉蕪荑大酢桃李雀肉等。

又防風湯。療中風發熱。頭痛面赤。吸吸苦熱惡風煩悶。身中悄悄而疼。其脉浮而數者方。

防風 白朮 桂心 蜀椒汗

黃芩 細辛 芍藥 人參

甘草炙各一兩 麻黃三兩去節 石膏二兩碎綿裹 大棗三十枚擘

右十二味切。以水九升。煮取三升。分三服。忌海藻菘菜

桃李生葱生菜。出第三卷中

范汪療中風發熱大戟洗湯方。

大戟　苦參

右二味等分擣篩藥半升。用醋漿一斗。煮之三沸。適寒温洗之。從上下寒乃止。小兒三指撮之。醋漿四升煮如上法。肘後同出第一卷中

賊風方一十二首

病源賊風者。謂冬至之日。有疾風從南方來。名曰虚風。此風至能傷害於人。故言賊風也。其傷人也。但痛不可抑按。不得動轉。痛處體平無熱。傷風冷則骨解深痛。按之乃應骨痛。但覺身體内凜凜冷。欲得熱物熨痛處。即小寬。時有汗。久而不去。重遇冷風相搏。乃結成瘰癧及偏枯。遇風熱氣相搏。乃變作附骨疽也。出第一卷中

深師療賊風入腹。五藏四肢心胷急痛。背反寒。咽乾口噤戴眼方。此故是大續命湯藥分兩不同

麻黄三兩去節　石膏碎綿裹　當歸　芎藭

甘草炙　乾薑　桂心各二兩　黄芩一兩

杏人三十枚去兩人尖皮

右九味。㕮咀。以水酒各五升合煮。取四升。分爲四服。忌海藻菘菜生葱。

又秦艽湯。療賊風入腹。搶心拘急。四肢不隨。腹滿欲死者方。

桂心　防風　黄芩　乾薑

茱萸　秦艽　甘草各一兩炙

右七味。切。以水五升。煮取一升半。分再服。湯令熱。不差更作。忌海藻菘菜生葱。

又竹瀝湯。療大虚挾風及賊風入腹。腹中拘痛。煩亂怳惚。妄語迷惑。不知人。口噤不開。手足緩縱。飲食不作肉。臥驚見屋中光。口乾惡風。時時失精。夢寤沈重。及婦人産後餘病。體虚受風。躁憒欲死方。

秦艽　甘草炙　防風　當歸各二兩

茵芋　烏頭炮　乾薑　細辛

人參　黄芩　桂心　天雄炮

木防己　茯苓　白术各一兩

右十五味。切。以竹瀝一斗半。煮取五升。隨病加後藥。胷逆滿加前胡二兩半。半夏二兩洗。术附子炮各一兩。腹中痛加芍藥二兩。椒一兩。汗煩加知母一兩。口乾加麥門冬一兩去心。體痹加麻黄二兩去節。有方不用术附子。用半夏二兩。忌海藻菘菜猪肉冷水生葱生菜桃李雀肉酢物等。

又大續命湯。療毒風賊風。身體不能自收。不知痛處。咽中卒不得語。若拘急腰痛。引頸目眩。不得見風。坐欲却倒。覺即反張。脊不著席。脈動不安。恍惚恐懼。欲啼。上氣嘔逆。面腫方。

杏人三十枚去皮尖雙人碎　芎藭　石膏碎綿裹

甘草炙　桂心　當歸　麻黃去節

黃芩各一兩　乾薑一兩

右九味切。以水六升。酒三升合。煮取三升。分為四服。取微汗。汗出粉之。勿見風。忌海藻菘菜生葱。

又茵芋酒。療賊風濕痺。身體不能自動。四肢偏枯。火灸不熱。骨節皆疼。手足不仁。皮中淫淫如有蟲行。搔之生瘡癰癮疹起。手不得上頭。頭眩顛。甚者狂走。歷節腫。及諸惡風悉主之方。

茵芋　烏頭炮　天雄炮　石南

女葳　附子炮　躑躅花熬　秦艽

木防己　防風各二兩

右十味㕮咀。以絹囊盛之。清酒三斗漬之。夏三日。春秋五日。冬七日。平旦服一合。不知稍增之。可至二合。以意消息。忌如常法。

又甘草湯。療心腹絞痛。賊風入腹。脹滿拘急。不得氣息。竝轉筋。寒中下重。溫中止痛。利大小便方。

甘草炙　防風各一兩半　吳茱萸　乾地黃

芍藥　當歸　細辛　乾薑各一兩

右八味㕮咀。以水五升。煮取三升。分再服。良。忌海藻菘菜生葱蕪荑。

又烏頭膏。療賊風身體不隨。偏枯。口喎僻。及傷風寒身強直方。

烏頭炮　野葛去心各五兩　莽草一斤

右三味㕮咀。以好酒漬令淹漸。再宿三日漬之。以不中水豬肪五斤。煎成膏。合藥作東向露竈。以葦薪煎之。三上三下。藥成去滓。有病者向火摩三千過。汗出即愈。若觸露鼻中塞。對火摩頭頂。鼻中即通。藥不可令入口眼也。並出第九卷中

千金療賊風所中。腹內攣急方。

麻黃去節四兩　甘草炙切一兩　石膏如雞子大碎之綿裹

鬼箭羽削團如雞子大

右四味。以東流水二杯。煮取一杯。頓服之。忌海藻菘菜。

又大嚴蜜湯。主賊風。腹中絞痛。并飛尸遁疰。發作無時。發則搶心。脹滿脅下。如刀錐刺。并主少陰傷寒方。

甘草　乾地黃　細辛　乾薑

當歸　羊脂（青羊脂更勝）　桂心　茯苓
吳茱萸　芍藥（各一兩）　梔子（十五枚擘）
右十一味切。以水八升煮取三升。去滓。內脂。温分三服。忌海藻菘菜生葱生菜蕪荑酢物。（深師同小品治中惡一方無桂心有防風）

又烏頭湯。主寒疝腹中絞痛。賊風入腹。攻五藏。拘急不得轉側叫呼。發作有時。使人陰縮。手足厥逆方。
烏頭（十五枚炮）　芍藥（四兩）　甘草（二兩炙）　大棗（十枚擘）
生薑（一斤）　桂心（六兩）
右六味切。以水七升。煮五味取三升。去滓。别取烏頭去皮四破。蜜二升。微火煎。令減五六合。內湯中兩三沸。去滓。服一合。日三間食。强人三合。以如醉狀爲知。不知漸增。忌海藻菘菜豬肉冷水生葱。（深師同）

又倉公當歸湯。主賊風口噤。角弓反張。身體强直方。
當歸　細辛　防風（各六分）　獨活（三分）
麻黃（十分去節）　附子（四分炮去皮）
右六味切。以清酒八升。水四升合。煮取四升。分爲四服。口不開者。挍口下湯。一服當蘇。再服小汗。三服大汗。忌豬肉生葱。（廣濟同並出第八卷中）

古今錄驗續命湯。療中風賊風入腹。角弓反張。口噤舌不停。目視不見。不能語。舉身不仁。或心腹絞痛方。
甘草（炙）　黃芩（各二兩）　防風（一兩半）　生薑（五兩）
人參　芎藭　芍藥　麻黃（去節）
木防己（各一兩）　大附子（一枚炮）
右十味切。以水一斗二升。煮取三升。分爲三服。一日令汗。可服三劑。不令人虚。本方有十三味。見藥止有十味。忌海藻豬肉菘菜冷水魚等物。（出第十卷中）

歷節風方一十首

病源歷節風之狀。短氣白汗出。歷節疼痛不可忍。屈伸不得是也。由飲酒腠理開。汗出當風所致。亦有血氣虚受風邪而得之者。風歷關節。與血氣相搏交擊。故疼痛。血氣虚則汗出。風冷搏於筋。則不可屈伸。爲歷節風也。（出第二卷中）

深師大風引湯。療男女歷節風大虚。手腳曲戾。或變狂走。或悲笑言語錯亂。無所不療方。
茯苓　防風　當歸　白前
乾薑　甘草（炙各二兩）　大豆（一升）　生薑
獨活（各三兩）　遠志（去心）　附子（炮）　人參（各一兩）
大棗（三十枚）
右十三味切。先以水一斗五升。煮豆棗取一斗。去滓。內諸藥。煮取三升。分爲五服。忌海藻菘菜豬肉酢物蕪荑生菜等物。（出第九卷中）

千金論曰。夫歷節風著人久不瘥者。令人骨節蹉跌。變成癲病。不可不知。古今以來。無問貴賤。往往苦之。此是風之毒害者也。療之雖有湯藥。而並不及松膏松節酒。若羇旅家貧不可急辦者。宜服諸湯。猶勝不療。但於痛處灸三七壯佳。又防己湯。療風發歷節。四肢疼痛。如搥鍜不可忍者方。

防己　茯苓　白朮　桂心

生薑各四分　人參二兩　烏頭七枚炮　甘草三兩炙

右八味切。以苦酒一升。水一斗。合煮取三升半。一服八合。日三夜一。當覺熱痺忽忽然。慎勿怪也。若不覺。復合服。以覺乃止。凡用烏頭。皆去皮熬令黑。乃堪用。不然至毒。人宜慎之。忌酢物桃李雀肉生葱豬肉冷水海藻菘菜。古今錄驗同

又大棗湯。療歷節疼痛方。

大棗十五枚擘　黃耆四兩　附子一枚炮　生薑一兩

麻黃五兩去節　甘草一尺炙

右六味切。以水七升。煮取三升。服一升。日三。忌豬肉冷水海藻菘菜。古今錄驗同

又療歷節諸風。百節酸疼不可忍方。

松脂三十斤鍊五十遍不能五十遍二十遍亦可用

右一味。以鍊蘇三升。溫和松脂三升。熟攪令極調。旦空腹以酒服方寸匕。日三。數數食麪粥爲佳。慎血腥生冷酢物。果子。百日差。

又松節酒。主歷節風。四肢疼痛猶如解落方。通按酘音投酒再釀也

松節四十斤細剉以水四石煮取一石　豬椒葉四十斤細剉以水四石煮取一石

右二味。澄清。合漬乾麴五斗候發。以糯米四石五斗釀之。依家醞法四酘。勿令寒冷熱。第一酘時下後諸藥。

栢子人五兩　磁石十二兩末　獨活十五兩　天雄五兩炮

茵芋四兩炙　防風十兩　秦艽六兩　芎藭五兩

人參四兩　萆薢五兩

右十味細切。內飯中炊之。下酘爲池。酘足訖。封頭四十日。押取清。適性服之。勿令至醉吐。忌豬肉冷水。

又方

松膏一升。擣。酒三升。浸七日。服一合。日再。數劑即愈。

又方

松葉三十斤。酒二石五斗。漬三七日。服一合。日五六。

並出第八卷中

延年療歷節風四肢頭面腫方。

黃耆十二分　獨活八分　生地黃切三升暴乾

豆豉一升熬　鼠粘子三升暴乾

布五味，擣篩爲散。一服方寸匕。飲汁下。日二服。加至二三匕。忌蕪荑、菘菜、豬肉。一方無鼠粘子

又療歷節風流入腰脚方。

獨活六兩　玄參四兩　犀角屑　升麻各三兩

生地黄切三升，暴乾　豉三合，熬　鼠粘根切三升，暴乾

右七味，擣篩爲散。服方寸匕。飲汁下。日二服。加至二三匕。忌蕪荑、蒜、麪。並出第十卷中

古今錄驗防風湯。主身體四肢節解疼痛如墮脱。腫按之皮急。一作陷 頭眩短氣。温温悶亂如欲吐方。

防風　桂心　知母各四兩　白术

生薑各五兩　芍藥　甘草各三兩，炙　附子二枚，炮

右八味，切。以水一斗。煮取三升。分爲三服。忌生葱、豬肉、海藻、菘菜、桃李、雀肉等。出第四卷中。千金有半夏、杏人、芎藭，爲十味，無附子

中風角弓反張方七首

病源風邪傷人。令腰背反折。不能俛仰。似角弓者。由邪入諸陽經故也。出第一卷中

肘後療中風無問男子婦人。中風脊急。身痓如弓。紫湯方。

雞屎二升　大豆一升　防風三兩，切

右三味，以水三升。先煮防風取三合汁。豆、雞屎二味，鎗中熬之令黄赤色。用酒二升淋之。去滓。然後用防風汁和。分爲再服。相去如人行六七里。衣覆取汗。忌風。出第二卷中

小品大巖蜜湯。療中風身如角弓反張。并主卒心腹絞痛方。

茯苓　芎藭　當歸　甘草各一兩，炙

桂心二兩半　梔子十四枚，擘　吴茱萸三兩　細辛

乾薑　乾地黄各二兩

右十味，切。以水八升。煮取三升。分爲三服。相去如行十里頃。若痛甚者。加羊脂三兩。當歸、芍藥、人參各一兩。心腹脹滿堅急者。加大黄三兩。忌酢、生葱、生菜、海藻、菘菜、蕪荑等。出第四卷中

千金小巖蜜湯。主惡風角弓反張。飛尸入腹。絞痛悶絶。往來有時。筋急。少陰傷寒。口噤不利方。

大黄二兩　雄黄一兩　青羊脂　乾薑

桂心　芍藥　甘草炙　細辛

乾地黄各四分　吴茱萸三兩　當歸四兩

右十一味，切。以水二斗。煮取六升。分六服。重者加藥。用水三斗。煮取九升。分十服。忌海藻、菘菜、生葱、生菜。深師同

又療半身不隨。手足拘急。不得屈伸。體冷。或智或癡。身彊直不語。或生或死。狂言不可名狀。角弓反張。或欲得食。或

不用食大小便不利方。

人參　桂心　當歸　獨活

黃芩　乾薑各三分　甘草二分炙　石膏六分碎綿裹

杏人四十枚去皮尖兩人碎

右九味切。以井華水九升。煮取三升。分二服日二。覆取汗。不汗更合服之。忌海藻菘菜生葱等物。

又療賊風口噤角弓反張痓者方。

當歸　防風各三分　獨活六分　麻黃五分去節

附子一枚炮　細辛二分

右六味切。以酒五升水二升。煮取三升。服一升。口不開尺挍口下湯一服當開。二服小汗。三服大汗。又單服荆瀝。忌豬肉冷水生菜。並出第八卷中

備急療若身體角弓反張四肢不隨煩亂欲死者方。

清酒五升　雞屎白一升熬

右二味擣篩合和。揚之千遍。乃飲之。大人服一升。小兒服五合。更小者服三合良。肘後同出第二卷中

必効療風入耳角弓反張及婦人風方。

烏豆二升。熬令聲絕。酒三升。内鐺中急攪。以絹濾。頓服取汗。不過三劑。極重者和雞糞合熬。若口不開者灌之良。備急文仲同出第三卷中

古今錄驗療卒中風。身體直。角弓反張。口噤。西州續命湯方。

麻黃去節　乾薑各三兩　附子一兩炮　防風

桂心　白朮　人參　芎藭

當歸　甘草各一兩炙　杏人四十枚去皮尖及兩人碎

右十一味切。以水九升。煮取三升。未食分再服。覆令汗出。文仲同出第一卷中

風口噤方一十首

病源諸陽經筋皆在於頭。三陽之筋並絡入於頷頰。夾於口。諸陽為風寒所客則筋急。故口噤不開。診其脉遲者生。出第一卷中

深師竹瀝湯。療卒中惡風噎倒悶。口噤不能語。肝厥方。

淡竹瀝一斗　防風　葛根各一兩　菊花

細辛　芍藥　白朮　當歸

桂心　通草　防己　人參各一兩

甘草炙　附子炮　茯苓　玄參各一兩

秦艽　生薑各二兩　楓寄生三兩

右十九味切。以淡竹瀝一斗。煮藥取四升。分為四服。忌海藻菘菜豬肉生葱酢桃李雀肉等物。

又甘竹瀝湯。療卒中惡風噎倒悶。口噤不能語。肝厥。尸蹷

死不識人。閉目。灸鍼不知痛。風狂。宜服此湯方。
竹瀝一斗 生薑三兩 防風 甘草炙各三兩
防己 麻黄去節 人參 黄芩
白术 細辛 芎藭 秦艽
桂心各一兩 附子一枚人者炮
右十四味㕮咀。以湯漬藥令赤。合竹瀝煮取四升。分爲四服。忌海藻菘菜桃李雀肉生葱生菜豬肉冷水。並出第十九卷中
千金排風湯。主諸毒風氣邪風所中。口噤悶絶不識人。身體疼煩。面目暴腫。手足腫方。
犀角末 羚羊角 貝齒末 升麻末
右四味。各一兩和勻。以方寸匕爲一分。水二升半。內四匕。煮取一升。去滓。服五合。殺藥者以意增之。若腫。和雞子傅上。日三。老小以意亦可多合用之。深師同
又療中風口噤不能言者方。
防己二兩 葛根三兩 桂心 麻黄去節各二兩
甘草炙 防風 芍藥各一兩 生薑四兩
右八味切。以水六升。煮取二升。分爲三服。瘖不能言皆療。忌海藻菘菜生葱。
又方
服淡竹瀝一斗。
又方
白术四兩切 酒二升
右二味合煮取一升。頓服之。忌桃李雀肉。
又方
服荊瀝一升。
又方
豉五升綿裹 吴茱萸一升
右二味。以水七升。同煮取三升。漸漸飲之。並出第八卷中
備急陶隱居効驗方。療人卒中風。口不開。身不著席。大豆散方。
大豆二升熬令焦 乾薑 椒汗各三兩
右三味爲散。酒服一錢匕。日一。汗出即差。大良。文仲同
又方
若口噤不開。大豆五升。熬令黄黑。以五升酒漬。開口灌之。取汗。肘後同。並出第二卷中

風口喎方九首

病源風邪入於足陽明手太陽之經。遇寒則筋急引頰。故使口喎僻。言語不正。而目不能平視。診其脉浮而遲者可療。養生方云。夜卧當耳勿得有孔。風入耳中。喜口喎。出第一卷

中

廣濟療風著口面喎語不多轉方。

生地黃汁一升　竹瀝一升　獨活三兩切

右三味相和煎取一升。頓服之。未正更進藥一劑。無所忌。出第一卷中

深師續命湯。療中風口僻噤諸疾。卒死不知人。補虛起死神方。

人參　木防已　麻黃去節　芍藥

芎藭　甘草炙　黃芩　白朮各一兩

桂心　防風各二兩　大附子一枚炮　生薑五兩

右十二味切。以水一斗二升。煮取三升。分為三服。不差復作。忌海藻菘菜豬肉生蔥桃李雀肉。

又療中風面目相引偏僻。牙車疼急。舌不得轉方。

牡蠣熬　礬石燒令汁盡　附子炮　竈中黃土

右四味分等擣篩。以三歲雄雞冠血和藥。傅其急上。預持鑒及水著邊照。纔欲復故便洗去血。不速去便過不復還也。肘後范汪同出第九卷中

千金附子散。主中風手臂不仁。口面僻方。

附子炮　桂心各五兩　細辛　防風

人參　乾薑各六兩

右六味擣下篩。酒服方寸匕。日三。稍稍增之。忌豬肉冷水生蔥生菜。

又口喎不正方。

取空青如豆一枚含之即愈。范汪同

又療卒中風口喎方。

以葦筒長五寸。以一頭刺耳孔中。四畔以麪密塞之。勿令泄氣。一頭內大豆一顆。并艾燒之令然。灸七壯即差。患右灸左。患左灸右。千金不傳

又方

灸手交脈三壯。左灸右。右灸左。其炷如鼠矢形。橫安之。兩頭放火也。

又方

炒大豆三升令焦。以酒三升淋取汁。頓服之。

又方

大皂莢五兩去皮子下篩。以三年大醋和。右喎塗左。左喎塗右。乾更塗。並出第八卷中

風失音不語方八首

病源喉嚨者。氣之所以上下也。會厭者聲之戶。舌者聲之機。脣者聲之扇也。風寒客於會厭之間。故卒然無音。皆由風邪所傷。故謂風失音不語。養生方云。醉臥當風。使人發

瘖。出第一卷中

廣濟療風失音不得語方。

羌活十分 甘草炙 人參二分 荊瀝

竹瀝 生地黃汁各二升 大附子一枚炮八分

右七味切。諸藥內三汁中煎取一升六合。去滓。分溫二服。未差。四五日更進一劑。取微利。忌熱麪海藻菘菜豬肉冷水蕪荑魚蒜粘食。出第一卷中

深師防風湯。療中風兩目不開。不能言。短氣欲死方。

防風 甘草炙 黃芩 茯苓

當歸各一兩 杏人五十枚去兩人尖皮 秦艽半兩

生薑五兩 乾棗三十枚擘 麻黃二兩去節

右十味㕮咀。以清酒水共四升。煮取三升。分三服。發汗。忌海藻菘菜大酢。

又四逆湯。療卒中風不能言。厥逆無脈手足拘急者方。

山茱萸 細辛 乾薑炙各一兩 甘草三兩炙

麥門冬一升去心

右五味切。以水七升。煮取二升。分爲四服。忌海藻菘菜生葱菜。出第九卷中

肘後療卒不得語方。

以苦酒煮芥子。薄頸一周。以衣包之。一日一夕乃解。卽差。范汪千金同

又方

煮大豆煎其汁。令如粘。含之。亦但濃煮飲之。並出第一卷中范汪同

千金厥失音論曰。風寒之氣客於中。滞不能發。故瘖不言。及喉痹失聲。皆風邪所爲也。入藏皆能殺人。凡尸蹷如死。脈動如故。陽脈下墜。陰脈上爭。氣閉故也。療之方。

取竈突墨彈丸大。漿和飲之。

又方

濃煮桂汁服之一升。覆取汗。亦可末桂著舌下。漸嚥汁。忌生葱。范汪同

又方

濃煮豉汁含之亦佳。並出第八卷中

風不得語方二首

病源脾脈絡胃夾咽。連舌本。散舌下。心之別脈係舌本。今心脾二藏受風邪。故舌彊不得語也。出第一卷中

救急療中風身體緩急。口目不正。舌彊不能語。奄奄忽忽。神情悶亂。諸風服之皆驗。不令人虛。湯方。

麻黃去節 防己 黃芩 桂心

芍藥 甘草炙各一兩 防風 人參各六分

附子一枚炮 生薑二兩

右十味切，以水九升，先煮麻黄三沸，去沫，內諸藥煮取二升五合，去滓，空腹分爲三服，服別相去十里，能言，別服十劑，諸風悉愈，禁生冷及風勞酒。出第六卷中 千金有芎藭杏人爲十二味

古今錄驗療卒不得語方。

取人乳汁半合，以著美酒半升中，合攪，分爲再服。附後范汪同 出第十卷中

風身體手足不隨方二首

病源風身體手足不隨者，由體虛腠理開，風氣傷於脾胃之經絡也。足太陰爲脾之經，脾與胃合，足陽明爲胃之經，爲水穀之海也，脾候身之肌肉，主爲胃消行水穀之氣，以養身體四肢，脾氣弱則肌肉虛，受風邪所侵，故不能爲胃通行水穀之氣，致四肢肌肉無所禀受，而風邪在經絡，搏於陽經，氣行則遲，關機緩縱，故令身體手足不隨也。診其脉，脾脉緩者爲風痿，四肢不用，又心脉腎脉俱至，卽難以言，九竅不通，四肢不舉，腎脉來多，卽死也。其湯熨鍼石，別有正方，補養宣導，今附於後。養生方導引法云：極力左右以兩臂，不息九通，愈臂痛勞倦，風氣不隨。振兩臂者，更互舒，猶言蹷，九通中間偃伏皆爲之，名蝦蟇行氣，不已，愈臂痛勞倦，風氣不隨，患久行不覺痛癢，作種種形狀。又云：偃卧，合兩膝，布兩足，生腰口內氣，振腹七息，除壯熱疼痛，兩脛不隨。又云：療四肢疼悶及四肢不隨，腹內積氣，牀席必須平而且穩，正身仰卧，緩解衣帶，枕高三寸，握固。握固者，必兩手各自以四指把手拇指，舒臂令去身各五寸，兩脚豎指，相去五寸，安心定意，調和氣息，莫思餘事，意專念氣，徐徐漱醴泉。漱醴泉者，以舌舐略脣口牙齒，然後咽唾，徐徐以口吐氣，鼻引氣入喉，須微微緩作，不可卒急强作，待好調和，引氣吐氣，勿令自聞出入之聲，每引氣心心念送之，從脚指頭使氣出，引氣五息六息，一出之爲一息，數至十息，漸漸增益，能至百息二百息，病卽除愈。不用食生菜及魚肥肉，大飽食後，喜怒憂恚，不得輙行氣，唯須向曉清靜時行氣佳，能愈萬病。出第一卷中

千金療心虛寒，性氣反常，心手不隨，語聲冒昧，其所疾源厲風損心，白术釀酒補心志定氣方。

白术切 地骨根皮 荆實各三升 菊花

右四味切，以水三石，煮取一石五斗，去滓，澄清取汁，釀米兩石，用麴如常法，以酒熟，隨多少能飲，常取小小半醉，忌桃李。出第八卷中

古今錄驗小續命湯，療中風入藏，身緩急不隨，不能語方。

麻黃去節 桂心各三兩 甘草炙 人參
芍藥 芎藭 黃芩 防風
當歸 石膏各二兩碎綿裹 白朮一兩 生薑五兩
附子二枚炮 杏人三十枚去皮尖兩人

右十四味切。以水一斗。煮取三升。分三服。若不差。可服三四劑。一方石膏三兩。忌海藻菘菜生葱桃李豬肉。出第四卷中

風半身不隨方八首

病源風半身不隨者。脾胃氣弱。血氣偏虛。爲風邪所乘故也。脾胃爲水穀之海。水穀之精。化爲血氣。潤養身體。脾既弱。水穀之精。潤養不周。致血氣偏虛。而爲風邪所侵。故半身不隨也。診其脉。寸口沈細。名陽中之陰。苦悲傷不樂。惡聞人聲。少氣。時汗出。臂偏不舉。又寸口偏絕者。則不隨。其兩手盡絕者。不可療。出第一卷中

深師療風半身不隨。口不能言。十物獨活湯方。

獨活四兩 桂心五兩 生葛根八兩 甘草炙
防風 當歸各二兩 生薑十兩 芍藥
附子一兩炮 半夏一升洗

右藥切。以水一斗。煮取三升。分爲三服。日三。大驗。忌海藻菘菜生葱豬肉羊肉餳。出第九卷中

千金療卒暴風。口面僻。半身不隨不轉。竹瀝湯方。

竹瀝三升 防風 防已 升麻
桂心 芎藭 羚羊角屑各二兩 麻黃四兩去節

右八味切。以水四升。合竹瀝。煮取二升半。分爲三服。三日服一劑。常用。忌生葱。廣濟同。集驗無羚羊角。餘同。

又療心虛寒風。半身不隨。骨節離解。緩弱不用。便利無度。口面喎斜。乾薑附湯方。

乾薑 附子炮各八兩 麻黃去節 芎藭
桂心各四兩

右五味切。以水九升。煮取三升。三日一劑。忌豬肉生葱冷水。崔氏同。

又療大風半身不隨方。

蠶沙兩石

右一味。熟蒸。作直袋三枚。各受七斗。即熱盛一袋著患處。如冷即取餘袋。一依前法。數數換。百不禁。差止。須羊肚釀粳米葱白薑豉椒等。爛煮熟喫。日食一枚。十日止。千金不傳。並出第八卷中

古今錄驗療大痹。一身不隨。或半身一手一臂。口不能言。習習不知人。不覺痛癢。續命湯方。

麻黃三兩去節 防風二兩 石膏碎綿裹 黃芩

乾地黄　芎藭　當歸　甘草炙各一兩
杏人四十枚去皮尖雙人　桂心二兩

右十味㕮咀，以水一斗，煮取四升，服一升，日再服之。當汗出氣下自覆，當愼護風寒，不可見風，并療上氣欬逆，面目大腫，但得伏不得卧，更善。忌海藻菘菜生葱蕪荑。

又獨活湯，療風半身不隨，口不能語方。

獨活四兩　生葛根半斤　芍藥三兩　防風二兩
半夏一斤洗　桂心五兩　當歸　附子炮
甘草炙各二兩　生薑十兩

右十味切，以水一斗五升，煑取三升，服一升，日三。一方去半夏，用麻黄三兩去節。忌羊肉餳生葱海藻菘菜猪肉冷水等。

又八風續命湯，療半身不隨，手脚拘急，不得屈伸，體冷，或癡或智，身彊直不語，或生或死，狂言不可名狀，或角弓反張，或欲得食，或不用食，或大小便不利，皆療之方。

麻黄八分去節　人參　桂心　當歸
獨活　甘草炙各三兩　石膏六分碎綿裹　黄芩
乾薑各三分　杏人四十枚去皮尖兩人

右十味切，以井花水九升，煑取三升，分爲二服，日二。覆令汗，汗解，食白糜，愼風，不汗復更服，唯汗得差。忌生葱海藻菘菜。

又八風九州湯，療男子婦人寒冷不自愛護，當風解衣，汗出卧冷濕地，半身不隨，手足苦冷，或不隨，或俛仰屈伸難，周身淫淫痺，四肢不收，狀如風狂，飲食損少方。

麻黄四兩去節　甘草炙　乾薑　附子炮
防風　獨活各三兩　石膏綿裹　茯苓
白术　芎藭　柴胡　當歸
人參各二兩　杏人四十枚去皮尖兩人　細辛二兩

右十五味切，以水一斗，清酒五升，漬三夜，煑取四升，分爲三服，一日令盡。若病人羸瘦者，用水煎服藥訖，厚覆當汗出，微微去上衣，汗解以粉粉之。忌生菜海藻菘菜酢桃李猪肉雀肉。並出第四卷中

癱瘓風方四首

廣濟療癱瘓風及諸風，手足不隨，腰脚無力方。

驢皮膠五兩炙令微起

右一味，先煑葱豉粥一升，別貯。又香淡豉二合，以水一升，煑豉去滓，内膠更煑六七沸，膠烊如餳，頓服之。及煖喫前葱豉粥，任意多少。如喫，令人嘔逆，頓服三四劑即止，風並差。忌熱麪炙猪肉魚蒜。

又療熱風癱瘓常發者方。

羌活二斤　穀子一升五合水中取沉者

右二味，擣篩爲散，酒服方寸匕，日三服，稍加之。無忌。並出第一卷中

文仲療癱瘓風方。

生地黃汁　淡竹瀝　荆瀝各一升　防風四分

獨活八分　附子一枚中形正者炮

右六味，切三味，以和地黃等汁，煮取半升，去滓，空腹分再服，取煖，隔日一劑，若虛三日一劑，服可絕根，大神驗。忌豬肉、蕪荑。備急同。出第八卷中

元侍郎希聲集療癱瘓風神驗方。

側子一兩去皮　五加白皮四兩　磁石一斤綿裹　甘菊花一斤　漢防已

羚羊角屑　杏人去皮尖各三兩　乾薑一方作乾葛　芍藥　麻黃去節各四兩

薏苡人一升　防風　芎藭　秦艽　甘草炙各一兩

右十五味，切，以水一斗二升，煮麻黃，去上沫，內諸藥，煎取三升，分溫三服，相去十里久，將息取汗，訖，傅粉，勿當風，慎熱物及猪魚蒜酒。出第一卷中

風痱方三首

病源風痱之狀，身體無痛，四肢不收，神智不亂，一臂不隨者，風痱也。時能言者可治，不能言者不可治也。出第一卷中

千金療風痱方。風痱者，卒不能語，口噤，手足不隨而不彊直是也方。

伏龍肝五升末　冷水八升

和攪取其汁飲之，能盡佳。范汪同。兼主中惡。出第八卷中

古今録驗西州續命湯，療中風痱，身體不自收，口不能語，冒昧不識人，不知痛處，但拘急，中外皆痛，不得轉側，悉主之方。

麻黃六兩去節　石膏四兩碎綿裹　桂心　當歸

甘草炙各二兩　芎藭　乾薑　黃芩各一兩

杏人四十枚去皮尖兩人

右九味，切，以水一斗九升，先煮麻黃再沸，吹去沫，後下諸藥，煮取四升，初服一升，稍能自覺者，勿熟眠也，可臥厚覆，小小汗出已，漸漸減衣，勿復大覆，不可復服，差。前服不汗者，更服一升，汗出即愈，汗後稍稍五合一服，飲食如常，唯忌生葱、海藻、菘菜。深師、胡洽、集驗、文仲、肘後、千金同

又續命湯，治中風痱，身體不能自收，口不能言，冒昧不知人，不知痛處，或拘急不得轉側。姚云與大續命同，兼療產婦大去血者，及老人小兒方。

甘草炙　桂心　當歸　人參

石膏碎綿裹　乾薑各二兩　麻黃去節三兩　芎藭一兩

杏人四十枚去皮尖兩人

右九味㕮咀。以水一斗。煮取四升。服一升。當小汗。薄覆脊。憑几坐。汗出則愈。不更服。無所禁。勿當風。并療但伏不得卧。欬逆上氣。面目洪腫。忌海藻、菘菜、生葱。范汪方主病及用水升數煮取多少並同。汪云是仲景方。本欠兩味。出第八卷中

偏風方九首

病源偏風者。風邪偏客於身一邊也。人體有偏虛者。風邪乘虛而傷之。故爲偏風也。其狀或不知痛癢。或緩縱。或痺痛是也。其湯熨鍼石。別有正方。補養宣導。今附於後。養生方導引法云。一手長舒。合掌。一手捉頦。挽之向外。一時極勢二七。左右亦然。手不動。兩向側。勢急挽之二七。去頭骨急强。頭風腦旋。喉痺。膊內冷注。偏風。又云。一足蹹地。一手向後長舒努之。一手捉涌泉急挽。足努手挽。一時極勢。左右換易二七。去上下偏風。陰氣不和。出第一卷中

廣濟療偏風麻子湯方。

大麻子一升淨擇水漬一宿　麻黃去節　防風

生薑　橘皮　荆芥　芎藭各三兩

桂心二兩　石膏五兩碎綿裹　竹葉洗　葱白各一握

豉心一合　蜀椒三十枚汗去目　杜仲五兩　獨活四兩

右十五味切。以水二斗。煮麻子令牙出。去滓。取一斗。先煮麻黃三沸。去沫。內諸藥。煎取三升。去滓。空腹頓服之。令盡。覆取汗。以粉粉身。勿衝風。此藥補。必不虛人。亦不利。有患風痺及大風者。不過三四劑。忌生葱、生菜、熱麪、蕎麥、豬魚、笋、一切陳臭物。

又療偏風不隨。服補麻子湯後。次服枳實丸方。

枳實炙　防風　羌活　人參

羚羊角屑各六分　甘菊花　乾葛　薏苡人

桂心各四分　茯苓　升麻　黃連

乾地黃各八分

右十三味擣下篩。蜜和爲丸。以酒空腹服如梧子二十丸。加至三十丸。日再。忌生葱、酢物、豬肉、冷水、蕪荑、生菜、熱麪、蕎麥、雞、魚、蒜、笋、陳臭物。並出第一卷中

千金甘草湯。療偏風積年不差。手脚枯細。口面喎僻。精神不足。言語倒錯方。

甘草炙　桂心　芎藭　麻黃去節

人參　當歸　芍藥各一兩　獨活三兩

秦艽一兩半　茯神　生薑各四兩　防風一兩半

附子炮　側子炮各二枚　白朮　黃芩

細辛各一兩　甘菊花一升　淡竹瀝四升

右十九味切。以水一斗。煮麻黃。去沫。取汁七升。內諸藥

并瀝。和煮取三升。分爲四服。前三服訖。間一盃粥。更後服。待藥勢自汗。忌海藻菘菜桃李雀肉猪肉冷水生葱大酢物等。

又方

青松葉一斤。擣令汁出。清酒一斗。漬二宿。近火一宿。初服半升。漸至一升。頭面汗即止。並出第八卷中

備急徐玉療偏風半身不遂。兼失音不語方。

取杏人生吞。不去皮尖。日別從一七漸加至七七。周而復始。食後即以竹瀝下之。任意多少。日料一升取盡。文仲同出第二卷中

延年療偏風半身不遂。冷痺疰等方。

桃人一千七百枚。去兩人尖皮。以好酒一斗三升。並大升。手浸經二十一日。出桃人暴乾。擣令極細。堪作丸。即止。日別再服。服別三十丸。還將浸桃人酒服之。禁食猪肉蒼耳。餘並不禁。

又小續命湯。主偏風半身不遂。口眼喎。不能言語。拘急不得轉側方。

麻黄去節　防巳　附子炮去皮　芎藭
桂心　黄芩　芍藥　人參
甘草炙各一兩　杏人四十枚去皮尖兩人　生薑切四兩
防風一兩半

右十二味。切。以水八升。煮取二升六合。分爲三服。隔五日更服。頻進十劑。病不愈。乃至二十劑。忌海藻菘菜生葱猪肉冷水。並出第十二卷中

又急療偏風。膈上風熱經心藏。恍惚神情。天陰心中惛惛如醉不醉方。

淡竹瀝三升若熱多用竹瀝冷多用荆瀝　羚羊角二分屑
石膏十分碎綿裹　茯神六分切

右四味。以水一斗。合竹瀝。煮取一升五合。去滓。食後欲消。分爲三服。常能服之。永不畏風發。忌酢物。經心録文仲同

又方

生附子一兩　無灰酒一升

右二味。㕮咀。附子內酒中。經一七日。隔日飲之一小合。有病出。無所怪。特忌猪肉生冷酢滑。並出第一卷中

風猥退方三首

病源風猥退者。四肢不收。身體疼痛。肌肉虚滿。骨節懈怠。腰脚緩弱。不自覺知是也。皮肉薄弱。不勝四時之虚風。故令風邪侵於分肉之間。流於血脉之內。使之然也。經久不差。則變成風水之病。出第一卷中

千金療猥退半身不遂。失音不語方。

杏人三升，去兩人者及尖皮，洗，入臼擣二升，令碎研，如寒食粥法，取汁八升，煎取四升，口嘗看香滑即熟。反此爲不熟，唯熟爲佳，停極冷，然後內好麴一升，炊時以前所留一升杏人肉，取四升擣，下水一斗六升，煎取八升，第一遍酘也。次一炊，復取杏人三升，研取一斗二升汁，煎取六升，第二酘也。次一炊，準第二酘取杏人汁多少，爲第三酘也。疑米不足，別更取二升杏人，研取八升，煎取四升，重斟酌炊米酘，若猶不足，研杏人二升，取八升汁，煎取四升更酘之，以熟爲限。一石米杏人三斗，所以節次研杏人者，恐併煎汁酢故也。若冬日任意併煎，準計三斗杏人，取一石六斗煎取八斗四升漬麴，以外分之酘饋酒，熟封四七日開，澄取清，然後押糟，糟可乾末，和酒服之，大驗。士弱氏口

酘音豆，酘酒也。饋音分，一蒸飯也。

又方

萆麻子脂一升　酒一升

右二味，銅鉢盛著酒中，一日煮之，令熟，服之。並出第八卷中

千金翼療猥退風方。

蒼耳子五升，苗亦得　羊桃二升，切　蒴藋切

赤小豆各二升半　鹽二升

右五味，以水兩石五斗，煮取五斗，適寒溫，內所患之脚漬，深至絕骨，勿過之，一度炊二斗米頃，出之，慎風冷，汗從頭出。出第八卷中

風嚲曳及攣躄方二首

病源風嚲曳者，肢體弛緩不收攝也。人以胃氣養於肌肉經脉也，胃若衰損，其氣不實，氣不實則經脉虛，經脉虛則筋肉懈惰，故風邪搏於筋而使嚲曳也。出第一卷中

范汪療中風躄不能起，逐水消食，平胃下氣方。

百部四分　烏頭炮　牛膝　白术各一分

右四味，擣下篩，以酒服方寸匕，日三，稍增，可至三匕，良。忌猪肉、冷水、桃李。出第二十卷中

古今錄驗療風懿不能言，四肢不收，手足嚲攣，獨活湯方。

獨活四兩　生薑六兩　甘草炙　桂心

生葛根　芍藥　栝樓各二兩

右七味，㕮咀，以水五升，煮取三升，服一升，日三。忌海藻、菘菜、生葱。出第四卷中

柔風方二首

病源血氣俱虛，風邪並入，在於陽則皮膚緩，在於陰則腹裏急。柔風之狀，皮外緩，腹裏急，四肢不能自收，裏急不得伸息者，柔風候也。出第一卷中

深師療柔風體疼白汗出石膏散方。

石膏二兩，研　甘草一兩，炙

右二味，擣篩爲散，以酒服方寸匕，可以七服。武家黄素方。出第九卷中

古今録驗療中柔風，身體疼痛，四肢緩弱欲不隨，獨活葛根湯，産後中柔風亦用此方。

羌活　桂心　乾地黄　葛根　芍藥各三兩　生薑六兩　麻黄去節　甘草炙，各二兩

右八味，切，以清酒三升，水五升，煮取三升，温服五合，日三。忌生葱、蕪荑、海藻、菘菜。范汪同，出第八卷中

許仁則療諸風方七首

許仁則療諸風病方，此病多途，有失音不得語，精神如醉人，手足俱不得運用者；有能言語，手足不廢，精神昏恍，不能對人者；有不能言語，手足廢，精神昏亂者；有言語手足精神俱不異平常，而發作有時，每發即狂言浪語，高聲大叫，得定之後，都不自醒者；有諸事不異尋常，發作有時，每發即在走叫喚者；有時每發即作牛羊禽獸聲，醒後不自覺者；有諸事不異尋常，發作有時，發即頭旋目眩，頭痛眼花，心悶輒吐，經久方定者；有諸事不異平常，發作有時，每發即熱，頭痛流汗，不能自勝舉者。此等諸風，形候雖别，尋其源也，俱失於養生，本氣既羸，偏有所損，或以男女，或以飲食，或以思慮，或以勞役，既極於事，能無敗乎。當量已所歸而捨割之，靜思息事，兼助以藥物，亦有可復之理。風有因飲酒過節，不能言語，手足不隨，精神昏恍，得病經一兩日，宜合生葛根等三味湯服之方。

生葛根一挺，長一尺，徑三寸　生薑汁一合　竹瀝二大升，如不可得，宜用篁竹根一大升，切，以水一大斗，緩少煎取二大升，以代竹瀝；如竹根不可得，以篁竹葉細切一大升，以水一大斗，如上法煎取二大升，以代竹瀝；如無竹葉，宜細切弩條一大升，以水一大斗，煎取二大升代之

右藥先取生葛根，淨洗刷，使擣極碎，且空榨取汁令盡訖，又擣，即以竹瀝潑灑，極榨取汁，汁盡又擣，潑灑不限遍數，以葛根粉汁盡爲度。用生薑汁，綿濾之，細細緩服之，不限遍數，及食前食後，如覺腹内轉作聲，又似痛，即以食後温服之。如此經七日以後，服附子等十味湯。

又附子湯方。

附子二枚，共秤重一兩半者，炮　生薑　乾薑各三兩　桂心一兩　石膏六兩，碎，綿裹　生犀角屑　地骨白皮　白术　獨活　芎藭各二兩

右藥切，以水八升，煮取二升半，去滓，分温三服，服相去如人行十里久服。服湯後如覺欲汗，少覆之，令汗出，須臾歇汗，後以藥末粉身。其湯須服五六劑，間三四日服

一劑。其方一劑後量患進退。臨時加減藥物。熱多加生麥門冬一兩。去心。冷多加桂心一兩。有痛加當歸二兩。不能食加人參二兩。大便澁加檳榔七枚。合皮子用之。忌猪肉生葱桃李雀肉等。

又療風熱未退。服湯日數未滿。病後未堪服丸。宜合薏苡人等十二味飲服之方。

薏苡人一升　葳蕤五兩　生麥門冬二兩去心
石膏八兩碎綿裹　杏人六兩去尖皮兩人碎　烏梅四十枚擘
生薑八兩　生犀角屑　地骨皮各三兩　人參二兩
竹瀝一升　白蜜二合

右藥切。以水一斗煮十味。取三升。去滓。內竹瀝白蜜攪調。細細飲之。不限冷煖及食前後。若熱多卽食前冷飲。冷多卽食後煖飲。如服丸藥。以飲送彌佳。

又療風熱未退。頻服湯飲。力不能攻。宜合苦參十二味丸服之方。

苦參　乾薑　芎藭各六兩　玄參
丹參　人參　沙參　白朮各五兩
地骨白皮　獨活各四兩　薏苡人二升　蜀升麻二升

右藥擣篩。蜜和爲丸。用薏苡人飲下之。初服十五丸。日再服。稍稍加至三十丸。如梧子大。若覺冷。卽去玄參沙參。加桂心四兩。細辛三兩。若覺熱。別加十兩生地黃。若覺有痛處。去沙參。加當歸六兩。若覺有氣。去玄參。加橘皮四兩。若大便澁。加大檳榔人二十枚。忌桃李生葱生菜蕪荑。

又至九月以後。二月以前。宜合五加皮等八味藥酒。細細用下前丸飲之方。

五加皮　薏苡人　大麻人各五升熬　丹參五兩
生薑　生地黃各四斤　桂心五兩　大豆一斗熬

右藥切。以絹袋盛。用無灰清酒六斗。浸六七日。細細取下前丸。初服一二合。再服稍稍加至五六合。能至一升亦佳。忌生葱蕪荑。

又預防熱病急黃賊風。乾葛散方。

乾葛　乾地黃各三斤　新香豉心一升

右三味。暴令乾。擣篩爲散。每食後服一方寸匕。日再服。稍稍加至三匕。牛乳蜜湯竹瀝粥飲梅漿任意下之。

又依前乾葛等三味散服之。雖覺熱氣少退。熱未能頓除。宜合黃連等八味散服之方。

黃連　黃芩　乾薑　蜀升麻
知母　乾地黃各一斤　梔子人　大青各半斤

右藥擣篩爲散。每食後飲服一方寸匕。日再服。稍加至

二匕。若能食飲適寒温。男女節勞逸。候體氣服前方。乃至終身無熱病急黄暴風之慮。忌豬肉冷水蕪荑。吴昇同。並出上卷中

張文仲療諸風方九首

元侍郎希聲集張文仲方九首。奉勑語張文仲等諸患風氣。醫人處方多不同。可共諸名醫脩一本進來。仍令殿中監王方慶專勾當。臣文仲言。臣准勑諸名醫集諸方爲一卷。風有一百二十種。氣有八十種。風則大體共同。其中有人性各異。或冷熱。庸醫不識藥之行使。或冬藥夏用。或秋藥冬用。多殺人。唯脚氣頭風大風上氣。此四色常須服藥不絶。自餘諸患看發。即依方喫藥。夫患者但春夏三四月秋八九月。取利一行甚妙。臣所進此方。不問四時皆得服。輕者服小方。重者服大方。藥味雖同。行使殊别。謹上如後

桑枝煎。療偏風及一切風方。

桑枝剉一大升不用全新嫩枝

右一味。以水一大斗。煎取二大升。夏月井中沈。恐酢壞。每日服一盞。空腹服盡。又煎服。若豫防風。能服一大升。終身不患偏風。無忌。

又療風飲子方。

羌活三兩　桂心半兩　人參一兩　蜀升麻

茯神　防風　生薑合皮切　生犀角屑各二兩

右八味。切。以水一大升。煮取二大合。分温三服。如熱。下竹瀝一盞。一無禁忌。唯忌生葱酢。

又方。仲云四時俱服神方。十九味丸。

防風　羌活　五加皮　芍藥

人參　丹參　薏苡人　玄參

麥門冬去心　乾地黄　大黄　青木香各六分

松子人　磁石各八分研　檳榔子十分　枳實炙八分

牛膝八分　茯神八分　桂心八分

右十九味。擣篩。蜜和爲丸如梧子。以酒服十五丸。日再服。稍稍加至三十丸爲度。忌豬肉魚蒜生葱酢蕪荑。

又療一切風及偏風。發四肢。口目喎戾。言語蹇澀。其湯不虚人。勝於續命湯。故録傳之。特宜老人用之方。

生地黄汁　竹瀝　荆瀝以上三味汁各取一升五合

羌活　防風各二兩　蜀附子大者一枚生用去皮八九破重一兩者有神

右六味。切。内前三瀝汁中。寬火煎取一升五合。去滓。温分二服。服别相去八九里。風甚頻服五六劑。驗不可論。特宜老小等。無問冬夏。並同服之。無忌。隔三日服一劑益佳。忌豬肉蕪荑。

又煮散方。

茯神六兩 防風 牛膝 枳實炙

防巳 秦艽 玄參 芍藥

黄耆 白鮮皮 澤瀉 獨活各四兩

桂心三兩 五味子一升碎 人參四兩 薏苡人一升碎

麥門冬一兩去心 羚羊角二枚屑 石膏一斤碎綿裹 甘草三兩炙

磁石二十四兩綿裹

右二十一味切如麻豆。分作二十四貼。每日取一貼。着杏人十四枚去尖皮兩人者碎。以水三升。煮取一升。去滓。空腹頓服。每春中夏初服。禁生冷。忌醋生葱海藻生菜。

又療一切風。乃至十年二十年不差者方。

牛蒡根一升細切 生地黄細切 牛膝細切 枸杞子微碎各三升

右四味。取無灰酒三升漬藥。以疎絹袋盛之。春夏一七日。秋冬二七日。每服皆須空腹。仍須稍稍令有酒色。

又寒水石煮散方。

寒水石 石膏 滑石 白石脂

龍骨各八兩 桂心 甘草炙 牡蠣各三兩熬

赤石脂 乾薑 大黄各四兩 犀角一兩屑

右十二味擣。以馬尾羅篩之。將皮囊盛之。急繫頭。掛着高京處。欲服以水一升煮五六沸。内方寸匕藥。煮七八沸。下火澄清。瀉出頓服。服之。每日服亦得。百無所忌。小兒服之。即以意斟酌多少。忌生葱海藻菘菜。

又五粒松酒方。冬十月以去服

五粒松葉七斤並大片 麻黄七兩去節 防風

黄耆 獨活 秦艽各二兩 牛膝四兩

生地黄一斤 芎藭二兩

右九味切。以無灰清酒四大斗漬。春七日。冬二十日。夏五日。日别二三度服。服别大合四合以來。忌如藥法。

又釀酒法。

糯米一升 麴一升半 防風半斤切 蒼耳子三升

右四味。以水八升。煎取六升。米麴一時拌。於瓷器中盛煖着一周時。即熟。若須重釀。任情覺冷。加五味子一升。

並出上卷中

右從事郎充兩浙東路提舉茶塩司幹辦公事趙子孟

較勘

重訂唐王燾先生外臺秘要方第十四卷終

重訂唐王燾先生外臺秘要方第十五卷目録 風狂及諸風下二十四門

唐王燾先生外臺秘要方卷十五

宋朝散大夫守光祿卿直秘閣判登聞簡院上護軍臣林億等　上進

新安後學程衍道敬通父訂梓

風狂方九首

病源風狂者，由風邪入并於陽所爲也。風邪入血，使人陰陽二氣虛實不調，若一實一虛，則令血氣相并。氣并於陽則爲狂發，或欲走，欲自高賢，稱神聖是也。又肝藏魂，悲哀動中則傷魂，魂傷則狂妄不精明，不敢正當人，而攣筋兩脇骨不舉，毛瘁色夭，死於秋，皆由血氣虛受風邪，致令陰陽氣相并所致，故名風狂。

千金方療狂邪發惡，或披頭大叫欲殺人，不避水火方

苦參爲末，以蜜丸如梧子大，每服十丸，薄荷湯下。

又方療癲狂不識人。

人屎燒灰，酒調服之。

又方療風狂百病。

麻仁四升，水八升，猛火煮令牙生，去滓，煎取七升，旦空心服，或發或不發，或多言語，勿怪之，但令人摩手足須定，凡進三服。

千金翼療癲狂不識人。

伏龍肝爲末，水調方寸匕，日進三服。

肘後方療風狂喪心。

取葶藶一升，擣三千杵，取白犬倒懸之，以杖杖血出，盛取以和葶藶末，丸如麻子大，一丸三服取差。

又方

莨菪子二升，酒五升，浸之，出曝乾，再漬盡酒止，擣服一錢匕，日三，勿多服，益狂。

又方

防葵爲末，酒服一刀圭至二三，身潤，又小不仁爲候。

又方

自縊死者繩燒，三指撮服之。

又主狂言恍惚方。

灸天樞百壯。（並出第十四卷中　銅人經天樞俠臍二寸）

風驚恐失志喜忘及妄言方六首

深師人參湯療忽忽善忘，小便赤黃，喜夢見死人，或夢居水中，驚恐惕惕如怖，目視𥆧𥆧，不欲聞人聲，飲食不得味，神情恍惚不安，定志養魂方。

人參　甘草（炙，各二兩）　半夏（一兩，洗）　龍骨（六兩）

遠志（八兩）　麥門冬（一升，洗，去心）　乾地黃（四兩）

大棗（五十枚，擘）　小麥（一升）　阿膠（三兩，炙）　膠飴（八兩）

石膏四兩碎綿裹

右十二味，切，以水三斗，煮小麥令熟，去麥，內藥，煮取七升，去滓，內膠飴令烊，一服一升，日三夜一，安臥當小汗彌佳。忌海藻、菘菜、羊肉、蕪荑。

又龍骨湯，療宿驚失志，忽忽喜忘，悲傷不樂，陽氣不起方。

龍骨　茯苓　桂心　遠志各一兩去心　麥門冬二兩去心　牡蠣熬　甘草各三兩炙　生薑四兩

右八味，㕮咀，以水七升，煮取二升，分爲二服。忌海藻、菘菜、酢、生葱。

又鐵精散，療驚恐妄言，或見邪魅，恍惚不自覺，發作有時，或如中風方。

鐵精　茯苓　芎藭　桂心　蝟皮各三兩炙

右五味，擣下篩，以酒服錢五匕，日三。不知，稍增至一錢以上，知之爲度。忌酢物、生葱等。並出第九卷中

古今錄驗道士陳明進茯神丸，一名定志小丸，主心氣不定，五藏不足，甚者憂愁悲傷不樂，忽忽喜忘，朝差暮劇，暮差朝發，發則狂眩，加茯神爲茯神丸，不加茯神爲定志丸。二分合少，可兩度合方。

菖蒲　遠志去心　茯苓各二分　人參三兩

右四味，擣下篩，服方寸匕，後食，日三。蜜和丸如梧桐子，服六七丸，日五亦得。一方加茯神一兩半、牛黃五銖爲六味，茯苓、遠志、菖蒲各一兩。忌酢物、羊肉、餳。千金同

又定志紫菀丸，療五驚喜怒不安方。

紫菀六分　遠志十五分去心　白龍骨七分　牛黃一兩　甘草十分炙　虎頭皮十二分炙令焦　人參　桂心　白朮各八分　防風七分　麥門冬去心熬　雷丸各五分　柴胡十六分

右十三味，各別擣下篩，蜜和丸如梧桐子大，先食服十丸，日三，甚良。忌海藻、菘菜、桃李、生葱。並出第五卷中

千金療驚勞失志方。

茯神五兩　甘草炙　桂心各一兩　龍骨　麥門冬去心　防風　牡蠣熬　遠志各二兩去心　棗二十枚擘

右九味，切，以水八升，煮取二升，分爲二服，日再服。忌海藻、菘菜、生葱、酢物。出第十四卷中。一云主驚悸心神錯亂，或是或非，言語無度，茯神湯

風邪方八首

病源風邪者，謂風氣傷於人也。人以身內血氣爲正，外風氣爲邪。若其居處失宜，飲食不節，致腑藏內損，血氣外虛，則爲風邪所傷，故病有五邪：一曰中風，二曰傷暑，三曰飲

食勞倦。四日中寒。五日中濕。其爲病不同。風邪者發則不自覺知。狂惑妄言悲喜無度是也。出第二卷中

廣濟療風邪狂亂失心。安神定志方。

金銀薄各一百和合　石膏研　龍齒研
鐵精研　地骨白皮　茯神　黄芩
生乾地黄　升麻　茯苓　玄參
人參各八分　虎睛一具微炙　牛黄　生薑屑各四分
麥門冬十分去心　枳實炙　甘草炙　葳蕤
芍藥各六分　遠志去心　栢子人　白鮮皮各五分

右二十四味擣篩。以蜜和爲丸。食訖。少時煮生枸杞根汁。服如梧桐子二十丸。日二服。漸加至三十丸。不利。忌熱麪海藻菘菜蕪荑炙肉醋蒜粘食陳臭油膩。出第一卷中

深師鎭心丸。療老小心氣不足虚弱。時苦小語勞則劇。風邪百病並主之方。

銀屑一分半研　牛黄九銖　丹砂研　甘草炙
麥門冬去心　遠志去心各五分　防葵　人參
防風　細辛　茯神　椒汗
附子炮　紫石英研各四分　桂心　乾薑各六分
菖蒲　紫菀各三分

右十八味擣下篩。以白蜜和丸如梧子大。先食服三丸。日三。不知。稍稍增之。忌海藻菘菜生菜豬肉生葱生血酢物餳等。丹砂一作丹參

又五石鎭心丸。療男女風虚心氣不足。風邪入藏。夢寤驚恐心悸諸病悉主之方。

紫石英研　白术各一兩　茯苓　海蛤
菖蒲　白石英　杏人去皮尖兩人熬　硫黄研
遠志去心　細辛　牛黄　鐵精研
卷栢　阿膠炙各四分　麥門冬去心　蓯蓉
鍾乳研　銀屑研　大豆卷　當歸
乾薑各五分　大棗五十枚　人參　防風
薯蕷　甘草炙各七分　澤瀉六分　白歛
前胡各二分　石膏研　乾地黄　芍藥
桔梗　栢子人　桂心　烏頭炮各三分
秦艽六分　半夏八分洗　大黄五分三斗米下蒸
黄耆六分

右四十味擣下篩。棗膏蜜和爲丸如梧子大。一服十丸。不知增之。忌海藻菘菜豬羊肉餳生葱桃李羊血蕪荑酢物。並出第十卷中

肘後麻子湯。療風邪感結衆殃。恍惚不安。氣欲絶。水漿不入口方。

麻子五合熬　橘皮　芍藥　生薑

桂心　甘草炙各三兩　半夏洗五兩　人參一兩

當歸二兩

右九味切。以水九升。煮取三升。分爲三服。忌海藻菘菜羊肉餳生葱等物。古今錄驗同出第三卷中

千金翼續命湯。療大風風邪入心。心痛達背。背痛達心。前後心痛。去來上下。或少腹脹滿微痛。一寒一熱。心中煩悶。進退無常。面或青或黃。皆是房内太過。虛損勞傷。交通會後汗出。汗出未除。或因把扇。或出當風。因而成勞。五俞大傷風。因外入下有水。因變成邪。雖病如此。然於飲食無退。坐起無異。至卒不知。是五内受風故也。名曰行尸。宜預備此方。

麻黄六分去節　大棗十枚擘　桂心　防風

細辛　芎藭　甘草炙　芍藥

人參　秦艽　獨活　黄芩

防已各一兩　附子炮　白朮各三分　乾薑五分

右十六味切。以水一斗三升。先煮麻黄令一沸。下之。去沫。内諸藥。煮取五升。去滓。内棗煎取三升。分爲三服。老小人病服五合。強人可取微汗。忌生葱海藻菘菜生菜豬肉冷水桃李雀肉等物。

又鎮心丸。療胃氣厥實。風邪入藏。喜怒愁憂。心意不定。恍惚喜忘。夜不得寐。諸邪氣病悉主之方。

秦艽一兩　栢實　當歸　乾漆熬

白斂　杏人去皮尖熬　芎藭各三分　澤瀉一兩

乾地黄六分　防風　人參各四兩　甘草一兩

白朮　薯蕷　茯苓　乾薑各二分

麥門冬二兩去心　前胡四分

右十八味。擣下篩。以蜜和爲丸如梧子大。先食飲服十丸。日三。不知稍增之。忌桃李雀肉海藻菘菜蕪荑酢物。並出第十六卷中

崔氏療風邪虛悸。恍惚悲傷。或夢寐不安。鎮心湯方。

茯神　半夏洗　生薑各四兩　羚羊角屑

當歸　人參　防風　芎藭

杏人去皮尖　桔梗各二兩　龍齒碎綿裹　石膏碎綿裹各三兩

防已　桂心各一兩半　竹瀝一升

右十五味切。以水一斗。煮減半。内竹瀝。煎取二升八合。去滓。分温三服。相去如人行十里久。忌酢物羊肉豬肉餳生葱等物。

又別離散。療男子女人風邪。男夢見女。女夢見男。交歡日久成勞。愁悲憂恚。怒喜無常。日漸羸瘦。連年歲月。深久難

療或半月或數月。日復發者方。

楊上寄生三兩炙　菖蒲　細辛

附子炮　乾薑　薊根一云苧根　天雄炮

桂心各一兩　白朮二兩　茵芋二兩炙

右十味合擣下篩。以酒服半方寸匕。日三。不飲酒。用童子小便調服。合藥勿令婦人雞犬見之。勿令病人見合藥。見者令邪氣不去。禁之爲驗。忌生葱生菜豬羊肉桃李雀肉餳等物。小品同並出第七卷中

五邪方五首

深師五邪丸。療心驚恐夢寤愁憂煩躁不樂。心神錯亂。邪氣經入五藏。往來煩悶。悲哀啼泣。常如苦怖。吸吸短氣。當發之時。恍惚喜臥。心中踊踊。忽然欲怒。癲倒手足。冷清氣乏。鬼邪氣所中。涉於藏腑。食即嘔逆。除氣定心神方。

芎藭　龍角無角用齒　茯苓　紫石英研

防風　厚朴炙　鐵精研　甘草炙各四分

遠志六分去心　丹參　大黃　梔子人

桂心　細辛　菖蒲　椒目汗去

人參　乾薑　附子炮　吳茱萸各五分

芥子三分　禹餘粮七分研

右二十二味擣下篩。和以蜜丸如梧子大。未食服二十丸。夜服十丸。棗湯下。不知增之。忌海藻菘菜生葱生菜豬羊肉餳等物。

又五邪湯。療風邪恍惚悲涕泣狂走。如有神之狀。身體強直或疼痛。口噤候痺。水漿不通。面目變色。甚者不識人方。

菖蒲　秦艽　桂心　當歸

禹餘粮　人參　附子炮　黃芩

甘草炙　遠志去心　防風各一兩　龍骨

赤石脂　茯苓　芍藥　芎藭

防己各二兩

右十七味擣下篩作麤散。調和取水二升。一方取東流水煮小沸。內散二兩。煮取一升五合。未食服五合。日再夜一。分作十二裹。重裹令密。勿令泄氣。忌羊肉餳海藻菘菜酢物。並出第八卷中

范汪五邪湯。療五邪氣入人體中。鬼語諸妄有所語悶亂恍惚不足。意志不定。發作來往有時方。

人參　白朮　茯苓　菖蒲

茯神各三兩

右五味切。以水一斗。煮取三升。先食服八合。日三。忌桃李雀肉羊肉餳酢物。並出第四十二卷中

古今錄驗五邪湯。主邪氣啼泣。或歌或哭方。

禹餘粮研 防風 桂心 芍藥

遠志去心 獨活 甘草炙 人參

石膏碎綿裹 牡蠣熬 秦艽各一兩 白术

防巳 菖蒲 雄黃研 茯神

虵蛻皮炙各一兩

右十七味擣麤篩。以水一升半。内三方寸匕。煑二沸。去滓。服之。日四服。忌生葱海藻菘菜桃李雀肉餳酢等。深師用黃丹不用雄黃餘同

又茯神湯。主五邪氣入人體中。見鬼妄語。有所見聞。心悸動搖。恍惚不定方。

茯神二兩 人參 茯苓各三兩 赤小豆四十枚

菖蒲三兩

右五味。以水一斗。煑取二升半。分爲三服。忌酢羊肉餳。深師千金翼同並出第四卷中

風驚悸方九首

病源風驚悸者。由體虚心氣不足。心之經爲風邪所乘也。或恐懼憂迫。令心氣虚。亦受風邪。風邪搏於心。則驚不自安。驚不已則悸動不定。其狀目睛不轉而不能呼。診其脉動而弱者。驚悸也。動則爲驚。弱則爲悸。出第一卷中

廣濟療熱風驚悸。安心。久服長年。鎮心丸方。

茯神 人參 龍齒研 升麻

石膏研 黃芩 茯苓 麥門冬去心八分

銀薄二百番研 虎睛一具炙 枳實炙 白歛

玄參 芍藥 葳蕤 甘草炙各六分

生薑二分

右十七味擣篩。蜜和丸。每食訖少時。以飲服如梧子大十五丸。日二服。漸漸加至三十丸。不利。忌海藻菘菜酢蒜麪粘食陳臭等物。出第一卷中

深師大定心丸。療恍惚驚悸。心神不安。或風邪因虚加藏。語言喜忘。胷脅滿。不得飲食方。

人參 桂心各三兩 白术 防巳

茯苓 乾薑 防風 大黃

茯神 桔梗 白歛各一兩 牛膝十銖

遠志二兩去心 銀屑六銖

右十四味擣合下篩。以蜜丸如梧子大。先食服五丸。日三。不知稍稍增之。一方無牛膝。而有茱萸一兩。銀屑十銖。餘悉同。忌生葱酢物豬肉桃李雀肉等。

又補心湯。療心氣不足。其病苦滿。汗出。心風煩悶。善恐。獨苦多夢。不自覺者。咽喉痛。時時吐血。舌本強。水漿不通。手掌熱。心驚悸。吐下血方。

麥門冬三兩去心　紫石英五分　紫菀二兩　桂心一尺一方二兩

茯苓四兩一方一兩　小豆二十四枚一方六合　人參半兩

大棗二十五枚擘　甘草五寸炙一方一兩

右九味切。以水八升。煮取二升四合。羸人分作三服。強人再服。心王之時。有血證可服耳。一方說用藥兩數不盡同。注之在下。煮取多少服亦同。忌海藻菘菜生葱酢物。並出第十卷中

千金療心虛寒。陰陽寒損。心驚掣悸。語聲寬急混濁。口喎。冒昧好自笑。厲風傷心。荊瀝湯方。

荊瀝三升　麻黃去節　白朮　芎藭各四兩

防風　桂心　升麻　茯苓

遠志去心　人參　羌活　當歸各三兩

防已　甘草炙各二兩　母薑切一升取汁

右十五味切。以水一斗。先煮麻黃兩沸。去沫。次下諸藥。煮取三升。絞去滓。下荊瀝薑汁。煎取四升。分爲四服。日三夜一。忌海藻菘菜酢生葱桃李雀肉等物。

又大鎮心丸。療心虛驚悸。夢寤恐畏方。

紫石英　茯苓　防風　人參

甘草炙　澤瀉各八分　秦艽　黃耆

白朮　薯蕷　白歛各六分　麥門冬

當歸各五分　桂心　遠志去心　栢子人

石膏　桔梗　大黃　大豆卷各四分熬

椒汗去目　芍藥　乾薑　細辛各三分

右二十四味。酒服如梧子大十五丸。日再。一方用棗膏丸。忌海藻菘菜生葱豬肉生菜桃李雀肉等。

又小鎮心散。療心氣不足。虛悸恐畏悲思恍惚。心神不定。惕惕而驚方。

人參　遠志去心　赤小豆　附子炮

桂心　細辛　乾薑　防風

龍齒炙　菖蒲　乾地黃各二兩　茯苓

白朮　黃耆各四兩

右十四味。擣篩爲散。以酒服兩方寸匕。日三。忌羊肉餳桃李雀肉生葱生菜豬肉。並出第十四卷中

崔氏療熱風驚掣。心忪恐悸。風邪狂叫妄走者。服此湯亦差。朱四類用之極効方。

茯神三兩　杏人三兩去皮尖兩人切　升麻

白鮮皮　沙參各二兩　龍齒六兩炙　寒水石一斤碎綿裹

石膏二十兩碎綿裹　生麥門冬去心四兩

右九味切。以水一斗二升。煎取三升。去滓。分溫爲三服。相去十里。若甚者減水三升。內竹瀝三升。先用水煮九

沸。然後內竹瀝。煑取三升。服如上法。忌酢物。出第六卷中

古今錄驗茯神湯。療風經五藏虚驚悸安神定志方。

龍骨一兩　乾薑一兩半　細辛一兩半　白朮一兩

茯神三兩　人參　遠志去心　甘草炙

桂心　獨活各二兩　酸棗人一兩　防風二兩

右十二味切。以水九升。煑取三升。分爲三服。忌海藻菘菜桃李雀肉生葱生菜醋物。

又大竹瀝湯。療大虚風氣。入腹拘急。心痛煩寃。恍惚迷惑不知人。或驚悸時怖。吸吸口乾。濇濇惡寒。時失精明。歷節疼痛。或緩或不攝。産婦體虚受風惡寒。慘慘憒憒悶。心欲絶者。并療風瘂口噤不開。目視如故。耳亦聞人語。心亦解人語。但口不得開。劇者背强反折。百脉掣動。悉主之方。

秦艽　防風　茯苓　人參各二兩

茵芋　烏頭炮　黄芩　乾薑

當歸　細辛　白朮各一兩　天雄一枚炮

甘草三兩炙　防已二兩

右十四味切。以竹瀝一斗。水五升。煑取四升。分服一升。羸人服五合佳。此湯令人痺。寧少服也。茵芋有毒。令人悶亂目花。虚人可半兩良。風輕者用竹瀝三升。水七升。小重者竹瀝五升。水五升。風大劇停水用竹瀝一斗。忌酢生菜海藻菘菜桃李雀肉等。並出第一卷中

風驚恐方三首

病源風驚恐者。由體虚受風。入乘腑藏。其狀如人將捕之。心虚則驚。肝虚則恐。足厥陰爲肝之經。與膽合。足少陽爲膽之經。主決斷衆事。心肝既虚而受風邪。膽氣又弱而爲風所乘。故驚恐如人將捕之。出第一卷中

廣濟療心虚熱風上衝頭面。心係急。時時驚。四肢煩。腰膝冷邪氣發。神不定犀角丸方。

犀角屑　防風　人參　升麻

防葵　檳榔人各五分　青木香　光明砂研

牛膝各八分　龍齒炙　鐵精各六兩　露蜂房炙

銀箔研各三分

右十三味擣篩。蜜和爲丸如梧子。酒下二十丸至二十五丸。日再服。不利。忌生血物熱麫蕎麥炙肉葵蒜粘食等。出第一卷中

深師續命湯。療大風。風邪入心。或心痛徹背。背痛徹心。去來上下驚恐。小腹脹滿微痛。乍寒乍熱。心中悶。狀如微温。進退無常。面青或白或黄。虚勞邪氣入百脉。百病皆療之方。

人參　甘草炙　乾薑　麻黄去節

獨活 當歸 芎藭 石膏碎綿裹，各二兩
附子一枚，炮 桂心 白朮 細辛各三分
防風五分 芍藥二分 秦艽一兩
杏人四十枚，去兩人尖皮 黃芩一兩

布十七味。以水一斗。煮麻黃十餘沸。內諸藥。煮取四升半。去滓。內棗十枚。煎取三升。分五服。老小者五合。此以下以意消息。調和六腑。安五藏。無不損除。無芎藭。防巳代之。無獨活。天雄代之。無附子。烏頭代之。湯成之後。服湯以椒十枚置湯中。溫令煖服之。此與十二味西州續命湯療同。俱療癲邪大風。西中有十二味者。中有大棗三十枚。忌海藻生葱豬肉桃李生菜雀肉等。

又療五藏六腑血氣少。亡魂失魄。五藏晝夜不安。惚惚善悲。心中善恐怖。如有鬼物。此皆發於大驚及當風從高墮落所致。療之十黃散方。

雄黃五分，熬 人參五分 蜀椒五分，汗 大黃四分
朱砂三分，研 乾薑四分 黃蘗二分 山茱萸二分
細辛二分 黃耆三分 澤瀉三分 黃連一分
蒲黃一分 桂心三分 麻黃一分，去節
黃孫一分，壯蒙也，一方云黃昏 黃環三分 黃芩三分

布十八味。擣篩為散。未食溫酒服一方寸匕。日三。稍增至二七。服此散。體中筋力強者。不須增人參。氣力羸虛。可增人參五分。合十分。忌豬肉冷水生菜生葱生血物等。並出第八卷中。崔氏同。千金無椒朱砂乾薑

風癲方七首

病源風癲者。由血氣虛。風邪入於陰經故也。人有血氣少則心虛而精神離散。魂魄妄行。因為風邪所傷。故邪入於陰則為癲疾。又人在胎時。其母卒大驚。精氣并居。令子發癲。其發則仆地吐涎沫。無所覺是也。原其癲病。皆由風邪故也。養生方云。夫人見十步直牆。勿順牆而臥。風利吹人必發癲癇及體重。人臥春夏向東。秋冬向西。此是常法。其湯熨鍼石。別有正方。補養宣導。今附於後。養生方導引法云。還向反望不見七通。治欬逆胸中病。寒熱癲疾。喉不利咽乾咽塞。又云。以兩手承轆轤倒懸。令腳反在其上元。愈頭眩風癲。坐地舒兩腳。以繩絆之。以大繩絆訖。拖鹿盧上來下去。以兩手挽繩。使腳上頭下。不使離地。自極十一通。愈頭眩風癲。久行。身臥空中而不墜落。出第二卷中

集驗風癲論曰。凡癲病發則仆地。吐涎沫無知。若強掠如狂及遺糞者難療。無方。出第三卷中，千金同

千金療風癲方。

葶藶子熬，研 鉛丹 栝樓 虎掌各三分

烏頭三分炮　白朮一分　鴟頭一枚炙　鐵精
藺茹各一兩　椒汗　大戟炙　甘遂
天雄各二分炮

右十三味末之，以蜜和如梧子大，服二丸，日二，忌桃李雀肉豬肉冷水。經心錄同，名鴟頭丸

又芎藭湯，主風癲引脅牽痛，發作則吐，耳如蟬鳴方。

芎藭　藁本　藺茹各五兩

右三味切，內酒一斗，煮取三升，頓服，酒一升，羸者二服，取大汗。深師同

又方

生天門冬十斤　生地黃三十斤

右二味取汁作煎，服之，忌鯉魚蕪荑。

又天門冬酒，通治五藏六腑大風洞虛，五勞七傷，癥結滯氣，冷熱諸風，癲癇惡疾，耳聾頭風，四肢拘攣，猥退歷節風，萬病皆主之，久服延年輕身，齒落更生，髮白再黑方。

天門冬與百部相似，天門冬味甘，兩頭方；百部細長而味苦，令人利。門冬汁一斗，漬麴二升，令發，以米二斗，準家法醞之。春夏極冷下飯，秋冬溫如人肌，酒熟取清服一盞，常令酒相接，勿至醉吐。慎生冷酢滑雞豬魚蒜，特忌鯉魚，亦忌油脂。此是一斗汁法，餘一石二石亦準此。以為大率，服藥十日，覺身體大痒，二十日更大痒，三十日乃漸止，此是風氣出去故也。四十日即覺心豁然大快，似有所得；五十日更覺大快，當風坐臥，覺風不著人，身中諸風悉盡。用米法：先淨淘米，暴炕令乾，臨欲用時，更別取天門冬汁漬米，瀝炊之，餘汁拌飯。取天門冬汁法：淨洗天門冬，乾瀝去水，切之擣，押取汁三四遍，令滓乾如草乃止。此酒初熟，味酸，仍作臭泔腥氣，但依式服之，久停即香美，餘酒不及也。封四七日佳，凡八月九月即少少合，至十月合，捉到來年五月三十日以來，相續服之。春三月亦得合，入四月不得合。服酒時若得散服，更得力倍速，散方如左。

天門冬去心皮，暴乾擣篩，以上件酒服方寸匕，日三，加至三匕，久服長生，凡酒亦得服之。

又療風癲方。

茯神　白龍骨研　龍齒研　龍角研
龍膽　蔓菁子　鐵精研　乾薑各十分
人參　遠志去心　黃連　大黃各八分
芎藭　白芷　黃芩　當歸各六分
桂心五分，去皮

右十七味末之，蜜和丸，湯服十五丸如梧子大，日二，稍稍加之，以知爲度。忌酢物、豬肉、冷水、生葱。並出第十四卷中

古今錄驗療風癲六生散方。

菖蒲　蒴藋 一作藋蘆　防風　茵芋

商陸根　蜀附子 炮，各二兩

右六味，擣下篩，酒服錢五匕，日再服，不知稍增，以知爲度。忌豬肉、冷水、羊肉、餳、牛犬肉、蒜等。

又侯氏黑散療風癲方。

菊花 四十分　防風　白朮 各十分　茯苓

細辛　牡蠣 熬　鍾乳 研　礜石 泥裹燒半日研

人參　乾薑　桂心　芎藭

當歸　礬石 如馬齒者燒令汁盡研，各三分　黄芩 五分

右十五味，擣合下篩，以酒服方寸匕，日三。忌桃李、雀肉、胡荽、青魚鮓、酢物、生葱、生菜。並出第十卷中。張仲景此方更有桔梗八分，無鍾乳、礜石，以溫酒下之，禁一切魚肉、大蒜，常宜冷食，六十日止，即藥積在腹中不下也，熱食即下矣，冷食自能助藥力

五癲方三首

病源五癲者，一曰陽癲，發時如死人，遺尿，有頃乃解。二曰陰癲，坐小時臍瘡未愈，數洗浴，因此得之。三曰風癲，發則眼目相引，牽縱反強，羊鳴，食頃方解，由熱作汗出當風，因以房室過度，醉飲飽滿，行事，令心意逼迫，短氣脉悸得之。四曰濕癲，眉頭痛，身重，坐熱沐頭，濕髻，腦沸未止得之。五曰馬癲，發作時反目口噤，手足相引，身熱，坐小時膏氣腦熱不和得之。皆然。診其脉，心脉微澀爲癲疾，并脾脉緊而疾者，癲脉也。腎脉急甚爲骨癲疾，脉洪大而長者癲疾，脉浮大附陰者癲疾，脉來牢疾者癲疾，三部脉緊急者癲可療。發則仆地，吐涎沫，無所知，若強掠起如狂及遺糞者難療。脉虛則可療，實則死。脉緊弦實牢者生，脉沈細小者死。脉搏大滑，久久自已。其脉沈小急疾，不可療；小牢急亦不可療。出第二卷中

古今錄驗莨菪子散，療五癲，反側羊鳴，目翻吐沫，不知痛處方。

豬卵 一具，陰乾百日　莨菪子 三升　牛黄 八分，研　鯉魚膽 五分

桂心 十分，研

右五味，切，以清酒一升漬莨菪子，暴令乾，盡酒止，乃擣合下篩，酒服五分匕，日再，當如醉，不知稍增，以知爲度。忌生葱等。

又鐵精散療五癲方。

鐵精 一合，研　芎藭　防風 各一兩　蛇牀子 五合

右四味，合擣篩，酒服一錢匕，日三，有効。文仲、范汪同

又療五癎。牛癎則牛鳴。馬癎則馬鳴。狗癎則狗吠。羊癎則羊鳴。雞癎則雞鳴。五癎病者。腑藏相引。盈氣起寒厥。不識人。氣爭瘈瘲吐沫。久而得蘇。雄黃丸方。

鉛丹二兩熬　真珠　雄黃研　水銀熬
雌黃各一兩　一方無　丹砂半兩研

右六味擣和以蜜。又擣三萬杵。乃丸。先食服胡豆大三丸。日再。驚癎亦愈。忌生血物。千金范汪同云各五兩小兒三丸如小豆　並出第六卷中

癎方三首

廣濟療癎疾積年不差。得熱即發水銀丸方。

水銀紙裹鍊　麥門冬去心　烏蛇脯炙　鐵精研
乾地黃各八分　龍角研　人參　防風
子芩　升麻各六分　熊膽四分研

右十一味擣篩。蜜和丸如梧子。食後以生驢乳汁下二十丸。漸漸加至三十丸。日再。不利。忌蕪荑生菜熱麪蕎麥炙肉蒜粘食。出第一卷中

千金大鎮心丸。主諸癎醫所不救方。

虎睛一具酒漬一宿炙　防風　秦艽
防葵　龍齒研　黃芩　雄黃
防己　山茱萸　茯苓　鐵精研
鬼臼　人參　大黃　銀屑研
乾薑　牛黃研各四分　寒水石研六分　羌活
升麻　遠志　白鮮皮　細辛
白薇　貫衆　麝香　鬼箭各三分
茯神　石膏研　天雄炮各二分　蛇蛻皮一尺炙
蜂房二分炙

右三十二味擣篩蜜和。酒服十五丸。日二服。加至三十丸。忌醋物生菜豬肉冷水。出第十四卷中崔氏云療風癎及風邪有鴟頭三枚炙無茯苓餘並同

救急療癎。少老增減之方。

竹茹一握　衣中白魚七頭

右二味以酒一升煎取二合頓服之。出第八卷中

風癎及驚癎方五首

廣濟療風癎卒倒嘔沫無省覺方。

麻黃去節　大黃　牡蠣熬　黃芩各四兩
寒水石　白石脂　石膏研　赤石脂
紫石英　滑石各八兩研　人參　桂心各二兩
蛇蛻皮一兩炙　龍齒六兩研　甘草三兩炙

右十五味擣篩爲散。八兩一薄。以絹袋盛散藥。用水一升五合。煮取一薄。取七合。絞去滓。頓服之。日一服。一方

水二升煮散方寸匕。取一升。去滓。服之。少小百日服一合。熱多者日二服。三五日一服亦得。本方無麻黄龍齒蛇蛻皮。忌海藻菘菜生葱熱麪蕎麥豬肉蒜膩粘食。

又方

吊藤皮　麻黄去節各二分　龍齒六分研綿裹　銀一斤

寒水石　梔子擘　知母　石膏碎綿裹

杏人去兩人皮尖研各十二分　升麻十分　子芩十分

蛇蛻皮七寸炙　蚱蟬四枚去足翅炙　柴胡十分　芍藥

沙參各八分　生葛汁五分　蜜七合

牡牛黄如大豆粒十枚煎成研下之

右十九味切。以水六升。淡竹瀝二升合。煮取二升四合。絞去滓。內杏人脂葛汁蜜。於微火煎。攪不停手。令餘二升三合成。三四歲一服二合。五六歲一服二合半。日再服。稍增。兒若大便澁者。加大黄十分。慎熱麪炙肉魚蒜粘食油膩冷水。並出第一卷中

深師療大人風及少小驚癇瘈瘲日數十發。醫所不能療。除熱方。

龍骨　大黄　乾薑各四兩　牡蠣三兩熬

滑石　赤石脂　白石脂　桂心

甘草炙各三兩

右九味擣下篩。韋囊盛。大人三指撮。以井華水二升煮三沸。藥成。適寒温。大人服一升。未滿百日服一合。未能飲者。綿裹筯頭內湯中。著小兒口中。以當乳汁。熱多者日四服。無毒。以意消息之。忌海藻菘菜生葱。一方無大黄赤石脂桂心甘草出第九卷中

崔氏療暴得驚癇立驗方。朱四云極効

吊藤皮　茯神　黄芩　升麻

白鮮皮　沙參各二兩　龍齒三兩　石膏八兩

蚱蟬七枚去翅炙研湯成內　寒水石六兩碎研裹

甘竹瀝二升湯熟內之

右十一味切。以水九升。煮取三升。温分三服。相去六七里。又若小孩子患。藥各減量取多少細細飲之。立差。忌醋物。

又療大人風引少小驚癇瘈瘲日數十發。醫所不能療。除熱鎮心紫石湯方。

紫石英　滑石　白石脂　石膏

寒水石　赤石脂各八兩　大黄　龍骨

乾薑各四兩　甘草炙　桂心　牡蠣熬各三兩

右十二味擣篩。盛以韋囊。置於高凉處。大人欲服。乃取水二升。先煮兩沸。便內藥方寸匕。又煮取一升二合。濾

去滓。頓服之。少小未滿百日服一合。熱多者日二三服。每以意消息之。紫石湯一本無紫石英紫石英貴者可除之。永嘉二年。大人小兒頻行風癇之病得發例不能言。或發熱半身掣縮。或五六日或七八日死。張思惟合此散。所療皆愈。忌海藻菘菜生葱。此本仲景傷寒論方古今錄驗范汪同

並出第六卷中

風毒方五首

廣濟療風毒發。即眼睛疼。脚縱。中指疼連肘邊。牽心裹悶。兩肋脹少氣力。喘氣急欲絕。不能食。黄耆丸方。

黄耆　黄連各七分　防風　甘草炙五分

五加皮　白鮮皮　枳實炙各四分　升麻

車前子　苦參炙　麥門冬去心　葶藶子熬

巨勝各六分

右十三味擣篩。蜜和丸如梧子。空腹以酒浸大豆下二十丸。漸加至三十丸。日二服。不知。增之。忌海藻菘菜豬肉冷水熱麪炙肉蕎麥。並出第一卷中

深師芍藥湯。療中毒風腫。心腹痛達背。迫氣前後如疰痛方。

芍藥　細辛　桂心　甘草炙

當歸　吳茱萸　獨活各二兩　乾地黄二兩

生薑五兩　桃人四十枚去皮兩人尖碎

右十味切。以水九升。煮取三升。分爲四服。宜利者加大黄二兩。忌海藻菘菜生葱蕪荑生菜。並出第九卷中

備急虎骨酒。療男子女人骨髓疼痛。風毒流灌藏腑。及至骨肉方。

虎骨一具。炭火炙令黄色。刮削去脂血。搥碎取盡。擣篩得數升。絹袋盛。清酒六升浸五宿。隨多少稍稍飲之。日二三盃。酒盡更添。文仲同

又續命湯。療毒風其病喉咽塞。氣噎。或口不能言。或身體緩縱。不能自勝。不知痛處。拘急腰背強引頭。恍恍惚惚。不得臥。轉側。綿絶欲死。此毒風所作方。

麻黄三兩去節　石膏碎綿裹　乾薑各二兩　防風一兩

當歸　芎藭　甘草炙　黄芩

桂心各二分　杏人二十枚去兩人尖皮碎

右十味切。以水九升。煮取三升。分服小取汗。若口噤不能飲。絞口與湯不過二三劑。忌海藻菘菜生葱。並出第九卷中

千金逐風毒石膏湯方。

石膏如雞子大三枚碎綿裹　麻黄三兩去節　杏人三十枚去皮尖兩人碎

雞子二枚　甘草一尺指許大炙

右五味切。以水三升。破雞子內水中。洋令相得。內藥。煮

取一升服之。覆取汗。汗不出。燒石熨令汗出。忌海藻菘菜等物。並出第八卷中

風多汗及虛汗方五首

深師療風多汗惡風。四味防風散方。

防風五分　澤瀉　牡蠣熬　桂心各三分

右藥擣下篩爲散。先食酒服方寸匕。日再。忌生葱。

又療風汗出少氣方。趙子高法

防風十分　白术九分　牡蠣熬，三分

右三味擣篩爲散。以酒服方寸匕。日三。增至二三匕。惡風倍防風。少氣倍术。汗出面腫倍牡蠣。忌桃李雀肉胡荽火蒜青魚鮓等物。並出第九卷中

延年療風虛止汗。石膏散方。

石膏研　甘草炙，各四分

右二味合擣下篩爲散。先食以漿水服方寸匕。日三夜再服。忌海藻菘菜等。

又療風虛汗出不止方。

秦艽　附子炮　石斛　菖蒲　白术　桂心各三分　麻黃根　防風各五分

右八味擣爲散。以酒服方寸匕。日三。忌羊肉餳豬肉冷水桃李雀肉生葱。並出第五卷中

删繁療大虛汗出欲死。若白汗出不止方。

麻黃去節　附子炮，各一兩　牡蠣熬，二兩

右三味擣下篩。以一合藥。白粉一升。合和令調。以粉汗上。一方粉二升。忌豬肉冷水。出第九卷中

風熱方六首

病源風熱者。風熱之氣。先從皮毛入於肺也。肺爲五藏上蓋。候身之皮毛。若膚腠虛。則風熱之氣。先傷皮毛。乃入肺也。其狀令人惡風寒戰。目欲脫。涕唾出。候之三日內及五日內。目不精明者是也。七八日微有青黃膿涕。如彈丸大。從口鼻內出爲善也。若不出則傷肺變欬唾膿血也。出第二卷中

延年黃連丸。主風熱氣發。卽頭面煩悶。不能食。兼欠呿眠睡不安方。

黃連十二分　人參　茯神各六分　葳蕤四分　豉一合，熬　生薑屑三分

右六味擣篩。蜜和爲丸如梧子。一服十丸。食上飲汁下。日二服。加至十五丸二十丸。忌豬肉冷水酢物。

又葳蕤飲。主風熱。項強急痛。四肢骨肉煩熱方。

葳蕤三兩　羚羊角屑　人參各二兩　葱白切，一升　豉一升，綿裹

右五味切。以水五升。煮取二升。去滓。內豉。煎取一升五合。去豉。分溫三服。如人行八九里。取微汗。即差。忌蒜麪脂魚。文仲處

又葳蕤丸。主虛風熱。發即頭熱悶。不能食方。

葳蕤六分 人參 白朮各五分 甘草四分炙

右四味擣篩。蜜和爲丸如梧子。一服十丸。食上飲汁下。日三服。加至十五二十丸。忌桃李海藻菘菜雀肉等物。文仲處並出第十卷中

千金翼防風丸。主肺間風熱。旦朝好嚔噎方。

防風 茯神各三分 天門冬四分去心 芎藭 白芷 人參各二分

右六味擣篩。蜜和丸如梧子。酒服十丸。日二服。加至十五丸。忌鯉魚鮓物。蔣孝璋處

又葳蕤丸。主熱風衝頭面妨悶方。

葳蕤 黃連各八分 防風 人參各六分 茯神五分 豆豉三合熬

右六味擣篩。蜜和爲丸如梧子。一服十五丸。飲汁下。日二服。加至二十丸。若冷用酒下之。忌豬肉冷水酢物蒜熱麪。出第十八卷中

近効療熱風衝頂熱悶方。

訶梨勒一枚取大者 芒消三合 醋一升

右三味擣訶梨勒爲細末。幷芒消於醋中。攪令消。摩塗熱處。日一二度。張文仲處必効范汪同

頭風及頭痛方一十首

病源頭面風者。是體虛。陽經脉爲風所乘也。諸陽經脉上走於頭面。運動勞役。陽氣發泄。腠理開而受風。謂之首風。病狀頭面多汗惡風。病甚則頭痛。又新沐中風。則爲首風。又新沐未乾。不可以臥。使頭重身熱。反得風則煩悶。診其脉。寸口陰陽表裏互相乘。如風在首。久不差。則風入腦。則變爲頭眩。養生云。飽食仰臥。久成氣病頭風。又云。飽食沐髮作頭風。又云。夏不用露面臥。露墮面上。令面皮厚。喜成癬。一云作面風。其湯熨鍼石。別有正方。補養宣導。今附於後。養生方導引法云。一手拓顋向上極勢。一手向後長舒急弩。四方顯手掌。一時俱極勢。四七。左右換手皆然。拓顋手兩向共頭欹側。轉身二七。去臂髆頭風眠睡。又云。解髮東向坐。握固不息一通。舉手左右導引。手掩兩耳。治頭風。令髮不白。以手復捋五通脉也。又云。熱食枕手臥。久成頭風目澀。又云。端坐伸腰。左右傾頭閉目。以鼻內氣。除頭風。自極七息止。又云。頭痛以鼻內徐吐出氣。三十過休。又云。欲治頭痛閉氣。令鼻極偃臥。乃息汗出乃止。又云。叉兩手

頭後。極勢振掘一七。手掌飜覆安之二七。頭欲得向後仰之一時一勢。欲得欹斜四角急挽之三七。去頭掖髆肘風出第二卷中

千金療頭風方。

附子一枚中形者炮裂　鹽附子大

右二味作散沐頭畢。以方寸匕摩頂上日三。忌猪肉冷水等。

又方

服荊瀝不限多少。取差。

又方

又擣蒴藋根二升。酒二升漬服汁。

又方

蔓荊子二升。酒一斗。絹袋盛浸七宿。温服三合日三。

又方

臘月烏雞屎一升。炒令黃末之。絹袋盛酒三升浸。温服之多少任性常令醺酣。

又方

七月七日麻勃三升。麥子一碩末相和蒸之沸湯一碩五斗。三遍淋之煮取一石。神麴二十斤。漬之令發以黍米兩石五斗釀之熟。封三七日服清一升百日中。身澀皮八風五藏骨髓伏風百病悉去。

又方

生油二升。鹽一升末。油煎一宿。令消盡塗頭。石鹽尤良。

又方

大豆三升。炒令無聲。先以一斗二升瓶盛九升清酒乘豆熱。即傾著酒中。密泥頭七日。温服之。並出第十三卷中

延年療風熱頭痛掣動方。

防風　黃芩　升麻　芍藥各二兩

龍骨　石膏碎各四兩　乾葛三兩　竹瀝二升

右八味切。以水六升。和瀝煮取二升六合。去滓。分温三服日晚再。忌蒜麪猪肉油膩。

又療風勞氣吐逆不能食。四肢骨節酸疼。頭痛頂重方。

茯苓三兩　枳實炙　人參

芍藥各二兩　生薑四兩　橘皮

右六味切。以水五升。煮取三升。去滓。分温三服日晚再。忌麪蒜醋物。並出第十卷中

風頭眩方九首

病源風頭眩者。由血氣虛風邪入於腦。而引目系故也。五藏六腑之精氣皆上注於目。血氣與脉并上爲系。上屬於

腦後出於項中。逢身之虛。則爲風邪所傷。入腦則腦轉而目系急。目系急故成眩也。診其脉洪大而長者。風眩。又得陽維浮者。蹔起目眩也。風眩久不差。則變爲癲。其湯熨鍼石。別有正方。補養宣導。今附於後。養生方導引法云。以兩手拘右膝著膺。除風眩。又云。凡人常覺脊背倔強。不問時節。縮咽髆內。仰面努髆并向上頭。左右兩向挼之。左右三七一住。待血行氣動住。然始更用。初緩後急。不得先急後緩。若無病人。常欲得旦起午時日沒三辰。別二七。徐寒熱病。脊腰頸項痛。風痹。口內生瘡。牙齒風。頸頭眩。衆病盡除。又云。大寒不覺暖熱。久頑冷。患耳聾目眩病。久行即成法。法身五六不能變也。又云。低頭不息六通。治耳聾目癲眩。咽喉不利。又云。大前側牢。不息六通。愈耳聾目眩。隨左右聾伏。並兩膝耳著地。牢強意多用力至大極。愈耳聾目眩病。久行不已。耳聞十方。亦能倒頭則不眩也。出第二卷中

千金療風頭眩口喎目痛耳聾大三五七散方。

天雄　細辛各三兩　山茱萸　乾薑各五兩

署預　防風各七兩

右六味。擣篩爲散。清酒服五分匕。日再。不知稍稍加之。忌猪肉生菜。

又療頭風目眩耳聾小三五七散方。

天雄三兩炮　山茱萸五兩　署預七兩

右三味。擣篩爲散。以清酒服五分匕。日再。不知稍增。以知爲度。忌猪肉冷水。並出第十三卷中

崔氏療忽頭眩運。經久不差。四體漸羸。食無味。好食黃土方。

白朮三斤　麴三斤

右二味。擣篩。酒和。併手捻丸如梧子。暴乾。飲服二十枚。日三。忌桃李雀肉等。

又療風眩飜倒無定方。

獨活六兩　枳實三兩炙　石膏碎綿裹　蒴藋各四兩

右四味。切。清酒八升。煮取四升。頓服之。以藥滓熨覆取汗。覺冷又內鐺中溫令熱。熱又熨之。即差。文仲肘後千金同

又療頭痛眼眩心悶陰雨彌甚方。

當歸　山茱萸各一兩　防風　柴胡

署蕷各二兩　雞子二枚熟去皮打黃碎

右六味。擣下篩。用前雞黃和散。令調。酒服方寸匕。日三。並出第六卷中

延年署蕷酒。主頭風眩不能食。補益氣力方。

署蕷　白朮　五味子碎　丹參各八兩

防風十兩　山茱萸二升碎　人參二兩　生薑六兩屑

右八味切。以絹袋盛。酒二斗五升浸五日。温服七合。日二。稍加。忌桃李雀肉等。出第十卷中

古今録驗九江太守獨活散。療風眩厥逆。身體疼痛。百節不隨。目眩心亂。反側若癲。發作無常方。

獨活四分　白术十二分　防風八分　細辛
人參　乾薑各四分　蜀天雄炮　桂心各一分
栝樓六分

右九味擣合細篩。旦以清酒服半方寸匕。日再。忌桃李雀肉猪肉冷水生菜生葱等物。

又防風湯。療風眩嘔逆。水漿不下。食輒嘔。起即眩倒。發作有時。手足厥方。

防風　白术　防己　乾薑
甘草炙各一兩　附子炮　桂心各半兩　蜀椒一百枚汗

右八味切。以水四升。煑取一升半。分為三服。忌猪肉冷水生葱海藻菘菜桃李雀肉等。出第四卷中

近効白术附子湯。療風虛頭重眩。苦極不知食味。暖肌補中益精氣。又治風濕相搏。骨節疼痛。不得屈伸。近之則痛。劇汗出短氣。小便不利。惡風不欲去衣。身體微腫者方。

白术三兩　附子二枚炮　甘草二兩炙　桂心四兩

右四味切。以水六升。煑取三升。分為三服。日三。初服得微汗即解。能食。復煩者。將服五合以上愈。忌海藻菘菜猪肉生葱桃李雀肉等。此本仲景傷寒論方

頭風旋方七首

廣濟療熱風頭旋。心悶。衝風起即欲倒方。

麥門冬去心　山茱萸　茯神　苦參各八分
地骨皮　署預　人參　蔓荆子
沙參　防風　芍藥　枳實
大黄各六分　甘菊花　龍膽各四分

右十五味擣篩。蜜丸。每食訖少時。以蜜水服如梧子大二十丸。日二。漸加至三十丸。不利。忌酢物熱麪炙肉蒜猪肉魚粘食。

又療頭面熱風頭旋。眼澀。項筋急強。心悶。腰脚疼痛。上熱下冷。健忘方。

肉豆蔻十顆去皮　人參　犀角屑　枳實炙各六分
黄連　白术　大黄各八分　甘草炙
苦參　旋復花各四分　檳榔人十顆

右十一味擣篩。蜜和丸如梧子。以酒飲服二十丸。漸加至三十丸。日三服。無問食前後服之。不利。忌生菜熱麪蕎麥酒蒜猪肉海藻菘菜桃李雀肉等。

又療心虛感風。頭旋。心忪。痰飲築心悶。惛惛惚惚。不能言

語宜微吐痰此候極重秦艽飲子吐方

秦艽 常山 人參 羚羊角屑各二兩

甘草生用三兩

右五味切以水六升煮取二升絞去滓分溫二服日再如人行四五里久進一服取快吐不利忌生菜生葱熱麵蕎麥豬肉魚海藻菘菜並出第一卷中

貼頂膏療頭風悶亂鼻塞及頭旋眼闇皆主之方

草麻去皮 杏人去兩人皮尖 石鹽 芎藭

松脂 防風

右六味等分先擣石鹽以下四種爲末別擣草麻杏人相次入訖即臘紙裹之有病者先灸百會三壯訖刮去黑毛使淨作一帛貼子裁大於灸處塗膏以貼上兩日三日一易之其瘡於後即爛破膿血出及帛貼之似爛柿蒂出者良一方用臘兼前七物相和出第三卷中

延年療頭風旋不食食即吐方

前胡三兩 白术 防風 枳實炙

茯神各三兩 生薑四兩

右六味切以水六升煮取二升去滓分溫三服忌桃李雀肉酢

又療風邪氣未除發即心腹滿急頭旋眼運欲倒方

芎藭 獨活 防風 白术

杏人去皮尖 枳實炙各二兩 茯神三兩 生薑四兩

羚羊角屑 黃芩各一兩

右十味切以水九升煮取三升分爲三服日三忌桃李雀肉大酢蒜麵等

又療風痰氣發即頭旋嘔吐不食防風飲方

防風 人參 橘皮各二兩 白术

茯神各三兩 生薑四兩

右六味切以水六升煮取三升去滓分溫四服中間任食一日令盡忌大醋桃李雀肉蒜麵等物並出第十卷中

癮疹風瘮一十三首俗呼爲風矢者是也

黃帝素問曰風邪客於肌中肌虛真氣致散又被寒搏皮膚外發腠理淫氣行之則痒也所以癮瘮瘙疾皆由於此有赤瘮忽起如蚊蚋啄煩痒重沓壟起搔之逐手起也刪繁同

深師療十種瘮散方

鬼箭 甘草炙 白斂 白术

礬石熬各一兩 防風二兩

右六味擣篩以菜米粉五合極拭身以粉內藥中擣合一服五分匕日三中間進食不知增之忌海藻菘菜桃

李雀肉等。出第十卷中

千金瘾瘮百療不差方。

景天一斤一名護火草

右一味，擣絞取汁，塗上熱炙摸之，再三即差。

又方

黃連　芒消各五兩

右二味，以水六升，煮取四升，去滓，洗之，日四五度。良忌豬肉、冷水。范汪同

又療風痺瘾瘮方。

以酒六升，煮大豆三升，四五沸，服一杯，日三。

又方

蛇牀子二升　防風三兩　生蒺藜二斤

右三味，切，以水一斗，煮取五升，漬綿拭之，日四五。范汪同

又方

白朮三兩　戎鹽半兩　黃連　黃芩

芎藭　細辛　莽草　茵芋各一兩

礬石半兩

右九味，切，以水一斗，煮取三升，洗之，日三。

又方

馬藺子　蒴藋　茺蔚子　礬石

蒺藜　茵芋　羊桃　萹蓄各二兩

右八味，切，以酢漿水二斗，煮取一斗二升，內礬石洗之。日三。范汪無馬藺，並出第二十三卷中

崔氏療風瘮遍身方。

麻黃去節　生薑各三兩　防風二兩　芎藭

芍藥　當歸　蒺藜子　甘草炙

獨活　烏喙　人參各一兩

右十一味，切，以水九升，煮取二升八合，絞去滓，分溫三服訖，進粥食三日，慎生冷、酢滑、豬肉、冷水、海藻、菘菜。出第四卷中

延年塗風瘮，蒴藋湯方。

蒴藋根切　蒺藜子　羊桃切　楮枝切

茺蔚子　石鹽各半升　辛夷人　礬石各三兩

右八味，切，以水一斗，煮取三升，去滓，內鹽，攪令消，用塗風瘮，上下塗之。一方有莵藋

又方

取枳實，以醋漬令濕，火炙令熱，適寒溫，用熨上，即消。文仲處並出第十卷中

古今錄驗療三十歲瘾瘮，耳目皆合，春秋輒發方。

於南屋東頭第一梁壁外，以細灰厚布地，大小足容

兩脚蹋灰上訖。使病人徑去勿反顧。灸脚十指間灸灰上。隨病人年爲壯數。車瑗道方已試神良。范汪同　出第十卷中

元侍郎希聲集療卒風瘮秘驗方。

石灰隨多少。和醋漿水塗瘮上。隨手即滅。出第一卷中

近効療風瘮方。

生葱一大束。三尺以上圍者。并根鬚鹽三大升。以香漿水三石。煮取兩石並大斗。於浴斛中適冷熱浸。雖積年患者。不過三兩度浸必差。

風搔身體癮瘮方五首

病源。邪氣客於皮膚。復逢風寒相折。則起風搔癮瘮。若赤胗者。由涼濕搏於肌中之熱。熱結成赤瘮也。得天熱則劇。取冷則滅也。白瘮者。由風氣搏於肌中之熱。熱與風相搏爲白瘮也。得天陰雨冷則劇。出風中亦劇。得晴暖則滅。厚衣身暖亦差也。脉浮而大。浮爲風虚。大爲氣強。風氣相搏。即成癮瘮。身體爲痒。養生方云。汗出不可露卧及浴。使人身振寒熱風瘮也。出第二卷中

深師療風搔癮瘮如漆瘡。連心中悶方。

天雄炮　蝭母知母也　牛膝各四分　防風六分

桂心　乾薑　細辛　人參各三分

栝樓五分　白术八分

右十味擣篩。先食服半錢匕。日再。不知稍增之。忌猪肉生葱生菜桃李雀肉等。

又療風搔身體癮瘮。粉散方。

烏頭炮　桔梗　細辛　白术各一兩

右四味擣篩。以鉛朱爲色粉四升和令調。以粉身。范汪同並出第十卷中

千金療風搔癮瘮方。

牛膝末酒服方寸匕。日三。并主骨肉疽癩病及瘖瘰。出第二十三卷中

延年蒴藋膏。主身癢風搔癮瘮方。

蒴藋根切　蒺藜子各一升　附子　獨活

犀角屑　薔薇根　白芷　防風

苦參　及巳　升麻　白斂

防巳各三兩　川椒　莽草　青木香

蛇牀子　蛇銜草各二兩　茺蔚子切一升　枳實五枚炙

茵芋二兩半切

右二十一味切。以苦酒漬令淹匝一宿。明旦銅器中炭火上。用猪膏五升煎。令三上三下。以候白芷色黄。膏成。絞去滓。内不津器中。用摩風瘮。張文仲同

又茺蔚浴湯。主身痒風搔或生癮㽷方。

茺蔚　蒺藜　羊桃　蒴藋根苗亦得

漏蘆蒿各一斤　鹽三斤

右六味切。以水三石煮取二石五斗。去滓。內鹽令消。適寒温先飽食。即入浴。能良久浸最好。每至夜即浴。浴訖即卧。慎風如法。並出第十三卷中

風熱頭面㽷痒方四首

千金療風搔腫痒在頭面。大黄搨洗方。

大黄　芒消各四分　莽草二分　黄連六分

黄芩八分　蒺藜五合

右六味切。以水七升。煮取三升半。去滓。內芒消訖。帛搨上。日一過。勿令近眼。出第二十三卷中

延年牡丹膏。主項強痛頭風搔㽷癢風腫方。

牡丹皮　當歸　芎藭　防風

升麻　防己　芒消各六分　芍藥

細辛　乾藍　犀角屑　漏蘆

蒴藋　零陵香各四分　杏人去兩人皮尖碎　梔子人

黄芩　大黄　青木香各三分　竹瀝二升

右二十味切。以竹瀝漬一宿。醍醐三升半。煎於火上三下三上。候芍藥黄。膏成絞去滓。以摩病上。

又犀角竹瀝膏。主風熱發即頭項脈掣動急強。及熱毒㽷癢方。

犀角十二分屑　升麻八分　蒴藋根　秦艽

獨活　白芨　菊花　白朮

防己　白芷　當歸　防風

芎藭　青木香　寒水石碎　苦參

漏蘆根各四分　蒺藜子二合　莽草二分　枳實二枚四破

梔子人七枚　竹瀝三升　吴藍一兩

右二十三味切。以竹瀝漬一宿。明旦於炭火上。和猪脂五升煎。令九上九下。以候白芷色黄。膏成。絞去滓。內於不津器中。用摩風處日三。張文仲同。並出第七卷中

肘後枳實丸。療熱風頭面痒風㽷如癩方。

枳實六分炙　天門冬去心　獨活　蒺藜人

防風　桔梗各五分　黄連　薏苡人各四分

菌桂一分半

右九味擣篩。蜜和丸如梧子。飲服十五丸。日再。如能以酒和飲之。益佳。不限食之前後。以意加減。忌鯉魚生葱猪肉冷水。出第四卷中一方有人參五分

風搔癮㽷生瘡方六首

病源人皮膚虚。爲風邪所折。則起癮㽷。寒多則色赤。風多

則色白。甚者癢痛。搔之成瘡。出第二卷中

深師療風癮瘮或發瘡。甚則胷急滿。短氣欲吐方。

茵芋七分泰山者炙　芎藭　烏頭炮　防風

白斂　乾薑各三分　桂心二分

右七味擣下篩爲散。服半錢匕。日再。忌猪肉生葱。

又療癮瘮煩滿及血不止方。

取新濕馬矢絞取汁。服二升。微者一升立愈。若乾者水濕取汁。並出第十卷中

延年療風瘮癢悶。搔之汁出生瘡。洗湯方。

苦參一小斤　漏蘆根一小斤　枳實五小兩　蒺藜一小斤

楮莖葉一小斤嫩者

右五味切。以清漿水二升。煮取一大升。以綿沾拭癢處日八九度訖。以粉粉拭處差。

又枳實丸。主風熱氣發。衝頭面熱。皮膚生風瘮。瘙痒盛生瘡。不能多食方。

枳實炙　蒺藜子　苦參各六分　人參四分

獨活　天門冬去心　茵桂各三分　白朮四分

右八味擣篩。蜜和丸如梧子。一服十丸。用薄酒下。日二加至十五丸。忌蒜熱麪鯉魚桃李雀肉生葱。並出第十卷中

又升麻犀角膏。療諸熱風毒氣癢。衝出皮膚。搔卽癮瘮赤起。兼有黃水出。後結爲膿窠瘡。悉主之方。

升麻　犀角屑　白斂　漏蘆

枳實炙　連翹　生蛇銜草　乾薑

芒消研湯成下各二兩　黃芩三兩　梔子二十枚擘

蒴藋根四兩　玄參三兩

右十三味切。以竹瀝二升漬一宿。以成鍊猪脂五升。煎令竹瀝水氣盡。絞去滓。內芒消攪令凝膏成。用摩患處日五六度。差。文仲同

近効療風熱結瘮。搔之汁出。痒不可忍方。

麻黃根五兩　蛇牀子四兩　蒺藜子　礬石各二兩熬

白粉二小升

右五味擣篩。生絹袋盛。痒卽粉之。此方甚良。

風身體如蟲行方四首

病源夫人虛風邪中於榮衛。溢於皮膚之間。與虛熱并。故遊奕遍體。狀如蟲行。出第二卷中

千金石南湯。療六十四種風。淫淫液液。走人皮膚中如蟲行。腰脊強直。五緩六急。手足拘攣。癮瘮搔之作瘡。風尸身痒。卒面目腫起。手不上頭口。

石南炙　乾薑　黃芩　細辛

人參各一兩　桂心　麻黃去節　當歸

芎藭各六分　甘草八分炙　乾地黃三分　食茱萸五分

右十二味切。以水六升酒三升。煮取三升。去滓。分為三服。取大汗。勿觸風。但是癮疹。服之皆差。忌蕪荑生葱生菜海藻菘菜等。

又療舉體痛痒。如蟲齧皮上痒。時瘙則皮脫作瘡方。

蒺藜子三升碎　蛇牀子二升　茺蔚子一升　防風五兩

大戟一斤　大黃二兩　礬石三兩熬

右七味切。以酒四升水七升。煮取四升。去滓。內礬石。三上火燒。用帛拭身上。差止。

又方

灸曲池。隨年壯。發即灸之。神良。並出第二十三卷中

延年蒺藜子丸。療熱風衝頭面。痒如蟲行身上。時有風疹出。除風熱消疹。兼補益。堅筋骨。倍氣力充實方。

蒺藜子六分　黃耆　獨活　白芷

防風　薯蕷各三分　枳實炙　人參

黃連各四分　葳蕤　地骨白皮各二分

桂心一分

右十二味擣篩。蜜和為丸如梧子。一服十丸。酒下。日二服。加至十五丸。中間欲服朮煎及黃連丸。並無妨。忌猪肉生葱。張文仲處出第三卷中

癮瘍風方一十五首

廣濟療癮瘍風方。

石硫黃三兩研　雄黃一兩研　硇砂　附子二兩生用各

右四味擣篩為散。以苦酒和如泥。塗瘍處。乾即更塗。以差為度。出第五卷中

集驗療癮瘍方。

苦酒於瓦甌底磨硫黃。令如泥。又取附子截一頭。又磨硫黃上使熟。將卧先以布拭瘍上數過。乃以藥傅之。即愈。深師處文仲范汪延年同

又方

硫黃研　礬石研　水銀入別研　竈墨

右四味等分擣下篩。內桃子中。以葱葉中涕和研之。臨卧以傅病上。肘後同並出第九卷中

删繁療癮瘍方。

取五月五日車轍中水。并牛蹄中水浴。甚良。出第九卷中

千金療癮瘍方。

取三年酢磨烏賊魚骨。先布磨肉赤。即傅之良。

又方

取塗中先死蜣蜋擣爛之。當揩令熱。封之一宿。差止。

又方

酢磨硫黄塗之最上。

又方

雌黄研　蛇蜕一具燒灰研　槲皮燒灰研　硫黄研

右四味分等下篩以清漆和之塗白處欲塗時先以巴豆半截拭白處皮微破然後傅之不過兩三度即差並出第二十四卷中

崔氏療癧瘍方

取茵蔯蒿兩握以水一斗五升煮取七升以皂莢湯先洗癧瘍令傷然後以湯洗之湯冷更温洗可作三四度洗隔日作佳不然恐瘡難瘥出第四卷中

救急療癧瘍方

取青胡桃皮擣之并少許醬清和硇砂令相入如煎餅麪先以泔清洗之然後傅藥

又方

以醬汁研石硫黄作泥以生布揩破以傅瘍上

又方

以石硫黄薫之令汗出佳並出第五卷中

古今録驗療身體癧瘍斑駁女葳膏方

女葳一分　附子一枚炮　雞舌香　青木香各二分　麝香方寸匕　白芷一分

右六味㕮咀以臘月猪膏七合煎內五物微火煎令小沸急下去滓內麝香攪調復三上三下膏成以浮石摩令小傷以傅之

又方

三淋蒴藋淋灰取汁薫之洗癧瘍訖醋研木防巳塗之即愈神驗違奚送

又蜀水花膏療癧瘍方

蜀水花　白附子　麝香　白斂　商陸　鷹屎白各二兩

右六味切以猪膏二升合煎之沸三上三下膏成以傅上並出第十卷中

白癜風方九首

廣濟療白癜風方

苦參三斤　露蜂房炙　松脂　附子炮　防風各三兩　梔子人五兩　烏蛇脯炙六兩　木蘭皮

右八味擣篩爲散一服一匕以酒下宜常喫蘿蔔菜勿食雞肉猪肉冷水熱麪生菜文仲同

又方

黑油麻一大升　生地黄五大兩　桃人去兩人皮尖三十枚熬

右三味先退去油麻皮蒸之日暴乾又蒸之如此九度

訖。又暴取乾。擣令極碎。然後擣地黄桃人羅之。即揔相和。加少蜜令相著。一服一匙。日再服。和酒喫。空喫亦得兼食諸肺尤妙。忌蕪荑熱麪猪蒜油膩等。

又方

礬石研　硫黄研

右二味等分。酢和傅之。並出第五卷中

千金療白癜風方。

酒服生胡麻油一合。日三。稍加至五合。慎生冷猪魚蒜。百日服五升差。

又方

搯上令破。擿蘿摩白汁塗之。日日爲之。取差爲度。

崔氏療白癜風神効方。劉秘監録送

雌黄七分細研　木蘭皮　白术各八分　苦參

芎藭　麻黄去節　山茱萸　甘草炙

狗脊　枳實炙各四分　秦艽　沙參

細辛　牛膝　白斂　人參

當歸　薯蕷　白芷各五分　防風

附子炮　枲耳子各六分

右二十二味。擣篩爲散。酒服方寸匕。日再。漸漸加至二匕。忌生葱菜海藻菘菜猪肉桃李雀肉等。出第四卷中

古今録驗療疱白癜風商陸散方。

生商陸根切一升　白斂　天雄炮

黄芩各三兩　乾薑四兩　附子炮　躑躅花一升

右七味。擣篩。酒服五分匕。日三。忌猪肉冷水。千金同亦主癧瘍

又療白癜風附子膏方。

附子炮　天雄炮　烏頭炮各三兩　防風二兩

右四味。切。以猪膏三升合煎之。先服散。白癜上以膏傅之。一方無防風

又方

蘿摩草煮以拭之。取差。並出第八卷中

白駮方七首

集驗療頸項及頭面上白駮。侵淫漸長有似癬。但無瘡。可療之方。

乾鰻鱺魚脂以塗之。先洗拭駮上。外把刮之。使磣痛拭燥。然後以魚脂塗之。一塗便愈。難者不過三塗之。深師千金同

又方

取蛇蜕皮熟摩之數百過。棄皮置草中。深師千金同

又療身體白駮方。

取木空中水洗之。擣桂屑唾和傅駮上。日三。千金文仲同並

出第七卷中

古今錄驗療面白駁方。出徐王

弊帛　蟬頸　箒　甑帶

脯腊　履底　蛇皮

右七味等分。以月蝕之夕。盛蝕時合燒之。擣篩。以酒服方寸匕。日二。二服止。以淳苦酒和塗白上。一拼除之。

又方

荷葉裹鮓合葉相和更裹令大臭爛。先拭令熱。傳之即差。二公主方。

又療舉體苦白駁。經年不差。此風虛生。菖蒲酒方。

陸地菖蒲細切一石別煮　天門冬一斤去心　天雄三兩去皮生用

麻子人一升　茵芋　乾漆　乾地黃

遠志去心各三兩　露蜂房五兩　苦參一斤　黃耆半斤

獨活　石斛各五兩　柏子人二升　蛇皮長三尺

大蓼子一升

右十六味㕮咀之。以絹囊盛著。先以水二斛五斗煮菖蒲根。取八斗。以釀一斛五斗米許。用七月七日造。冬月酒成。漉糟停藥。著器中下消滅。令人延年益壽。耳目聰明。氣力兼倍。一劑不覺。更作尤妙。當以差為期。更重煮菖蒲。去滓取汁。以漬洗悉益佳。禁食羊肉餳鯉魚豬肉蕪荑雞犬生冷。十日酒定熟。須去滓佳。並出第八卷中

右廸功郎充兩浙東路提舉茶塩司幹辦公事張　寔

校正

重訂唐王燾先生外臺秘要方第十五卷終

06检